현대의학의 역사

페니실린에서 비아그라까지

현대의학의 역사

첫판 1쇄 펴낸날 · 2005년 6월 10일

지은이 · 제임스 르 파누
옮긴이 · 조윤정
펴낸이 · 박성규
펴낸곳 · 도서출판 아침이슬

등록 · 1999년 1월 9일(제10-1699호)
주소 · 서울시 마포구 합정동 364-70(121-884)
전화 · 02)332-6106
팩스 · 02)322-1740

ISBN · 89-88996-48-8 03510

· 책값은 뒤표지에 있습니다.

현대의학의 역사

페니실린에서 비아그라까지

제임스 르 파누 지음 · 조윤정 옮김

아침이슬

옮긴이의 말

생각해보면, 죽어가는 사람을 살린다는 점에서 의학은 대단한 기적이다. 현대의학의 기적은 1941년에 페니실린이 재발견되면서부터 시작된다. 그 전까지는 오늘날이라면 대수롭지 않게 여겨지는 감염증에도 사람들은 팔다리를 자르거나 온몸에 농양이 퍼져 고통 속에서 죽을 수밖에 없었다.

눈에 보이지도 않는 감염성 세균과 바이러스가 득시글거리는 이 세상에서 옛날 사람들은 적절한 항생제도 없이 정말 어떻게 살았는지 상상도 할 수 없을 정도다. 사람들은 기침을 하고 열이 나면 공포에 떨며 의사를 찾아갔다. 결핵에 걸렸는지 알아보기 위해서였다. 운이 나쁘면, 장미나무 가시에 찔려서도 죽었고, 못에 긁히거나 음식 혹은 물을 잘못 먹어서도 죽었다.

이런 죽음의 공포와 여러 고통의 짐을 덜어준 것은 페니실린과 그 이후로 계속 발견된 코르티손, 항결핵제 PAS와 스트렙토마이신, 클로르프로마진, 아자티오프린 같은 신약들이었다. 한편으로는 수술용 현미경, 내시경, 인공심폐기 같은 기술적 진보도 현대의학의 기적을 확대시켰다. 시간을 다투거나 혹은 커다란 위험이 있던 수술은 쉬워지고, 성공률도 높아져 갔다.

하지만 이 책의 저자에 따르면, 지난 50년간 이루어진 이런 현대의학의 성과는 '생물학의 미스터리'에 대한 근본적인 이해 없이 이루어진 것이었다. 예컨대 우리는 왜 소수의 박테리아나 곰팡이만이 항생물질을 생산하는지, 항생물질이 그들에게 어떤 소용이 있는지 알지 못한다. 좀더 구체적으로 예를 들자면, 페니실린에서 가장 최근에 발견된 약제에 이르기까지 의도적으로 만들어진 약은 사실상 전무하고 모두 우연히, 우연적인 선별방법을 통해 발견되었다는 것이다.

저자에 따르면, 오늘날에도 무작위로 수많은 합성물을 만든 다음 거기서 어떤 질환에 치료효과를 보이는 약물이 있는지 알아보는 것이 대체적인 신약 생산방법이라고 한다. 이것은 치료혁명이 처음으로 시작된 50여 년 전과 다름없이 '생물학의 미스터리'가 여전히 풀리지 않은 채 그대로 남아 있기 때문이다.

이런 현대의학의 '무지'는 수많은 거짓과 과장된 주장, 의사擬似과학을 낳았다. 어떻게든 무지의 간극을 메우기 위해서였다. 저자는 생물공학과 사회이론에 의심의 눈길을 던진다. 생물학의 가장 근본적인 수준에서 질환과 생명을 이해하고자 하는 생물공학은 유전자의 복잡한 상호 작용과 고유한 불가해성으로 인해 막다른 길에 도달했다.

이 책에 등장하는 어떤 남매는 망막세포변성증을 유발하는 똑같은 돌연변이를 가지고 있었다. 하지만 동생만 망막세포변성증에 걸려 장님이 되었고, 누나는 멀쩡했다. 유전병이라고 하더라도 이처럼 유전학으로 설명할 수 없는 생물학적 현상은 많다. 아마도 유전자가 상호 작용하기 때문에 그럴 것이다. 이 같은 얘기를 들으면, 인간유전체지도가 완성된 현 상황에서도 뉴스로 전해지는 장밋빛 약속을 모두 사실로 받아들이기가 힘들어진다. 거기에 어떤 과장이 있을지 모르기 때문이다.

저자는 특히 심장-식사 이론이 한 편의 거대한 사기극이라고 주장한다. 심장-식사 이론은 높은 혈중 콜레스테롤 수준에 의해 심장질환이 직접적으로 유발된다는 이론이다. 이에 따르면, 심장질환은 식사에서 지방의 섭취량을 줄이면 예방할 수 있다.

그러나 '내부환경'이라는 항상성 유지 메커니즘에 의해 식사에 따라 쉽게 콜레스테롤 수준을 낮추기가 힘들다. 이런 사람들은 콜레스테롤 저하제를 복용해야 했다. 사람들은 '콜레스테롤 강박관념'에 휩싸여 너나없이 콜레스테롤 저하제를 복용했다. 하지만 나중에 심장질환은 콜레스테롤보다는 혈관의 죽종粥腫(atheroma, 피부나 혈관에 생기는 일종의 종양)으로 유발된다는 게 밝혀졌다.

저자가 우려를 나타내는 것은 이런 사기와 거짓말, 과장과 함께 불안이 오늘날의 사회에 만연해 있다는 것이다. 신문이나 인터넷의 뉴스란을 보면 어떤 물질 또는 음식이 암을 유발하고 혹은 예방하고, 무슨 병에 걸릴 위험을 증가시키거나 낮춘다는 기사가 일주일에도 몇 번씩 등장한다.

2004년 12월 22일자(이 책의 번역을 끝마칠 무렵이었다) 신문에 난 기사 가운데 하나도 휴대폰 전자파가 DNA를 손상시킨다는 연구를 다루고 있다. 그렇지만 기사의 말미에는 역시나 '실험실에서 이뤄졌기 때문에 인체에 해롭다는 것을 직접 입증한 것은 아니다'라고 밝히고 있다.

이런 역학적 연구는 사실 전혀 과학적이지 않다. 인체에 해를 미치기 위해서는 어떤 원소나 물질이 일정 수준(역閾)을 넘어야 하는데, 토끼나 쥐에게 해를 입히는 미량이 똑같이 인체에게 해를 끼칠 정도의 수준이 된다고 생각하기는 어렵기 때문이다.

이와 마찬가지로 수질오염, 대기오염, 방사능, 음식 등 일상생활의 곳곳에 도사리고 있는 위험에 대한 얘기는 신뢰할 만한 근거가 부족한 경우가 많다. 발표하는 사람들조차 믿어도 그만, 안 믿어도 그만이라는 식이다.

오늘날 현대의학은 그전과는 비교가 안 될 정도로 많은 일을 할 수 있다. 하지만 치료혁명의 동력이 소진되면서, 진보에 대한 갈망, 병인을 찾고자 하는 욕심은 이런 사이비 과학을 낳았다. 이것이 오늘날 현대의학의 현 상황이라고 이 책의 저자 제임스 르 파누는 주장한다.

이 책은 내부자로서 저자의 솔직하고 냉정한 시각 아래 씌어졌다. 독자들은 이 책을 통해 현대의학의 역사적 발전과정과 함께, 의학의 현재 모습을 비교적 명석하게 살펴볼 수 있을 것이다. 우리에게 들려오는 희망과 약속, 밝은 전망, 낙관론들은 이 책을 읽고 나면 다소 퇴색될지 모르겠지만, 저자는 그것이 의학의 새로운 출발점이 되어야 한다고 지적하고 있다. 우선은 '무지와 몽매, 거짓, 부패'에서 벗어나야 하며, 그래야만 '한계에 다다른' 현대의학의 혁명이 다시 돌파구를 만들 수 있다는 것이다.

빼놓지 않고 지적해야 할 것은 이 책이 '열두 번의 결정적 계기들'을 통해 현대의학의 발전과정을 충실히 묘사하고 있을 뿐 아니라, 치료혁명이라는 기적의 현장 한가운데 있었던 의사들의 삶을 생생하게 보여주고 있다는 것이다. 그 기적이 우연이고, 행운이고, 기술의 진보에 의해서 가능할 수 있었던 것이라 하더라도, 이 현대의학의 개척자들의 존재가 소홀히 되어서는 안 될 것이다.

그들은 드와이트 하켄이나 크리스티안 바너드처럼 환자들이 죽어가는 모습을 지켜보며 엄청난 심리적 압박과 싸워야 했고, 체외수정을 성공시키기 위해 무려 20여 년간 온갖 장애를 극복한 밥 에드워즈처럼 끊임없이 절망을 극복해야 했다. 내적 부담감뿐만이 아니었다. 동료들은 무모하고 심지어 부도덕한 짓을 벌인다고 비난하며 그들에게 외부적으로 압력을 가했다. 그들의 시도가 괜히 죽어가는 환자들에게 고통을 줄 뿐이라고 생각했기 때문이었다.

그리하여 저자는 이렇게 말했다. "필연적으로……인간적 측면이 중요해진다. 미지의 것에 대해 이해하고자 하는 과정에서 불가피하게 좌절을 겪는 순간 과학자들을 지탱시켜주는 것은 바로 의지와 용기다."

과거의 의사와 과학자들이 이런 의지와 용기로 미지의 영역을 개척하는 모습은 실로 감동적이기까지 하다. 죽음과 싸우는 의사들의 삶은 그 자체가 불가능에 도전하는 인간의 영원한 드라마를 보여주고 있고, 거기서 그들은 주인공이었으며, 이 책은 그들의 치열한 삶을 생생히 기록한 보고서라고 할 수도 있을 것이다. 이 책의 서평을 썼던 사람은 '중간만 읽어도 독자는 책값이 아깝지 않다고 느낄 것이다'라고 말했다. 그 말이 틀리지 않음을 독자들도 직접 느껴보길 바란다.

2005년 3월
조윤정

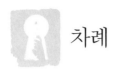 차례

서론

　제2차 세계대전 이후 50년 동안 전개된 의학의 역사는 인간이 성취한 인상적인 진보의 시기 가운데서도 두드러진다. 질병에 대한 공격은 엄청난 성공을 거두었다. 이에 따라 1945년으로 되돌아가 그때의 삶이 어떠했는지 상상한다는 것은 거의 불가능한 일처럼 보인다. 당시는 폴리오(회색질척수염, 척수성소아마비라고도 한다—옮긴이), 디프테리아, 백일해로 어린아이들이 죽어나가는 일이 다반사였고, 결핵, 정신분열증, 류머티즘관절염 등 의사들이 실제적으로 직면하는 거의 모든 병에 약이 존재하지 않았다. 개심술, 장기이식, 시험관 아기도 물론 볼 수 없었던 시대였다.

　오늘날 이런 것들과 더불어 또 다른 수많은 진보가 사람들에게 헤아릴 수 없는 혜택을 가져다주었다. 사람들은 질병과 때 이른 죽음에서 해방되었고, 노화로 인한 만성적 장애로부터 상당히 멀리 벗어날 수 있었다.

　2차대전 후의 의학적 발전에 대해서는 사람들도 잘 인식하고 있는 편이다. 하지만 이 같은 발전을 가져온 수단에 대해서는 제대로 이해하지 못하고 있는 듯하다. 지난 2천 년 동안 의사들은 환자들의 고통을 경감시켜준다는 '마법의 탄환magic bullets'을 찾고자 헛되이 애를 썼다. 그러고 나서 의약

화학자들이 잭팟을 터뜨린 것 같자(실제로 그랬지만) 약제들이 연구실 밖으로 쏟아져 나왔다.

되돌아가 1945년에는 이질적인 조직의 거부나 암세포의 선택적 파괴라는 생물학적 문제를 해결할 수 없었기 때문에 장기이식이나 암 치료 같은 간절한 목표는 영영 이루어질 수 없으리라는 믿음이 널리 퍼져 있었다. 하지만 이와 같은 문제나 다른 많은 장애들이 극복되었다. 지난 50년은 독특하고도 놀라운 지적 개화開花의 시기였다. 우리가 이 시기의 의학적 진보에 관심을 가지는 것도 어쩌면 당연한 일일 것이다.

하지만 한 가지 문제가 있다. 어디서부터 시작하는가 하는 일이다. 치료 혁명의 범위는 너무도 방대하여 그 역사를 포괄하는 책을 쓰자면 충분히 몇 권의 분량이 될 것이다. 그리고 책을 쓰면서 우리는 어떤 주제를 포함시켜야 하는지 뿐만 아니라, 유감스럽게도 어떤 사실을 제외시켜야 하는지, 단순한 연대기적 서술에 그치지 않고 어떻게 폭넓은 중요성을 지니는 주제를 제대로 설명할지를 결정해야 한다.

내가 선택한 타협은 18쪽의 표에서 볼 수 있다. 이 시기의 주요 사건 목록에서 '열두 번의 결정적 계기들'을 확인할 수 있을 것이다. 이에 대해서는 제1부, '열두 번의 결정적 계기들로 살펴본 현대의학사'에서 심도 있게 다루어놓았다. 이와 같은 방식으로 책을 쓰기로 한 것은 임의적인 판단에 따른 것이 아니다. 감염성 질환의 감소(술폰아미드, 페니실린, 유아면역접종), 외과수술의 확대(수술용 현미경, 장기이식, 고관절 치환수술), 암, 정신병, 심장질환, 불임 치료 등에서 이룬 중요한 진보, 진단기술의 개선(내시경, CT촬영)을 포함하여 몇몇 주제를 이해하기 쉽게 전달하기 위해서다.

이러한 사건은 각각 인간의 고투에 관해 놀랄 만한 이야기들을 해주고 있다. 이 이야기들을 모아놓으면 인상파 화가들이 그리는 점묘화처럼 하나의 일관된 그림이 생겨날 것이다. 그렇지만 이런 역사적 조망의 가치가 항상

명명백백한 것은 아니다. 「랜싯 Lancet」 지의 편집장 리처드 버튼은 '의학은 새로운 것이 주는 충격에 거의 언제나 전적인 경의를 표한다'라고 썼다. 그는 이어 '우리는 끊임없이 새로운 것을 강조하고⋯⋯ 이 시대는 순간적이고 즉각적인 시대'라고도 했다. '새로운 것'에 몰두하다 보면 역사를 다룰 여유가 거의 없다. 실제로 의학은 잠깐이라도 과거로 눈을 돌릴 필요 없이 지금까지 충분히 잘 해왔던 것이다. 정말 20세기 의학의 역사는 아무런 실제적 도움이 되지 않으며, 순전히 학문적인 관심의 대상으로서 은퇴한 의사의 지적 소일거리에나 어울리는 것일까?

물론 말할 필요도 없겠지만 나는 이런 견해에 찬성하지 않는다. T. S. 엘리엇Eliot이 말했듯이 "역사의 인식은 과거의 성격뿐만 아니라 과거의 존재에 대한 인식과 관련되어 있다." 그의 주장에 따르면 과거와의 전후 관계에서 벗어나 현재, 특히 현재의 불만을 이해하는 것은 불가능하다.

'현재의 불만'이란 대체 무엇인가? 현대의학에 대해 기술하자면 당혹스런 4중의 역설이 존재한다는 사실을 받아들일 수밖에 없다. 이 네 가지 역설은 일견 현대의학이 이룬 의심의 여지도 없는 위대한 성공과 양립할 수 없는 것처럼 보인다.

역설 1. 환상에서 깨어난 의사들

현대의학의 성공적 발전으로 인해 의사가 특히 만족스런 직업이 되었다고 생각하기 쉽다. 하지만 최근의 조사에 따르면 특히 젊은 의사들 가운데 많은 수가 자신의 직업에 싫증과 환멸을 느끼고 있다고 한다. 런던에 본사를 둔 정책연구소는 자신이 선택한 직업을 후회하고 있는 의사들이 1966년 14%에서, 1976년 26%로, 1981년에는 44%로, 1986년에는 58%로 꾸준히 증가했다고 발표했다.

이런 사실들을 곧이곧대로 믿을 필요는 없다. 납득할 만한 이유보다 순간적인 자괴감이 이런 결과를 가져온 원인일 수 있기 때문이다. 그럼에도 이들은 하나의 명백하고 심각한 추세를 반영하고 있는 듯하다. 비교적 최근까지만 하더라도, 다른 자유업과 뚜렷한 대조를 보여주는 특징으로 사실상 거의 모든 의과대학 졸업생이 의료업에 종사했다.

하지만 더 이상은 그렇지 않다. 1996년 이들의 4분의 1은 더 이상 공공의료 서비스 분야에서 일할 마음을 품고 있지 않았다. 이는 일반의의 수가 급격히 줄어들고 많은 병원에서 신참의사를 뽑는 것에 어려움을 호소하고 있는 현실을 설명해주고 있다. 30년 이상 의료업에 종사한 과거의 의사들과 비교해 오늘날의 의사들은 왜 자신의 직업에 불만을 나타내는가? 적어도 이들이 자신의 직업을 수행하는 데 필요한 열정이 부족해서 그런 것은 아니라는 사실은 알아두어야 한다.

역설 2. 건강을 염려하는 건강한 사람들

질병과 때 이른 죽음에 대한 두려움을 누그러뜨려준 현대의학의 혜택으로 이제 사람들은 과거에 비해 건강에 대한 걱정을 덜 하게 되었으리라 믿는 경향이 있다. 하지만 사실은 예상과 반대이다. '건강에 대해 염려하는' 인구의 비율은 지난 30년 동안 '후회하는' 의사들의 수가 증가하는 것과 정비례하여 10명당 1명에서 2명당 1명으로 증가해왔다.

'건강하지만'(그렇지 않을 것이라 생각하며) '건강을 염려하는' 사람들이 늘어나는 이런 현상 가운데 가장 흥미로운 사실은, 이것이 서구의 특권적 삶을 사는 사람들에게서 볼 수 있는 단순한 증후가 아니며 오히려 그런 염려는 의학적 관심으로 인해 생겨났다는 점이다. 건강한 사람들은 자신들의 삶이 숨겨져 있는 위험에 의해 위협받고 있다고 끊임없이 생각한다.

30년 전의 단순한 권고—"담배를 끊고, 적절한 식사를 하라"—는 이제 담배뿐만 아니라 음식, 알코올, 일광욕, 섹스를 포함한 모든 감각적 쾌락에 대한 비난으로 확대되었다. 게다가 해마다 새로운 '위험'의 물결이 들이닥친다. 1997년만 해도 저지방우유와 마가린, 컴퓨터스크린, 머릿니샴푸, 이동전화, 그 밖에 수많은 것들이 생겨났지만, 한쪽에서는 영국의 의료부문 총책임자가 하루에 3인분의 양고기나 이에 상당하는 고기를 먹으면 암 발병률이 증가한다고 경고하고 있다.

이런 건강지상주의는 현대의학에 자극받아 사소하거나 전혀 존재하지 않는 건강에 대한 위협에 강박적으로 집착하는 것에 다름 아니다. 예컨대 과거에 누가 오늘날처럼 건강에 관한 소리들을 했다면 그는 돌팔이 의사로 취급받았을 것이다.

역설 3. 폭발적인 인기를 누리는 대체의학

현대의학의 명백한 성공과 그 영향력은 동종요법이나 자연요법 같은 대체치료법을 망각의 저편으로 내몰았다. 하지만 상황이 달라졌다. 현재 미국인들은 1차 진료 병원의 의사를 찾기(3억 8천8백만 회)보다는 비전통 요법의 치료사들을 찾는 경우(4억 2천5백만 회)가 더 많다. 대체요법의 효력이 임상적으로 언제나 확인되는 것은 아니지만(효험이 없다는 얘기는 아니다), 대중들이 왜 대체의학에 신뢰를 나타내는지 알아볼 필요가 있다.

역설 4. 보건의료 비용의 악순환적 증가

의학이 '더 많은 일을 할 수 있게' 되면서 의료비용은 더 증가했다. 이런 상황은 가장 많은 도움을 필요로 하는 사람들, 즉 노인들의 수가 계속 늘어남으로써 가중되었다. 하지만 이 두 가지 요인 가운데 어느 것도 보건에 할당되는 자원의 가파른 증가세를 제대로 설명하지는 못할 것이다.

저렴하고 사람들에게 환영을 받는 것으로 유명한 영국의 국민건강보험 예산은 지난 10년간 두 배로, 즉 1988년 235억 파운드에서 1998년 450억 파운드로, 215억 파운드가 증가했다. 지난 10년간 이루어졌던 이 아낌없는 지원은 공공의료 서비스의 문제가 좀더 풍부한 자금의 지원으로 해결될 수 있으리라는 보편적인 믿음이 틀렸다는 것을 보여주고 있는 듯하다.

요약하자면, 우리에게 설명을 요구하는 현대의학의 이 네 가지 역설은 지난 50년 동안의 극적인 성공이 낳은 예상치 못한 결과를 보여주고 있다. 이러한 결과로, 의사들이 직업적으로 불만을 느끼고, 대중이 자신의 건강에 대해 극도로 예민해지고, 대체의학이 각광을 받으며, 알 수 없는 이유로 공공의료 서비스 비용이 폭발적으로 증가한 것이다.

이 모든 것에 대해 균형감각을 가지는 것이 중요하다. 대부분의 의사들은 자신의 직업을 온전히 수행하고 있다. 사람들도 대개 현대의학의 혜택을 제대로 평가하고 있다. 고관절 수술로 자유롭게 걸어다니게 되었거나 항우울제를 복용하여 정신적인 건강을 되찾은 사람들은 이에 대해 기꺼이 증언해줄 것이다. 하지만 동일한 이야기를 다른 관점에서 바라볼 수도 있다. 정확히 말하자면 의학이 너무 잘 해왔기 때문에 이 네 가지 역설에 드러난 불만들을 설명해볼 가치가 있다는 것이다.

이것은 복잡한 문제이며 이 각각의 역설은 수많은 원인에 따른 것이다. 그렇지만 "역사는 유리한 고지 위에서 조망하는 하나의 관점으로, 사람들은 이를 통해 그들이 살고 있는 시대를 살펴볼 수 있다"(G. K. 체스터턴). 지난 50년간 전개된 현대의학의 역사를 조망해볼 경우, 다음 장에 실린 주요 사건의 연대기를 통해 하나의 일관된 설명이 가능함을 알게 될 것이다. 중요한 요인은 시기이다. 1940년대부터 1970년대까지 엄청난 혁신이 집약적으로 이루어진 시기에 뒤이어 뚜렷한 쇠퇴가 찾아온다. 이 책의 제2~4부에서 현대의학의 '번영과 쇠퇴'를 자세히 다루었다. 이 사실이 현대의학에 대한 역설적 불만을 이해하는 열쇠를 제공할 것이다.

열두 번의 결정적 계기들로 살펴본 현대의학사 (*표는 '결정적' 계기들이다.)

1935년	술폰아미드 Sulfonamide	1960년	경구피임약
1941년	*페니실린 팹 테스트(자궁암 조기검사법)	1961년	파킨슨병의 치료에 레보도파 levodopa 사용 *찬리 Charnley가 고관절치환술을 시술
1944년	신장투석	1963년	*신장이식
1946년	쿠라레를 이용한 전신마취	1964년	*중풍 예방 심장동맥우회술
1947년	방사선요법(선형가속장치)		
1948년	백내장 환자를 위한 인공수정체삽입술	1967년	최초의 심장이식
1949년	*코르티손	1969년	출생 전 다운증후군의 진단
1950년	*흡연을 폐암의 원인으로 확인 결핵을 스트렙토마이신과 PAS로 치료	1970년	신생아 집중치료 인지치료
1952년	*코펜하겐에서 폴리오 유행, 집중치료의 탄생 *정신분열증 치료에 클로르프로마진 이용	1971년	*소아암의 치료
		1973년	CAT(전산화단층촬영) 스캐너
1954년	차이스 Zeiss의 수술용 현미경	1978년	*최초의 시험관 아기
1955년	*개심술 폴리오백신 접종	1979년	관상동맥성형술
		1984년	*소화궤양의 원인으로 헬리코박터 확인
1956년	심장허파소생술	1987년	심장마비 치료를 위한 혈전용해제
1957년	항抗혈우병인자 factor VIII 발견	1996년	AIDS 치료를 위한 삼중요법
1959년	홉킨스 내시경	1998년	발기부전 치료를 위한 비아그라

그러나 이런 역사적 설명이 시작되는 시기는 그 같은 문제가 아직 머나먼 길처럼 보일 때다. 상상해보기 바란다. 그때 유럽은 아직 전쟁의 참화에 있었다. 아이들은 여전히 백일해와 폴리오로 죽어가고 있었고, 정신병원의 수용자들은 운이 좋아야 1년에 한 번 의사를 볼 수 있었으며, 암의 치료나 장기이식은 이룰 수 없는 꿈처럼 보였다. 하지만 대기 중에는 낙관주의의 기운을 느낄 수 있었다. 의학의 위대한 시기는 이미 시작되었고, 과학의 가능성은 무한한 것처럼 보였다.

주는 세상에서 의술을 창조하셨다.
지혜로운 하나님께서는 의술을 싫어하시지 않는다.

—집회서* 38장 4절

---

* 집회서는 구약의 외경 중 하나이며 유대교 율법학자 벤 시라에 의해 씌어졌다.—옮긴이

인적으로 관심을 가지고 있었고, 담배를 '유전학적 독'이라고 여기고 있었다. 1939년 쾰른대학의 프란츠 뮐러 박사는 흡연과 폐암의 명백한 연관성을 밝혔지만, 이런 발견은 덴마크의 한 내과의사가 말한 대로 믿을 수 없는 것으로 여겨졌다. "나는 그 논문을 읽었지만, 회의적일 수밖에 없었다. 그 논문이 광신적인 비흡연가이자 독재자인 히틀러의 나라에서 출간되었기 때문이다."

브래드퍼드 힐이 직면하고 있던 주된 문제는 성인 남자의 90%가 흡연자라는 것이었다. 단순하게 어떤 사람이 담배를 피우는지 안 피우는지를 근거로 하여 담배를 폐암의 원인으로 지목하는 것은 확실히 불가능해 보였다. 그보다는 담배가 원인이 되는 어떤 생물학적 현상을 확인하는 작업이 합리적이었다. 가장 확실한 것은 용량반응관계였다(투여하는 담배의 '용량'이 많으면 많을수록 폐암의 '반응' 또는 발생 수는 증가할 것이다).

이런 통계학적 방법은 환자대조군연구case-control study라고 알려져 있다. 여기서 모든 폐암 환자는 대조표준과 비교된다. 대조표준은 또 다른 질환을 겪고 있다는 점만 빼면 모든 면에서 폐암 환자와 유사하다. 이론적으로 대조표준과 비교하여 폐암 환자 집단 가운데 담배를 많이 피우는 사람이 불균형하게 많을 경우 흡연이 그 병의 원인이라고 추론할 수 있을 것이다. 이것은 원칙적으로 매우 단순하지만 실제적으로는 꽤 까다롭다. 왜냐하면 정말로 '환자'와 '대조표준'의 비교가 가능하다는 것을 보장하기가 어렵기 때문이다. 따라서 조사는 한 개인이 얼마나 많은 담배를 피우는가 하는 기록에 대한 조사 이상이 되어야 했다.

잠재적으로 관련성을 갖는 전 범위의 요소를 고려해야 한다. 피조사자의 연령, 성별, 거주지역(도시 또는 시골), 사회적 계급과 직업적인 경력, 대기오염에 노출된 정도, 가정의 난방형태, 흡연경력, 한때 흡연자였던 사람에 대해서는 흡연을 시작했을 때와 끊었을 때의 연령, 발병하기 전 피운 담배의 양, 흡연습관에서 일어났던 중요한 변화, 최대로 많이 피운 담배의 양, 흡입과 관련된 습관과 궐련 또는 파이프 사용과 관련된 습관이 여기에 포함된다.[14]

1948년 4월부터 런던에 있는 20개 병원의 의사들은 폐암에 걸린 것으로 의심되는 환자들이 생길 때마다 이를 돌에게 알렸다. 그러면 돌은 당시 '부녀 봉사원lady almoner'이라고 불리던 여성 사회사업 활동가 한 명에게 그 환자 외에 두 명의 '대조표준' 환자와도 면담을 갖게 했다. 이 대조표준 환자 가운데 한 명은 위암 또는 결장암 환자였고, 다른 한 명은 암과는 다른 질환에 걸린 일반진료나 외과병동의 환자였다. 돌은 폐암 환자의 99.7%가 담배를 피운다는 사실을 알았다. 암 이외의 다른 질환에 걸린 환자들은 95.8%가 흡연자였다. 이 같은 관찰사실은 그 자체로는 아무것도 분명하게 증명하지 못했지만, 환자를 흡연량에 따라 1일 궐련 1~50개비의 범위에서 4집단으로 분류하자 흡연량이 많은 환자에게 폐암의 위험이 높게 나타난다는 사실을 식별할 수 있었다(다음의 표를 참조하라).

표의 마지막 항목의 숫자들을 살펴보면, 폐암 환자의 4.9%가 하루에 50개비의 담배를 피웠다. 이것은 대조표준 환자의 2%보다 두 배 이상 높은 비율이다. 사소한 차이지만 어떤 식으로든 흡연습관을 조사하면, 즉 매일 피우는 담배의 양이나 최대로 많이 피운 담배의 양, 혹은 그간 피운 담배의 총량 등을 조사하면 동일한 패턴이 드러났다. 담배의 흡연량이 많으면 많을수록 폐암의 위험은 더 높았다. 힐과 돌에게 결과는 너무도 확연했다. "우리의 견해로는 이 결과를 어떤 특별한 사례나 기록상의 편향 탓으로 돌릴 수 없다는 것이다. 다른 말로 하자면, 폐암과 흡연 사이에는 실제로 연관성이 있다고 결론지어야 한다는 것이다."

현재의 우리들은 그 사실을 너무도 잘 알고 있지만, 당시에는 모든 게 달

폐암 환자와 대조표준 환자의 흡연습관

환자가 하루에 피우는 담배의 수	1개비	15개비	50개비
649명의 폐암 환자(99.9%)	33(5.1%)	196(30.2%)	32(4.9%)
649명의 대조표준 환자(100%)	55(8.5%)	190(29.3%)	13(2.0%)

(리처드 돌과 A. 브래드퍼드 힐, '흡연과 폐암', 「영국 의학 저널」, 1950년 9월 30일, 739~748쪽)

랐다. 사회적 습관은 이전에도 죽음을 가져오는 질환의 원인으로 비난받은 적이 있었다. 가장 잘 알려진 사례로 간경변(간경화)의 원인이었던 음주가 있었다. 하지만 간경변은 소수의 알코올 중독자에게만 한정된 운명이었다. 흡연은 달랐다. 실제적으로 모든 사람들이 이 습관에 '빠져' 있었기 때문이다. 흡연은 모든 사회적 행사의 고유한 부분이었고, 담배를 제공하는 것은 사회적인(그리고 종종 성적인) 교류의 필수적인 부분이었다. 따라서 이것을 죽음으로 몰아넣는 병이라고 규정하는 것은 더없이 중대한 문제였다.

의학연구협회의 회장 해럴드 힘즈워스 경은 브래드퍼드 힐과 돌에게 조사결과의 공개를 늦추라고 강력하게 충고했다. 돌은 이렇게 회상했다. "힘즈워스는 우리가 발견한 사실이 너무 중대해 우리가 똑같은 사실을 재발견할 수 있을 때까지 결과 발표를 늦추는 게 좋겠다고 말했다."(즉, 똑같은 연구를 다시 하여 똑같은 결과를 다시 얻을 때까지) 그들은 적절한 작업에 착수했다. 이번에는 런던 이외의 지역에 사는 폐암 환자들을 조사했다(그들의 결과가 어떤 알 수 없는 '런던 요인' 때문에 우연히 생긴 결과가 아니어야 했기 때문이다). 하지만 이 조사는 불필요한 것으로 드러났다. 몇 달 뒤 미국의 한 연구에서도 똑같은 결과를 얻었기 때문이었다.

돌과 힐은 곧 1950년 9월 30일자 「영국 의학 저널」에 그들의 첫 번째 조사결과를 발표했다. 여기에는 몇 가지 거론할 만한 점이 있다. 먼저, 흡연과 폐암 사이의 용량반응관계는 식별하기가 매우 힘들었다. 엄격한 방법으로 그릇된 판단의 원인을 미리 제거하지 않았다면 이것은 눈에 띄지도 않았을 것이다. 두 번째로 논문의 전문을 발표하지 않았다면, 명쾌한 설명을 제시하기 힘들었을 것이다. 그렇게 했기 때문에 이 논문의 중대한 결론은 반박할 수 없는 것이 되었다. 그것은 이 논문의 독창성을 이해하는 것이 매우 힘들다는 뜻이기도 했다. 의학에서 신뢰할 만한 지식의 근원은 언제나 생물학이나 물리학에 바탕을 두고 있었기 때문이다. 하지만 이제 상당한 회의론에 맞서 통계학적 방법이 '의기양양하게'(누구나 마땅히 이렇게 말할 수 있을 것이다) 질병의 본질에 관한 새롭고 독창적인 통찰력을 제공할 수 있다는 것이 증명되었다.

그럼에도 사람들이 담배를 끊는 데는 이보다 더한 뭔가가 필요했다. 브래드퍼드 힐은 주변에서 연관관계를 증명할 또 다른 방법을 찾아보았고, 뛰어난 상상력을 통해 완전히 새로운 조사방법을 하나 만들어냈다. 그가 행한 환자대조군연구는 과거에 일어난 어떤 일을 밝혀내고자 한다는 점에서 '후향後向연구'였다. 이 연구에서는 어떻게 일생의 습관이 특별한 어떤 질병의 발전에 영향을 미쳤는지를 조사한다.

그러나 폐암과 흡연의 연관성이 분명히 유효한 사실이라면, 많은 수의 남자와 여자를 대상으로 그들에게 흡연습관을 비롯하여 그들의 삶과 관련된 질문을 하고, 느긋하게 자리에 앉아 기다리면서 시간과 함께 그들에게 어떤 일이 일어나는지 관찰해보았을 때에도 동일한 결과를 얻을 수 있어야 했다. 그들은 다양한 질환으로 사망하겠지만, 흡연가의 경우는 불균형한 비율로 폐암 사망자가 많을 것이다. 이 같은 계획연구 또는 전향연구의 간결함은 끝이 열린 질문(흡연가는 어떤 질환으로 사망할까?)의 단순성에 있다. 시간이 이 질문에 대한 답을 가져다줄 것이었다.

브래드퍼드 힐은 의사등록부상의 의사 6만 명을 그의 연구 집단으로 삼았다. 이들은 그가 하는 질문에 대해 충분히 신뢰할 만한 대답을 해줄 사람들로 생각되었다. 그는 흡연이 폐암의 원인이라는 사실에 대한 추가증거를 제시하기 위해 의사들을 이 과학적 시도에 참여시켰던 것이다. 동업자들에게 담배의 위험을 알리는(뒤이어 환자들에게도 알려지기 바랐지만) 방법으로 이보다 더 강력한 수단은 있을 수 없었다. 1951년 11월 브래드퍼드 힐은 「영국 의학 저널」에 편지를 썼다. 이 편지는 '담배를 피우십니까?'라는 제목으로 게재되었다.

지난 주 나는 영국 의사등록부상의 모든 남자와 여자에게 편지를 보내 도움을 달라고 부탁했습니다. 나는 그들에게 흡연습관에 관한 매우 간단한 형태의 양식을 작성해달라고 청했습니다.

내 생각에, 이것은 새로운 접근방식입니다. 귀 잡지의 칼럼을 통해 이 부탁을 다시 한번 반복해도 되겠습니까? 전공분야를 떠나 모든 의사가 잠깐 시간을 낸다면, 이 연구는 굳건한 토대 위에서 이루어질 수 있으므로 우리에게 확실하고 중요한 답을 가져다줄 것입니다.

브래드퍼드 힐은 얼마 지나지 않아, 겨우 2년 반 만에 답을 얻었다. 질문지에 답한 4만 명의 의사 가운데 789명이 그 후 사망했다. 폐암으로 죽은 사람은 36명이었다. 사망자의 흡연습관을 표로 만들었을 때, 폐암이 용량

가장 최근에 피운 담배의 양과 관련된 남자 의사 1천 명당 사망률(단위: 명)

사망 원인	사망자 수	일일 평균 담배 소비량에 대한 사망률		
		1g	15g	25g 이상
폐암	36	0.48	0.67	1.14
그 밖의 모든 원인	789	13.42	13.48	16.3

(리처드 돌과 A. 브래드퍼드 힐, '흡연습관과 관련된 의사들의 사망률',
「영국 의학 저널」, 1954년 6월 26일, 1451~1455쪽)

반응관계를 보인(담배를 많이 피울수록 사망률이 높은) 유일한 질환이었다. 사망률은 1일 1g의 담배를 피우는 1천 명의 의사당 0.48명에서, 1일 15g의 담배를 피우는 1천 명의 의사당 0.67명으로, 그리고 1일 25g 이상 담배를 피우는 1천 명의 의사당 1.15명으로 올라갔다. 비교해보면 '다른 모든 원인'으로 죽은 사람들에게서는 흡연습관으로 인한 증가를 찾아볼 수 없었다.

담배의 원인적 역할에 관한 통계학적 증거에 있어 최종적 평결은 브래드 퍼드 힐의 어떤 답변 글에서 찾을 수 있다. 그의 답변이 있기 전에 1957년 12월 14일자 「랜싯」 지에 다음과 같은 짧은 글이 실렸다.

어제 아침에 받은 우편물에서 저는 남편에 관해 당황스런 사실을 알게 되었습니다. 그것은 의학연구협회에서 온 편지였는데, 이렇게 씌어 있었습니다.

"의사 선생님, 당신은 1951년 하루에 평균 3개비의 담배를 피운다고 말씀하셨습니다……."

하루에 3개비라니! 제가 그를 만났을 때, 그 무렵에는 33개비도 과장한 숫자가 아니라고 말할 수 있답니다. 이후 줄곧, 다소 많고 적음은 있을지라도 남편은 그 정도의 숫자로 담배를 피워왔습니다. 우리는 말을 잃은 채 앉아 있었습니다. 입에 대지도 않은 베이컨은 차게 식어가고 있었어요. 제가 먼저 침묵을 깼습니다. "어떻게 당신이 그런 거짓말을……."

그러고 나서 나는 이런 일이 쓸데없다는 것을 깨달았습니다. 남편은 무의식적으로 버터를 바르고 있던 토스트를 보고 있었지요.

"내가 어떻게……." 그가 갑작스럽게 말문을 열었습니다. "내가 어떻게 그런 말을 할 수 있었을까?"

하지만 그건 분명한 사실이었어요. 남편은 담배를 끊고 있는 때만 빼면 언제나 엄청나게 담배를 피운답니다. 담배를 끊는 일은 1년에 서너 번 있고, 그런 경우에도 고작 30분에서 2주 정도까지 가지요. 이 짧은 기간 동안 그는 매우 정결하고, 정말 거의 같이 살기조차 힘들 정도예요. 분명히 그 질문지는 그가 담배를 끊고 있을 때 아니면 좀더 정확하게 말해서 담배를 줄였을 때 씌어진 것일 겁니다.

지금까지 말한 대로예요. 하루에 세 개비. 당신은 그걸 가지고 조사를 벌이신 거예요. 제 말은, 요즘은 통계적 방법에 너무 의존하고 있다는 것입니다. 사람들의 말을 믿고 통계자료를 만들어야 한다는 게 정말 끔찍하지 않나요?

브래드퍼드 힐의 답변은 특유의 삼가는 어법으로 씌어졌다.

부인, 제가 무지하여 일으켰을지 모르는 결혼생활의 불화를 서둘러 가라앉혀야 하겠습니다. 1951년 11월 당신이 쓴 서한 속의 남편은 일시적으로나마 하루에 세 개비의 담배를 피우고 있었습니다. 그렇다면 부군께서는 제가 그에게 한 질문에 진실되게 답변하신 것입니다. 왜냐하면 제가 분명히 그리고 신중하게 물은 것은 현재의 습관이 어떠냐 하는 것이었기 때문입니다. 질문을 생각해내기 전에 저는 현재가 과거(혹은 미래)에 대해 불변하는 어떤 지침이 될 수 없으며, 늘어나고 줄어드는 단계가 서로서로 뒤따를 수 있다는 것을 깨달았습니다.

하지만 저는 또한, 필연적으로 줄어들 이 '오류들'이 제가 발견할 수 있을지 모르는 흡연습관과 사망률의 연관성을 과장하지는 않으리란 것을 깨달았습니다. 그러나 안타깝게도 부인께서는 그러지 않으신 것 같습니다. 간단히 말해 담배를 많이 피우는 사람들의 폐암 사망률이 비흡연가의 폐암 사망률보다 대략 20배 높다는 이 질문지의 결과는 인생의 사실을 '줄잡아 말한' 것에 불과합니다. 애석하지만 그게 진실입니다.

사실 '20배'가 대략 맞는 것임이 드러났다. 1993년 리처드 돌 경은 그의 80회 생일을 기념하는 축하식에서 40년간 계속되었던 이 유명한 '의사연구'의 결과를 요약해 발표했다. 1951년 원래의 질문지에 답한 의사들의 거의 반(2만 명)이 사망한 상태였다. 그 가운데 883명이 폐암으로 죽었다. 마지막 결론은 인상적일 만큼 단순하다. 하루에 25개비 이상의 궐련을 피우는 사람은 비흡연가에 비해 폐암의 위험이 2.5배 증가했다.

브래드퍼드 힐은 1950년에 결핵의 치료 가능성과 폐암의 예방 가능성을 입증했다. 그가 이룬 이 두 가지 업적은 그 자체만으로도 충분히 인상적이었지만, 이것의 진정한 중요성은 더욱 컸으며, 세월이 지나면서 훨씬 더 명백해졌다.

먼저, 앞에서도 얘기했듯이 브래드퍼드 힐의 업적은 의학의 패러다임 변화를 상징적으로 보여주었다. 이후 감염성 질환에 치중했던 의학의 역사적 목표는 심장질환이나 암 같은 비감염성 질환의 예방이나 치료로 바뀌었다. 두 번째로 그는 의학적 치료의 평가에 관한 무작위 대조실험과 질환의 원인을 찾기 위한 생활방식의 비교연구에서 통계학적 방법의 힘을 증명함으로써 의학연구에 기념비적인 영향력을 미쳤다. 오늘날에도 수천 명의 의사와 과학자들이 이와 같은 의학연구를 위해 쉴틈없이 일하고, 수십만 개의 연구 프로젝트와 과학논문을 만들어내고 있지 않은가.

자연히 브래드퍼드 힐은 자신이 남긴 유산의 본질을 깨닫게 되었다. 그로부터 15년 뒤인 1965년에 그는 두 번의 공개강연을 통해 이에 대해 논의한 바 있다. 이 강연은 각각 '관리화임상시험Controlled Clinical Trial'에 대한 고찰'과 '환경과 질환: 연관성 혹은 인과관계?'로, 여기에 그의 생각이 가장 잘 표현되어 있다.

'고찰'을 시작해보자. "의학연구협회가 임상시험의 폭발적 양산을 낳은 [최초의] 스트렙토마이신 실험결과를 발표한 지 20년도 지나지 않았습니다." 브래드퍼드 힐은 이어서 말했다. "지난 12개월 동안만 하더라도 단순포진의 치료에서 심근경색에 대한 저지방 식단 처방으로, 그리고 알코올금

단증후군의 치료약에서 혼수상태의 환자에 쓰이는 예방적 페니실린으로 발전이 확대되어 왔습니다."

의사들은 매일같이 스스로에게 질문한다. 예컨대 '이 치료법이 다른 것보다 나을까?' 하고 스스로에게 물어보는 것이다. 무작위 대조실험이 인기 있는 이유는 보기 드문 능력으로 이런 질문에 답을 해줄 수 있기 때문임이 분명하다. 하지만 중요하게도 이런 질문들은 과학 자체와 거의 다름없는 방식, 즉 실험을 통해 제시되고 해결되었다. 따라서 무작위 대조실험은 이런 질문을 해결하는 유일한 '과학적' 방법으로 여겨졌고, 대부분의 경우 정의상 '임상경험' 같은 지식습득의 다른 어떤 형태보다 우월한 것으로 받아들여졌다. 이런 식으로 무작위 대조실험은 전후 의학의 '지배적인' 담론이 되었다. 그러나 브래드퍼드 힐이 자신의 개인적인 경험을 통해 인정하듯이 이것이 언제나 좋은 것만은 아니었다. 통계학은 동등한 정도로 혹은 그보다 더한 정도로 진실을 다양한 방식으로 오도하거나 은폐하거나 때론 뒤집는 능력을 숨겨두고 있었다.

나는 병인을 제대로 모르는 일단의 환자들에 대해 〔약물치료〕 실험에 기대야 했습니다. 나는 아무런 희망도 없이 누가 무엇에, 언제, 왜 걸렸는지 추측해볼 수밖에 없었습니다. 이처럼 서툴게 행해진 실험들은 우리에게 아무것도 말해주는 게 없을 뿐더러 오히려 잘못된 판단을 가져다줄 수 있습니다. 쓸모없는 데이터가 어쩌다가 모든 최신의 통계적 기술이나 설명에 들어맞는 경우 특히 그러합니다.

이런 일탈을 논외로 한다면, 브래드퍼드 힐은 새 치료법을 평가하고 이전의 치료법에 이의를 제기하는 데 무작위 대조실험만한 것이 없다고 주장했다. 그럼에도 특히 최근에 이런 실험결과의 유효성과 신뢰성에 회의를 나타내는 목소리가 커져왔다. 그들의 주장은 이런 실험이 여러 질환증세의 변화에, 따라서 치료반응에 충분히 민감하지 못하다는 것이다. 사실 이런 실험이 '그릇된' 결과를 낳은 경우가 많이 있었다.

결과는 그 후 뒤집혔지만, 그 전에 원래의 그릇된 판단이 미친 강력한 영향에 의해 의학은 보이지 않는 어두운 뒷길에서 방황해야 했다. 이런 일이 수십 년 동안 종종 벌어지기도 했다. 또한 마치 숫자만으로도 조악한 과학적 데이터에 내재된 허위를 제거할 수 있다는 것처럼, 최종적인 결론을 이끌어내기 위해 수많은 실험결과를 한데 모으는 관행이 존재했는데, 이에 대한 우려도 생겨났다. 어떤 관찰자는 이에 대해 다음과 같이 썼다.

> 불가사의하고, 난해하며, 최면적이며……새로운 종류의 연금술이다. 그것은 비非금속을 금으로 바꾼다고 약속하는 것이 아니라 통계학적 돼지가죽을 과학적 비단지갑으로 바꾸어놓겠다고 약속한다.

안타깝게도 브래드퍼드 힐의 발자국을 뒤따라간 모든 사람들이 그만큼 총명하거나 면밀하지는 못했다. 그리하여 때로(어쩌면 자주) 개인적 경험에 근거해 치료효과를 평가하는 의사들의 '임상적 지식'이 결국에는 임상시험의 '객관성'보다 의료행위에 관한 더 훌륭한 지침이 되곤 했다.[15]

1965년에 이루어진 두 번째 강연으로 '환경과 질환: 연관성 혹은 인과관계?'에서, 브래드퍼드 힐은 늘 그랬듯 폐암의 원인으로 흡연을 발견한 사실의 중요성을 명쾌하게 설명하고 있다. 결국 이것은 비할 데 없이 중요한 선례가 되었다. 이로써 자연스럽게 얼마나 많은 다른 흔한 질환들—중풍, 심장질환, 당뇨병 등(나열해야 할 질환들은 사실 끝도 없다)—이 환경 또는 개인적 '생활방식'의 차이로 인해 발병하는가 하는 질문이 제기되었다. 이처럼 환경이나 생활방식에 관련된 측면들을 발견하고 개선한다면 당연히 질환을 예방할 수 있으리라는 생각이 들게 되었다.

수천 번에 걸친 연구가 진행되었고, 여기서 끈기 있게 가능한 단서를 찾아냈다. 이런 연구는 어떤 질환에 걸린 환자와 건강한 대조표준 환자를 구분짓는 '어떤 것'을 발견하고자 하는 노력이었다. 이에 따라 흥미로운 사실들이 밝혀졌다. 예컨대 다발성경화증 환자는 고양이를 좋아하는 경향이 있고, 췌장암에 걸린 사람들은 평균보다 커피를 많이 마신다는 사실 등이었다. 서로 다른 수많은 질환과 확인 가능한 한 개인의 생활방식의 여러 양상들이 주어진다면, 병인病因에 관한 실제적으로 무한한 가정들이 생겨날 수 있을 것이다.

하지만 어떻게 확신할 수 있을까? 예컨대 다발성경화증 환자가 고양이를 기르는 것을 좋아하는 것이라기보다 고양이를 기르는 것이 다발성경화증을 유발한다(아마도 어떤 전염 가능한 바이러스 때문에)고 말할 수 있을까? 흡연과 폐암의 선례 이후, 질환의 원인을 조사하기 위한 환자대조군연구의 가능성은 무한히 커졌다. 하지만 그만큼 잘못된 추론을 통해 그릇된 결론을 도출할 위험도 커졌다.

브래드퍼드 힐은 일련의 기준을 만들었다. 흡연과 폐암에 관한 기준들을 다음에서 살펴볼 수 있다.

(1) 상관관계는 생물학적으로 타당해야 한다. 담배에는 암을 유발하는 인자가 있다. 이 인자는 폐 조직과 접촉했을 때 암을 일으킬 수 있다.

(2) 상관관계는 강력해야 한다. 흡연가의 폐암으로 인한 사망률은 비흡연가보다 25배 정도 높다.

(3) 상관관계는 생물학적 비율을 반영해야 한다. 담배를 많이 피울수록 폐암에 걸릴 위험은 더 높다.

(4) 상관관계는 일관성 있게 발견되어야 한다. 흡연과 폐암의 관계를 조사하는 36회의 개별연구에서 긍정적 상관관계가 발견되었다.

(5) 상관관계는 시간을 통해 지속되어야 한다. 담배 소비량이 꾸준히 늘어가면서 이에 따라 질환의 발생 수도 늘어났다.

(6) 연관성은 되도록 실험을 통해 검증되어야 한다. 흡연이 폐암을 일으킨다면, 금연에 관한 실험은 폐암의 위험을 줄일 것이고, 금연한 지 오래될수록 그 위험은 더 낮아질 것이다.

브래드퍼드 힐은 다음과 같이 결론지었다.

그러고 나서 여기 우리가 '인과관계'를 부르짖기 전에 모두 조사해야 할 서로 다른 견해들이 있습니다. 아무도 인과관계 가설을 뒷받침하거나 이에 반하는 논박할 수 없는 증거를 찾을 수 없다고 합시다. 〔하지만〕 강력하거나 미약하더라도 이런 가설의 도움으로 우리는 다음과 같은 기본적인 질문에 대해 생각을 정리할 수 있을 것입니다. 우리 앞에 놓인 일련의 사실을 설명할 수 있는 어떤 방법이 달리 또 있을까? 인과관계 외에 이와 비슷하거나 그보다 더 그럴 듯한 대답이 달리 또 있는 걸까?

여기에는 기본적인 논리법칙 외에는 아무것도 없다. '무작위실험'과 '환자대조군연구'의 개념과 다름없이 이 개념은 한없이 단순하다. 질환의 원인에 대한 과학적 가설은 단 하나의 사실을 요구하는 것이 아니다. 과학적 가설에 따라 사실들은 내적으로 일관되어야 하므로 '앞뒤가 맞아야' 하는 것이다. 이런 기준들이 완벽히 지켜지지 않는다면, 가설은 정의상 일관성이 없으며 폐기되어야 한다. 그 뒤의 수십 년 동안 역학자들이 대중의 머릿속에 불안과 혼란을 낳으며 실제적으로 인간생활의 모든 측면들이 질병과 관련되어 있다고 주장하자, 브래드퍼드 힐의 신중하고 논리적인 견해는 무시되는 지경에 이르렀다. 하지만 이것은 또 다른 이야기에 속할 것이다.

4 1952: 플로르프로마진과 정신의학의 혁명

정신분열증 같은 정신의학상의 질환은 보통 두뇌의 화학작용과 관련된 것으로 여겨진다. 하나의 신경에서 다른 신경으로 메시지를 전달하는 수많은 화학물질(또는 신경전달물질) 가운데 하나 또는 다른 어떤 것의 이상異常이 여기에 해당된다. 이런 물질들 가운데 일부는 어렴풋하게나마 들어본 적이 있을 것이다. 노르아드레날린, 아세틸콜린, 도파민 등. 클로르프로마진Chlorpromazine 같은 현대의 약품은 이 화학물질의 이상을 바로잡음으로써 효과를 나타낸다고 생각되고 있다.

현대 정신의학에 대한 이런 도식적 시각은 충분히 타당하지만, 옳지는 않다. 또 중요하게도 이런 시각이 전후시대 정신의학에서 일어난, 진실로 기이한 치료혁명의 본질을 은폐하고 있기 때문에 더욱 옳지 않다. 단 10년 동안(1950년대) 완전히 새로운 6종의 약이 정신치료에 도입되었고, 오늘날에도 여전히 쓰이고 있다. 그렇지만 이 약들의 발견은 뇌의 화학물질에 대한 과학적 지식에 따른 것이 아니었다. 당시의 뇌에 대한 과학적 지식은 매우 원시적이었다. 오히려 이 약들은 대개 우연한 발견을 통해 세상에 모습을 드러냈다고 할 수 있고, 몇 년 뒤에야 신경전달물질에 대한 이들의 약효가 확인될 수 있었다.

하지만 그것이 전부는 아니다. 그 이후 발견된 클로르프로마진과 항우울제 같은 약들은 곧이어 여러 다른 화학물질들의 작용을 촉진하거나 방해함으로써 두뇌의 화학작용을 바꾸어놓는다는 것이 밝혀졌지만, 근본적인 '문제'(정신적으로 병이 든 두뇌에서는 실제로 어떤 일이 일어나는가?)는 수많은 연구가 진행되었어도 여전히 밝혀지지 않았다.

클로르프로마진이 신경전달물질인 도파민의 작용을 차단한다는 것이 밝혀졌다. 따라서 이런 사실로부터, 클로르프로마진이 이로운 효과를 나타내기 위해서는 정신분열증이 어떤 식으로든 두뇌에서의 도파민 과다와 관련되어야 한다는 것을 합리적으로 추론할 수 있다.

그러나 현대과학이 말할 수 있는 한, 그리고 이를 조사할 수 있는 꽤 정교한 방법이 존재한다고 할 수 있는 한, 정신분열증 환자의 두뇌에서 볼 수 있는 도파민계系는 완벽히 정상이다. 심각한 정신질환과 관련된 현대과학의 현주소는 다음과 같이 요약될 수 있다. 우리는 거의 50년 전에 우연히 발견된 한 줌의 약들이 정신분열증과 우울증의 증상을 경감시키는 데 효과적인 것을 알고 있다. 하지만 이 약들이 왜 효력을 나타내는 것인지, 이 약들이 고칠 수 있는 두뇌의 비정상적인 변화의 본질이 무엇인지, 특히 정신질환의 원인이 무엇인지는 여전히 미스터리로 남아 있다는 것이다.

1953년 데이비드 클라크 박사Dr. David Clark는 케임브리지 시 외곽에 있는 풀번 정신병원의 정신과 의사로 임명되었다. 장기 입원 환자(많은 환자가 평생 동안 입원해 있었다)를 수용하고 있는 '만성 환자' 병동에 주마다 진료하러 가는 것도 그의 업무 가운데 하나였다.

나는 열쇠를 가지고 있는 어떤 사람을 따라 들어갔다. 그는 뒤에서 문을 잠갔다. 열쇠가 짤랑거리는 소리는 오늘날 감옥에서 그렇듯 정신병원 보호시설의 생활에는 필수적인 한 부분이었다. 내가 인도된 곳은 크고 휑뎅그렁한 방이었다. 그곳은 사람들로 넘쳐났다. 깨끗한 맨 바닥에는 장식 없는 목조 테이블들이 놓여 있었고, 장의자는 바닥에 고정되어 있었다. 사람들은 볼품없는 옷을 입고 방 안을 이리저리 돌아다녔다. 공기 중에는 오줌, 파라알데히드(최면제 또는 진정제), 바닥광택제, 삶은 양배추, 석탄산 비누가 뒤섞인 냄새가 났다. 그것은 정신병원의 냄새였다.

어떤 병실은 머리가 헝클어지고 무표정한 얼굴의 사람들로 가득했다. 그들은 한 줄로 그냥 앉아 있기만 했다. 간호사들이 20년 동안 "앉아, 입 다물어"라고 말했기 때문이다. 다른 병실은 시끄러웠다. 여성용 병실은 특히 악몽 같은 장소였다. 여자들은 '질긴 옷'을 입고 있었다. 이 옷은 흉측한 의복으로, 강화 면화로 만들어져 있기 때문에 찢어지지 않았다. 그들 가운데 많은 수가 벗을 수 없는 '잠김 부츠'를 신고 있었다. 나이프는 안으로 들여올 수 없었는데, 식사 때마다 개수를 셌다.

여자들은 모두 머리를 바싹 쳐내 한결같이 강인하고 우울한 인상을 불러일으켰다. 누군가 그 병실 안으로 들어가면, 그들은 즉시 그 주위로 모여든다. 손을 그의 주머니에 넣고, 그를 움켜쥐거나 잡아당기며 자기를 풀어달라거나 아니면 음식이나 다른 어떤 것을 달라고 졸라댄다. 이런 일은 건장한 간호사들이 그들을 밀어낼 때까지 계속된다. 간호사들은 그들에게 입을 다물고 앉아 있으라고 소리쳤다. 병동의 뒤편에는 벽면에 쿠션을 댄 독방들이 있었다. 이 안에서 벌거벗은 한두 명의 여자들이 대소변을 몸에 칠한 채 누구든 가까이 다가오는 사람에게는 사정없이 욕설을 퍼부어댔다.

그 외에도 옥외의 안뜰이 있었다. 잿빛의 넓은 안뜰은 아스팔트로 포장되어 있었고, 12피트 높이의 벽으로 둘러싸여 있었다. 그 안에서 수백 명의 사람들이 이리저리 움직이고 있었다. 어떤 사람은 걷고, 어떤 사람은 뛰었다. 어떤 사람은 한

쪽 발로 선 채 자세를 잡고 있었는데, 바지에서는 오줌이 흘러내리고 있었다. 지루해하는 두 명의 젊은 남자 간호사들이 서서 사방을 둘러보며 금 밖으로 나오는 사람이면 누구든 한 방 먹일 태세를 하고 있었다. 그런 일이 없으면 간호사들은 그저 가만히 있었다. 그곳은 인간의 전락을 보여주는 현장이었다.[16]

같은 해 버밍엄의 윈슨 그린 병원에 있는, 이와 비슷하게 인간의 전락을 보여주는 현장에서 실험 정신의학 교수 조엘 엘키스Joel Elkes는 새로운 약 클로르프로마진의 효과를 연구하고 있었다. 이 약은 급성정신분열증에서 희망적인 결과를 보여주었지만, 그때까지는 이 약의 효능을 뒤편 병동의 환자들에게 평가해보지 않은 상태였다. 그 환자들은 만성의, '불치의', 가망 없는 환자들이었다. 엘키스 교수는 이렇게 썼다. "우리의 제한적 목표는 정신병원의 병동에 가득한 만성정신병 환자들에게 클로르프로마진의 유용성을 확인하는 것이다." 이 신약을 투약한 환자들 가운데는 32세로 병원에 6년간 입원해 있는 남자 정신분열증 환자가 있었다.

그의 행동은 무시무시한 환시와 환청으로 장애를 받고 있었다. 그가 말하는 '악령'이라는 것이 등장하면, 그의 온 정신은 이 악령들에게로 쏠렸다. 그는 '악령들로부터 벗어나기 위해' 조리 없는 글을 마구 써대거나 그림을 그리며 대부분의 시간을 보냈다. 그는 종종 가구를 두드리거나 병실 안을 걸으며 악령들에게 욕을 내뱉었다. 그는 잠도 제대로 자지 못했다. 거의 매일 밤 진정제가 필요했다. 사회적인 면에서 그는 매우 내성적이었고, 외톨이였다.

클로르프로마진 투약이 시작되고 3주가 지나자 그는 점차로 다른 사람에게 호감과 친근함을 보였다. 그는 이제 병실에서 잘 지냈고, 크리스마스 트리를 장식하는 일까지 맡았다. 결국 그는 입원 후 처음으로 작업요법*에 들어가게 되었다. 그는 여기서 그림으로 자신의 재능을 보여주었다. 그에게는 클로르프로마진 외에는 어떤 약도 투여하지 않았다. 그는 이 때문에 단지 이따금씩 잠을 설칠 뿐이었다. 그는 산발적으로 환영을 보며 소리치곤 했지만, "악령이 자신을 대단히 많이 괴롭히는 것은 아니다"라고 말했다. 그러나 플라시보 정제를 쓰자 병이 재발했다.[17]

그리하여 여기 한 명의 남자가 있는 것이다. 그는 만성적 정신병을 앓아 커다란 정신병원 밖으로 나가지도 못하는 많은 환자들 가운데 한 명이었다. 이제 그는 운 좋게도 1년간 계속된 어떤 형태의 의학적 관심 아래서 단 3주의 클로르프로마진 투약 후 '크리스마스 트리를 장식하는 일까지 맡아' 하게 되었다. 엘키스는 그런 결과의 중요성을 완벽하게 깨닫지 못했을 수도 있다.

그러나 돌이켜 생각해보면 그 중요성은 너무도 명백하다. 어떤 약이 만성 정신분열증 환자의 정신적 상태를 효과적으로 개선시켜놓는다면, 보호시설과 자물쇠 장치가 있는 병실은 불필요해질 것이다. 어쩌면 거기 있었던 사람들이 사회로 돌아가 이웃과 함께 사는 것도 가능할지 몰랐다. 클로르프로마진은 '소용돌이처럼 문명화된 세계를 휩쓸고 지나가, 모든 정신질환 치료를 빨아들였다.' 하지만 그 영향을 제대로 평가하기 위해서는 먼저 '새벽이 오기 전의 어둠 속'으로 돌아가야 한다.

정신질환의 범위 내에서 불안과 침울증(심기증) 같은 신경증을 정신병(정신이상)과 구분하는 것은 통례다. 정신병은 정신분열증이나 조울병 같은 심각한 정신질환으로, 이 때문에 환자의 의식이나 지각이 손상을 입게 된다. 1930년대와 1940년대에 수만 명의 환자를 정신병원에 집어넣게 한 것은

---

*치료를 목적으로 환자가 일·놀이 등의 활동에 참여하게 하는 것을 가리킨다.—옮긴이

이 정신병이었다. 런던 시외에 있는 호턴 정신병원의 전前 의료감독 헨리 롤린Henry Rollin은 1937년에 이렇게 말했다.

정신분열증 환자 가운데 일부는……짐짓 위엄 있는 자세로 온종일을 보냈다. 다른 환자들은 이상하고 의미도 없는 듯한 의식을 끝도 없이 벌이거나, 의자에 앉아 리드미컬하게 지칠 줄도 모르고 앞뒤로 몸을 흔들었다. 어떤 환자들은 몸의 유연함을 보여주었다. 그들은 사지를 기묘한 모습으로 바꾸어 한동안 그 자세를 유지했다…….

수적으로는 그보다 다소 적지만 상당수의 환자들이 정동성정신병(조울병)으로 고통을 당하고 있었다. 그들의 주요 증세는 기분이 크게 요동치는 것이다. 이 집단 가운데는 미친 듯한 정신운동흥분의 희생자가 적지 않다. 이들은 말 그대로 '조병躁病으로 인한 탈진'이라고 하는 것 때문에 죽을 수도 있다.

이와 정반대되는 극단의 환자들은 정신운동지체의 희생자들이다. 정신운동지체로 인해 울병鬱病이 혼수상태에 이를 때까지 진행되는 것이다. 이것은 또한 먹을 것을 먹지 못하게 됨으로써 환자에게 커다란 생명의 위협이 된다. 이처럼 불행한 사람들에게 음식을 강제로 먹이는 것은 숙련된 기술을 요한다.[18]

전전戰前의 정신병원 시설은 확실히 무시무시했다. 하지만 피수용자의 진정한 불행을 외면하지 않는 것이 무엇보다 중요하다. 환자들은 정신질환 때문에 커다란 정신적 고통을 겪는다. 정신분열증에 걸린 환자들은 자주 두려움을 느끼고, 끔찍한 환상에 괴롭힘을 당하거나 망상 속에서 꿈꾸는 다른 이(것)들의 음모로 고통을 받는다. "소름끼치고 두려운 공포는 갑자기 찾아온다. 공포와 함께 불확실한 느낌, 그리고 새로운 그림자, 숨겨져 있던 삶의 그림자가 스멀거리며 찾아온다. 그것은 밤 시간의 작은 적들, 설치류들, 곤충들, 약탈자들이다."

하지만 이런 무서운 유령보다 더욱 무서워할 만한 것은 생각을 억누르거나 통제할 수 없는 정신분열증 환자의 상실상태다. 이것은 여러 형태로 나타났다. 정신적 탈진―"겁이 나 더 이상의 어떤 생각도 할 수 없다", 기묘한 템포―"축음기가 천천히 멈추는 것처럼 갑자기 생각이 느려졌다. 그런 다음 생각이 격렬하게 말할 수 없이 빨라지더니 나 자신도 놀랐지만 나는 이해할 수 없는 생각들을 하고 있었다", 단어와 문장들의 의미 상실―"나는 아파트에 앉아서 독서를 하려고 했다. 오랜 친구처럼 완벽히 낯익은 단어들을 보았다. 그 친구의 얼굴은 또렷이 기억할 수 있었지만 그의 이름은 기억나지 않았다", 판단의 상실―"이성적인 사고의 패러디는 찾아볼 수 있지만, 진정한 비판적 판단은 완전히 잃어버렸다.……내 의식은 직원들이 병들어 있는 정보센터나 마찬가지다. 그들 가운데 점점 더 많은 수가 무기력해질수록 나머지는 점점 더 과도한 양의 일을 할 수밖에 없다.……제멋대로인 한 떼의 아이들처럼 무의식적 충동이 전화교환기를 차지하고 제 마음대로 가지고 논다" 등이다.

상상할 수 없는 정신적 고통의 상황에 대해 의학은 보호치료와 진정제 투약 외에는 아무것도 제공할 수 없었다. 따라서 1930년대와 1940년대에 현재로서는 조야하며 더욱이 잔인해 보이기까지 하는 치료(인슐린쇼크, 전기충격ECT, 정신외과수술)가 인기를 누렸다는 사실은 충분히 이해할 만하다. 이런 치료법은 '물리요법'이라고 불리게 되었다. 사실 그대로였다. 그것은 정신적 충격이 어떻게든 두뇌의 기능장애를 고쳐주리라는 희망 속에 환자의 두뇌에 물리적인 폭력을 가하는 것이었기 때문이다.

첫 번째 물리요법은 '연장마취' 치료로, 1920년에 도입되었다. 이 치료법에서 환자는 바르비투르산염을 투약받고 며칠간 잠을 잤다. 다음은 '인슐린쇼크'였다. 환자는 다량의 인슐린을 투약받았다. 인슐린은 혈당을 낮추는데, 환자는 혼수상태에 빠지고, 나중에 다량의 포도당을 주사함으로써 이런 혼수상태에서 벗어나게 된다. 다음에 환자들은 간질발작을 일으키는 카디졸이라는 약을 투여받게 되었다. 이 약은 뒤에 전기충격요법으로 대체되었다. 전기충격요법은 이탈리아인 우고 세를레티가 처음 시도했다. 마지막 물리요법은 두뇌를 나이프로 잘라내는 뇌엽절리술lobotomy로, 리스본의 신경과 의사 에가스 모니츠가 개발했다.

일부 환자에게서 볼 수 있는 물리요법의 명백한 효과는 '과학적 회의주의에 물들지 않은' 거대한 열정을 낳았다. 하지만 이런 물리요법은 지나치게 과용되었고, 종종 적합하지 않은 환자들을 대상으로 삼기도 했다.

영국에서는 세인트 토머스 병원의 윌리엄 사건트William Sargant만큼 열광적인 사람도 없었을 것이다. 1944년 출간된 그의 책『정신의학 치료의 물리적 방법 Physical Methods of Treatment in Psychiatry』은 이 새로운 치료법의 표준적인 참고서적이 되었다. 무엇보다 사건트는 의사의 고집을 미덕으로 생각했다. 그에 따르면, 정신과 의사는 포기해서는 안 되고, 가능한 모든 조합으로 생각할 수 있는 모든 치료를 시행해야 했다.

"어쩌면 인슐린요법 후에도 정신분열증 환자는 다소 무기력하고 얼마간 침울해할 수도 있다. 그렇다면 경련효과를 시도해볼 수도 있을 것이다. 회복의 가능성을 생각해볼 수 없을 때까지 포기하지 않아야 한다. 많은 것을 할 수 없는 상황이라면, 가능한 것은 그 어떤 사소한 것도 그냥 남겨두지 말아야 한다."

물리요법의 흥망에 대해서는 헨리 롤린 박사가 다음과 같이 기술해놓았다.

우리는 심화인슐린요법DIT에 대해 제대로 알아야 했다. 그것은 지극히 간단하지만, 동시에 위험하고 때론 치명적이었다. 열광적 반응에 고무되어 심화인슐린요법을 시행하는 의사들의 사기는 말할 수 없을 만큼 높았다. 우리는 실제로 물리요법으로 환자들을 치료했을 뿐 아니라 우리가 하고 있는 일의 가치를 절대적으로 믿고 있었다. 환자 가운데 일부가 비정상적으로 체중이 불어 기괴한, 마치 풍선처럼 부푼 모습으로 변해버렸다는 사실도 상관없었다…….

우리는 또한 ECT의 사용법도 교육받았다. ECT는 초창기에는 근육이완제나 정맥마취제 없이 '그냥' 쓰였다. 이 원시적인 방법의 커다란 위험은 발작의 엄습이다. 무서울 정도로 근육이 경련을 일으켜 훈련을 받은 일단의 간호사들이 환자의 어깨와 둔부, 다리를 힘껏 잡고 있어야 했다. 그렇지만 뼈가 탈구되거나 골절되거나 아니면 아래쪽 등뼈와 요추가 골절되는 일이 가끔 생기곤 했다.

우리는 여러 요구와 주장에 너무도 마음을 빼앗겨 있었다. 그에 따라 우리는 우리의 역할에 충실했고, 환자에게 열정적으로 뇌엽절리술을 추천하기까지 했다. 나는 20여 명의 정신분열증 환자에게 수술을 권한 것에 죄책감을 느낀다. 이제껏 내게 그보다 더 양심의 가책을 느끼게 하는 일은 없다. 내 죄책감의 뿌리는 단 한 번의 경우도 지속적인 효과를 볼 수 없었다는 점이 아니라 일부의 경우 수술의 결과가 끔찍했다는 점에 있다. 환자들은 수술 후 간질, 뇌출혈, 그리고 탈억제(행동을 억제하는 능력의 장애—옮긴이) 현상으로 특징지을 수 있는 개인적인 변화를 겪었다. 환자들은 종종 최악의 증상들을 나타냈다.

정신과 의사에게는 도취의 세월이었다. 낙관주의의 양탄자가 높이높이 날고 있었다. 사실 우리는 정신의학의 천 년이 전환점을 넘어섰다고 확신하고 있었다. 하지만 합리성의 기둥은 결국 다시 세워졌고, 우리는 소망으로 충만한 우리의 꿈에서 깨어나 현실을 직시해야 했다. 우리가 무의식적으로 만들어내고 있었던 것은 오래된 동화에 나오는 '황제의 새 옷'*과 다르지 않았다. 1950년대 중반에 이르면, 심화인슐린요법은 사라진다. 뇌엽절리술의 홍수는 실개천으로 바뀐

---

*「황제의 새 옷」은 안데르센의 동화로 「벌거숭이 임금님」으로도 알려져 있다. 여기서 사치를 좋아하는 황제는 나그네 재봉사의 꾐에 빠져 '투명한 옷'을 입고 사람들 앞에 나선다.—옮긴이

다.······ '위대한 세기'*의 유일한 생존자 ECT는 이제 근육이완제와 함께 행해지고 있다.······[19]

물리요법(ECT는 예외로 하고)은 정신과 의사나 정신분석학자 또는 두뇌화학자가 아니라, 호기심이 풍부한 임시직의 프랑스 해군 소속 외과의사 앙리 라보리Henri Laborit에 의해 폐기되었다. 1949년 튀니지의 해군 병원에서 일하고 있을 때, 라보리는 혈압이 낮은 '쇼크' 상태의 환자를 치료할 수 있는 방법을 조사하고 있었다.

쇼크가 일어나는 원인은 다양하다. 이를테면 다량의 출혈, 심장마비, 심각한 혈액 감염 또는 큰 수술 등이다. 출혈로 인한 쇼크는 수혈로 막을 수 있었다. 하지만 다른 상황의 원인(그리고 이에 따른 적절한 치료)은 당시에는 알려져 있지 않았다.

라보리의 가설은 다른 의사들도 공유하고 있었던 것으로, 큰 수술의 충격 또는 심한 감염증 때문에 세포에서 히스타민(건초열 같은 알레르기 반응에 관여하는 것으로 더 잘 알려진) 같은 화학물질이 유출되고 이로써 혈압이 떨어진다는 것이었다. 이 가설이 맞다면(하지만 이 가설은 틀렸다), 이 화학물질의 유출을 막음으로써 수술 후의 쇼크를 예방할 수 있을 터였다. 라보리는 이에 따라 환자에게 수술 전과 수술 중간에 히스타민의 작용을 막는 항히스타민제 프로메타진promethazine의 혼합약제를 주었다(이 약은 현재 건초열의 치료에 쓰이는 약과도 비슷하다).

라보리는 1949년에 논문을 발표했다. 이 논문은 완전히 어떤 자료도 제시하지 않았다는 점에서 놀랄 만하지만, 그는 여기서 이런 복합투약으로 "우

---

* 위대한 세기는 주로 17세기 루이 13세와 리슐리외 추기경 그리고 루이 14세에 의해 프랑스가 번영을 누린 시대다. 물론 여기서는 물리요법의 위대한 세기를 말한다.—옮긴이

리는 수술 후의 문제에 확실히 영향을 미칠 수 있었다"라고 주장했다.

어쨌든 중요한 것은 그가 예외적으로 통찰력 있는 임상적 관찰을 통해 항히스타민제 프로메타진의 효과에 대해 알아냈다는 것이다. 1937년 도입된 이후로 널리 쓰인 이 약제군群의 주된 단점은 졸음을 유발한다는 것이었다. 따라서 라보리가 이 약들이 '매우 강력한 최면효과'를 가져온다고 얘기한 것은 놀랄 만한 일도 아니다. 하지만 그는 또한 이 약들이 '상당한 진통효과'를 가지고 있다는 사실을 관찰했다. 이에 따라 그는 수술에 따르는 고통을 가라앉히기 위해 환자에게 더 이상 모르핀을 투약할 필요조차 없었다.

"항히스타민제는 행복감에 넘친 안정을 가져다준다.……환자들은 편안하고 온화한 얼굴로 평온한 상태에 있었다." 몇 년 뒤의 인터뷰에서 앙리 라보리는 이 '행복감에 넘친 안정'에 관한 관찰사실을 설명하며, 프로메타진의 작용이 뇌의 기능을 '단절시키고', 이 때문에 '정신적 능력이 저하되거나 의식이 흐려지지 않은 상태에서 완전한 평화와 고요함'에 이를 수 있다고 얘기했다.

1950년 제약회사 론풀랑은 프로메타진이 정신질환의 치료에 효능을 나타낼 수 있다고 생각하여 대규모의 연구 프로그램에 착수했다. 프로메타진이 속한 약제군은 페노티아진phenothiazine이라는 이름으로 알려져 있다. 론풀랑의 수석 화학자 폴 샤르팡티에Paul Charpentier는 '행복감에 넘친 안정' 상태를 만드는 데 있어 그와 동일한 혹은 그보다 뛰어난 작용을 하는 화합물을 찾아내리라는 희망 속에 이 약으로부터 가능한 한 많은 분자구조의 변형물을 합성했다.

그는 제조한 화합물을 쥐들을 대상으로 시험했다. 이 쥐들은 종소리를 신호로 하는 전기충격을 피하기 위해 줄 위에 올라타도록 훈련을 받은 상태였다. 특별히 하나의 화합물 클로르프로마진을 투약하면 종소리가 울려도 쥐가 움직이지 않은 채 그대로 있었다.

이에 관한 소식을 들은 파리의 선도적인 정신과 의사 장 들레Jean Delay와 피에르 드니케르Pierrre Deniker 두 명이 최초로 정신분열증을 앓고 있는 57세의 노동자 조반니 A.를 치료했다. 그는 '카페에서 즉흥적으로 연설을 하고, 낯선 사람들과의 싸움에 가담하고, 자유에 대한 사랑을 주장하며 화분을 머리에 얹은 채 거리를 돌아다녔다'는 이유로 병원에 수용되어 있었다. 9일간 클로르프로마진을 투약한 후 그는 정상적으로 대화를 할 수 있었고, 3주가 지나자 퇴원이 가능한 상태가 되었다.

이것은 ECT나 인슐린쇼크 같은 물리요법에 의해 얻어지는 반응보다 훨씬 낫고, 훨씬 빠르며, 훨씬 더 안전했다. 이 소식은 영국에 전파되었다. 영국 버밍엄 윈슨 그린 병원의 조엘 엘키스는, 이미 말했듯이 클로르프로마진을 '불치의' 장기입원 환자에게 투약했다. 당시로서는 이들 환자에게는 어떤 치료도 소용이 없는 상태였다.

대서양을 건너 몬트리올에 있는 베르됭 개신교 병원의 또 다른 정신과 의사 하인즈 레만Heinz Lehmann은 나치 독일에서 도망 나온 망명자였는데, 그의 실험은 클로르프로마진이 만들어내는 효과의 차이를 실증해 보여주었다. 전쟁이 일어나기 전 레만이 처음으로 몬트리올의 병원에 당도했을 때 병원은 "정말 끔찍한 곳이었다.……나는 정신병적 상태는 어떤 종류의 생물학적 원인에서 비롯된다고 늘 확신하고 있었다. 그래서……나는 계속해서 매우 많은 양의 카페인을 포함하여 모든 종류의 약을 무감각 상태에 있는 한두 명의 정신분열증 환자에게 실험해보았다. 물론 아무런 소용도 없었다."

그는 기름에 용해된 황을 환자에게 주사했다. "이것은 고통을 가져왔다." 그리고 장티푸스 항독소의 경우는 열이 났다. "아무것도 도움이 되지 못했다. 나는 테레빈유를 복부의 근육에 주사하기도 했지만, 이 때문에 커다란 무균 농양이 생기고 백혈구의 수가 두드러지게 증가했다. 이들 가운데 어떤 것도 효과가 없었다. 하지만 이 모든 것이 정신분열증의 치료에 도움이 된다고 알려진 처방들이었다." 그러고 나서 1953년 5월에 레만은 클로르프로마진을 손에 넣을 수 있었다.

두세 명의 급성 정신분열증 환자에게서 증세가 없어졌다. 나는 그런 일을 전에는 한 번도 본 적이 없었다. 나는 그것을 그저 요행이라고 생각했다. 또다시 일어날 수 없는 어떤 것이라고 생각했다. 하지만 어쨌거나 그 일이 일어난 것은 사실이었다. 4~5주가 끝나갈 무렵 많은 환자들에게서 증세가 사라졌다. 내 말은 환각이나 망상, 사고의 혼란이 없어졌다는 뜻이다. 1953년에 이만한 효과를 가져올 수 있는 약은 아무것도 없었다. 몇 주 만에 정신분열증이 나은 것이다.[20]

클로르프로마진은 기쁜 봄의 첫 번째 제비였다. 뒤이은 몇 년 동안 신속하게 전범위의 정신질환(울병, 조병, 불안상태)에 이용할 수 있는 다른 주요한 약제군이 정확히 똑같은 방법, 즉 우연한 조합, 날카로운 관찰, 화학물질의 선별을 통해 소개되었다. 정말로 상황이 달랐다면 이런 약들을 발견할 수 없었을 것이다. 당시에는 뇌가 어떻게 기능하는지, 정신질환의 배후에 어떤 이상이 있는 것인지 알지 못했다. 따라서 약의 효과는 뛰어난 것으로 드러났지만 이 약들이 도대체 어떻게 작용하는지 전혀 알지 못했기 때문이다.

그리하여 1955년 파리의 정신과 의사 들레와 드니케르가 1천 명의 환자를 치료한 경험을 요약하여 발표했을 때도 약의 작용방식에 대해서는 어떤 실마리도 찾을 수 없었다. 그들은 약이 교감신경계를 자극한다거나 뇌의 산소 물질대사를 줄인다거나 뇌파의 패턴을 바꾸어 수면상태의 뇌파와 똑같이 만들어놓는다는 식으로 다양한 의견을 제시했다. 이 약이 도파민이라는 신경물질의 작용을 방해한다는 사실이 밝혀진 것은 1963년이 되어서였다. 그때는 조반니 A.가 처음으로 클로르프로마진을 투약받은 지 11년이 지난 뒤였다.

따라서 정신분열증 환자의 근본적인 문제는 신경화학적인 것이라는 추론이 자연스럽게 제기되었다. 어쩌면 환자의 뇌에 도파민이 과다하거나 도파민이 적절치 못한 장소에 있거나 뇌의 도파민 수용체가 과민할 수 있었다. 하지만 이런 명백한 설명들이 옳지 않다는 것이 곧 밝혀졌다. 부검을 통한 연구나 고도의 촬영기술은 정신분열증 환자의 뇌에서 도파민의 생화학적 이상을 확인하거나 입증할 수 없었다(그리고 다른 신경전달물질의 경우도 마찬가지였다).

이와 유사하게 항우울제 이미프라민imipramine의 기전은 울병이 뇌 속에 있는 아드레날린의 이상 때문에 일어난다는 가설을 낳았다. 하지만 이 약이 울병 환자에게 매우 뛰어난 효과를 보여준다는 사실이 확실한데도, '무엇이 잘못되었는가?' 하는 물음에 대해서는 정신분열증의 경우와 마찬가지로 여전히 대답을 찾지 못하고 있다.

정신질환의 생물학적 설명이라는 성배를 찾는 수천 명이 좌절했지만, 문제는 그것으로 끝나지 않는다. 클로르프로마진의 성공은 이것이 정신분열증의 '치료약'이 결코 아니라는 사실을 은폐하고 있다. 오히려 이 약이 낳는 '행복감에 넘친 안정'의 본질은 동요를 줄임으로써 환자들을 '다루기 쉽게' 만든다는 것이다. 물론 그것이 괴로움을 주는 증상의 강도를 약화시킴으로써 회복에 도움을 준다고 하더라도 말이다.

적절히 비교하자면 그 효과는, 수술 후의 고통을 누그러뜨려준다는 것 정도가 될 것이다. 고통을 누그러뜨린다는 것은 그 자체로 상처의 치료를 빠르게 한다는 뜻이 아니라, 환자의 스트레스를 줄임으로써 좀더 빠른 회복을 돕는다는 것이다.

이 시점에서는 더 이상 이런 논의를 진행하지 않을 것이다. 하지만 정신분열증이나 이와 유사한 정신질환이, 아직 알려지지 않은 뇌기능의 이상으로 생길 수 있는 것이라는 점에서 '생물학적'인 동시에, 정신분열증이 '외부' 세계의 변화로 인해 악화되거나 개선된다는 점에서 '심리학적'일 수 있다는 인식의 가능성을 열어둘 필요가 있다. 클로르프로마진만으로 '정신병원을 비운다'라는 생각은 확실히 하나의 신화에 불과했다. 그보다는 클로르프로마진이 정신질환을 치료할 수 있으리라는 희망은 커다란 보호시설의 문을 닫게 하는 데 적합한 조건을 낳았을 뿐이다.

전후 정신의학의 역사는 무척 극적인 형태로, 문제의 본질에 대한 실제적인 이해 없이 혹은 치료약이 어떻게 작용하는지 알지 못한 채 정신질환 치료의 가능성이 커졌다는 것을 보여주고 있다.* 인간의 지적 능력(예컨대 프로메타진에 의해 야기되는 '행복감에 넘친 안정'을 날카롭게 인식할 수 있었던 앙리 라보리 같은)은 커다란 역할을 했다. 물론 '과학', 특히 신경화학과 약리학도 마찬가지다. 하지만 그럼에도 우리는 경험주의의 승리를 다루고 있는 것이다.

여기서 다른 모든 것은 미스터리다. 왜 인체조직에서 히스타민을 억제하는 화합물이 뇌에서 전혀 다른 화학물질(도파민)의 작용을 방해하고 정신분열증의 증상이 완화되는 것일까? 정신분열증은 정말 무엇인가? 그 원인은 무엇인가? 빅토리아 여왕 시대의 탐험가들이 도착하기 전에 아프리카가 그랬던 것처럼 정신질환의 지도는 여전히 공백인 채로 남아 있다.

---

* 정신질환의 치료에 있어 다른 많은 중요한 혁신적 방법은 부록 2에서 찾아볼 수 있다.

5 1952: 코펜하겐의 폴리오 유행과 집중치료의 탄생

사람들이 결국 중환자실(집중치료실)에 갈 수밖에 없는 이유는 많다. 무엇보다 대개는 큰 수술에 따른 것이지만, 머리손상, 패혈증 혹은 흉부근육의 마비로 인한 호흡기능 상실 때문일 수도 있다. 어떤 경우, 환자는 열 가지 이상의 장비에 몸을 맡겨야 하는 수도 있다. 심장박동측정기, 혈관 내의 가스농도를 측정하는 기계, 혈압측정기, 인공심박조율기, 투석기 등이 그것이다. 이 기계들은 하나하나가 놀라울 뿐이다. 그리하여 이 모든 기계적 마술의 중심에는 단 한 종류의 장비가 있을 뿐이라는 사실을 깨닫기란 쉽지 않다.

그 장비는 폐 속으로 산소를 불어넣는 인공호흡기다. 오로지 산소만이 심장을 뛰게 하며, '시간을 벌어' 조직이 치유되고 손상된 복잡한 인체기능이 회복되도록 할 수 있다. 인간의 생리작용에서 차지하는 산소의 절대적인 역할은 최대 2백 년 전부터 알려져 있었지만, 산소가 중증환자의 생존에 얼마나 중요한 역할을 하는지는 1952년 코펜하겐에서 유행한 폴리오로 인해 갑작스럽게 깨닫게 되었다.

1952년 가을 코펜하겐의 블레그담스 병원 19호 병동으로 우연히 들어가게 된 사람이면 누구나 신기한 광경에 맞닥뜨려야 했을 것이다. 두 줄로 정렬된 70개의 침상 각각에는 폴리오로 인해 움직이지 못하는 아이들이 목에 낸 절개부(기관절개술tracheostomy)를 통해 빈 플라스틱 튜브를 기관氣管에 꽂은 채 누워 있었다. 이 튜브는 다른 긴 튜브에 이어져 있고, 그 끝에는 고무부대가 달려 있었다.

각 침대의 옆에는 젊은 의학도가 앉아 있었다. 그들은 몇 초 간격으로 고무부대를 쥐어짰다가 폈다. 튜브를 통해 아이의 폐에 산소를 집어넣기 위해서였다. 그들은 쉬지 않고 6시간 동안 이런 일을 되풀이했다. 하루 4교대였고, 시간이 되면 다른 의과대학 학생 그룹이 병동에 도착하여 그 일을 맡았다. 날마다 계속되는 이 지루한 일은 6개월 이상 이어졌다.

많은 아이들이 정서적·육체적으로 쇠진해져 몇 주 만에 세상을 떠났다. 하지만 그 아이들 가운데 한 명이었던 안 이스베르에 따르면 "그때를 슬픔에 잠긴 시간이라고 할 수는 없었다." 그보다는 "전쟁기간처럼 거기에는 저항의 정신이 있었다. 모두가 최선을 다하고 있었다." 폴리오가 퍼져 있을 무렵 1천5백 명의 의과 대학생들은 16만 5천 시간 동안 고무부대를 쥐어짜며 "최선을 다했다." 이런 결과로 폴리오의 희생자들 가운데 사망률이 90%에서 25%로 떨어졌다.

정말로 이런 치료법은 그 규모 이외에는 놀랄 만한 일이 하나도 없었다. '고무부대를 눌러' 튜브를 통해 산소를 주입하는 기술은 오랜 세월 동안 수술실에서 흔히 행해지는 일이었다. 그럼에도 보조호흡assisted ventilation이 중증환자의 치료에서 중심적인 부분이 되기 위해서는, 1952년 코펜하겐에 재앙적인 폴리오가 발생하고, 이로써 커다란 사고의 변화가 일어나야 했다.

폴리오바이러스는 오염된 음식 또는 물을 통해 체내에 들어오며 창자벽을 통해 흡수된다. 폴리오바이러스는 여기서 퍼져나가 근육의 운동을 관장하는 척수의 신경을 마비시킨다. 폴리오는 대부분의 경우 여름에 발병했다. 이에 따라 '여름의 역병'이라고 불렸다. 폴리오바이러스는 주기적으로 성행하여 유행병을 널리 퍼뜨렸다. 이 병의 두려워할 만한 영향력은 상상하기 어렵지 않다.

어느 날 행복하고 건강했던 아이가 다음 날 갑자기 고열로 침상에 눕게 된다. 그 다음 날에 깨어나 보니 그 아이는 팔다리를 움직일 수조차 없게 된다. 운이 따르면 마비는 더 이상 진행되지 않고, 아이에게는 그나마 약하고 축 처진, 소용없는 사지라도 남게 된다. 하지만 바이러스가 척수를 타고 올라가 호흡기 근육을 관장하는 신경을 건드리면 끔찍한 결과를 맞을 수밖에 없다.

호흡곤란이 시작되면, 아이는 갑작스럽게 자기 앞에 놓인 사투에 눈뜨게 된다. 어린아이는 몇 시간 만에 나이가 든 듯싶다. 부주의하며 조심성 없고 졸음에 겨워 하던 아이가 갑작스럽게 긴장하고 의식을 차린다.

……몸과 마음 모두 호흡에 집중하는 것 같다. 호흡은 이제 적극적이고 의식적인 과정이 되고, 매번의 숨쉬기가 고된 일이라는 걸 느낀다. 아이가 혼자 힘으로 싸우고 있다는 인상을 받는다. 아이는 본능적으로 자신의 힘을 아끼고, 음식이나 대화를 거절하고, 굳이 말이 필요하다 싶을 때만 단 몇 마디로 조용히 얘기할 뿐이다.……아이는 혼자 남겨진 채 예민해지고, 두려움과 불안을 느낀다. 굳게 닫힌 입은 거품을 물고 있다. 아이는 거품을 삼키지 못한다. 그래서 거품 섞인 침은 입술 사이에 모이고, 간호사가 그것을 닦아줄 때까지 기다릴 수밖에 없다. 아이는 찬물로 입술을 적시고 싶다. 하지만 거의 물을 마시려고 하지 않는다. 스스로도 그것을 삼킬 수 없다는 것을 알기 때문이다.

입술과 혀에 약간 푸른빛이 돈다. 그러나 푸른빛이 더욱 두드러지는 것은 안색이다. 때론 무서울 정도다. 땀이 비 오듯 쏟아지고, 그러고 나면 아이의 호흡은 약해진다. 의식은 흐려지고, 때때로 맑은 정신이 돌아오지만, 아이는 점차 무의식 속으로 빠져 들어간다. 한두 시간이 지나면 호흡은 멎고 만다.[21]

1931년 하버드 대학교의 내과의사 필립 드링커Phillip Drinker가 하나의 해결책을 들고 나왔다. 그것은 철폐(iron lung, 철제 호흡 보조장치)로, 이것을 이용하면 폴리오 환자의 생명을 연장하여 환자의 신경이 회복되고 호흡기 근육의 힘이 되살아나게 할 수 있었다. 철폐 안에는 일련의 밸브가 있어 음압negative pressure을 만든다. 이 때문에 흉벽은 바깥쪽으로 끌어당겨지고 공기가 폐 안으로 들어간다. 그러고 나서 철폐의 압력은 즉시 정상으로 돌아가고, 폐의 자연적인 탄력성이 공기를 다시 바깥으로 내보낸다.

하지만 철폐마저 환자에게 구원의 희망을 줄 수 없는 어떤 종류의 폴리오가 존재했다. 이런 폴리오에서 바이러스는 더 멀리까지 척수를 타고 올라가 호흡기 근육뿐만 아니라 뭔가를 삼킬 때 관여하는 근육에까지 끔찍한 영향을 미쳤다. 환자의 폐는 입에서 흘러드는 분비액에 대해 어떤 방어조치도 취할 수 없었다. 환자들은 말 그대로 그들의 분비물 때문에 익사했다.

1951년 9월 코펜하겐 대학교는 제2회 국제 폴리오학회를 개최했다. 학회의 분위기는 낙관주의가 지배했다. 여기에는 곧 출시될 폴리오백신의 개발에 참여한 두 명의 남자 조나스 솔크Jonas Salk와 앨버트 세이빈Albert Sabin이 참석하고 있었다. 하지만 폴리오의 치료에 관여한 의사와 과학자들이 수없이 많았다는 것은 아마도 폴리오바이러스의 '부증상' 보균자가 일부 존재했고, 그들이 다음 해 코펜하겐을 집어삼킨 재앙적인 유행병의 거의 확실한 근원이 되었다는 것을 의미했다.

폴리오가 유행하기 시작했을 때 코펜하겐의 블레그담스 병원은 준비가 미흡한 상태였다. 철폐형태의 인공호흡기는 단 하나였으며, 가슴에 덧쓰우는 방식의 작은 철폐가 6개 있었다. 지난 10여 년간은 1년에 10명 정도의 환자가 심각한 폴리오로 입원하여 인공호흡기 치료를 받았을 뿐이었다(모두 76명). 이 가운데 단지 15명만이 살아남았다. 80%의 사망률이었다. 하지만 이번에는 말 그대로 병원이 환자들로 넘쳐났다. 8월 중순까지 하루에 50명의 비율로 새로운 폴리오 환자들이 입원했다. 병원의 내과 과장 H. C. 라센Lassen 박사는 이렇게 회상했다. "우리는 곧이어 얼마 되지 않는 호흡기로 어떤 환자를 치료하고 어떤 환자를 치료하지 않을지 선택해야 하는 감당하지 못할 딜레마에 직면했다."

호흡기를 더 들여놓는 것이 문제의 해결책이 아니라는 것은 분명했다. 운 좋게 얼마 안 되는 호흡기로 치료를 받을 수 있었던 환자들도 똑같이 죽었기 때문이다. 라센은 "우리는 환자를 호흡하게 할 수 있는 새로운 방법을 찾아야 했다. 혁신에 대한 필요는 절대적인 것이 되었다"라고 말했다. 병원의 또 다른 내과의사 모겐스 비오르네보에Mogens Bjorneboe 박사는 마취의사 비오른 입센Bjorn Ibsen에게 조언을 구하자고 했다. 하지만 라센은 회의적이었다. 당시에는 마취의가 진정한 의미에서 '정식' 의사가 아닌 기술자로서 마취의의 역량은 수술실 밖을 넘어설 수 없다는 편견이 매우 심했으며, 라센의 회의는 이런 당시의 편견을 반영하고 있었다.

그러나 다른 방법이 없자 입센을 호출할 수밖에 없었다. 그는 정말로 능력 있는 기술자였고, 또한 생각이 깊은 사람이기도 했다. 그가 제안한 혁신적인 해결법은 먼저 그에게 폴리오 환자의 사망에 대한 정확한 원인과 관련하여 당시의 근본적인 의학적 견해에 도전할 것을 요구했다.

폴리오의 최종 단계는 혈압의 상승, 열, 축축한 피부로 알 수 있었다. 그 뒤에 갑작스런 죽음이 따랐다. 이 같은 결과는 언제나 질환의 과정 자체로 파악되었다. 사람들은 질환의 과정으로서 바이러스가 체온과 혈액순환의 통제에 관여하는 뇌의 중추를 공격한 것이라고 믿었다. 입센은 병실의 환자들을 관찰하고 의사들과 얘기를 나누고 부검실을 찾아가본 뒤 이런 설명이 틀렸다는 것을 깨달았다.

그는 철폐호흡기로 치료받은 아이들조차 높은 사망률을 보인다는 사실에 놀랐다. 그의 의견에 따르면, 이런 아이들은 두뇌에 미치는 폴리오바이러스의 영향으로 죽는 것이 아니었다. 부적절한 호흡방식과 두뇌에 불충분한 산소를 공급함으로써 야기되는 말기적 증상(혈압상승, 열, 축축한 피부) 때문에 죽는 것이었다. 그의 해법은 극단적이었다. 철폐호흡기를 없애고, 올바른 호흡방법으로 모든 폴리오 환자들에게 기관절개술을 시술하는 것이었다. 기관을 절개한 뒤 손으로 직접 산소를 공급해야 했다. 이것만이 폐에 충분한 산소를 공급하는 확실한 방법이었다.

이와 관련해서는 다소 설명이 필요하다. 철폐는 폐를 부풀리고 이로써 공기를 폐 속으로 끌어들이는 음압을 만들어내어 폐의 정상적인 활동을 자극한다. 이와는 대조적으로 입센의 기술은 기관에 만든 틈을 통해 기도로 튜브를 집어넣는 것이었다. 이런 방법으로 기도를 막을 수 있는 분비물을 빨아낼 수 있을 뿐 아니라 폐에 산소를 불어넣을 수 있었다. 입센이 제시한 해법의 본질은 상대적으로 비능률적인 호흡방법을 좀더 효과적인 다른 방법으로 바꾸는 것이었다.

그것은 틀림없이 흥미로운 상황이었다. 마취의 입센은 라센에게 질환의 최종 단계에 대해 그가 잘못 생각하고 있다고 말했다. 그러나 입센은 개인적으로 폴리오를 치료한 경험이 단 한 번도 없었고, 반면 라센은 코펜하겐과 덴마크 동부의 모든 폴리오 환자가 입원해 있는 병원의 내과 과장이 아니었던가. 라센은 납득하지 못했지만, 속는 셈치고 입센에게 기회를 주었다. 그리하여 의학의 역사상 가장 극적이고, 결과적으로 말할 수 없이 중요한 순간이 찾아왔다.

라센은 12세의 소녀 비키를 골랐다. 그녀는 "모든 사지가 마비된 매우 나쁜 상황이었다. 그녀는 숨을 헐떡였다. 그녀의 체온은 화씨 102도였다(섭씨 39도 정도—옮긴이). 그녀는 청색증을 보였고〔파란빛을 띠었고〕땀을 많이 흘리고 있었다." 입센은 이비인후과 의사에게 기관절개술을 시술해달라고 요청했다. 그는 이 절개부를 통해 고무부대가 부착된 튜브를 집어넣었다. 그는 시작부터 폐에 공기를 집어넣기가 무척 어렵다는 것을 깨달았다. 기도가 경련을 일으켰기 때문이다. 몇 분이면 그녀는 죽을 것이었다. 그곳에 모여 조심스럽게 이 새로운 치료법을 관찰하고 있던 병원의 내과의들은 갑자기 다른 곳에 할 일이 있다는 것을 깨닫고 뿔뿔이 흩어지기 시작했다.

놀라운 일도 아니었지만, 소녀 역시 불안을 느끼고 있었다. 입센이 그녀에게 바르비투르산염 펜토탈을 투여하자, 그 순간 숨을 쉬려 애쓰는 그녀의 미약한 노력이 중단되었다. 그리고 숨쉬기를 멈추자 기관지가 이완되었고, 입센은 마침내 그녀에게 공기를 주입할 수 있었다. "다른 의사들이 돌아왔을 때는……소녀의 피부색이 정상으로 돌아와 있었다. 체온과 혈압도 정상으로 회복되었다. 이 12세의 소녀는 그 유행병이 퍼져 있는 기간 동안 이 같은 의학적 개선의 결과로 살아남은 최초의 환자가 되었다."

이제 입센은 회의주의자들을 타파할 수 있었다. 그의 이론이 옳다면, 비키를 철폐호흡기로 되돌려놓았을 때, 불충분한 호흡이 혈중이산화탄소의 양을 증가시켜 다시 온도와 혈압이 올라갈 것이었다. 그의 이론대로 정확히 그런 일이 일어났다. 그 뒤 입센이 호흡부대를 쥐어짜자 그녀의 상태는 다시 호전되었다.

라센 자신이 이제 정력적으로 이 새로운 치료도구를 활용하기 시작했다. 그리하여 앞에 등장했던 의과 대학생들을 대거 참여시켰다. 인간의 손으로 움직일 수 있는 장치를 고안하는 것은 초보적인 기술에 속했다. 그리하여 이듬해까지 장기간 환자에게 호흡장치를 제공하는 것이 실제적인 일거리가 되었다. 어쨌든 이 모든 결과는 중대한 영향을 낳았다.

이 놀라운 사건에 대한 소식이 전해지자, 많은 의사들이 자신들의 눈으로 직접 관찰하기 위해 코펜하겐을 찾아왔다. 이 가운데는 옥스퍼드에 있는 래드클리프 병원의 신경과 의사 리치 러셀 박사Dr. Ritchie Russel도 있었다. 당시 폴리오에 관한 그의 연구서는 이 질환의 치료에 관한 표준적인 텍스트로 인정되고 있었다. 자신이 본 것으로부터 강한 영향을 받은 그는 영국에 돌아가 그의 책을 다시 쓰고 새로운 방법으로 환자들을 치료하기 시작했다.

첫 번째 환자는 16세의 소녀 자넷 딜리였다. 그녀는 폴리오가 아니라 심각한 급성 신경염증(길랭-바레 증후군으로 알려진 질환)에 걸려 있었다. 안구의 움직임을 관할하는 근육만 빼고는 그녀의 몸에 있는 모든 근육이 마비되었다. 그의 동료들은 감각과 이성은 온전하지만 움직이지도 못하는 몸으로 지내는 사람을 살려두는 것은 비윤리적이라고 불평했다.

하지만 러셀 박사의 고집에 따라 이비인후과 의사는 기관절개술을 시술했고, 그녀는 호흡기에 연결되었다. 이런 방법으로 그녀는 6주간 살아 있었고, 마침내 신경의 염증이 가라앉고 근육에 힘이 돌아오기 시작했다. 그녀는 살아남아 나중에 간호사 자격을 취득했고, 한 농부와 결혼하여 4명의 아이들을 낳기 전까지 그녀가 치료를 받았던 곳에서 일했다.

그녀를 돌보는 일에 참여했던 내과의사 가운데 한 명으로 A. 컴튼 스미스가 나중에 얘기한 바에 따르면, 그녀가 회복된 것은 중대한 사건이었다. "래드클리프 병원에서는 어떤 환자도 호흡기 치료를 받지 않은 채 호흡기 손상 때문에 죽는 일은 없게 되었다. 그녀가 죽었다면, 모든 일이 몇 년 전으로 되돌아갔을 것이다. 하지만 그녀는 나았고 그것은 논란의 종식을 뜻했다.……인공호흡기로 치료하는 데는 다시 의문이 생길 수 없었다."

여기서 몇 걸음 뒤로 돌아가 입센의 해법 배후에 놓여 있는 과학적 원리를 제대로 평가해보는 게 필요하겠다. 이를 위해서는 우선 입센이 봉착해 있던 상황을 상상해보는 노력이 요구된다. 오늘날 우리는 그의 해법이 두 가지 차원에서 옳다는 것을 알고 있다. 첫 번째는 폴리오에 걸린 아이들을 죽음으로 몰아넣는 직접적 원인은 적절한 호흡장치로 막을 수 있다는 것이다. 두 번째로, 적절한 호흡장치는 충분히 오랫동안 유지된다면 '시간을 벌어주어' 호흡기 근육이 힘을 회복할 수 있게 한다.

그렇지만 1952년 당시에는 이 두 가지 가설이 모두 명백하지 않았다. 그리하여 조언을 구하기 위해 입센이 호출되었던 것이다. 그는 병실을 돌며 숨쉬기 위해 사력을 다하며 죽어갈 수밖에 없는 수많은 아이들을 보았다. 게다가 '철폐' 치료까지 했지만 사망한 아이들의 침상 위로 커튼이 드리워지는 것도 보았다. 그는 어떻게 본능적으로 근본적인 문제가 폐의 부적절한 호흡에 있다는 것을 알았을까? 그는 어떻게 이것을 바로잡고 아이들을 충분한 시간 동안 살려두면 결국 호흡기 근육의 힘이 회복되리라는 것을 알았을까? 입센은 눈이 번쩍 뜨이는 통찰력은 없었지만, 이 죽어가는 아이들과 유사한 상황을 직접적인 체험을 통해 알고 있었다. 마취의는 수술실에서 매일같이 의도적으로 쿠라레로 환자의 호흡기 근육을 마비시킨 다음 인위적으로 호흡을 유지시킴으로써 그와 동일한 상황을 만들어냈던 것이다.

쿠라레는 신경근육의 이음부를 막는 독이다. 신경근육의 이음부에서는 신경의 전기적 충격으로 화학물질이 방출되어 근육의 움직임을 자극한다. 이 독은 수백 년간 남아메리카의 부족들이 사냥을 하는 데 이용했다. 화살 끝에다 쿠라레를 묻혀 대롱으로 이 화살을 쏘았다.

1942년 캐나다 몬트리올의 하워드 그리피스와 에니드 존슨이 처음으로 이 독을 외과수술에 사용했다. 수술과정에서, 특히 복부의 경우, 주로 방해가 되는 것은 복벽의 근육이 쉽게 경련을 일으킨다는 것이었다. 이럴 때면 상상할 수 있듯이 복강의 내용물에 접근하기가 무척 어려워진다. 그리피스와 존슨은 쿠라레를 쓰면 1분 내에 복부의 근육이 '밀가루 반죽처럼 부드러워지고' 그리하여 '어려움 없이' 수술을 할 수 있었다고 보고했다.

하지만 쿠라레의 진정한 가치를 깨닫기 위해서는 1946년까지 기다려야 했다. 그해 리버풀의 마취의 T. 세실 그레이가 쿠라레를 투약한 1천 명 이상의 환자에 대한 관찰사실을 보고했다. 그는 쿠라레가 수술 중 복부근육을 이완하는 데 유용할 뿐만 아니라 전보다 많은 양을 투약하여 호흡기 근육을 마비시키는 경우 투여해야 하는 마취제의 양을 훨씬 더 줄일 수 있다고 했다.

그의 주장은 다음과 같다. 믿기 어려울지 모르지만, 당시 마취제의 통상적인 사용 관행은 다량의 바르비투르산염 약제나 가스로 마취를 유도하여 '깊은 마취상태'를 만드는 것이었다. 하지만 이런 상태에서도 환자는 마치 잠이 든 것처럼 산소 마스크의 도움으로 폐를 환기시키며 자발적으로 계속하여 숨을 쉬었다.

세실 그레이는 근육이 쿠라레에 의해 완전히 마비되는 경우 깊은 마취상태가 불필요하고 소량의 마취제로도 충분히 효과를 볼 수 있다는 것을 알았다. 마취제를 적게 쓰는 것은 여러 가지 이유로 매우 바람직했다. 하지만 문제는 이로써 분명히 환자의 호흡능력에 장애가 생긴다는 것이었다. 그는 뛰어난 통찰력으로 이것이 마취의가 상황을 통제하고 환자에게는 인공호흡을 하게 함으로써 가능할 수 있다는 것을 깨달았다. 수술이 끝날 무렵이면 쿠라레의 효과는 약해지거나 아니면 다른 약을 써서 중화시킬 수 있었다. 그러면 환자는 스스로 숨을 쉬기 시작하게 된다.

이런 역사적인 조망에서 입센이 라센에게 한 제안, 즉 폴리오를 앓는 아이들에게 기관절개술을 시술하고 인공호흡을 시켜야 한다는 제안은 이제 더욱 쉽게 이해될 수 있을 것이다. 수술실에서 쌓은 경험으로 입센은 부적절한 호흡이 낳는 모든 결과를 알고 있었다. 또한 쿠라레로 인해 호흡기 근육이 마비된 환자의 폐에 어떻게 충분한 양의 산소를 공급할 수 있는지도 알고 있었다. 필요한 것은 그의 경험을 다른 이유, 즉 폴리오바이러스 때문에 호흡기 근육이 마비된 아이들의 상황에 적용하는 것뿐이었다. 따라서이 해법의 본질은 단순히 한 분야(마취학)의 전문적 지식을 다른 분야로 옮겨놓는 것에 불과했다.

누구든, 블레그담스 병원에 있는 폴리오 환자들의 놀라운 생존율 증가(10%에서 75%로 증가)에 뒤이어 곧바로 현대의 중환자실로 가는 단계가 이어졌을 것이라고 상상할 것이다. 중환자실은 물론 모든 중환자가 생체기능을 회복할 때까지 충분한 기간 동안 환자에게 인공적으로 산소를 공급해주는 곳이다. 하지만 이런 단계는 찾아오지 않았다. 옥스퍼드의 리치 러셀 박사는 많은 폴리오 또는 다발성신경염 환자를 치료했지만, 치료의 영역을 넓혀 분명히 이로부터 혜택을 입을 수 있는 다른 집단의 환자들까지 그 대상으로 삼지는 않았다. 무엇보다 큰 수술을 받고 나서 회복상태에 있는 환자들에게는 수술실을 나온 후 일정 기간 계속되는 보조호흡이 생리적 기능의 회복에 필요한 시간을 벌기 위해 더없이 중요했다.

그러나 많은 외과의들은 이에 관한 제안에 냉혹하게 반대했다. 수술 후의 인공호흡이 다른 사람들에게는 '무엇인가가 잘못되었다'라는 것을 암시했으며, 이에 따라 그들의 능력에 대한 불신이 싹틀까봐 두려웠기 때문이다. 그리하여 1950년대 초 개심술 같은 큰 수술을 할 때 인공호흡을 받은 환자들은 다시 '자발적으로 숨쉬는 환자들'의 병실로 되돌아갔다. 결과적으로 환자들은 수많은 의학적 합병증이 생기고 이 때문에 죽을 수밖에 없었다.

심장수술 초기의 사망률은 솜 전투*의 보병 사망률만큼이나 높았다. 이 혁신적인 수술과 관련된 외과의들의 경험이 상대적으로 부족했다는 이유

---

*1차 대전 당시 영미 연합군과 독일의 최대 격전 중의 하나로, 영국군의 돌격 개시 첫날에만 무려 6만여 명의 사상자가 발생했다.―편집자

도 있었지만, 실제로는 대부분의 환자들이 수술 뒤에 적절한 인공호흡을 받지 못했기 때문이었다. 동일한 원리가 외과 환자에게 적용된 것은 코펜하겐의 폴리오 유행이 인공호흡을 연장하면 생명을 살릴 기회가 커진다는 사실을 가르쳐준 해로부터 3년 뒤인 1955년에 와서였다. 보스턴의 매사추세츠 종합병원의 통계자료는 1958년에 단 66명의 환자만이 큰 수술 뒤에 24시간 이상의 인공호흡을 받았다는 것을 보여준다. 1964년에 이르면 그 숫자는 400이 되고, 1982년에는 2,000까지 치솟는다.

여러 이유로 폐의 기능이 손상되었을 때, '튜브를 끼우고 공기를 불어넣는' 것이 인체조직에 산소를 공급하는 적절한 단 하나의 방법이라는 게 오늘날에는 너무도 분명한 사실이다. 현대의 집중치료의 성공이 이 단 하나의 행위에 달려 있다. 이렇게 되는 데 그렇게나 많은 시간이 걸렸다는 사실은 얼마나 이상한가!

6 1955: 개심술—마지막 미개척지

"심장수술을 시도하는 외과의사는 누구든 동료들의 존경을 잃을 것이다." 위대한 독일의 외과의사 T. H. 빌로트Billroth가 1893년에 한 말이다. 이것은 선의에서 나온 말이다. 왜냐하면 어떤 '시도'도 환자를 기필코 사망하게 만들 것이기 때문이다. 심장은 50년간 외과의사의 영역 밖에 놓여 있었다. 애탈 노릇이지만 사실이 그랬다. 심장은 해부학적으로 가장 복잡한 인체기관이다. 따라서 광범위한 영역의 결함을 보여주고, 얼핏 외과적 방법으로 고칠 수 있을 것처럼 생각된다.

외과의사의 상상력에서는 마치 등산가에게 에베레스트 산이 그런 것처럼 심장은 올라가야 할 마지막 거봉巨峰이었다. 하지만 외과의사가 수술을 하는 동안 심장의 기능을 대신해줄 수단이 발견되지 않는 한 그것은 이루어질 수 없는 일이었다. 따라서 심장외과의 가장 중요한 진보는 수술이 아니라 기술에 관한 것이었다. 바로 인공심폐기, 즉 펌프였다.

1955년부터 1960년까지 5년 동안 펌프는 심장외과를 모든 외과분야 가운데 가장 대규모적이고 정교한 분야로 바꾸어놓았다. 이런 영향은 이어 의학의 다른 많은 부문에 미쳤다. 예컨대 이 때문에 최초로 수술 후 충분히

오랫동안 중환자의 생명을 유지시켜줄 중환자실이 탄생하게 되었다. 1950
년대, 죽음이 여전히 심장박동의 정지로 정의되고 있던 때에, 의사가 고의
로 심장을 멈추게 하고 그 뒤 다시 뛰게 하는 것은 더없이 대담한 일로 여
겨졌다. 이로써 심장수술은 대중이 무한해 보이는 의학의 가능성을 더욱
크게 보는 계기가 되었다.

'개심술open-heart surgery'을 통해 의사들은 심장을 '절개'하여 심실 사
이의 벽에 난 결함을 고치거나 제 기능을 못하는 판막을 교체한다.
이 용어는 너무 직설적으로 보일지 모르지만, 1950년대 초기에는 이런 종
류의 수술을 전에 있던 수술, 즉 비개심술closed-heart surgery과 구분해야 할
필요가 있었다. 비개심술에서는 의사가 심장이 계속하여 피를 내보내는 가
운데 '보지 않고' 손가락이나 칼로 해부학적 이상을 고쳤다.

의사가 실제로 자기가 하는 일을 볼 수 있는 이 개심술의 범위는 분명히
훨씬 더 넓으나 수술이 진행되는 동안 어떻게 해서든 심장의 기능(먼저 피
를 밀어내 폐에서 산소를 얻은 다음 체내로 순환시키는 기능)을 다른 어떤 장치
로 대신해야 했다. 이 장치는 인공심폐기 또는 단순히 펌프라고 불렀다.

우선 외과의사는 박동치는 심장을 드러내기 위해 흉골을 잘라 가슴을 연
다. 다음으로 펌프가 장치된다. 두 개의 커다란 카테터*를 심장으로 들어가
는 두 개의 커다란 정맥에 삽입한다. 이 카테터는 그 뒤 플라스틱 튜브에
연결된다. 이 플라스틱 튜브는 정맥의 피를 '산소공급기oxygenator'로 밀어
내는 기계를 통과한다.

산소공급기는 매우 복잡한 장치로 폐의 역할을 한다. 즉, 여기서 혈액이

---

* 속이 비고, 유연성 있는 관으로 혈관이나 체강에 삽입되어 액체를 빼내거나 주입하는 데 쓰
인다.—옮긴이

공기와 접촉해 이산화탄소를 버리고 산소를 흡수하는 작용이 일어난다. 혈액은 그런 다음 산소공급기를 빠져나와 다시 플라스틱 튜브를 통과해 서혜부의 동맥에 삽입된 커다란 카테터를 통해 환자의 몸속으로 들어간다.

펌프에 관한 착상은 1931년 존 기번에 의해 시작되었다. 그러나 그가 최초의 개심술을 시술할 수 있는 위치에 이르기까지는 거의 4반세기가 흘러야 했다. 기번의 펌프는 단순한 펌프가 아니었다. 그것은 외과수술의 전全 역사상 가장 감격적이며 중대한 신기원을 이룩할 펌프였다. 어떤 서정적인 외과의사는 이렇게 썼다.

"기번의 아이디어와 노력은 인간 정신의 가장 대담하고 가장 성공적인 업적들에 속할 것이다. 음표문자의 발명, 전화기, 모차르트의 교향곡 등이 여기에 포함된다. 그것은 기계장치의 신이 아니라 신의 기계장치이다. 신의 지위에서 내려와 인간에게 그 비밀을 가르쳐준 프로메테우스의 불이다. 신성한 마음의 맥박이며 생명의 숨이다."

펌프는 정말로 수술실operating theater을 극장theater으로, 일대 장관으로 만들어놓았다. 칸막이 창 뒤의 열에 앉아 수술대 위의 드라마를 지켜보았던 이들도 기번의 뒤를 열심히 따랐다. 그렇다면 그들은 왜 그토록 흥분했던 걸까? 어떤 의사도 그전까지는 살아 있는 심장의 내부를 들여다본 적이 없었기 때문이다. 판막을 교체하고 심장벽의 결함을 고치는 기술적 문제조차 외과의사가 한번 정도 도전해보길 바라는, 무척 드물 뿐만 아니라 더없는 정교함을 요하는 난제였다.

이 드라마는 말 그대로 수술대 위에서 일어나는 생사의 투쟁이었다. 수술 자체가 기술적으로 매우 어려웠다. 심장은, 비록 '열려 있다고 하더라도', 초기에는 수술하는 동안에도 미끄러운 뱀장어처럼 여전히 맥박치고 있었고, 아이들의 경우 크기가 작았기(자두보다 조금 더 크다) 때문에 심장의 결함을 고치는 일은 특히나 까다로운 작업이 되었다.

또한 수술은 시간을 다투는 일이었다. 환자가 펌프를 통해 혈액순환을 계속할 수 있다고 하더라도, 심장근육의 장기간의 손상을 막기 위해서는 수술을 신속하게 마쳐야 했다. 언제든 수술을 마치고 나서 심장이 정상적인 고동을 회복하지 못하고 환자가 죽을 가능성이 있었다. 그것도 차분하게 몇 시간 뒤에 병실에서 죽는 것이 아니라 오페라글라스를 쓴 관람석의 관객들이 지켜보고 있는 가운데 수술대 위에서 죽는 것이다.

개심술의 초기에는 이 드라마에 중요한 요소가 한 가지 더 있다. 월턴 릴리하이Walton Lillehei와 존 커클린John Kirklin의 경쟁이 바로 그것이다. 그들이 멀리 떨어진 곳에서 일했다면 이 문제는 별로 중요하지 않았을 것이다. 하지만 월턴 릴리하이는 오대호의 바로 서쪽에 있는 미니애폴리스 대학교에 근거를 두고 있었다. 존 커클린은 오대호에서 남쪽으로 90마일 정도 떨어져 있는 로체스터 시 메이오 병원의 외과교수로 재직하고 있었다. 메이오 병원은 국제적으로 유명했으며, 재정지원이 튼실했고, 호시절을 구가하고 있던 곳이었다.

1950년대와 60년대에는, 성공을 꿈꾸는 모든 심장외과의는 미니애폴리스로 날아가서 먼저 월턴 릴리하이의 작업을 지켜보고, 그 뒤 차나 기차를 타고 남쪽으로 내려가 존 커클린을 만났다. 두 사람을 비교하는 것을 피하기는 어려웠다. 하지만 릴리하이와 커클린은 기질적으로나 스타일상으로도 서로 매우 달랐다.

개심술의 유래에 대한 얘기로 돌아가기 전에, 세계 최초로 심장이식에 성공한 크리스티안 바너드Christian Barnard가 자신이 릴리하이 박사의 수술 보조의로 일하고 있는 동안 일어났던 사건에 대해 어떻게 기술하고 있는지 살펴보자. 이야기는 당시 수술실을 지배하고 있던 나날의 분위기와 함께 (매우 자주) 죽음의 투쟁을 보여주고 있다.

릴리하이 박사는 위대한 선생이었다.······내가 실수를 했던 그 끔찍한 날 그 사실이 명확히 드러났다. 나는 일곱 살짜리 어린아이의 수술을 준비하고 있었다. 아이는 심실중격ventricular septum의 불완전한 발달을 보이고 있었다. 즉 좌우 심실을 구분하고 있는 중격에 구멍이 있었던 것이다. 아이는 그 결함을 교정하기 위해 병원에 왔다. 아이는 남아메리카에서 살고 있다고 했다. 머리칼이 무척 검고 마른 꼬마였다. 나는 수술대 위에 그를 누이고 나서야 위에 설치된 유리돔에서 우리를 지켜보는 사람 가운데 그의 아버지도 있다는 것을 알았다.

내가 할 일은 아이의 흉부를 열고, 심장을 들어낸 다음 혈액을 심장으로 들여보내는 커다란 두 개의 정맥을 테이프로 묶어두는 것이었다. 일단 묶어놓으면, 릴리하이 박사가 왔을 때 두 개의 정맥을 [플라스틱 튜브를 통해] 인공심폐기에 연결시키기로 되어 있었다. 그 일이 내가 다른 의사 더워드 레플리 박사의 도움을 받아 책임지고 할 일이었다.

그런데 처음부터 문제가 생겼다. 우리는 흉부를 열고 심장을 들어낸 뒤 두 개의 정맥을 묶을 준비를 했다. 상上대정맥은 쉽게 할 수 있었다. 하지만 하下대정맥을 묶을 때 그 위에 난 작은 조직을 발견했다. 나는 레플리 박사에게 고개를 돌려 치명적인 지시를 내렸다. "이걸 잘라내 주시겠어요?"

그는 가위로 조직을 잘랐다. 하지만 충분하지 않았고, 그는 다시 한번 잘라냈다. 바로 그때였다. 피가 솟구쳤다. 우리는 심장에 구멍을 냈던 것이다.

"동맥 겸자를 줘요! 빨리!"

나는 우리가 한 일을 깨달았다. 나는 급히 심장에 난 구멍을 막으려 노력했지만, 구멍을 더 벌려놓기만 했다. 피가 넘쳐흘러 심강cardiac cavity을 채우고 있었다. 심장은 계속 고동치며 귀중한 혈액을 뿜어내고 있었다. 심실이나 심방이 아닌 심장 바깥쪽으로 말이다. 이 같은 상황이 계속되었다. 심장은 마치 구조의 손길을 기다리며 익사하는 동물 같았다. 심장은 거의 피 속에 가라앉아 있었다. 나는 도저히 내가 하고 있는 일을 눈뜨고 볼 수조차 없는 심정이었다.

"릴리하이 박사를 불러요! 당장……!"

피를 제거하자, 심장은 더 많은 생명의 액체를 내뿜었다. 혈압이 떨어지기 시작했다. 이때 마취의가 두려워할 만한 〔혈압〕 수치를 불러주기 시작했다.

"80 이하예요. …70, 이제 65…"

나는 거의 정신없이 피로 채워져 있는 심강 속으로 손을 집어넣었다. 심장에 난 구멍을 찾기 위해서였다.

"계속 내려가고 있어요. …60 이하, 이제 53…42…계속 내려가요…….." 마취의가 말했다. 그러고 나서 그는 "눈금이 없어요. 35 아래예요"라고 말했다.

심장이 멈추었다. 나는 보이지 않는 상태에서 다시 고동치기를 바라며 심장을 마사지하기 시작했다. 하지만 반응이 없었다. 손으로 심장을 누를 때마다 피만 더 흘러나올 뿐이었다. 나는 고개를 들어 돔 위에서 나를 내려다보고 있던 사람들의 얼굴을 보았다. 그 가운데에 있던 아이의 아버지는 미칠 듯한 공포로 두 눈을 크게 뜨고 있었다. 그는 나를 보며 고개를 흔들고 있었다. 마치 이렇게 말하고 있는 것 같았다. "제발 이게 사실이 아니라고 말해주세요. 그 아이가 내 아들이 아니라고 말해주세요. 당신이 손에 쥐고 있는 심장이 내 아이의 심장이 아니라고 말해주세요……."

릴리하이 박사가 왔고 우리는 환자를 인공심폐기에 연결했다. 심강에서 피를 빼냈다. 나는 좌심방에 난 구멍을 보았다. 심장은 아직 움직이지 않았지만, 소년은 기계장치로 생명을 유지하고 있었다. 릴리하이 박사는 심장을 절개하고 수술을 시작했다. 그는 심실 사이의 결함을 고쳤다. 다음으로 그는 우리가 심방에 만들어놓은 구멍을 막았다. 이 과정에서 내가 할 수 있었던 일은 아이가 무사하도록 기도하는 것뿐이었다. 펌프를 멈추었을 때 심장이 다시 움직여 그에게 생명을 불어넣길 간절히 바랐다.

"다 됐나?" 릴리하이 박사가 마지막으로 말했다. "그걸 풀게. 어떻게 되는지 보자구."

하지만 마사지를 하고 직접 근육에 자극제를 주사해도 심장은 움직이지 않았다. 더 많은 양의 자극제를 시도해보았지만, 아무것도 도움이 되지 못했다. 그 소년은 죽었다.

"가슴을 닫게나." 릴리하이 박사가 말했다. 그는 소년의 가슴을 꿰매야 할 나와 레플리 박사를 남겨두고 수술실을 떠났다. 몇 시간 전만 해도 살아서 웃고 곧 뛰어다니며 다른 아이들과 놀 수 있을 것이라고 확신했던 그 아이는 이제 내 손에 의해 수술대 위에 축 늘어진 채 죽어 있었다.

"저는 가겠어요." 레플리가 말하며 나를 떠났다. 나는 머리 위의 돔에서 망연자실해 있는 그 아버지의 시선 아래서 작업을 마쳐야 했다. 나는 위를 올려다보지 않았다. 만약 그랬다면 작업을 더 이상 계속할 수 없었을 것이다.[22]

개심술의 발전과정을 이해하기 위해서는 먼저 심장의 작동원리에 대해 살펴보는 것이 도움이 될 것이다. 심장은 두 종류의 방들로 구성되어 있다. 좌심방과 우심방, 그리고 각각의 심방에 붙어 있는 심실이 그것이다. 인체의 상부와 하부를 돌고 온 정맥혈은 커다란 정맥(대정맥)으로 흘러들어간 뒤, 먼저 우심방으로 빨려 들어간다. 여기서 우심실로 흘러가, 다시 폐동맥판(막)을 통해 폐동맥으로 뿜어져 나간다. 이렇게 해서 폐로 이동한 혈액은 여기서 산소를 흡수하고 이산화탄소를 제거한다. 산소를 얻은 피는 이어 폐에서 좌심방으로 들어가고 판막을 통해 좌심실로 들어간 다음, 대동맥과 주요 혈관을 거쳐 인체를 돌게 된다.

이런 모식도를 기억해두자. 우선 지난 50년간 심장외과의 발전시기는 다음의 넷으로 구분할 수 있다. 첫 번째 시기는 1930년대와 40년대 초기이다. 이때는 심장은 놔둔 채 여기서 나오는 큰 혈관, 즉 폐동맥이나 대동맥에 대해 수술이 행해졌다. 심장 내의 결함으로 인한 증상을 완화시키기 위해서였다. 두 번째 시기는 제2차 세계대전 뒤에 거의 곧바로 시작되었다. 그 무렵 외과의들은 심장벽을 절개하여 아직 심장이 뛰고 있는 동안 '보지 않고' 나이프나 손가락으로 좁은 판막을 넓히곤 했다.

중대한 변화는 1950년대 초에 일어났다. 그때는 펌프 덕분으로 개심술이 가능하게 된 시기였다. 심장에는 오로지 개심술로만 고칠 수 있는 많은 결함들이 존재했다. 심장외과의 세 번째 시기 동안, 즉 1950년대 중반부터 60년대 초반까지 외과의사들은 '심장 안의 구멍'을 고치고 불완전한 판막을 인공판막으로 대체하기 시작했다. 네 번째로, 마지막 시기는 1960년대 말 최초의 심장이식과 함께 시작된다.

가장 중대한 변화는 '보지 않는 상태'의 '닫힌' 수술에서 '열린' 수술로 바뀐 것이었다. 아이들의 심장결손 가운데 가장 흔한 종류로 팔로사징(Fallot 四徵, 청색증이라고도 함)이 있었다. 그에 관한 그림을 보자(126쪽을 보라). 이 질병의 이름은 프랑스의 내과의사 에티엔 루이 팔로Etienne Louis Fallot의 이름을 딴 것이다.

그는 네 가지 이상의 증상을 기술한 바 있다. 이 중 두 가지는 임상적 중요성을 갖는다. 우선 우심실과 폐동맥 사이에 있는 폐동맥판막이 좁아 심장의 우측에서 산소를 공급하는 폐로 뿜어내는 혈액의 양이 적어지는 증상이 있다. 두 번째로 심실 사이의 벽에 구멍이 생겨 이 구멍을 통해 산소를 공급받지 못한 심장 우측의 혈액이 심장 좌측으로 흘러들어오고 이로써 폐까지 도달하지 못하는 증상이 있다. 이런 결과로 상상할 수 있듯이 좌심실에서 주요 동맥들로 나간 상당량의 피가 산소를 공급받지 못하는 현상이 발생한다.

팔로사징의 증상을 보이는 아이들의 혈색은 파란빛(분홍색이라기보다는)을 띠고 숨을 헐떡이며 잘 자라지도 못한다. 이 '파란 아기들'은 열 살 이상 사는 경우가 드물었다. 심장외과의 진보로 파란 아기들의 치료결과는 점차 극적으로 개선되었으며, 개심술에 의해 더할 나위 없이 좋아졌다. 개심술

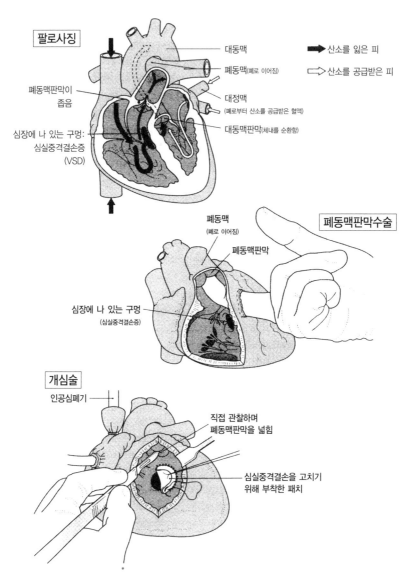

팔로사징

대동맥

폐동맥(폐로 이어짐)

➡️ 산소를 잃은 피
⇨ 산소를 공급받은 피

폐동맥판막이
좁음

대정맥
(폐로부터 산소를 공급받은 혈액)

심장에 나 있는 구멍:
심실중격결손증
(VSD)

대동맥판막(체내를 순환함)

폐동맥
(폐로 이어짐)

폐동맥판막

폐동맥판막수술

심장에 나 있는 구멍
(심실중격결손증)

개심술

인공심폐기

직접 관찰하며
폐동맥판막을 넓힘

심실중격결손을 고치기
위해 부착한 패치

팔로사징과 관련된 두 가지 주된 결손은 폐동맥판막이 좁아 심장 우측에서 폐로 가는 혈액의 양이 제한된다는 것과 심장에 구멍이 있어서(심실중격결손증) 이 구멍을 통해 산소를 공급받지 못한 심장 우측의 혈액이 심장 좌측으로 흘러 들어오고 이로써 폐까지 도달하지 못한다는 것이다. 폐동맥판막수술에서 외과의는 조그만 부분을 잘라내 폐동맥판막을 넓힌다. 개심술에서는 폐동맥판막을 넓히거나 '심장의 구멍'을 메울 수 있고, 따라서 심장의 해부학적 기능을 정상적으로 되살릴 수 있다.

을 통해 좁은 폐동맥판막을 넓히고 심장 안의 결손을 막음으로써 해부학적 기능을 정상으로 만들 수 있게 되었다.

심장외과 발전의 첫 번째 단계는 헬렌 타우시그 박사Dr. Helen Taussig의 수평사고lateral thinking에서 비롯되었다. 그녀는 볼티모어의 존스 홉킨스 대학교에서 소아 심장질환의 전문가로 일했다. 좌심실에서 나오는 대동맥은 폐동맥에 근접해서 지나간다. 따라서 이론적으로는 대동맥과 폐동맥을 함께 연결하여 산소공급을 받지 못한 대동맥의 '파란' 피를 다시 폐로 돌려보내 산소를 공급받게 할 수 있었다. 이 생각은 지극히 명료해 보였다. 타우시그는 자신의 아이디어로 존스 홉킨스 대학교의 외과교수 알프레드 블레일록Alfred Blalock을 힘들이지 않고 설득할 수 있었다.

첫 번째 수술은 1944년 11월, 15개월 된 아기에게 행해졌다. 아기는 살아남지 못했다. 하지만 각각 열한 살과 여섯 살인 다른 두 명의 환자가 다음 해에 수술을 받았다. 블레일록/타우시그 수술은 즉각 성공을 거두었고, 5백 명의 환자가 다음의 2년간 수술을 받았다. 나중에 브록 경으로 불리게 되는 러셀Russel Brock은 저명한 영국의 외과의사로 이 수술의 영향력에 대해 "너무도 대단해 심장병에 대한 모든 접근방식을 뒤바꿔놓았다"라고 말했다. 1946년 블레일록과 타우시그는 유럽을 여행했고, 스톡홀름과 파리, 런던에서 그들의 수술을 실연했다. 이것은 러셀 브록이 『심장학의 역사와 전망 History and Perspectives of Cardiology』에서 다음과 같이 묘사했듯이 엄청난 흥분을 낳았다.

이미 대영제국 전체에 관심이 고조되어 있었다. 모든 사람들이 그의 얘기를 듣고 싶어했다. 알프레드 블레일록과 헬렌 타우시그는 영국 의학협회의 대강당에서 공동연설을 했다. 거대한 홀이 꽉 들어찼다. 타우시그 박사는 흠잡을 데 없는 연설을 했다. 이어 블레일록 박사가 외과의학에 대한 자신의 기여를 설명했다. 관중들의 침묵은 그들의 열렬한 관심과 호의를 표시하고 있었다. 슬라이드를 비추기 위해 홀이 어두워졌다. 슬라이드는 수술 전후의 환자를 보여주었다. 그리고 갑자기 조명등의 광선 불빛이 홀을 가로질러 연단 위의 가이 병원 간호사를 비추었다. 파란색의 멋진 유니폼을 입은 그녀는 의자에 앉아 작고 천사 같은 두 살 반짜리 여아를 안고 있었다. 여아는 빛나는 금발의 곱슬머리였고, 분홍빛 혈색으로 건강해 보였다. 이 아기는 한 주 전에 가이 병원에서 블레일록에게서 수술을 받았던 것이다. 효과는 극적이었고, 마치 연극 같았다. 관중들의 박수소리는 우레와도 같았다.

그리하여 이것이 첫 번째 단계로, 심장을 절개하지 않는 심장수술이었다. 그 뒤를 따르는 두 번째 단계는 '보지 않는' 수술이었다. 팔로사징의 증상을 보이는 아이에 대한 가장 간단한 조치는 폐동맥판막을 넓히는 것이었다. 이로써 폐로 뿜어내는 혈액의 양을 증가시킬 수 있었다(이것은 물론 호흡곤란 증상을 완벽히 없앨 수 없다. 왜냐하면 심실의 결손[구멍]을 통해 일부의 혈액이 우측에서 좌측으로 빠져나가기 때문이다). 여기서 외과의는 심장의 자연적인 혈류역학적 기능을 회복시키고자 하는 것이었다.

폐동맥판막을 넓히는 수술은 블레일록/타우시그 수술보다 좀더 세련된 방법이었다. 하지만 이 수술방법에서는 심실벽을 절개하여 심장 안으로 들어가야 했다. 의사는 절개한 틈으로 손가락이나 칼을 집어넣고, 좁혀져 있는 판막을 찾아 그것을 넓혀놓아야 했다. 이 수술(폐동맥판막수술)은 런던에 있는 가이 병원의 러셀 브록과 미들섹스 병원의 홈즈 셀러스Holmes Sellors가 거의 동시에 최초로 시행했다.

엄격히 말해서 이것은 최초의 '보지 않는' 수술은 아니었다. 전전戰前에 좁은 승모판막을 넓히기 위해 심장 좌측에 이와 유사한 시술이 행해진 적이 있었다. 1923년 보스턴의 엘리엇 커틀러Elliott Cutler는 열두 살 소녀의 심실 속으로 칼을 끼워 넣었다. 이 소녀의 꽉 닫힌 승모판막을 벌리기 위해 서였다.

2년 뒤 영국의 헨리 사우타Henry Souttar는 이와 똑같은 시술을 했다. 커틀러의 그 다음 환자들은 상태가 나빴다. 그는 이에 매우 실망하여 그 수술을 포기했다. 사우타 같은 경우도 다시는 그런 수술을 하지 못했다. 런던 병원에 있는 그의 동료들이 그가 뻔뻔스럽게도 심장에 그런 수술을 한다는 사실에 경악했고(그러나 환자는 건강했다) 그에게 다른 환자를 맡기려 하지 않았기 때문이었다.

1960년대 영국에서 일류의 심장외과의였던 빌 클리랜드Bill Cleland는 사우타에게 수술을 할 수 있는 기회가 다시 주어지지 않은 것이 '마땅하다'고 믿었다. "왜냐하면 분명 끔찍한 일이 일어났을 것이기 때문이다.……심장 수술에 필요한 수혈시설도, 항생제도, 마취제도 발달되지 않은 상태였기 때문이다."

1945년에 이르면 전쟁의 필요 때문에 심장수술에 필요한 이런 필수품들이 모두 넉넉해져 있었고, 심장은 더 이상 외과적인 '출입금지구역'으로 여겨지지 않았다. 미국의 흉부외과의 드와이트 하켄Dwight Harken은 제2차 세계대전의 마지막 해에 영국에 있으면서 환자의 생명에 지장을 주지 않고 심장에서 탄환과 포탄 파편을 제거할 수 있다는 사실을 보여주었다.

미국으로 돌아간 하켄은 1948년에 엘리엇 커틀러가 했던 심장 좌측의 승모판막수술을 다시 시술해 보였다. 이와 동시적으로 영국에서는 러셀 브록과 홈즈 셀러스가 심장 우측의 폐동맥판막에 대해 이와 동일한 수술을 행하고 있었다.

하지만 외과의들은 곧 심장에 대한 수술이 '다른 것'이라는 사실을 깨달았다. 블레일록의 수술에는 합병증을 거의 찾아볼 수 없었던 반면 하켄과 브록의 수술에 대해서는 그렇게 말할 수 없었다. 하켄은 이렇게 회상했다.

최초의 환자 10명 가운데 6명이 죽었다. 이 결과는 너무도 끔찍했다. 열 번째 환자와 여섯 번째 환자의 죽음을 보고 나서 나는 수술실을 떠나며 다시는 심장수술을 하지 않겠다고 결심했다. 나는 집으로 돌아가 침대에 누웠다. 고故 로렌스 브루스터 엘리스 박사는 훌륭한 심장학 전문의로 내 친구이자 동료였는데, 그가 우리 집에 찾아왔다. 그는 내 아내에게 내가 이제 결코 심장수술을 하지 않겠다고 말한 게 사실이냐고 물었다. 아내는 그 말을 확인시켜주었다. 그가 나를 좀 볼 수 있겠냐고 물었다. 아내는 다음 날까지 기다리라고 말했다.

다음 날 나는 여전히 더 이상 심장수술을 하지 않겠다고 고집했다. 그는 "그렇게 말하다니 너무 무책임한 것 아닌가?" 하고 말했다. 나는 대답했다. "도대체 뭐가 무책임하다는 거죠? 나는 더 이상 사람을 죽이는 걸 사양하겠다는 겁니다." 그가 말했다. "자네는 사람을 죽인 적이 없네. 나는 자네에게 죽어가고 있지 않은 환자를 보낸 적이 없어." 나는 이렇게 대답했다. "나는 책임감 있는 의사라면 나에게 또 다른 환자를 보내지 않을 거라고 생각합니다." "나는 심장협회의 회장일세. 그리고 대부분의 사람들은 나를 책임감 있는 의사로 여기고 있지. 나는 자네에게 분명히 또다시 환자들을 보낼 것이고, 자네가 수술을 하지 않는다면 자네를 비난할 걸세. 나는 자네가 지난 여섯 번의 불행으로 뭔가를 배웠으리라 확신하네." 그게 그의 대답이었다. 나는 다시 일로 돌아갔고, 다음 15명의 환자 가운데 단 1명만을 잃었을 뿐이다.[23]

초기의 재난에 뒤따라, 외과의가 냉정을 지키고 계속 수술을 하는 경우 결국 성공을 거두는 이런 양상은 '가파른 학습곡선'*이라는 용어를 쓰지 않

---

*학습으로 인한 영향이나 결과가 빠르게 나타난다는 의미다.—옮긴이

고는 달리 설명하기 힘들다. 반복해서 하게 되면 모든 것이 쉬워진다. 심장수술도 예외가 아니었다. 이런 패턴의 선례는 심장외과 발전의 다음 단계에서 무척 중요했다. 이를 통해 외과의들은 수술실이 도살장을 방불케 하는 순간에도 용기를 잃지 않을 수 있었다.

1950년이 되자 이 '보지 않는' 수술은 지적 한계에 도달해 있었다. 팔로사징이 심장외과 발전의 패러다임으로 여겨지고 있을 때였다. 따라서 다음 단계는 좁은 폐동맥판막을 넓히는 수술과 심실벽의 구멍을 메우는 수술을 함께 시술하는 일이 되었다. 이것은 심장을 '열고' 그리하여 그 내부를 면밀히 관찰할 때만 가능한 일이었다.

뇌는 산소와 결합된 혈액이 5분간 공급되지 않으면 돌이킬 수 없는 손상을 입는다. 하지만 가장 간단한 심장수술조차도 15분이 걸린다. 따라서 심장외과의 온 미래는 (최소한) 이 10분의 차이를 어떻게 극복하느냐에 달려 있었다.

여기에는 두 가지 기본적인 가능성이 있었다. 체온을 떨어뜨리면 뇌에 혈액공급을 중단하는 시간을 늘릴 수 있었다. 온도가 낮으면 뇌의 산소 필요량이 줄어들기 때문이었다. 다른 대안은 펌프였다. 1950년대 초 이 두 가지 대안에는 각각의 지지자들이 있었지만, 결국 펌프가 더 뛰어난 선택이라는 것이 밝혀졌다.

펌프에 관한 이야기는 1931년 2월의 매사추세츠 종합병원에서 시작된다. 그때 존 기번John Gibbon은 28세의 신참 연구 외과의로서 15일 전 담낭수술을 받은 한 여성의 침대가에 앉아 밤을 지새우고 있었다. 환자는 수술과 그에 따른 회복기를 무사히 넘기는 듯했지만, 곧이어 큰 수술의 합병증이 심각할 정도로 나타났다. 그녀는 폐색전, 즉 허파에 혈전이 있는 것으로 드러났다. 이 혈전은 원래 다리의 정맥에서 생겨났지만, 거기서 떨어져 나와 오른쪽 허파로 이동하다 폐동맥에 머물러 있었다. 이것이 허파로 들어가는 피를 막고 있었다. 혈전을 용해하거나 외과적으로 제거하지 않으면, 혈액순환에 장애가 일어날 것이었다. 그러면 혈액은 허파로 들어가 산소와 결합하지 못하고, 결국 환자는 죽고 말 것이었다. 존 기번은 밤새 환자를 지켜보던 그 순간을 이렇게 회상하고 있다.

그날 밤 내가 할 일은 15분마다 환자의 혈압과 맥박수를 재고 이를 차트에 기록하는 것이었다.……17시간 동안 나는 환자 곁에 있었다. 나는 만약 그녀의 정맥 속에 있는 파란 피를 어떤 장치에 집어넣으면 어떨까 생각해보았다. 그 장치에서 혈액에 산소를 공급하고 이산화탄소를 분리해낸 뒤 이 혈액을 다시 환자의 동맥 속에 집어넣어 준다면, 그녀의 위험한 상태가 호전될 수 있지 않을까. 그 같은 생각이 끊임없이 내 머릿속에서 맴돌았다. 새벽 1시에 환자의 상태가 악화되었다.……[매사추세츠 종합병원 외과 과장인] 에드워드 처칠 박사Dr. Edward Churchill는 즉시 흉부를 열었다. 폐동맥을 길게 절개하고 큰 혈전들을 제거했다. 이 모든 것이 6분 30초 동안 이루어졌다. 나는 이를 주의 깊게 관찰했다. 나보다 풋내기인 동료 외과의는 수술대 머리맡의 마취의 곁에 서 있었다. 수술을 신속하게 했음에도, 환자는 수술대 위에서 죽었다. 그녀는 다시 살아날 수 없었다.[24]

기번의 '윗사람' 에드워드 처칠은 어떤 장치를 통해 '혈액에 산소를 공급하고 이산화탄소를 분리해낸다'는 이 젊은 연구 외과의의 생각에 대해 회의를 나타냈다. 이것은 놀랄 일도 아니었다. 단, 러시아인 교수 S. S. 브루코넨코Brukhonenko는 예외였다. 그는 이와 관련하여 개를 대상으로 다소 조악한 실험을 한 적이 있었다(펌프의 개발은 생체해부 반대론자들에게는 하나의 악몽이었다). 그러나 다른 사람들은 그런 기계를 만들려고 시도하지 않았다. 관련된 기술적 문제가 너무나 큰 난관이라는 명백한 이유 때문이었다.

기번의 아이디어가 그의 동시대인들에게 얼마나 허황된 것처럼 보였을지 알고자 한다면 허파의 구조를 관찰해보는 것만으로 충분하다. 기낭氣囊을 하나씩 떼어내어 바닥에 펼쳐놓으면, 테니스 코트를 덮는 면적이 된다. 이 거대한 공간이 폐를 통해 흐르는 혈액을 수용하기 위해 필요한 것이다. 혈액은 폐에 있는 기낭 내층의 모세혈관을 지나간다. 혈액은 여기서 산소를 흡수하고 이산화탄소를 버린다. 체내의 혈액만큼 많은 양의 산소를 공급하기 위해서는 무척 커다란 산소공급기를 만들어야 했다. 당시에는 그것이 가능하다고 생각하는 것조차 힘들었다. 게다가 혈액세포는 펌프의 기계적 압력에 노출되면 금방 조각나 파괴되고 말 것이었다.

기번의 아이디어가 동시대인들에게는 터무니없어 보였지만, 그는 결코 단념하지 않았다. "다음 3년간 내 머릿속에는 언제나 이 생각뿐이었다." 1934년 에드워드 처칠 박사는 기번의 생각에 대해서는 회의적이었지만 마침내 기번의 연구원 자격을 1년간 더 연장하는 데 동의했다. 기번은 메리 홉킨스의 연구에 합류했다. 그녀는 처칠 박사의 기술적 보조자 역할을 하고 있었는데, 그 얼마 전에 기번과 결혼했다. 그것은 드물게 볼 수 있는 애정 어린 협력관계였다. 그들은 혈액순환에 영향을 미치는 수많은 요인을 조사하는 작업에 착수했다.

아내와 나는 우리 자신과 친구들을 대상으로 실험했다. 예컨대 팔다리에 있는 혈관의 협착과 확장이 어떻게 체온의 미묘한 변화에 의해 일어날 수 있는지 알아보기 위해, 기묘하게 들릴지 모르지만, 내가 위관*을 삼킨 뒤 내 아내는 매우 민감한 온도계를 내 직장에 꽂았다. 그런 다음 그녀는 위관 안으로 얼음물을 집어넣었고, 이것이 체온에 미치는 영향을 조사했다.[25]

---

*위를 세척하거나 위액을 검사할 때 쓰는 가느다란 고무관—옮긴이

기번이 만든 최초의 펌프는 세 가지 주요 부분으로 이루어져 있었다. 그는 회로 안으로 혈액을 뿜어내기 위해 보스턴 동부의 중고품 가게에서 몇 달러를 주고 공기펌프를 구입했다. 그는 혈액을 밸브가 달린 산소공급기로 보내는 데 유리관(당시에는 플라스틱이 아직 발명되지 않았으므로)을 이용했다. 밸브는 고무마개로 만들어 피가 한쪽 방향으로만 흐를 수 있게 했다. 마지막으로 산소공급기 자체는 빠른 속도로 돌아가는 원통형 용기였다. 이 안으로 피가 들어오면 원심력에 의해 내부의 표면 위로 얇은 층을 형성하게 되어 있었다. 이 표면에서 공기에 노출된 피는 산소를 취할 수 있었다.

기번의 초기 실험은 고양이를 대상으로 했다. 고양이가 부족할 때는 "밤에 주변지역을 배회했다. 그는 참치를 미끼로 하여 당시 보스턴에 넘쳐났던 도둑고양이들을 자루로 잡았다." 펌프가 심장이나 허파에 대해 기능을 할 수 있을지 조사하는 가장 간단한 방법은 클램프로 고양이의 폐동맥을 집고, 이로써 혈액순환을 막은 뒤 피를 산소공급기로 돌리는 것이었다. 실험은 끈기와 시간을 필요로 하는 일이었다.

우리는 실험실에 이른 아침부터 있었다. 위층에서 고양이를 가져와 마취를 시키고 기관절개술을 시술했다. 다음에는 고양이를 [인공호흡기에] 연결해야 했다.……그러고 나서 [심장의] 혈관을 꺼내 폐동맥에 클램프를 꽂았다. 이런 준비는 보통 네다섯 시간이 걸렸다. 따라서 정오가 되어서야 실험의 중요 부분을 시작할 수 있었다.……잘못될 수 있는 일은 한없이 많았다.……우리는 고양이의 폐동맥에서 클램프를 떼어내, 고양이를 원래의 혈액순환계로 되돌려놓곤 했다. 우리는 혈압이 정상수준으로 유지되는지 살폈다. 이 일이 성공하면, 한두 시간 가량 고양이를 정성스럽게 보살폈다.……그 뒤 고양이는 실험을 위해 희생되어야 했다. 고양이를 해부해보고 여러 기구 등으로 어질러진 실험실을 깨끗이 치운 뒤에 집으로 돌아갔다. 긴 하루였다.

기번은 무척 놀랐다. 첫해의 실험이 완전히 소용없었던 게 아니었기 때문이다.

나는 그날을 결코 잊지 못할 것이다. 그날 우리는 펌프를 가동시키고 내내 클램프로 폐동맥을 완전히 막아놓은 채 있을 수 있었다. 고양이의 혈압에는 변화가 없었다. 내 아내와 나는 서로 팔을 두른 채 "야호!" 소리를 지르며 웃고 춤추었다. 따라서 그해는 생명이 인체 밖의 인공심장과 인공허파에 의해 유지될 수 있으며 이후 다시 동물의 심장과 허파에 의해 혈액순환이 계속될 수 있다는 사실을 성공적으로 밝힌 최초의 순간으로 기억될 것이다.[26)]

그러나 펌프가 제 역할을 했는지 모르지만 고양이는 예외 없이 몇 시간 만에 죽었다. 4년의 실험이 더 진행되었다. 1939년 마침내 그들은 39마리 가운데 3마리가 '장기생존'으로 1년 이상 살았다고 보고할 수 있었다.

그때 전쟁이 일어났다. 의학연구의 많은 영역은 전쟁기간 동안 발전을 이루었지만, 펌프는 그렇지 못했다. 심장이 '수술의 영역을 넘어서 있다'는 일반적인 견해가 여전히 지배적이었다. 전쟁은 곧 끝났고, 이제 필라델피아의 제퍼슨 의과대학 외과교수가 된 기번은 다시 펌프연구를 시작했다. 가장 큰 난제는 어떻게 펌프의 용량을 늘리는가 하는 것이었다. 비록 장기간 살아남는 고양이는 극히 소수에 불과했다 하더라도 고양이를 몇 시간 동안 살려둘 수는 있었다. 하지만 이 작은 동물은 혈액량 또한 적었다. 인간의 혈액량을 처리할 만한 기계를 만드는 것은 차원이 전혀 다른 문제였다.

진행은 매우 느렸지만, 1948년에 이르러 기번은 개를 대상으로 실험적인 심장수술을 하기 시작했다. 두 심실의 벽을 절개하여 '심장 안의 구멍'을 일부러 만들고 다시 그것을 꿰매는 수술이었다. 극소수의 개만이 살아남았지만, 그때 마침 존 커클린 같은 의욕적인 심장외과의가 '닫힌' 심장수술은 이미 그 한계에 도달해 있다는 것을 깨달았다. 따라서 기번이 만들고 있는 것과 비슷한 기계가 개발되어야 했다.

내 동료 수련의들과 나는 팔로사징을 어떻게 고칠 수 있을까 고민하며 공책의 수많은 페이지를 이에 대한 도안과 계획들로 가득 채우곤 했다. 그러나 우선 과학이 우리에게 심장의 내부로 접근할 수 있는 수단을 주어야 했다.……

1948년 미국 외과의사협회와 모인 자리에서 존 기번 박사는 자신의 실험적 연구에 관한 최신의 결과를 발표했다. 나는 그가 이렇게 말한 것을 정확히 기억하고 있다. "우리는 용기를 얻었고, 언젠가 인공심폐기가 실제적으로 쓰일 날이 오리라 믿고 있습니다."[27]

존 기번이 활약할 시간이 마침내 찾아오는 것처럼 보였다. 하지만 인간에게 펌프를 가동시켰을 때는 결과가 한결같이 비참했다. 회의론자들이 오랫동안 주장해온 것처럼 존 기번의 꿈은 환상처럼 여겨지기 시작했다. 기번은 1952년에 최초로 아기에게 개심술을 시술했다. 다음 해에는 세 명을 더 시술했다. 이 가운데 오직 한 명만이 살아남았다. 첫 번째 환자는 15개월 된 아기였다. 아기는 두 심방을 나누고 있는 벽에 결손이 있는 것으로 여겨졌지만, 수술을 하는 동안 전혀 다른 이상이 발견되었다. 기번은 수술을 망쳤고, 아이는 죽고 말았다.

다음 해 5월 그는 그가 유일하게 성공한 수술을 하게 되었다. 환자는 18세의 소녀 세실리아였다. 반 시간 정도 펌프로 혈액을 순환시켰다. 그동안 그녀의 두 심방 사이에 나 있는 구멍을 견사絹絲로 틈 없이 말끔하게 봉합했다. 다음 수술 환자는 18개월짜리 여자아이였다. 이 여아는 "흉부를 열자 심장정지가 일어났다." 심장은 다시 뛰기 시작했고, 아이를 펌프에 연결했다. 이상異狀은 고쳤지만, "심장은 정상적인 기능을 회복하지 못했다." 그의 마지막 수술은 첫 번째 환자의 경우와 마찬가지로 진단이 옳지 못했다. "심장은 피로 넘쳐났다.……시술을 해야 할 곳을 정확히 찾을 수조차 없었다. 선명한 붉은 피가 너무 많이 흘러나오고 있었다." 그들은 더 이상 수술을 진행시키지 못했고, 아이는 죽었다.

이 일련의 수술에 대한 기번 자신의 설명을 들어보면, 그가 외과적 기술로나 인내력에 있어서도 더 이상 수술을 계속할 만한 힘이 없다고 스스로 느끼고 있었던 게 분명하다. 사방에서 피가 터져 나왔던 이 마지막 수술로 인해 그는 심리적 좌절감과 무기력감에 빠졌고, 결국 그것으로 끝내야겠다는 결심을 했다. 그는 다시는 심장수술을 시도하지 않았을 뿐 아니라 그가 크게 좌절했다는 인상을 심어주었다. 아직 53세에 불과했지만, 의사로서 그의 경력은 끝이 났다. 이 수술기록은 그의 연구실에서 펴낸 마지막 논문이 되었다.

수술대 위에서 있었던 기번의 불행에 뒤이어,

비관주의가 퍼져 나갔다.……1954년 초기까지 외과계는 완전히 낙담해 있었고, 개심술의 가능성에 대한 환상을 버렸다. 이 무렵 다수의 경험 많은 연구자들은 흠잡을 데 없는 논리로 성공을 가로막고 있는 장애물은 인공심폐기에 있는 것이 아니라고 결론지었다. 그들은 그보다는 오히려 병든 환자가 심장절개와 봉합의 과정을 이겨낼 수 없기 때문에 펌프가 치명적인 기계가 될 수밖에 없는 것이라는 보편적인 신념에 도달했다. 개심술은 매력적이긴 하지만 실패가 예정되어 있는 것이라는 생각이 널리 받아들여졌다.[28]

따라서 1954년에 취할 수 있는 입장은 간단할 수밖에 없었다. 그것은 두 가지였는데, 환자를 죽이지 않고 산소공급기를 이용할 수 있는 또 다른 방법을 찾거나, 아니면 심장외과가 막다른 길에 와 있다는 생각을 받아들이는 것이었다.

이제 장면이 바뀌어 북미 평원의 미네소타가 등장한다. 거기서는 미니애 폴리스 대학교의 월턴 릴리하이 박사와 로체스터에 있는 메이오 병원의 존 커클린이 개심술의 근대적 여명을 알리고 있었다. 기번의 비참한 결말이 있고 나서 채 2년도 지나지 않아 그들은 둘 다 펌프의 도움으로 팔로사징을 나타내는 아이들을 성공적으로 수술했다.

1953년에 있었던 기번의 체험과 개심술의 재탄생 사이에 놓여진 교량은 역설적이게도 펌프와는 전혀 관련이 없었다. 월턴 릴리하이에 의해 성공적으로 이루어진 45회의 수술은 '교차순환cross circulation'의 도움으로 가능할 수 있었다. 교차순환 방법에서 환자의 피는 산소공급기를 통과하는 것이 아니라 인간 지원자를 통과했다. 교차순환의 아름다움은 인공적인 형태의 산소공급 없이 자원하는 사람의 폐라는 자연적이고 생리적인 대체물을 이용한다는 것이었다. 오늘날 되돌아보면, 그것은 이상적이지는 않더라도 명백한 해결책이었다.

그러나 계획적으로 고안된 것은 아니었다. 그보다는 개에 대한 실험과정에서 우연히 등장한 것이라고 할 수 있었다. 실험이 진행되고 있는 와중에 "누군가 무심코 개심술에 필요한 환자들에게 태반*을 이용할 수 있다면 매우 멋질 텐데, 하고 말했다." 이 새로운 아이디어를 개에게 적용하여 두 마리 개의 혈액순환계를 함께 연결하자 예외적으로 좋은 결과가 나왔다. 그들은 살아남았을 뿐 아니라 수술을 받은 개나 혈액순환을 제공한 개나 모두 2~3일 내에 병상에서 일어나 돌아다니는 것을 볼 수 있었다.

1954년 8월 13일, 릴리하이는 교차순환을 이용하여 아이들에게 개심술

---

*여기서 '태반'의 개념은 태아가 어머니의 혈액순환계로부터 산소를 공급받는 상황을 가리킨다.

을 시술하기 시작했다. 최초의 개심술 환자는 팔로사징의 증상을 보이는 아이였고, 이렇게 하여 외과적 치료발전의 세 번째 단계가 시작되었던 것이다. 교차순환의 한쪽 짝 역할을 할 지원자는 부족하지 않았다. 아이와 동향인 19세의 남자가 중요한 역할을 했다.

외과의들이 제공자와 아이를 연결시켰다.……그러고 나서 그들이 걱정했듯이, 〔아이의〕약해진 심장은 점차 박동이 희미해지다 멈추었다. 몇 분 뒤 심장은 다시 정상적인 박동을 되찾았고, 수술이 진행되는 동안 평온하게 박동을 계속했다. 두 개의 심실 사이에 1과 1/4인치 너비의 구멍이 있었고, 이 구멍을 통해 피가 흘러나오고 있었다.……그 뒤 그들은 폐동맥판막을 찾아 벌렸다. 그런 다음 아이의 흉부를 닫았다. 14일 뒤 아이는 병원에서 퇴원했다. 병원에 다시 왔을 때 아이는 외과의들에게 야구와 사이클링을 한 것에 대해 얘기했다.[29]

이 반가운 성공을 시작으로 릴리하이는 계속하여 9명의 팔로사징 환자를 더 치료했고(이 가운데 4명이 생존했다), 몇 가지 종류의 복합선천성심장이상에 관련된 35회의 수술을 했다. 교차순환이라는 이 방법은, 나중에 릴리하이가 주장했듯이 심장수술을 다시 시작하게 만든 주요한 원동력이었다. "복합적 결손과 종종 난치의 심부전을 앓는 환자를 치료하는 데 있어 교차순환 방법이 보여준 유례없는 성공은 널리 퍼져 있던 비관주의를 신속하게 (거의 하룻밤 새) 일소하는 데 중대한 역할을 했다. 이 비관주의는 당시 심장병 전문의나 개심술과 관련된 외과의 사이에서 지배적이었던 것이다."

하지만 미래가 교차순환과 함께할 수 없다는 것은 분명했다. 특히 건강한 제공자를 바람직하지 않은 위험에 노출시켜야 하기 때문이었다(사실 단 한 번 심각한 합병증이 발생했다. 이때 제공자는 인공호흡을 통해 소생시켜야 했다). 따라서 펌프로 돌아가는 방법밖에는 다른 대안이 없었다. 이 부분에서 릴리하이와 커클린은 각자 다른 길을 갔다. 커클린은 기번이 만든 펌프의 배후 원리가 본질적으로 옳다고 생각하여 메이오 병원을 설득해서 펌프를 고치고 개선하는 데 많은 돈을 투자하도록 했다. 1954년 여름 릴리하이는 젊은 외과의 리처드 드월Richard DeWall을 격려하여 이전의 아이디어를 되살려보게 했다. 그 아이디어는 인체 밖의 저장소에서 환자의 피에 산소를 주입하고 이때 생긴 거품은 피를 되돌려 보낼 때 제거한다는 것이었다.

이제 개심술의 심리적 장벽은 무너졌다. 다음 10년간 펌프를 갖춘 커클린과 릴리하이는 심장외과를 지배했다. 사실을 말하자면, 초기에는 그들도 참담한 결과를 낳았다. 커클린이 수술한 최초의 환자 5명은 수술 중간이나 수술 후에 모두 곧바로 죽었다. 그래도 계속한다면 '좋은 결과가 나올 것'이라는 느낌이 있었다. 다음 환자 10명의 경우는 사망률이 50%로 급속하게 떨어졌고, 그 다음에는 20%가 되었으며, 2년 내에 사망률은 한 자릿수가 되었다.

당시 환자들의 상태가 얼마나 심각했는지 살펴볼 필요가 있을 것 같다. 요즘은 팔로사징의 증상을 나타내는 아이가 태어나면 생후 1년 내에 수술을 한다. 따라서 커클린이 '불쌍한' 처지에 있다고 표현한 아이들을 더 이상 볼 수 없다. 릴리하이의 초기 환자들 가운데 한 명이 좋은 사례가 될 것이다. 환자는 일곱 살의 여자아이로, 이 아이의 쌍둥이 자매는 정상적인 심장을 갖고 있었다. 이 여아의 정상적인 자매는 몸무게가 56파운드(약 25kg)인데 비해, 이 여아의 몸무게는 겨우 36파운드(약 16kg)였다. 이 아이는 청색증(피부가 파란 빛을 띠는 것)이 '심했다.' 그녀는 '제대로 자라지 못했고 영양 상태가 안 좋았다.' 또 뇌에 산소가 제대로 공급되지 않아 최근에 경련발작을 일으키기 시작했다. 수술 후 '아이의 피부색이 짙은 청색에서 핑크빛으로 변한 것은 가히 감동적이었다.' 그 아이가 병원에서 퇴원할 무렵에 아이의 임상학적 외관은 '정상'으로 기술되어 있었다.

당시 이런 결과가 얼마나 인상적이었을지 상상하는 건 쉽지 않다. 그리고 놀라운 일이었지만 수술은 계속하여 성공을 거두었다. 최초의 70회 수술에 대한 커클린의 기록에는 수술 후 환자들의 상태가 표로 작성되어 있었다. 거기에는 매우 드문 예외가 있었지만 대개 '무증상, 왕성한 활동'이라고 씌어 있었다.

곧 팔로사징의 치료는 흔한 일이 되었고, 커클린과 릴리하이는 심장에서 나오면서 주요 동맥들이 위치가 바뀌는 것 같은 좀더 복잡한 이상에 관심을 기울였다. 커클린은 당시의 분위기를 이렇게 회상했다.

나는 우리 둘 모두가 매우 자랑스러웠다. 그 시기는 우리가 세계에서 개심술을 시술하는 유일한 외과의였던 시기였고, 따라서 우리 둘은 심하게 경쟁했다. 우리는 꾸준히 의견을 교환했고, 우리의 차이점에 대해 논쟁을 벌이곤 했다. 그것은 공개적이지는 않았고, 야간업소나 비행기 안에서 사적으로 이루어졌다. 월트(월턴 릴리하이의 애칭)는 어려운 문제에 관해 토론할 때는 나보다 늘 낙관적이었다. 하루는 내가 그에게 이렇게 말한 적이 있었다. "월트, 나는 완전방실관complete atrioventricular canal〔모든 심방과 심실이 연결되어 있는 상태. 커클린이 그때까지 수술한 이런 환자들은 모두 죽었다〕에 너무도 절망하고 있다네." "아, 물론 그럴 거야." 그가 말했다. "그건 참 골치 아파. 하지만 그 질환을 다루는 법도 곧 알게 되겠지."[30]

1960년까지 그들은 모든 '수술 가능한' 심장결손이 있는 아이들을 수술하고 나서 성인을 대상으로 결함이 있는 판막을 대체하는 수술에 관심을 돌렸다. 기술적으로 이것은 놀랄 만큼 어려운 수술이었다. 환자는 여러 시간 동안 인위적인 혈액순환을 통해 생명을 유지해야 했다. 먼저 결함이 있는 판막을 세심하게 잘라내고 그 자리에 새로운 판막을 수백 번의 바느질로 꿰매어 넣어야 했기 때문이다. 이에 따른 결과는 아이들을 대상으로 한 수술의 경우와 패턴이 똑같았다.

처음에는 90% 전후의 매우 높은 사망률을 보였다. 수술 자체 때문이거나 인공판막이 제대로 기능을 하지 못했기 때문이었다. 인공판막은 쉽게 찢어졌고, 때론 기능을 못하기도 했다. 런던 국립 심장 병원의 도널드 롱모어 Donald Longmore는 이 초기의 수술결과를 '소름 끼친다'고 표현했다. 수술 후 합병증 가운데 가장 흔한 증상은 심각한 다§기관손상이었다. 심각하지 않은 뇌손상은 한동안 거의 일상적인 것이었고, 신부전을 동반한 비가역성 뇌손상도 자주 일어났다.

외과의들은 판막치환에 관련된 여러 문제들을 해결하자마자 곧 '최종적인 수술'로 여겨지던 심장이식에 정신을 쏟았다. 심장이식은 1967년 크리스티안 바너드에 의해 최초로 이루어졌다. 이것은 가히 심장외과의 아마겟돈처럼 보일 만했다. 왜냐하면 다음 해 1백 회의 심장이식이 이루어졌지만, 단 한 명의 환자도 살아남지 못했기 때문이다.

이 대재앙적 결과 때문에 심장이식에 대해서는 중단하라는 압력이 심했다. 하지만 단 한 명의 외과의, 스탠포드 대학교의 노먼 셤웨이 Norman Shumway는 주위의 혹독한 반대를 무릅쓰고 이를 계속했다. 결국 10년이 안 되어 그도 '좋은 결과'를 얻었다. 1980년대 초까지 미국에서 한 해에 2천 명의 환자가 심장이식수술을 받았고, 생존율은 80%를 넘었다.

이 모든 것은 결국 기번 덕분이었다고 할 수 있다. 그의 펌프 이전에 심장수술은 본질적으로 '보지 않는' 조야한 수술(좁은 판막을 넓히는 것)로 제한되어 있었다. 1955년 이후 커져가는 능력과 함께 외과의는 수십 가지의 서로 다른 복잡한 조치들을 할 수 있게 되었다. 그리하여 1980년대에 이르러 매년 수만 명의 사람들이 이로부터 혜택을 받게 되었다. 기번이 없었다면 틀림없이 다른 누군가가 했을 것이다. 적어도 1940년대 말 펌프를 만들려고 했던 다른 사람들이 있었던 것은 분명하다. 그 가운데 스웨덴의 비킹 비오르크Viking Bjork와 런던의 도널드 멜로즈Donald Melrose가 유명하다. 하지만 어쨌든 기번이 최초다.

1930년대에 이루어졌던 그의 도전은(그때는 그의 도전이 결국 어떤 식으로 끝날지 상상할 수조차 없었던 때였지만) 지금 되돌아보면 경탄이 흘러나올 정도다. 오늘날에도 잡동사니들을 긁어모아 펌프를 만드는 일은 쉽지 않을 것이다. 그때는 오죽했을까. 그때는 플라스틱 같은 적당한 소재가 등장하기 전이었고, 의학연구를 위한 기금은 정말 푼돈에 지나지 않았다. 게다가 기번과 그의 아내는 20년의 기간 대부분을 회의론과 싸워야 했다. 실제로 그들의 직업적인 동료들은 적극적으로 그들의 작업을 방해했는데, 그들의 펌프가 실용화되리라고는 결코 믿을 수 없었기 때문이었다.

7 1961 : 새로운 고관절

제2차 세계대전 이후 외과의 영역은 엄청나게 확대되었다. '대중' 수술이
'노화로 인한 만성적 퇴행성 질환'을 완화시키기 위해 수만 명에게 행해졌
다. '노화로 인한 만성적 퇴행성 질환'은 인체의 조직이 더 이상 스스로를
재생하지 못할 때 어떤 일이 생기는지를 설명하는 불유쾌한 용어다. 조직
의 재생능력이 상실되면 수정체에 백내장이 생기거나 관절의 표면에 균열
이 생긴다. 이런 형태의 만성적 퇴행은 중요하다. 왜냐하면 이로 인해 삶의
질이 심각하게 손상되기 때문이다.

확실한 해결책은 '인공장기이식' 수술spare-part surgery이었다. 이 수술은
뿌옇게 된 수정체나 질환에 걸린 관절 등을 튼튼한 재료로 된 인조부품으로
대체하는 수술이다. 하지만 여기에는 주의할 점이 있었다. '대중'적인 문제
는 '대중'적 해결책을 요구한다. 따라서 이런 수술과 관련된 기술적인 문제
도, 수술이 수월하고 결과 또한 신뢰할 수 있는 방향으로 해결되어야 했다.

이런 '대중' 수술은 '패러다임의 변화'를 드러내고 있었다. 패러다임의 변
화가 외과에 적용되면서, 감염성 질환과 관련된 시대적 목표는 노화로 인
한 만성적 질환에 대한 것으로 옮겨갔다. 역사적으로 정형외과의의 작업

대부분은 뼈와 관절에 나타난 만성적 감염증(예컨대 결핵)의 영향을 교정하거나 폴리오와 관련된 뼈대 이상을 바로잡는 것이었다.

1960년대 초기에 이르러 이 두 가지 외과적 과제는 급속도로 줄어들었고, 그리하여 정형외과의는 '멸종'되는 것이 아닌가 하는 견해가 많았다. 그때 관절염에 걸린 관절을 교체하는 새로운 '대중' 수술이 적시에 나타나 이들을 구했다. 이제는 오히려 감당하기에 벅찰 정도가 되었다. 이런 수술은 너무 흔해졌지만(영국에서만 한 해에 4만 명의 고관절치환술이 시술되고 있다), 이 수술이 발전하기 위해서는 다른 어떤 결정적 계기만큼이나 인간의 의지와 행운이 필요했다.

존 찬리John Charnley의 사례보다 이것을 더 잘 보여주는 것은 없을 것이다. 그의 경력과 생애의 사건들은 그가 보기 드문 업적(전全고관절치환술)을 이룰 수 있도록 해주었다.

존 찬리의 고관절치환술은 성공적인 수술이었다. 그것은 수월했고(이 기술은 일반적인 정형외과의 훈련의 일부로 쉽게 습득할 수 있었다), 효과가 있었으며, 또 오래 지속되었다. 이로부터 사람들은 쉽게 이 수술이 '간단하다'고 생각할 수 있겠지만, 그것은 오해다. 분명히 원리는 무척 간단하다(관절염에 걸린 고관절을 잘라내고 인공구상球狀관절을 끼워 넣는 것). 그러나 '고관절의 구조는 몹시 복잡하여 만족스런 개념을 얻기가 힘들다.' 이런 복잡성은 고관절이 두 가지 일을 동시에 수행해야 하기 때문이다. 즉, 몸의 무게를 견디는 한편 자유로운 움직임을 보장해야 하는 것이다.

고관절의 놀라운 역학적 특성을 완벽히 재현할 수 있다고 하더라도 문제는 남는다. 그 문제란 분명 인체가 그 안에 금속이나 플라스틱 덩어리가 삽입되는 것을 쉽게 받아들이지 않을 것이므로, 그것을 오래 지속될 수 있게 하려면 어떻게 이식해야 하느냐는 것이다.

골반에는, 대퇴골두大腿骨頭와 컵 모양의 관골구가 연골에 싸여 있다. 이 둘은 연골로 인해 딱 들어맞아 있다. 고관절에 관절염이 생기는 경우의 근본적 문제는, 세월이 가면서 이 연골이 마모되고 뼈가 드러난다는 것이다. 따라서 두 개의 미끄러운 표면이 맞닿아 매끄럽게 움직이는 것이 아니라 뼈와 뼈가 맞닿아 삐걱거리게 되는 것이다. 그 결과 치통처럼 끊임없는 통증이 유발된다. 대개 밤에 더 아프고, 잠자는 것조차 어렵거나 불가능해진다.

고관절염 환자는 대개 피곤하고 초췌해 보인다. 대개 그렇듯 고관절염은 양쪽 엉덩이에 함께 걸리며, 그 뒤 뼈대의 생체역학을 변화시켜 통증이 위로는 허리 부분으로, 아래로는 무릎까지 퍼진다. 그리고 나서 강직이 일어난다. 관절의 통증과 함께 그 주위의 근육군이 빠르게 수축되어 움직임이 제한되기 때문이다. 관절의 통증과 강직이 불가피하게 운동능력을 제한하여, 심한 정도에 따라 '환자가 누워 있을 수밖에 없고 지팡이나 목발을 짚고도 어느 정도밖에 걷지 못하거나', '지팡이를 짚더라도 걷는 것이 한 시간 이하로 제한'될 수도 있다. 고관절염은 사람을 좌절하게 만들고 살고자 하는 열정까지 파괴하기 때문에 일부 환자는 스스로 목숨을 끊기도 한다.

고관절염의 비참한 상태를 완화시키기 위해 두 가지 일을 할 수 있다. 하나는 대퇴골의 윗부분을 잘라낸 뒤 이 대퇴골을 골반에 밀어넣어 골절된 뼈가 낫는 것처럼 뼈가 붙어버리게 만드는 것이다. 이것은 통증을 없애지만, 어쩔 수 없이 엉덩이관절의 운동능력까지 없애버린다. 두 번째는 어떤 물질을 넣어 뼈와 뼈가 마찰하는 현상을 막음으로써 통증을 감소시킬 수 있다. 대퇴골두는 제거하여 금속보철로 대신할 수 있으며, 관골구는 플라스틱 재료로 치환할 수 있다.

이 원리를 논리적으로 확장한 방법이 이 두 면을 대체하는 전고관절치환술 또는 관절성형술arthroplasty이다. 그리스어에서 나온 두 단어 'arthro'와 'plasty'는 각각 '관절'과 '조형'을 의미한다. 따라서 관절성형술은 운동을 가능하게 하는 관절의 성형을 의미한다.

1930년대부터 줄곧 많은 외과의사들이 관절성형술을 개발했다. 여기에는 보스턴의 스미스-피터슨도 있었다. 그는 그의 환자 가운데 절반이 4년 뒤에도 '좋은' 결과를 보였다고 주장했다. 런던 미들섹스 병원의 필립 와일스는 스테인리스 강을 이용하는 전고관절치환술을 고안했다. 그는 1958년 6명의 환자에게 스테인리스 강을 삽입했고, "어느 정도의 성공을 거두었다." 또 다른 영국의 정형외과의로 노위치의 케네스 맥키는 코발트로 만들어진 전고관절 보철을 개발했다.

그러고 나서 쥐데관절성형술이 생겨났다. 이 수술은 두 명의 형제, 장 쥐데Jean Judet와 로베르 쥐데Robert Judet가 개발한 것이다. 이 둘이 행한 최초의 수술은 예외적으로 좋은 결과를 낳았다. 하지만 그것은 오래가지 못했고, 보철이 깨져 제거해야만 했다.

1950년대 중반 이런 모든 수술에 대한 지배적인 시각은 어떤 회의의 개회연설을 통해 요약될 수 있을 것이다. "고관절성형술의 모든 방법이 그 목표를 이루는 데 실패했다는 것이 저의 견해입니다." 이런 주장이 나온 것은 1954년 벅스턴에서 열린 영국 정형외과협회의 연례회의에서였다. 연설자는 네 가지 실패에 주목했다. 수술 후의 심각한 합병증, 보철물의 이른 손상, 추후 물리요법에 드는 끝없는 비용, 결정적으로 '진정한 병리학에 무지했기 때문에 형성된 그릇된 수술개념'이 그것이었다. 연설자의 주장에 따르면, 관절성형술은 실패할 수밖에 없었다. 누구도 고관절의 생체역학을 제대로 이해하지 못한 상태였기 때문이다.

이 회의에서 벌어진 논의는 정형외과계의 스타 한 명이 개입되면서 유명해졌다. 그가 43세의 존 찬리였다. 바로 그는 잉글랜드 북부 지방에서 태어나 베리라는 산업도시에서 자라났다. 그의 아버지는 그곳에서 평생 동안 약국을 운영했다. 한 친구에 따르면, 찬리는 "매우 총명하고 영리하며 아주 좋은 친구였다."

　그는 전쟁기간 동안 중동에서 군 복무를 마친 뒤 맨체스터로 돌아와 영국 정형외과의 대부 해리 플랫 경Sir Harry Platt의 제자가 되었다. 존 찬리는 키는 작았지만 치밀한 사람으로, 엘리트주의적인 시각을 갖고 있었다. 그는 이 회의에서 고관절치환술과 관련하여 수술경과에 대한 기록이 너무 빈약하고 믿을 수 없기 때문에 차라리 좀더 단순하게 고관절을 접합시켜버리는 수술이 훨씬 더 낫다는 견해를 피력했다. 이로써 다리는 뻣뻣해지더라도 통증만큼은 확실히 경감시킬 수 있기 때문이었다.

　찬리는 이렇게 말한 뒤 7년이 지나지 않아 '금세기 정형외과에서 가장 괄목할 만한 발전'을 이루어냈다. 그 내용은 1961년 「랜싯」지에 '고관절성형술: 새로운 수술'이라는 논문으로 발표되었다. 그의 생각을 변화시키고 그를 새로운 고관절을 개발하는 도전에 뛰어들도록 자극한 것은 우연히 한 환자를 관찰하면서 일어난 그의 지적 호기심이었다. 그 환자는 찬리가 일하는 맨체스터 왕립 병원의 정형외과 클리닉에 입원한 사람으로 전에 몸의 다른 부분에 쥐데보철(인공대퇴골두)을 삽입한 적이 있었다.

　그가 찬리한테 한 말에 따르면, 그가 몸을 앞으로 구부릴 때마다 삐걱거리는 소리가 너무 심하게 났기 때문에 그의 아내가 되도록이면 그와 같은 방에 있으려 하지 않았다고 한다. 삐걱거리는 소리는 단지 몇 주 더 계속된 뒤 사라졌다. 이로부터 인공고관절의 움직임은 시간이 지나면 좀더 원활해진다고 추론하는 것이 당연한 일이었다. 하지만 찬리는 정반대의 결론을 이끌어냈다. 그의 생각은 다음과 같이 표현되었다.

　출발점은 쥐데수술 후 고관절이 삐걱거리는 소리를 낸다는 사실이었다. 삐걱거리는 소리는 미끄러짐에 대한 마찰력이 매우 높고, 표면이 서로 잘 붙어 있다는 것을 나타낸다. 따라서 쥐데보철의 플라스틱은 관절염에 걸린 관골구(골반와)

의 맨뼈에서 미끄러질 때 반대 방향의 마찰력을 발생시키는 것으로 볼 수 있었다. 그런데 삐걱거리는 감각이 사라졌다는 것은 관절의 움직임이 좀더 매끄러워졌다는 것이 아니라 보철의 부착이 느슨해졌다는 것을 의미할 수도 있었다.

찬리는 만약 전고관절의 치환물이 제대로 기능하려면 가능한 한 두 요소 사이의 마찰저항이 적어야 한다고 추론했다. 그는 문제의 모든 측면을 재고했고, 세 가지 혁신적인 생각에 도달했다. 그것은 각각 관절의 윤활성, 보철을 접합하는 것, 최대한의 안정성을 갖춘 관골구를 만드는 것이었다.

관절의 윤활성: 찬리는 정상적인 관절의 마찰력에 대해 살펴보기 시작했다. 마찰저항은 한 물체가 다른 물체의 표면과 닿아 움직일 때 일어나며 마찰계수로 측정된다. 금방 절단한 무릎관절에 실험을 해보았을 때 찬리는 이것이 0.005로 정말 놀랄 만큼 낮다는 것을 알게 되었다. 이것은 얼음 위에 미끄러지는 스케이트의 마찰계수보다도 낮은 수치였다. 인공관절의 마찰계수를 이와 비슷하게 최대한 낮추어야만 했다. 이에 대해서는 두 가지 재료를 병치하는 게 최선책이었다. 대퇴골의 보철에는 내구성이 강한 소재를 쓰고, 관골구의 손상당한 연골은 어떤 매끄러운 소재로 대체해야 했다. 찬리는 당시로선 최근에 개발된 테플론*이 적당할 것이라는 조언을 얻었다.

보철을 접합하는 작업: 대퇴골보철은 내구성을 보장하기 위해서는 금속으로 만들어져야 했다. 하지만 이것은 느슨해지지 않게 하려면 어떤 식으로 고정시켜야 하는지의 문제를 낳았다. 보철은 나사로 '고정'시키는 게 통상적이었다. 하지만 찬리는 전혀 다른 생각에 도달했고, 나중에 그는 이것

---

* 강하고 질기며 매끄러운 비가연성 수지로 폴리데트라플루오로에틸렌의 상품명—옮긴이

을 '가장 중요한 타개책'으로 표현했다. 그는 아크릴을 이용했다. 그가 이 소재를 최초로 이용한 사람은 아니었다고 하더라도, 이 소재의 특성과 활용방법을 최초로 제대로 이해한 사람은 바로 찬리였다. 아크릴은 보철을 제자리에 부착시키는 '아교'라기보다는 보철의 무게를 뼈의 안쪽 면으로 옮기는 '그라우트'* 역할을 하도록 되어 있었다. 이런 방법으로 대퇴골보철의 고정은 2백 배 향상되었다.

골반와 제작: 마지막으로 고관절치환술이 안정적이 되기 위해서는 대퇴골보철이 테플론 골반와에 가능한 한 딱 들어맞아야 했다. 찬리의 뛰어난 해법은 대퇴골보철의 머리 부분 직경과 골반와의 직경을 모두 1인치씩 줄이는 것이었다. 따라서 찬리의 고관절치환술은 '치환'이라기보다는 '개조'였다. 그는 최대한의 안정성과 운동범위를 확보하기 위해, 이용할 소재의 특성을 고려하면서 자연의 원형을 다시 설계했다. 그 모든 게 오로지 찬리의 공이 아니었던 것은 분명했다. 그는 마땅히 동료 공학자들의 도움에 감사를 보냈다.

새로운 수술에 대해 기술하고 있는 찬리의 1961년 논문은 비非기술적 명료함으로 이루어진 걸작이었다. 1년 후의 결과는 매우 고무적이었다. 심각한 장애에 처해 있던 환자들이 2개월 내에 집으로 돌아갈 수 있었다. 그들은 '지팡이도 없이 단지 약간 다리를 절며 병실을 걸어 나갈' 수 있다는 것을 보여주었다.

그러고 나서 다음 해에 재앙이 찾아왔다. 1962년의 어느 때인가 테플론

---

* 토목공사에서 누수방지 공사나 토질 안정 등을 위해 지반의 갈라진 틈·공동 등에 주입하는 충전재—옮긴이

이 고관절치환술의 '골반와'로 적당한 소재가 아니라는 사실이 명백해졌다. 우선 테플론은 충분히 강한 소재가 아니었다. 3~4년의 시간이 지나면 테플론의 내층은 거의 다 닳아 없어져버렸다. 두 번째로 테플론의 미세한 입자들이 심각한 염증반응을 일으켰다. 이 때문에 골반와가 느슨해져 고관절은 다시 아플 수밖에 없었다.

결함을 손보는 것 외에는 달리 대안을 찾을 길이 없었다. 그의 보조자 중 한 명에 따르면, "그가 재수술을 할 때마다 자기 머리에 재를 뿌리는 승려를 보는 느낌이었다." 찬리의 전기 작가 윌리엄 워는 이 힘든 시기를 이렇게 묘사했다.

집에서 그는 늘 절망한 상태에 있었고, 그가 하는 얘기의 주된 소재는 수술의 실패였다. 그는 병원에서 돌아와서도 아이들에게 미소 한 번 짓지 않았다. 그는 완전한 정신적 피로 속에서 잠들었고, 이른 아침 잠에서 깨어나곤 했다. 그의 아내 질은 그가 침대에서 자지 않고 양손으로 머리를 감싸 쥐고 있었던 모습을 생생하게 기억하고 있다. 그녀는 '모든 게 잿빛이었고 사방에는 음울함으로 가득했다'라고 회상했다.[31]

하지만 찬리의 절망은 환자들의 예기치 않은 반응으로 누그러졌다. 그는 수술이 단지 일시적으로 통증을 경감시킬 뿐이라는 소식이 퍼진다면 환자들의 수가 크게 줄어들 것이라고 생각했다. 그러나 그런 일은 일어나지 않았다. 외래 환자들은 이전과 다름없이 대기실을 가득 메웠다. 수술의 효과가 단 2년간 지속된다고 알려주어도 그들은 여전히 수술 받기를 원했다.

"이런 사람들도 있었다." 찬리는 이렇게 회상했다. "다른 가소성 소재로 만든 새로운 인공관절와로 다시 수술해야 된다고 말하자, 그들은 이런 식으로 대답했다. '어쨌든 그만한 가치가 있는 수술이었어요. 내 인생 가운데

짧지만 가장 좋은 시간들이었어요.'"

이런 반응들은 고관절염으로 인한 고통과 괴로움이 얼마나 큰지, 그리고 그것을 덜 수만 있다면 사람들은 실제적으로 어떤 일도 할 준비가 되어 있다는 것을 여실히 보여준다. 하지만 실패한 테플론을 대신할 가소성 소재는 대체 어디서 얻을 수 있는 것인가? 찬리는 그것을 찾을 수 없다면 고관절치환술을 그만두어야 한다는 것을 알고 있었다.

테플론의 부적합성이 밝혀지고 나서 두세 달 뒤, 정말로 신기한 일이 일어났다. 어느 날 병원 물품담당 직원이 찬리의 동료 해리 크레이븐을 불렀다. 그 직원의 말에 따르면, 그가 최근에 랭커셔의 직물공장에 직조기용 기어를 파는 V. C. 빈스 씨를 만났는데, 그가 파는 기어가 독일에서 만들어진 새로운 종류의 플라스틱으로 제조된 것이라고 했다. 빈스 씨는 고분자량폴리에틸렌High Molecular Weight Polyethylene, HMWP으로 불리는 이 플라스틱에 대해 많이 알고 있지는 못했지만, 크레이븐에게 마모도 조사를 위한 HMWP의 실험용 샘플을 주었다. 크레이븐은 당연히 그것을 찬리에게 보여주었다. 찬리는 손톱으로 그 물건을 쿡쿡 찔러보더니 그가 쓸데없는 데 시간을 낭비하고 있다는 뜻을 비치며 자리를 떠났다.

크레이븐은 고집이 센 사람이었다. 그는 테스트를 해보기로 마음먹었다. 첫날은 마모의 흔적을 전혀 발견할 수 없었다. 둘째 날의 시험 뒤에는 겨우 2천 분의 1인치가 마모되었다. 그것은 테플론과 비교할 수 없을 정도로 좋은 결과였다. 그동안 찬리는 4일간 계속되는 회의 때문에 코펜하겐에 가 있었다. 그는 회의에서 돌아와 보게 된 광경에 대해 이렇게 말했다.

"사무실 문이 열려 있었고, 크레이븐이 보였다. 그가 실험실로 내려가보라고 했다.……나는 내려가서 HMWP를 보았다. 당시 공학계에도 거의 알려져 있지 않던 이 새로운 소재는, 3주간 밤낮없이 계속된 테스트 뒤에도 마모가 거의 없었다. 같은 조건하에서라면 테플론은 24시간 안에 그보다 더 많이 마모되었을 터였다. 그것은 의심의 여지가 없었다. 우리는 테스트를 계속했다."[32]

하지만 그것만으로는 모자랐다. 테플론은 내구성이 좋지 않은 것 외에 심각한 염증반응을 유발했다. HMWP가 똑같은 결과를 낳지 않으리라고 어떻게 장담할 수 있는가? 그는 자신의 살 속에 작은 테플론 조각과 함께 HMWP 조각을 삽입했다. 그는 그 결과를 「랜싯」 지에 발표했다.

"몇 개월이 지나자 테플론 표본은 분명하게 촉진할 수 있었다. 원래의 삽입물 크기보다 두 배나 커졌기 때문이다. HMWP는 촉진을 통해 확실하게 감지하기가 힘들었다. 이것은 이 물질 때문에 염증반응이 일어나지 않았다는 것을 의미했다."

HMWP는 놀랄 만큼 단단할 뿐 아니라 테플론 삽입물의 저주가 되었던 감염반응을 일으킬 확률이 훨씬 낮았다. 독일의 제조사로부터 충분한 양을 얻자마자 그는 다시 시작했다. 다음의 3년 동안 5백 명의 환자에게 새로운 고관절이 이식되었다. 이들은 '최초의 5백 명'이 되었다. 찬리는 운명에 맡기는 것을 피하기 위해 7년을 기다린 뒤(1972년이 될 때까지) 결과를 발표했다. 그것은 대단한 결과였다! 수술 전의 평균적인 고통은 '걷는 것조차 어렵고, 어떤 활동도 할 수 없는' 것이었지만, 이 모든 게 '사라졌다.' 평균적인 보행장애 정도는 '지팡이가 있건 없건 시간과 거리에서 많은 제약'을 받았지만, 이것은 '정상'이 되었다. 실패와 합병증(감염, 보철이 헐거워지는 것, '이해할 수 없는' 통증)도 있었지만, 찬리가 제시한 전반적인 수술 성공률은 정확히 92.7%였다.

그의 인공고관절은 또 다른 이점이 있었다. 증세를 극적으로 호전시킬 뿐만 아니라 오래 지속되었다. 찬리는 60대 말의 환자들을 대상으로 신중히 행한 그의 첫 번째 수술에서 인공고관절의 수명이 20년까지는 되지 않을까 예상했다. 정말로 그랬다. 환자들은 새로운 그들의 관절이 매우 뛰어난 성능을 보여주었다고 얘기했다. 그들은 거의 모두가 완전히 '통증 없이' 지낼 수 있었다.

존 찬리는 1982년에 사망했다. 그의 나이 71세였다. 「영국 의학 저널」의 한 사설은 그가 남긴 업적의 기념비적인 성격을 이렇게 요약했다.

찬리의 인공고관절은 20여 년 전 대부분의 사람들이 애용하던 최초의 인공관절 가운데 하나였으나, 지금도 여전히 최고며, 최상의 표준이라고 할 수 있다. 다른 외과의들의 새롭고 좀더 비싼 삽입물 중 어떤 것도 능숙한 기술을 통해 삽입되는 찬리의 인공고관절만큼 뛰어난 효과를 나타내지 못하고 있다.[33]

전후 의학의 다른 결정적인 계기들과 비교해, 찬리의 인공고관절 개발은 의학이 어떤 일을 하는지에 대해 보통 사람들이 갖고 있는 견해와 상당히 부합하는 것처럼 보인다. 우선 정확히 정의되어 있는 문제(여기서는 고관절염)에 다가간다. 그리고 건강한 사람과 환자의 차이를 조사하기 위해 타당한 실험을 행한다. 세부적인 부분까지 꼼꼼히 살펴, 해결책을 얻기까지 신뢰할 수 있고 재현할 수 있는 결과를 낳도록 그 진행을 관리한다. 이것이 사람들이 생각하는 의학이다.

하지만 이것은 이야기의 한 부분일 뿐이다. 찬리의 인공고관절은 만약 빈스 씨의 방문이라는 우연적인 사건이 없었다면 생겨날 수 없었을 것이다. 이 독일 플라스틱 제조사의 순회 대리인이 가방에 마술 같은 HMWP를 넣어 그가 근무하는 병원의 물품담당 직원을 만나야 했던 것이다. 그 뒤 개발된 찬리의 인공고관절은 과학의 승리일 뿐만 아니라 인간 정신의 승리이기도 했다. 왜냐하면 그 최종적인 실현은 너무도 완벽히 한 사람의 품성에 따른 것이었기 때문이다.

찬리는 생각하는 장인匠人이었다. 그는 기술적으로 뛰어났고, 효과적인 실험을 할 줄 알았다. 이것은 고관절치환술을 연구하고자 하는 사람에게는 더없이 필요한 자질이었다. 하지만 그는 또한 대단한 의지와 결단력을 필요로 했고, 다행히 그 두 가지 모두를 충분히 가지고 있었다.

8 1963: 신장이식

전후시대에 앞을 내다볼 줄 아는 외과의들은 이식술이 신장기능에 이상
이 있는 사람들에게 가장 분명한 해결책이 되리라 생각했다. 투석透析이 신
장의 기능을 인공적으로 대신한다는 것은 사실이지만, 자연은 인간이 만들
어낼 수 있는 그 어떤 것보다 훨씬 더 뛰어나기 때문에, 다른 사람(혹은 최근
에 죽은 사람)으로부터 신장을 '빌리는' 것이 훨씬 더 좋은 선택이었다. 외과
적 기술이 특히 어렵지는 않았다. 기증된 신장의 혈관을 환자에게 연결시
켜주기만 하면 되었기 때문이다.

하지만 의사들은 아무리 효과가 분명하고 또 기술적으로 가능한 이식술
이라고 하더라도 넘을 수 없는 것처럼 보이는 장벽에 직면해야 했다. 이식
받는 이의 면역체계를 이식되는 기관에 어떻게 '맞추는가' 하는 것이었다.
면역체계의 한 가지 중요한 특성은 '자기self'와 '이물질non-self'을 구별하는
능력이다. 이에 따라 면역체계는 인체조직이라는 '자기'와 조화롭게 사는
반면, '이물질'에 대해서는 치명적인 공격을 가하고 파괴시킨다.

이 '이물질'에는 박테리아나 바이러스 같은 감염성 유기체와 이식된 장기
가 있다. 따라서 여기에는 해결할 수 없는 딜레마가 가로놓여 있었다. 약이

나 방사선을 통해 면역체계를 약화시킴으로써 이식받는 이가 '이물질'인 장기를 좀더 쉽게 받아들이게 할 수 있었다(그리하여 거부반응도 완화시킬 수 있었다). 하지만 그 대가로 박테리아나 바이러스를 파괴하는 능력도 떨어지고, 따라서 장기를 이식받은 사람은 감염의 위험에 크게 노출되게 마련이었다.

따라서 이식술의 성공은 전후시대의 다른 성취와는 질적으로 다른 것이었다. 우연히 발견된 항생물질과 스테로이드는 예기치 않은 혜택을 가져온 '자연의 선물'이었던 반면, 초기의 신장이식수술을 행하던 외과의들은 이 같은 가장 근본적인 생물학적 문제('자기'와 '이물질'을 구별하는 자기 면역체계의 능력)를 이해해야 했다.

신장이식의 유용성은 1953년 최초의 성공적인 신장이식술(일란성 쌍생아 사이에서 있었다)을 통해 증명되었다. 하지만 이것은 면역체계에 따라 가로 놓인 장벽을 우회한 것뿐이었다. 그 뒤로 10년간의 '암흑기'가 이어졌다. 유전적으로 부적합한 사람들에게도 수술의 수혜를 확대하고자 하는 희망 속에서 면역체계를 억제하려는 모든 시도는 엄청난 재앙이 되었다. 신장이식술은 단순히 잔인한 장난처럼, 특별히 소름끼치는 방법으로 가망이 없는 환자들을 죽이는 고도의 기술처럼 보이기 시작했다. 하지만 궁극적으로는 선견지명을 가진 외과의들이 옳았다는 것이 증명되었다.

이와 관련된 많은 의학연구 분야를 모두 다루는 것은 쉬운 일이 아니다. 하지만 세 분야는 무엇보다 중요했다. 이를 위해서는 먼저 영국의 면역학자 피터 메더워Peter Medawar의 연구를 살펴보아야 한다. 그가 제공한 지적 기반은 신장이식의 면역학적 장벽 때문에 생긴 문제를 이해하는 데 필수적이다. 다음으로 조지프 머레이Joseph Murray에 의해 개발된 신장이식술에 대해 조사해야 한다. 조지프 머레이는 1953년 보스턴의 브리엄 병원에서 일란성 쌍생아의 신장이식술을 집도한 바 있다. 마지막으로 신장이식이라는 비밀의 문을 연 열쇠(아자티오프린azathioprine)는 조지 히칭스George Hitchings와 거트루드 엘리언Gertrude Elion이 발견했다. 이 네 명, 즉 메더워, 머레이, 히칭스와 엘리언은 모두 나중에 노벨상을 받게 된다.

피터 메더워: 면역체계의 이해

피터 메더워는 생물학계에서는 흥미로운 인물로 알려져 있었다. 브라질에서 레바논인 아버지와 영국인 어머니 사이에서 태어난 그는 키가 크고 잘생겼으며 문학적 자질까지 갖춘 뛰어난 능력의 소유자였다. 신장이식에 관련된 그의 공헌은 두 가지다. 그는 면역체계가 이식된 장기의 '거부반응'에 관여하고 있다는 것을 입증한 최초의 과학자였고, 10년 뒤에는 이식된 조직을 받아들이도록 면역체계를 조작할 수 있다는 것을 밝혔다.

1941년 여름에 메더워는 옥스퍼드 대학교의 동물학 강사였고, 스스로 인정했듯이 앞으로 그의 인생에서 무엇을 해야 할지 결정하지 못한 상태였다. 어느 날 오후 그가 집 뒤뜰에서 가족과 함께 일광욕을 하고 있을 때 머리 위에서 커다란 폭격기의 굉음이 들렸다. "그 폭격기는 200야드 정도 떨어진 어떤 집의 정원에 고꾸라지자마자 쾅 하는 무시무시한 소리와 함께 폭발했다."

놀랍게도 조종사는 살아남았지만, 몸의 60%가 불로 뒤덮였다. 조종사가 병원으로 옮겨진 뒤에도 메더워는 그가 어떻게 될지 궁금했다. 동료 의사 한 명(화상치료를 전문으로 하는 사람이었다)이 그의 대단한 지적 능력을 화상 환자의 드러난 살을 어떻게 덮을 수 있을지 연구하는 데 쓰는 게 어떠냐고 제안했다. 피터 메더워는 남아 있는 정상피부의 적은 양을 피부이식의 형태로 확장하는 다양한 방법을 시도했다. 그는 곧 핵심적인 문제로 들어갔다.

"나는 만약 당시 '동종이식'이라고 불리던 방법(제공자의 피부를 이식하는 것)을 활용할 수 있다면, 전상戰傷의 치료에 변화가 찾아올 것이라고 생각했다." 그가 말했듯이 "그것은 그리 독창적인 생각은 아니었다." 다른 사람들도 전에 그 같은 생각을 했던 것이 분명했다.

메더워는 글래스고의 많은 화상 환자들을 대상으로 하여 이 문제를 계속 연구했다. 그는 여기서 첫 번째 피부 '동종이식편'은 10일 가량 지속되지만, 같은 제공자의 두 번째 이식편은 즉각 거부반응을 일으킨다는 사실을 발견했다. 이것은 인체의 면역체계가 홍역 바이러스를 만났을 때 일어나는 현상과 유사하다. 최초의 노출 후 항체가 형성되는 데 시간이 걸리기 때문에 홍역 바이러스는 그 시간 동안 인체 내에 퍼져 특유의 발진을 일으킨다. 하지만 두 번째 차례에는 바이러스가 어떻게 생겼는지 면역체계가 '기억'하고 있기 때문에 즉시 항체를 형성하고 홍역 바이러스를 파괴한다. 따라서 누구든 홍역에 두 번 걸리지 않는 것이다.

메더워는 그의 실험결과를 '피부의 운명: 인간의 동종이식'이라는 제목으로 발표했다. "이 논문에서 우리는 피부 동종이식(편)이 면역학적 과정으로 인해 거부된다는 견해를 제시했다. 말하자면 거부반응은 체내에 들어오는 박테리아나 바이러스 또는 이물질의 항상적인 제거를 유도하는 바로 그 같은 특정한 적응반응에 의해 일어난다는 것이다." 이로써 적어도 이식술에 관심을 갖는 이들은 당면한 문제의 본질을 알 수 있게 되었다.

피터 메더워는 우연한 기회를 통해 그의 두 번째 발견('면역내성')을 이루었다. 1948년 그가 스톡홀름에서 열린 학회에 참석하고 있을 때의 일이었다. 거기서 한 회원이 메더워에게 송아지에게서 일란성 쌍둥이와 이란성 쌍둥이를 구별하는 것이 가능하냐고 물어보았다.

"친애하는 동료 박사님." 나는 국제학회에 어울릴 만한 관대한 태도로 얘기했다. "이론적으로 방법은 매우 간단합니다. 단순히 쌍둥이 사이에 피부이식편을 교환한 뒤 이것들이 얼마나 지속되는지 보는 것입니다. 이 피부이식편이 계속하여 그대로 남아 있다면, 일란성 쌍둥이라고 할 수 있을 겁니다. 하지만 피부이식편이 한두 주 후에 떨어져 나간다면, 그건 똑같이 확실하게 이란성 쌍둥이라고 말할 수 있을 것입니다." 그러고 나서 나는 다소 현명하지 못한 행동을 했다. 내게 연락한다면, 그에게 기꺼이 피부이식 기법을 선보여주겠다고 말했던 것이다.

몇 달 뒤 메더워는 한 통의 편지를 받았다. 그 편지는 그가 했던 약속을 상기시켜주었다. 그리고 쌍둥이 소들이 버밍엄에서 40마일 떨어진 한 실험농장에서 실험을 기다리며 대기하고 있다는 사실도 그에게 알려주었다.

나는 당연히 도덕적으로 그 일에 책임이 있었다. 그래서 우리는 적당한 수술도구와 멸균한 천, 국부마취제를 챙겨 차를 타고 농장으로 갔다. 피부이식은 어렵지 않았지만, 전혀 예상하지 않은 결과가 나왔다. 우리가 관찰한 한에서는 '모든' 쌍둥이 송아지가 피부이식편을 수용한 것이었다. 이 쌍둥이들 가운데 일부는 비非일란성(즉 이란성)일 수밖에 없었다. 왜냐하면 일부 쌍둥이들은 서로 성性이 달랐기 때문이다.

그렇다면 왜 메더워의 예상이 빗나간 걸까? 그의 추론은 쌍둥이 송아지가 자궁 안에 있는 동안 그들의 면역체계에 무언가 변화가 일어났고, 이 같은 결과로 그들은 서로의 조직에 대해 면역내성을 가지게 되었다는 것이었다(이 추론은 나중에 옳은 것으로 드러났다). 이제 런던의 유니버시티 칼리지에 있는 메더워는 그 문제를 좀더 깊이 조사해보기로 결심했다. "우리의 야망은 쌍둥이 송아지에게서 자연적으로 일어나는 면역학적 현상을 조작하여, 유전적으로 다른 조직을 인식한 뒤 그것을 파괴하는 면역학적 능력을 약화시키고, 더욱이 그것을 없애버리는 것이었다."

그는 어떤 쥐의 배아에 다른 계통strain의 성체 쥐에서 취한 '이물foreign' 세포를 주입했다. 그 배아에서 쥐가 태어나 성장하고 난 뒤 이 쥐에 피부조각을 또다시 이식했다. 이 피부조각은 그 쥐가 배아의 형태로 자궁에서 세포를 받았을 때 그 세포를 준 계통의 쥐로부터 취한 것이었다. 이론적으로 이 피부이식편은 정상적이라면 10일에서 12일 안에 거부반응을 일으켜야 했다. 그런데 그렇지 않았다. "우리는 우리가 '후천적 면역내성'이라고 이름 붙였던 진정한 어떤 현상에 다가가고 있다고 느꼈다. 송아지에게서 관찰할 수 있었던 면역내성을 우리가 인공적으로 만들어낸 것이다."

하지만 이 발견은 실용화되지 못했다. 메더워 자신도 그것을 인정했다. 몇 년 뒤 그가 옥스퍼드에서 강의를 하던 도중에 청중 가운데 한 명—로이 칸Roy Calne이라는 젊은 외과의였다—으로부터 그의 연구가 임상적으로 적용될 수 있겠느냐는 질문을 받았을 때, 그의 대답은 '결코 그럴 수 없다' 였다. 그는 1982년에 이렇게 썼다. "오히려 내성의 발견이 가져온 궁극적인 영향은 실용적이라기보다는 정신적인 것으로 밝혀졌다. 그것은 신장이식술을 가능하게 하기 위해 애쓰는 생물학자들과 외과의들에게 새로운 용기를 주었다."

조지프 머레이와 최초의 신장이식

피터 메더워가 쥐 실험과 '후천적 면역내성'에 대해 보고하고 나서 한 해 뒤인 1953년 조지프 머레이가 최초로 일란성 쌍생아의 신장이식술에 성공했다. 겨우 1년을 사이에 둔 이 두 사건은 언뜻 보면 서로 연관이 있는 듯하지만, 사실은 그렇지 않았다. 조지프 머레이의 최초의 신장이식술은 전후 브리엄 병원에서 진행되어 오던 신장질환 연구 프로그램에서 비롯되었다. 거기서는 면역학적 거부반응이라는 문제의 해결책 외에 신장이식술을 위한 다른 두 가지 필수적인 요건이 만들어졌다. 신장투석과 외과적 전문지식이 그것이었다.

신부전을 치료하기 위한 최초의 투석기는, 1941년 나치가 네덜란드를 점령하고 있던 불행한 시기에 네덜란드의 외과의사 빌헬름 콜프Wilhelm Kolff가 만들어냈다. 당시는 신장이 갑자기 망가지면, 심각한 감염증이나 쇼크 삽화揷話가 일어났다. 2주일간 방뇨를 하지 않고 버티면 환자는 보통 그 2주 내에 회복될 수 있다. 이것이 뜻하는 바는 본질적으로 혈액 안에 축적된 노폐물—대개 요소—을 제거할 방법을 찾아야 한다는 것이었다. 콜프가 처음으로 시도한 방법은 한 번에 50ml씩 혈관에서 피를 뽑아 셀로판을 두른 드럼으로 옮기는 것이었다. 이 회전하는 드럼을 통해 피는 어떤 용기 안으로 들어가고 여기서 요소가 흡수된다. 다음으로 '처리된' 혈액은 팔 안으로 집어넣었다. 그리고 다시 50ml의 피를 더 뽑은 뒤 같은 과정을 거쳤고, 계속 이런 식으로 진행했다. 그것은 많은 시간을 요하는 지루한 작업이었지만 콜프는 그 결과에 용기를 얻었다. 그는 제대로 된 투석기를 만들고자 했다. 이것은 쉽지 않았다. 콜프가 떠올리듯이 '아무것도 자유롭게 살 수 없고 많은 물건들을 얻기가 불가능한 때에' 인공신장을 만드는 것은 '꽤 어려운 문제'였다.

전쟁기간 동안 콜프는 모두 15명의 환자를 치료했다. 그 가운데 한 명만이 살아남았다. 이 환자는 급성신부전 증세를 보이는 67세의 여성으로 실제로는 석방 바로 직후에 치료를 받았다. 그는 '적어도 당시 우리들의 눈으로는 이 환자가 그다지 중요한 사회의 일원이 아니었다는 게 중요했다'라고 회상했다. 사실 그녀는 나치의 협력자라는 이유로 투옥되었던 지방형무소에서 병원으로 이송되어 왔다. 11시간 반 동안 계속된 신장투석 뒤에 그녀는 혼수상태에서 깨어났다. 콜프 박사에 따르면, "우리가 알아들을 수 있었던 그녀의 최초의 말은 때가 되면 남편과 이혼하겠다는 것이었다."

그리고 나서 콜프는 미국으로 이주했다. 거기서 그의 투석기는 브리엄 병원의 외과의들에게 깊은 인상을 심어주었다. 병원의 외과의들은 최초로 공식적인 신장투석 프로그램을 마련했다. 투석은 신장이식술을 하는 외과의에게는 매우 중요했다. 그것은 그들에게 신부전과 관련된 복잡한 생화학적 · 혈류역학적 문제를 다룰 수 있는 기회를 제공했다. 이로써 그들은 신장이식술의 결과를 관찰하고 평가할 수 있게 되었다. 게다가 신장투석은, 수술과정 동안과 이식된 신장의 기능회복에 필요한 10여 일 동안 환자를 살려두는 데 없어서는 안 되는 것이었다.

이 시기에 브리엄 병원에서 발전을 이룬 신장이식의 필수적인 두 번째 요소는 정확한 외과적 전문지식이었다. 여기서 조지프 머레이는 프랑스인 알렉시스 카렐Alexis Carrel에 의해 처음으로 고안되었던 방법을 개량했다. 프랑스에서는 1894년 한 무정부주의자가 프랑스 공화국 대통령을 암살하는 일이 벌어졌다. 무정부의자의 칼은 간으로부터 나오는 중요한 혈관을 잘라 놓았다. 카렐은 만약 작은 혈관들을 함께 꿰매어주는 수단만 있었더라면 과다한 내출혈이 가져온 대통령의 죽음은 충분히 막을 수 있었다는 것을 깨달았다. 그가 고안한 기술은 매우 독창적이었다.

"그는 잘라진 각각의 혈관 양끝 둘레에 일정한 간격으로 세 번의 바느질을 했다. 이 세 개의 바느질 땀을 잡아당기자 혈관이 커지고 그 끝은 삼각형 모양이 되었다. 이로써 혈관의 한쪽 끝을 다른 쪽 끝에 연결하는 작업은 상대적으로 쉬워졌다. 카렐은 매우 가는 실과 바셀린을 입힌 날카롭지만 구부러진 바늘을 이용하여 잘라진 혈관을 봉합했다."

이제 혈관 봉합이 가능해졌기 때문에 카렐에게 분명한 다음 단계는 장기가 이식될 수 있는지 조사해보는 것이었다. 그것은 이식하는 장기의 혈관을 이식받는 이에게 연결함으로써 가능할 수 있었다. 그는 개를 대상으로 한 일련의 실험에서 개의 신장을 제거한 다음 다시 그 개의 신장을 이식했다. 개들은 살아남았지만, 오래 살지는 못했다. 조지프 머레이가 추론했듯이, 그것은 카렐이 개의 신장을 목의 경동맥에 연결시켰기 때문이란 게 거의 확실했다.

따라서 내 첫 번째 목표는 영구적으로 정상적인 신장기능을 수행할 수 있는 이식수술을 고안하는 것이었다[카렐의 실험에서는 면역학적 장애가 없었다. 개들은 단순히 그들이 가지고 있던 원래의 신장을 재이식받았기 때문이다]. 1954년에 이르러 자가이식된 홑신장(재이식된 원래의 신장)으로 몇몇 동물을 2년 이상 생존하게 할 수 있었다. 그 열쇠는 개의 복강에 신장을 이식하고 요관을 방광에 연결하는 것이었다. 이로써 [카렐의] 이전 실험에서 발생한 물리적 문제와 감염증을 해결할 수 있었다.[34]

그리하여 1953년에 쌍둥이 리처드 헤릭과 로널드 헤릭이 브리엄 병원에 왔을 때는 머레이가 말했듯이 벌써 "무대가 마련되어 있었다." 의학적 전문지식은 신장투석 프로그램의 형태로 이미 갖추어져 있었고, 신장기능이 심각하게 손상된 환자들을 찾는 데 애쓰고 있을 때였다. 마침내 머레이는 계획한 수술을 실행할 만한 '실험적 모델'을 얻었다.

리처드 헤릭은 신부전 말기 환자였다. 그의 신부전은 사구체신염이라고 알려진 신장의 감염증 때문이었다. 그는 매우 아팠고, 신장이 망가져 배설을 못하는 탓에 몸 안에는 물이 가득 차 있었다. 그는 심각한 빈혈로 피곤해했고 자주 졸았으며, 피부 안에 노폐물이 쌓이면서 낳지 않는 가려움증으로 괴로움을 겪었다. 그는 식별력을 잃었고 혼란을 일으키곤 했다.

그의 담당의사는 영국 리즈 출신의 프랭크 파슨스Frank Parsons였다. 그는 브리엄에서 오랫동안 투석기술을 배웠다. "신장투석은 아무 문제없이 썩 잘 진행되었다. 하지만 그건 내가 했던 신장투석 가운데 가장 끔찍한 것이었다. 그는 '더러운 영국놈'이라고 나를 욕하며 내게 끊임없이 침을 뱉었다

(그의 겨냥은 정확했다). 하지만 투석이 신부전으로 인한 정신착란을 고쳐주었다. 다음 날 그는 그의 행동에 대해 지나칠 정도로 미안해하면서 내게 사과했다."

1954년 12월 23일 리처드 헤릭은 그의 형제 로널드에게서 신장을 기증받았다. 머레이는 이렇게 회상했다. "신장은 곧바로 제 기능을 했다. 리처드 헤릭의 회복은 빨랐다. 그는 곧 완벽하게 회복되었다. 그것은 우리의 기대를 훨씬 뛰어넘는 수준이었다." 2~3주 내에 그는 건강한 몸으로 병원에서 퇴원했고, 수술 후 회복실에서 그를 돌보아준 간호사와 곧 결혼했다. 그들은 두 명의 아이를 낳았다. 리처드 헤릭은 갑자기 심장마비로 죽기 전까지 8년을 더 살았다.

머레이는 그 후 '일란성 쌍둥이'의 신장이식술을 몇 차례 더 했다. 자신의 성공에 고무되어 그는 가까운 가족에게서 신장을 빌리는 방법으로 이식술의 영역을 확대하고자 했다. 불가피한 '거부반응'은, X선 치료로 이식받는 자의 면역체계를 약화시켜 억제할 수 있기를 바랐다. 머레이나 이를 시도한 사람들이 얻은 결과는 참으로 비참했다. 다음 10년은 '암흑기'로 불렸다. 이식술을 유전적 적합성을 넘어서는 영역으로 확대하려는 모든 시도가 실패로 끝나고 말았기 때문이다.

이 기간 동안 일란성 쌍둥이 사이에서 28회의 이식수술이 행해져 이 가운데 21명이 살아남았지만, 다른 사람들의 경우에는 전혀 성과를 볼 수 없었다. 91명의 환자가 혈족으로부터 신장을 받았지만, 5명만이 1년 동안 살아남았다. 그러니까 86명의 건강한 사람들이 신장을 기증하기 위해 자발적으로 큰 수술을 받았지만, 그들은 수술 후 그들의 신장을 이식받은 가족들이 거의 곧바로 사망하는 광경을 지켜보아야만 했던 것이다. 근래에 죽은 누군가의 사체로부터 신장을 떼다 이식받은 120명 중에서 겨우 한 명만이 1년 이상 살아남았다.

이 우울한 통계수치 뒤에서는 더욱 살풍경한 그림을 볼 수 있다. 그것은 이 환자들이 죽음을 맞이한 방식에 관한 것이다. 하나의 예면 충분할 것이다. 21세 된 여자 환자로, 그녀는 만성신우신장염으로 인한 신부전을 앓고 있었다. 그녀는 어머니로부터 신장을 이식받았으나 수술 직후 혈압이 심각하게 상승했고, 계속적으로 경련이 일어났다.

수술 후 4일째, 이식된 신장에서 상당한 양의 소변이 흘러나오기 시작했다. 이 때문에 재수술이 필요했다. 그 후 그녀의 백혈구 수가 떨어졌다. 또한 엄격히 격리를 시켰는데도 그녀에게 다발성 농양이 퍼졌다. 2주 뒤에는 출혈을 일으켰다. 그래서 또다시 재수술을 했고, 여기서 방광의 튜브 때문에 동맥 하나가 파괴되었다는 것을 알았다. 그러고 나서 그녀는 심각한 거부 삽화 때문에 '더욱 악화되었다.'

의사들은 이런 상황이 또 다른 농양에 의해 초래되었을지 모른다고 생각했다. 이에 따라 세 번째 재수술이 필요했지만, 외과적 창상創傷은 낫지 않았고 그녀는 심한 욕창과 급성 심부전을 앓았다. 그 뒤 환각이 따랐고 혈압이 크게 저하되었다. 거의 6개월간 지속되었던 이런 불행 뒤 그녀는 병원에서 숨을 거두었다.

그러고 나서 아자티오프린이 등장했다.

조지 히칭스, 거트루드 B. 엘리언과 아자티오프린의 발견

골수에서 혈액세포의 전구前驅물질을 만들어낼 수 없는 경우 환자는 빈혈(적혈구세포의 감소 때문) 같은 합병증, 감염증(백혈구세포의 감소 때문), 출혈(혈소판의 감소 때문)을 일으킨다. 이 질환은 재생불량성빈혈로 알려져 있다. 1958년에는 이 질환에 대한 치료법이 존재하지 않았다.

당시 보스턴에 있는 뉴잉글랜드 의료센터의 혈액과 과장 윌리엄 다메셰크William Dameshek 박사는 가까운 혈족으로부터 건강한 골수를 이식하면

이 질환을 치료할 수 있지 않을까 생각했다. 그는 세 명의 환자를 이런 식으로 치료했다. 면역학적 거부반응은 X선 치료로 억제하고자 했다. 세 명의 환자는 모두 금방 죽었다. 다메셰크 박사는 대안적인 면역억제 방법이 반드시 필요하다는 것을 깨달았다(신장이식에 관여한 외과의들도 물론 이 사실을 너무도 잘 알고 있었다).

혈액학자로서 그는 백혈병에 걸린 아이들을 치료해본 경험이 많았다. 그는 소아 환자에게 6-메르캅토푸린6-mp을 포함한 복합제제를 투여하여 일시적으로 병세를 진정시키곤 했다. 이 약의 제한된 약효는 백혈병 세포의 복제를 방해하는 능력에 있었다. 다메셰크는 이 약이 면역체계를 작동시키는 세포들의 복제 또한 막을 수 있지 않을까 생각해보았다. 그렇다면 그것은 '면역억제제' 역할을 할 수도 있을 것이었다.

1940년 말로 되돌아가, 제약회사 버로우즈–웰컴Burroughs-Wellcome의 조지 히칭스와 거트루드 엘리언은 백혈병의 치료제로 6-mp를 다음의 원리에 따라 만들어냈다. DNA(세포의 핵 안에 있는 유전물질)는, 세포가 분열할 때마다 재생산되는 푸린 같은 화합물들로 이루어져 있다. 히칭스와 엘리언은 암세포의 분열을 막는 한 가지 방법은 푸린과 구조적으로 비슷하지만 약간 다른 화학물질을 발견하는 것이라고 생각했다. 이 화학물질은 암세포의 DNA와 결합하여 '그 과정을 방해하고', 그리하면 암세포는 분열하지 못한 채 죽게 되리라는 것이었다(이런 작용의 기전은 '경쟁억제'라고 알려져 있다. 우리는 이미 결핵 치료를 위한 약으로 PAS를 발견하는 이야기에서 이 경쟁억제에 대해 살펴본 바 있다).

윌리엄 다메셰크는 혈액과의 신참 의사 로버트 슈워츠Robert Schwartz에게 6-mp의 효능을 연구해달라고 요청했다. 결과는 그(아니면 윌리엄 다메셰크)가 예상했던 것 이상이었다. 슈워츠 박사는 기껏해야 6-mp가 면역세포의 재생을 막아 일반적인 면역체계를 약화시키고 따라서 이식된 조직을 거부하는 능력 또한 약화되리라 생각했다. 하지만 6-mp는 이것보다 훨씬 더 특이하다는 사실이 밝혀졌다.

그가 발견한 바에 따르면, 토끼에게 인간에게서 추출한 단백질 알부민을 주입한 다음 6-mp를 투여하자 토끼는 항체를 형성하지 않았을 뿐 아니라 나머지 면역체계는 상대적으로 거의 영향을 받지 않았다. 이와 유사하게 6-mp를 이식술을 받은 환자에게 투여한다면, '이물질'인 신장에 대해 항체가 형성되지 않을 것이고 동시에 박테리아 같은 병원균에 대한 항체 생성능력은 손상받지 않을 것이었다. 그리하여 6-mp는 '약제로 유도한 면역내성'의 상태를 만들어냈다. 이것은 메더워가 쥐의 배아에 이물세포를 주입함으로써 증명한 바 있는 면역내성과 유사했다.

우연이었지만, 마침내 슈워츠 박사는 이식술 시술자들이 오랫동안 찾고 있던 성배聖杯를 발견한 듯했다. 물론 이 성배는 환자에게 이식된 장기를 받아들이도록 하면서도 면역체계를 손상시키지 않는 약이었다. 따라서 다른 위험한 감염증에 환자를 노출시키지 않았다.

토끼를 대상으로 한 슈워츠의 실험에서 인간의 신장을 이식하는 수술로 전환된 것은 영국의 젊은 외과의사 로이 칸에 의해서였다. 로이 칸은, 21세의 의과 대학생으로 런던의 가이 병원에서 신부전으로 죽어가는 한 소년을 돌보고 있을 때 이식술의 가능성에 관심을 갖게 되었다.

"전문의는 그 아이가 2~3주 뒤에 죽을 것이라고 말했다. 내게 그 아이가 죽어가고 있는 2주 동안 그 아이를 편하게 해주기 위해 노력하라고 지시했다." 칸은 이어 회상했다. "내가 아는 해부학적 지식으로는 신장은 과실수나 장미나무의 가지를 이식하는 방법으로 똑같이 누군가로부터 이식할 수 있는 기관이었다. 따라서 나는 이렇게 물을 수밖에 없었다. '그가 신장이식을 받을 수는 없을까요?' 전문의는 말했다. '아니, 받을 수 없네.' 나는 '왜 받을 수 없죠?'라고 말했다. 그는 단순히 이렇게 말했다. '받을 수 없는 거니까 받을 수 없는 거야.' 내 친구 중 한 명이 더 이상 묻지 않는 게 좋겠다고 내게 속삭였다."[35]

그는 우등으로 의과대학을 졸업했고, 2년의 군복무 후 1958년 해부학 강사로 옥스퍼드로 돌아왔다. 그 기간 동안 그는 메더워의 강의를 들었다. 메더워가 자신의 연구결과의 실용적 적용 가능성에 대해 '결코 그럴 수 없다'고 결론내린 것은 이미 얘기한 바 있다. 곧 왕립 자유 병원으로 옮긴 뒤 칸은 '약제로 유도한 면역내성'을 다룬 슈워츠의 논문에 대해 들었다. 이 논문에 등장하는 6-mp는 그에게는 전혀 색다른 물질이었다.

그는 존 호프웰을 찾았다. 호프웰은 신부전을 치료하기 위해 영국에서 최초의 투석실 가운데 하나를 막 설립한 사람이었다. "어느 날 아침 구舊 왕립 자유 병원의 사각형 안뜰에서 한 젊은이〔로이 칸〕가 내게 다가왔다. 그는 개의 신장을 이식할 때 6-mp가 거부반응을 억제할 수 있는지 시험해보고 싶다고 했고, 내게 관심이 있는지 물어왔다. 나는 흥미를 느끼면서 물론 그렇다고 대답했다."

호프웰은 칸에게 벅턴 브라운 농장에 가볼 것을 권했다. 그곳은 왕립외과의사협회의 실험연구 장소였다. 거기서 그는 다음의 몇 달간 6-mp를 투약하자 장기를 이식받은 개의 생존기간이 1주에서 최대 6주까지 늘어난다는 것을 알아냈다. 호프웰은 "이런 결과는 우리에게 임상시험을 시도할 만한 충분한 용기를 주었다"라고 적고 있다. 하지만 이것은 다소 지나친 낙관주의였다.

6-mp를 쓴 최초의 이식술이 3명의 환자에게 시술되었다. 최초의 두 환자는 이식된 신장이 제대로 기능을 하지 않아 수술 후 3일째 그리고 11일째에 각각 사망했다. 하지만 세 번째 환자—친척에게 신장을 이식받은 환자—는 몇 주간 생존했다. 그러나 불행하게도 이식된 신장으로부터 감염된 결

핵이 퍼져 죽고 말았다. 불행한 시작이었지만, 전형적인 시작이기도 했다.

곧이어 로이 칸은 브리엄 병원에 있는 신장이식술의 대가 조지프 머레이와 함께 일하기 위해 미국으로 건너갔다. 도중에 그는 시간을 내어 조지 히칭스와 거트루드 엘리언을 찾아 그들의 연구실을 방문했다. 그들은 6-mp와 비슷하지만 그보다 훨씬 더 효과적인 또 다른 화학물질을 그에게 주었다. 그것이 아자티오프린이었다. 3년 뒤인 1963년 여름, 아자티오프린은 마침내 '암흑기'의 막을 내렸다. 갑작스럽고 또 극적인 일이었다.

인간신장이식술에 관한 학회가 워싱턴에 있는 국가조사위원회의 빌딩에서 열렸다. 사실상 신장이식에 관련된 모든 사람들이 여기에 참석했다. 그러나 25명의 의사와 연구자들이 참석자의 전부였다. 이것은 당시 이식술을 연구하고 있는 사람들이 얼마나 소수였는지를 잘 보여주고 있었다. 발표자들이 차례차례 일어나 연구결과를 설명하자, 참석한 사람들에게는 상황이 왜 그럴 수밖에 없는지 그 이유가 더없이 명백해졌다.

발표자 가운데는 9년 전 최초로 헤릭 쌍둥이 형제의 신장이식술을 성공시킨 머레이도 있었다. 그는 7회의 수술을 더 했다. 하지만 그에게도 유전적으로 동일하지 않은 사람들 간의 이식술은 전혀 다른 문제였다. 전신에 방사선을 쬐어 면역기능을 억제한 환자 12명의 경우는 그 가운데 단 1명만 살아남았다. 다른 11명은 거의 2주 안에 죽었다. 아자티오프린은 그나마 유일한 희망처럼 보였다. 이 약으로 24세의 이식 환자 한 명이 집으로 돌아가 회계사로 다시 일할 수 있게 되었기 때문이다. 그리고 나서 프랑스 출신의 이식 팀이 두 팀 있었다. 장 앙뷔르거Jean Hamburger 교수와 르네 쿠스René Kuss 박사가 각각 팀을 이끌고 있었다. 이들이 수술한 28명 가운데는 1명만 장기간 생존했다.

영국의 경우, 에든버러의 마이클 우드러프Michael Woodruff와 해머스미스의 랠프 셰크맨Ralph Shackman이 있었지만, 그들의 결과는 프랑스 팀과 거의 다를 바가 없었다. 로이 칸도 있었다. 그는 이제 미국에서 런던의 웨스트민스터 병원으로 돌아가 있었고, 거기서 8명의 이식 환자에게 아자티오프린을 투여했다. 하지만 그 가운데 2명만이 살아남았다. 그나마 한 명은 두 달 전에 이식을 받았기 때문에, 약이 정말로 중요한 효과를 낳을 수 있는지 말하기가 아직 일렀다.

학회에는 한 명의 새로운 얼굴이 있었다. 그는 콜로라도에서 온 재향군인 관리 병원의 토머스 스타즐Thomas Starzl이었다. 그가 신장이식술을 시작한 지는 1년도 안 되었지만, 그의 수술 횟수는 33회나 되었다. "나는 예고도 없이 다른 행성에서 찾아온 사람이 된 기분이었다." 그는 그렇게 회상했다. 그가 결과를 발표하자, 사람들은 노골적으로 불신하는 태도를 보였다. 그의 발표결과에 따르면, 33명 가운데 27명이 신장이 정상적으로 기능하며 현재도 생존해 있다는 것이었다. 그 수는 다른 의사들의 수술 생존자를 모두 합친 것보다도 많은 수였다.

로이 칸은 동료 외과의들이 그 결과에 대해 얼마나 놀랐는지 기억하고 있다. 저녁에 그는 다른 의사들과 함께 스타즐 박사의 기록을 검토하기 위해 그의 호텔방을 찾았다. "그는 엄청나게 담배를 피워대는 사람이었다. 기억으로는 피라미드 모양으로 쌓인 담배꽁초가 거의 2피트는 되는 것 같았다. 담배를 피우는 중간에 그는 [환자의 경과에 관한] 플로차트를 보여주었다.……나는 그런 체계적인 일별 평가기록을 처음 접했다. 나는 그것이야말로 매우 중요한 것이라고 생각했다……."

그렇다면 토머스 스타즐은 어떻게 이 재향군인 이식 환자들에게서 다른 결과를 얻을 수 있었을까? 그 또한 환자들에게 아자티오프린을 투여했다. 하지만 그는 이 외에도 급성적인 거부 삽화를 치료하기 위해 짧은 시간 간격으로 고용량의 스테로이드를 투여했다. 다음 날 아침이 되자 칸과 다른 회의 참석자들은 스타즐의 성공에 비밀이 전혀 없다는 것을 깨달았다. 그들 모두는 비슷한 결과를 얻을 수 있었던 것이다. 거의 4반세기 후 스타즐은 최초의 이식 환자들에 대한 장기결과를 조사해보았다. 33명에 이르는 환자 가운데 15명이 그때까지 여전히 살아 있었다.

이후부터 신장이식술이 꽃을 피웠다. 이것은 간, 심장, 골수, 허파 이식술로 이어졌다. 물론 상당한 성공률을 얻기 전까지는 부침이 있었지만 말이다. 게다가 두 번째 강력한 면역억제제 사이클로스포린cyclosporine이 발견되는 진전이 있었다. 이 약은 트리코디마 폴리스포룸이라는 균의 항생작용을 조사하는 연구 프로그램에서 우연한 부산물로 얻어졌다. 사이클로스포린은 스테로이드의 필요를 감소시키는 동시에 생존율을 높임으로써 면역억제라는 '줄타기용 밧줄'을 '넓은 다리'로 바꾸어놓았다.

9 1964: 예방의학의 승리—중풍의 사례

노년까지 살 수 있는 기회를 증가시키는 데는 확실한 방법이 (금연 말고도) 한 가지 있다. 가정의*를 정기적으로 찾아가 혈압을 재고 (혈압이 높다면) 그 것을 낮추는 약을 규칙적으로 복용하는 것이다. 이제는 모든 사람들이 알겠 지만, 높아진 혈압을 방치하면, 뇌의 혈관이 터져 중풍을 야기할 수 있다. 이것은 치명적이지는 않다고 하더라도 마비나 언어장애 혹은 다른 많은 기 능장애를 포함한 합병증을 가져올 수 있다.

중풍의 예방은 두 가지 이유로 전후 의학의 주요 사건들 가운데 하나로 손꼽을 수 있다. 첫째, 중풍은 세 번째로 가장 흔한 사망원인이다. 따라서 중풍을 막을 수 있는 방법은 매우 중요하다. 둘째 이유는 좀더 미묘하다. 혈압상승—또는 고혈압—과 관련된 질환을 알아낸 다음 치료해야 하는 필 요성은 의학의 범위와 영향력을 크게 확대시켰다.

과거에 사람들은 아프거나 고통스런 증상 때문에 병원을 찾았다. 고혈압

---

*family doctor. 영국의 무료 의료시스템에서 1차로 환자를 담당하고 치료하는 의사를 말 한다. 전문의와 달리 전 과목을 진료한다.—옮긴이

은 이 모든 걸 바꾸어놓았다. 고혈압은 대개 어떤 증상도 일으키지 않기 때문에 의사를 찾아가지 않는 한 혈압이 올랐는지 그렇지 않은지를 알 길이 없다. 따라서 자신이 건강하다는 만족감은 허상일 수 있고, 오히려 높아진 혈압으로 인한 위험을 은폐하는 것일 수 있다. 우리는 이제 우리가 아플 때뿐만 아니라 건강하다고 느낄 때조차 의사를 필요로 한다.

고혈압은 매우 흔하고(얼마나 흔한지는 논쟁을 불러일으키는 문제이지만), 오늘날 사람들이 의사를 찾고 약을 먹는 가장 빈번한 이유는 이전에는 사람들이 알지조차 못했을 어떤 상태 때문이다. 그리고 이게 다가 아니다. 고혈압을 알아내고 치료하는 것이 올바른 일이라는 생각이 받아들여지면, 똑같은 원리가 증상을 야기하지 않는 다른 수많은 '침묵의 살인자'—예컨대 증가한 콜레스테롤 수치—나 유방암 또는 자궁암의 검사에 적용될 수 있다. 의사들은 이런 종류의 '예방적 검사'를 통해 건강한 사람들에게서 질환을 찾는다. 이것이 발전되면서 사회는 필연적으로 '대중의료화'의 과정으로 진입한다. 단순히 아픈 사람만이 아니라 모든 사람이 잠재적 환자다. 그리고 이 모든 것은 고혈압의 효과적인 치료에서 시작되었다.

stroke 라는 단어는 젊은이들에게는 부드러운 애정과 육체적 안락감을 떠올리게 한다.[*] 중년의 나이에는 이 단어가 훨씬 더 우울한 의미를 띤다. 중풍은 그들에게 파괴적인 일격이며, 정말로 재앙이다. 뇌손상은 고칠 수 없다. 따라서 논리적인 접근은 예방밖에 없다.

대부분의 중풍은 혈압상승에 의해 야기된다. 혈압이 높아지면, 뇌로 가는 동맥이 신속하게 좁아지거나 혈관이 터져 출혈이 일어날 수 있다. 그렇다

---

[*] 중풍, 뇌졸중, 발작을 의미하는 stroke는 쓰다듬거나 어루만지는 행동, 칭찬의 말 등을 의미하기도 한다.—옮긴이

면 논리적으로 혈압을 낮추는 약은 중풍의 위험을 감소시킬 것이다. 사실 그렇다. 이것은 1964년 첼름스퍼드 병원의 마이클 해밀턴과 에일린 톰슨이 최초로 증명했다.

그들의 발견은 3년 뒤 미국 재향군인을 대상으로 시행된 좀더 큰 규모의 한층 유명한 연구에서 다시 입증되었다. 이 연구에서 고혈압을 치료받지 않은 70명의 환자 중 27명이 중풍이나 심장마비를 겪었다. 반면 고혈압 치료를 받은 70명의 환자 가운데서는 오로지 2명만이 그런 불행을 당했다. 고혈압 치료의 절박성을 이보다 더 크게 강변하고 있는 판결은 어디서도 찾아볼 수 없을 것이었다.

이미 지적했듯이 치료혁명은 많은 사람들의 삶에 커다란 수혜를 가져다주었지만, 고혈압을 치료하는 능력은 어떤 점에서는 매우 특별한 사례였다. 1960년대 이전에 특별한 치료약이 없었다는 점은 개인들뿐만 아니라 나라 전체의 운명에 심대한 영향을 미쳤다. 프랭클린 D. 루스벨트, 러시아의 지도자 요시프 스탈린은 혈압이 높았고, 이것이 전후시대의 세계 정치에 중대한 결과를 낳았다.

1945년 4월 12일 프랭클린 루스벨트는 뇌출혈로 죽었다. 그의 외과의사 로스 맥킨타이어 장군은 '느닷없이 출혈이 시작되었다'라고 말했다. 그로부터 며칠 전에 대통령은 '미국에서 가장 저명한 의사를 포함하여 8명의 외과의로부터 철저한 검사를 받았고, 모든 면에서 건강하다는 진단을 받았기' 때문이었다. 하지만 맥킨타이어 장군은 거짓말을 하고 있었다. 왜냐하면 루스벨트는 이미 거의 10년 전부터 고혈압을 진단받아 왔기 때문이다.

1945년 2월 얄타회담(그의 사망으로부터 겨우 8주 전의 일이었다)이 있을 즈음까지 그의 심장과 신장에는 커다란 손상이 가해졌고, 따라서 그는 사실상 '죽어가는 사람'이었다. 세계 정치의 이 중요한 순간에 루스벨트의 악화된 건강은 그의 정치적 판단력을 너무도 심하게 손상시켜 미국의 지도력에 '커다란 공백'을 가져왔다. 이 때문에 '폴란드인들의 배신, 동유럽 국가들의 공산주의 정부 수립, 체코슬로바키아의 쿠데타, 그리고 지구의 반대쪽에서는 중국의 상실과 남한 침략'이 일어났다.

그 1년 전인 1944년에 루스벨트는 자주 숨이 차 괴로움을 겪었다. 그것은 고혈압으로 인해 심장의 근육이 약해졌기 때문이다. 그의 심장병 전문의 하워드 브루엔은 식사에서 소금의 양을 줄이라고 그에게 충고했다. 하지만 루스벨트에게 이뇨제 메르살릴mersalyl을 투약하여 허파 내의 체액을 줄여야 한다는 그의 제안은 대통령의 다른 의사들에게 거부당했다. 그들은 대신 루스벨트에게 흥분제 디곡신을 투여해야 한다고 주장했다.

이 약의 부작용은 식욕이 감퇴한다는 것이었는데, 이 때문에 루스벨트의 건강은 더욱 나빠졌다. 그리하여 식사제한을 폐기하고 디곡신의 양을 줄이자, 루스벨트는 사실상 치료를 받지 않는 것이나 다름없었다. 얄타회담이 열릴 무렵 그는 "매우 피곤해했다.……그의 안색은 무척 나빴다."[36]

스탈린은 그의 병을 이용해 자신의 제국주의적 야망을 밀어붙였다. 이 공산주의 국가의 지도자와 맺은 루스벨트의 관계는 시작부터 기묘한 순진함으로 특징지어져 있었다. 루스벨트는 독일의 패망 후 평화에 대한 전망이 자본주의 체제와 공산주의 체제의 화해에 있다고 믿었다. 따라서 그의 외교정책의 중심적인 원칙은 스탈린에게 아첨하는 것이었다. 루스벨트는 스탈린의 약속을 곧이곧대로 믿었으며, 그의 요구사항을 들어주었다.

1944년 8월 바르샤바 봉기 때 처칠은 스탈린에게 압력을 넣어 폴란드 국민군을 돕게 하려고 했지만 루스벨트는 처칠을 지원하지 않았다. 그는 얄타회담에서 다시 한번 폴란드를 배신했다. 여기서 런던의 폴란드 망명정부와 루블린의 공산주의 괴뢰정부 사이의 권력배분을 다룬 협정서는 아무런 의미가 없을 만큼 너무도 일반적인 용어로 쓰여졌다.

처칠의 외교사절이었던 브룩 경은 당시에 대해 이렇게 썼다. "루스벨트는 스탈린과 사이가 벌어질 위험 때문에 좀더 명확한 언어로 논란을 벌이고 싶어하지 않았다. 또 그 자신의 심신이 피로해 있었던 탓이다." 고혈압과 심부전을 제대로 치료받았더라면 루스벨트가 세계사적인 중대사를 그렇게 어설프게 다루지는 않았을 것이다. 그것은 거의 의심의 여지도 없다. 그랬다면, 그리고 미국과 영국, 프랑스가 먼저 베를린을 해방시키고 또 폴란드가 진정한 민주국가가 될 수 있었다면, 전후의 세계는 얼마나 달라졌을까.

1953년 요시프 스탈린 또한 중풍의 희생자가 되었다. 그의 나이 73세였다. 고혈압의 치료를 위한 특효약이 있었다고 하더라도 스탈린은 아마 이를 이용할 수 없었을 것이다. 그의 주치의 비노그라도프가 '의사들의 음모'에 가담한 혐의로 체포되었기 때문이다. 비노그라도프는 고혈압을 포함하여 그의 건강에 관해 잘 알고 있었을 뿐 아니라 자격을 갖춘 유일한 전문가였다.

중풍으로 쓰러지기 전날 스탈린은 KGB의 최고책임자 베리아와 농담을 주고받았다. 스탈린은 비노그라도프로부터 모든 걸 완벽히 자백받지 못했더라면, 베리아의 키가 '머리 하나만큼 줄어들었을' 것이라고 했다. 스탈린은 즉시 죽지는 않았다. 며칠간 목숨을 부지한 채 의식을 갖고 있었지만, 사지가 마비되고 말을 하지 못했다.

"마지막에 그의 호흡은 깊고 가빠졌다. 입술과 얼굴은 검은빛이었다. 우리가 지켜본 바로는 그는 말 그대로 숨이 막혀 죽었다." 그의 딸 스베틀라나는 그렇게 회상했다.

역시 루스벨트처럼, 만약 스탈린이 제대로 된 약으로 고혈압을 치료받을 수 있었다면, 전후 세계의 역사는 매우 달라졌을 것이다. 어쩌면 그는 10년을 더 살아 쿠바의 미사일 위기를 지켜볼 수도 있었을 것이다. 그랬다면 매우 다른 결과가 빚어져 소련은 정신 나간 스탈린의 명령 아래 미국과 진면적인 핵전쟁에 돌입했을지도 모른다. 어쨌든 고혈압은 국가의 운명과 인류의 생존에 커다란 영향을 미쳤다. 그렇다면 고혈압은 어떻게 치료가 가능한 질환이 되었을까?

혈압은 심장근육이 수축하면서 만들어지는 압력으로 혈액을 동맥으로 뿜어내 순환시킨다. 이것은 두 가지 요소에 의해 결정된다. 첫 번째 요소는 동맥 안에 있는 혈액의 양이다(양이 많을수록 혈액을 순환시키는 데 더 큰 압력이 필요하다). 두 번째 요소는 혈액이 통과하는 혈관의 직경이다(동맥이 좁을수록 더 큰 압력이 요구된다). 따라서 특효약을 발견하기 전까지 혈압을 낮추는 두 가지 방법은 순환계의 혈액량을 줄이거나 혈관을 넓히는 것이었다.

1944년 월터 켐프너 박사Dr. Walter Kempner는 쌀/과일/설탕 식이요법으로 순환계 내의 혈액량을 줄여 혈압을 '정상 또는 거의 정상'으로 되돌릴 수 있었다고 보고했다. "쌀은 소금이나 우유, 지방질을 넣지 않고 맹물에 삶거나 찐다. 모든 과일주스나 과일은 땅콩, 대추, 아보카도 혹은 건과, 통조림 과일을 빼고 먹어야 한다. 물은 한모금도 먹어서는 안 되고 음료섭취는 일일 1리터의 과일주스로 제한한다."

상상할 수 있듯이 문제는 식사가 너무 입에 안 맞아 환자들이 이 식이요법을 지킬 수 없다는 것이었다. "그것은 맛이 없고 단조로우며 금방 질리고 많은 신경을 써서 준비해야 한다.……가족이 많고 집안에서 도움을 받을 수 없는 사람은 거의 따르기가 불가능하다.……식단이 끔찍할 정도로 단조롭기 때문에 환자에게 종교적 열정에 가까운 금욕주의를 주입하지 않는다면 어떤 환자도 참고 실천할 수 없을 것이다."

그 후에 드러났듯이 켐프너의 식이요법은 그가 주장한 만큼 효과적이지 못했다. 다른 의사들이 그를 따라했을 때는 별로 성공적이지 못했다. 1950년 유니버시티 칼리지 병원의 허버트 셰시즈 의사는 "혈압의 변화는 예상할 수 있는 자연적 변화치를 넘지 않았다"라고 말했다.

고혈압 치료의 두 번째 접근법—동맥의 직경을 넓혀 더 낮은 압력으로 체내의 혈액순환을 가능케 하는 것—에서는 신경을 잘라내는 수술을 받아야 했다. 이 신경은 다리에 있는 동맥의 지름을 통제하는 신경이었는데, 큰 수술이었기 때문에 꽤 건강하고 젊은 사람에게만 제한적으로 시술되었다.

이런 치료법의 제한사항들은 도저히 피할 수 없었다. 따라서 전후시대의 연구에서 성장해가는 제약산업계의 화학자들은 이와 비슷한 효과를 낳는 화합물을 찾기 시작했다. 첫 번째의 펜타퀸pentaquine—원래는 말라리아 치료에 쓰였던 약—은 1947년에 도입되었다. 이어 히드랄라진hydralazine, 레세르핀reserpine, 구아네티딘guanethidine, 메틸도파methyldopa 등 다른 여러 약들이 뒤를 따랐다. 이 모든 약들은 다양한 효과가 있었지만, 부작용 때문에 폭넓게 쓸 수가 없었다.

혈압이 높아진 사람들은 대부분 자신이 완벽하게 건강하다고 느끼고 있었다. 따라서 이런 약을 먹고 나서 입이 마르거나 변비에 걸리거나 눈이 흐려지거나 발기불능에 빠지는 부작용을 감수하고 싶어하지 않았다. 그것이 미래에 발병할지도 모르는 중풍을 막을 수 있다고 하더라도 말이다. 고혈압은 혈압을 낮추는 데 쓰이는 약이 개인적 삶의 질을 훼손하지 않고, 따라서 사람들이 장기간 그 약을 복용할 마음이 생길 때여야만 치료 가능한 질환이 될 것이었다.

궁극적으로 이런 기준을 만족시켜준, 따라서 중풍의 예방을 실제적인 사업으로 만들어준 두 가지 약은 이뇨제 클로로티아지드chlorothiazide와 '베타차단제' 프로프라놀롤propranolol이었다. 클로로티아지드는 순환계 내의 혈액량을 감소시켜 혈압을 낮추고, 프로프라놀롤은 이론적으로는 동맥의 지름을 좁혀 혈압을 상승시켜야 하지만, 오히려 그것을 떨어뜨린다는 사실이 드러났다.

클로로티아지드의 발견에 관한 이야기는 다음과 같다. 1930년대 세균감염을 치료하는 술폰아미드를 개발한 뒤 곧이어 이 약을 사용했을 때, 일부 환자가 많은 양의 소변이 나오는 이상한 부작용을 보고했다. 1949년 윌리엄 슈워츠 박사는 이 부작용을 실용적인 목적에 이용했다. 심부전 환자 3명에게 술폰아미드를 투여했다. 이 환자들은 허파에 물이 차 호흡곤란을 겪고 있었다. 소변의 양이 하루하루 많아지자, 허파 내의 체액은 없어졌고, 호흡곤란과 다른 증상들 또한 호전되었다. 안타깝게도 슈워츠 박사의 말에 따르면, 약은 "장기간에 걸쳐 상용하기에는 너무 독성이 강했다."

하지만 화학자 칼 H. 바이어는 만약 똑같은 효능을 지녔지만 무독성인 관련 화합물을 발견한다면 그것이 순환계 내의 혈액량을 감소시켜 고혈압을 치료할 수 있는, 오랫동안 기다려온 '마법의 약'이 될 수 있으리라고 생각했다. 필요한 화학적 과정은 복잡하지만 본질적으로는 익숙한 방법이었다. 그것은 술폰아미드를 취하여 여러 가지 방법으로 변형하고, 개에게 투약하여 소변의 양이 증가하는지 관찰하는 방법이었다. "우리가 찾는 약을 발견하는 것은 오직 시간과 노력의 문제처럼 보였다." 발견된 약은 클로로티아지드였다. 그 약은 '안전성과 효능의 관점에서 가장 뛰어난 화합물'이었다. 10명의 고혈압 환자에게 투여하자 이삼 일 만에 혈압이 정상수준으로 떨어졌다. "부작용은 가벼웠고 이따금 보일 뿐이었다."

두 번째 약 프로프라놀롤은 우연히 발견했다기보다는 의도적으로 계획되었다는 점에서 의약 발견의 연대기에서 거의 유일하다. 이 제약군에는 '베타차단제'라는 이름이 붙었다. 이 이름과 이 약의 기원은 아드레날린이라는 호르몬이 알파수용체에 작용하느냐 베타수용체에 작용하느냐에 따라 서로 다른 조직에 대해 서로 다른 효과를 나타내는 현상에서 비롯되었다. 이것이 혈관 내의 베타수용체와 반응하면 혈관이 넓어지고 심장에서는 수축률과 수축강도가 증가된다.

1950년대 중반, 영국의 화학자 제임스 블랙James Black(후에 노벨상 수상)

은 앙기나*의 치료에 이런 작용의 역작용(심장의 수축강도를 감소시키는 것)을 이용할 수 있으리라고 생각했다. '베타차단제'를 찾아, 심장에 영향을 미치는 베타수용체와 아드레날린의 반응을 막는다면, 이론적으로 이 약은 가슴의 통증에 의해 제약을 받기 전까지 환자의 활동량을 증가시킬 것이었다.

이 접근법의 단점은 이 같은 '베타차단제'가 아드레날린이 베타수용체와 반응하여 혈관을 넓히는 작용에도 반대로 작용하리라는 것이었다. 그렇다면 혈관은 수축하고 직경이 좁아져, 필연적으로 혈압이 상승할 수밖에 없다. 제임스 블랙은 마침내 프로프라놀롤을 찾아냈다. 이 약은 예상대로 앙기나의 증세를 크게 완화시켰다. 게다가 혈압과 관련하여 예상과는 반대의 역작용을 보였다. 혈압이 오르지 않고 오히려 떨어졌던 것이다.

누가 이 역설적인, 그리고 예상과는 전혀 다른 작용에서 고혈압의 치료에 쓰일 수 있는 가능성을 보았는지는 정확하지 않지만, 프로프라놀롤의 효과가 매우 뛰어나다는 게 밝혀졌다. 그리하여 '올바른' 판단에 따른 것은 아니라 하더라도, 제임스 블랙이 고혈압 치료에 '적합한' 두 번째 약을 발견한 사람이 되었다.

이 두 가지 약 클로로티아지드와 프로프라놀롤은 이제 고혈압 치료법을 바꾸어놓았다. 고혈압 환자들은 더 이상 맛없는 쌀과 과일 식단을 계속 지킬 필요가 없었다. 또한 신경을 절단하는 양측교감신경절제술을 받거나 부작용을 걱정하며 약을 먹을 필요도 없었다. 대신 그들은 매일 이 두 가지 약 가운데 하나를 그냥 먹거나 병용투약하면 되었다. 뒤에 더 잘 듣는 약들이 개발되었지만, 중요한 점은 이 두 가지 약으로 인해 1960년대 중반에 이르러 고혈압이 치료 가능한 질환이 되었다는 사실이다.

이제 고혈압을 쉽게 치료할 수 있다는 점이 또 다른 문제를 야기했다. 약

---

*angina, 심장에 혈액공급이 부족하기 때문에 가슴에 생기는 심한 통증—옮긴이

물치료는 중풍의 발생 수를 거의 0으로 줄여놓았지만, 혈압이 한계 내에서 상승해 있는 사람들에게는 상황이 그다지 명쾌하지 않았다. 이런 증상을 '경도輕度'고혈압이라고 한다. 그렇다면 혈압이 어느 정도의 수준에 다다랐을 때 치료를 받아야 하는가? 이 문제가 영국 의학계의 지도적 인물 두 명 사이에서 10년간의 공개적이고 때론 신랄한 논쟁에 불을 붙였다. 그 두 명은 맨체스터 대학교 의과대학 교수 로버트 플랫Robert Platt과 옥스퍼드 대학교 의과대학 흠정강좌 담당교수 조지 피커링 경Sir George Pickering이었다.

기본적으로 플랫은 고혈압이 하나 또는 몇 개의 유전자로 인해 발생하는 특정한 질환이며, '정상적인' 혈압의 건강한 사람과 '비정상적인' 혈압의 환자들을 구분하는 것이 가능하고, 또한 이것이 정말로 필요할 뿐더러 후자에 해당하는 사람들만 치료하면 된다고 주장했다. 조지 피커링 경은 그렇지 않다고 대답했다. 그는 고혈압은 흔히 받아들여지는 용어의 의미에 따르면 '질환'이 아니며, 단지 중풍 발병과 혈압 사이에 연속적인 상관관계가 존재하는 것뿐이라고 말했다. 분명히 혈압이 높아지면 중풍이 일어날 확률도 높아졌다. 하지만 치료를 필요로 하는 사람과 치료가 필요 없는 사람 사이, 즉 '정상'과 '비정상' 사이의 구분점은 자의적이었다. 고혈압은 따라서 질환이 아니라 소견의 문제였다.

이 논란이 난해해 보일 수 있지만, 그 의미는 명확하다. 피커링이 옳다면, 논리적으로 혈압이 '평균'보다 높은 사람들은 누구든 혈압을 낮추어야 하고, 그리하여 한 중요한 연구에 뒤따라 2천4백만 명의 미국인이 고혈압을 앓고 있지만 '깨닫지 못하거나 치료받지 않거나 혹은 부적절하게 치료받은 채' 살고 있다는 주장에 다다르게 된다.

이것은 연구를 지원한 제약산업계 쪽에는 분명 희소식이었다. 2천4백만 명의 아직 발견되지 않은 환자들을 발견하고 그들에게 평생 동안 정기적으로 약을 판다는 전망은 금광을 찾았을 때의 기쁨과 다름없었다. 하지만 결림돌이 있었다. 경도고혈압 증상이 있는 수백만 명의 사람들이 치료를 함으로써 얻는 이로움이 그다지 대단해 보이지는 않는다는 점이었다.

누구에겐가 혈압이 높아 치료가 필요하다는 말을 하면, 그는 건강을 걱정하고 자신의 수명에 더 큰 관심을 갖는다. 이런 두려움은 보통 감추어져 있기 때문에 알아내기가 쉽지 않다. 하지만 1978년 5천 명의 제강 노동자들을 대상으로 한 연구에서는 "제강 노동자들이 고혈압이라고 알려진 곳에서는, 장기 결석률이 두드러지게 높아졌다." 혈압이 높다고 '낙인찍힌' 사람들은 자신들이 중풍에 걸리기 쉽다고 생각하고, 따라서 자연스럽게 '병자 역할'을 하는 경향이 있었다.

또 클로로티아지드와 프로프라놀롤(그리고 이와 비슷한 약들)이 상대적으로 부작용이 없다고 하더라도 환자 가운데 일부에게는 이 약이 맞지 않는 것으로 드러났다. 이 두 약은, 약을 복용한 사람 가운데 5%에서 무기력과 어지럼증, 두통을 유발했다. 그리고 남자에게서는 각각 20%와 6%의 비율로 발기불능을 유발했다. 이 약을 수백만 명이 복용했을 때 이 부작용의 부담은 결코 '적지 않을 것이다.' 그렇다면 과연 이런 치료를 할 만한 가치가 있는 걸까?

1967년으로 되돌아가 미국의 재향군인들 140명은 1년여의 고혈압 치료로 중풍 발병률을 거의 0으로 줄일 수 있었다는 사실을 어려움 없이 보여주었다. 하지만 1980년대 초 영국의 의학연구협회에서 시행한 경도고혈압 환자 치료결과는 이보다 훨씬 모호했다. 1년에 1회의 중풍 발병을 막기 위해서는 850명을 치료해야 했다. 따라서 1년 동안 약을 복용히는 850명 가운데 849명에게는 이 약이 아무런 도움도 안 되었던 것이다.

경도고혈압을 치료함으로써 얻어지는 이익이 매우 제한적이었는데도, '혈압이 낮을수록 좋다'는 '피커링식 패러다임'이 퍼졌다. 따라서 고혈압이 평균 이상의 혈압으로 정의되자 상상할 수 없을 정도로 많은 사람들이 혈압을 떨어뜨리는 약을 복용해야 했다. 정말로 고혈압은 병원을 찾고 약을 처방받는 가장 흔한 이유가 되었다.

1996년에 이르러 미국인은 35세에서 74세 사이에서 3명 중 1명 이상의 비율로 혈압을 낮추기 위해 약을 먹고 있었다. 이로써 제약회사는 연간 60억 달러의 수입을 올릴 수 있었다. 이런 경향은 오늘날 거의 막을 수 없는 것처럼 보인다. 이제 피커링이 틀리고 플랫이 맞는 것이 사실로 드러났다고 하더라도 말이다. 고혈압은 '평균'보다 높은 혈압이 아니다. 그것은 강력한 유전적 요소를 지닌 별개의 질환이다.

1990년대 동일한 논쟁이 반복되었다. 하지만 이번에는 그 대상이 콜레스테롤이었다. 여기서도 역시 콜레스테롤 수치가 높은 사람들에게는 콜레스테롤 수치를 낮추는 치료가 필요하다고 생각되었다. 이어 '콜레스테롤 수치가 낮으면 낮을수록 좋다'는 인식이 퍼졌고, 수백만 명의 사람들이 콜레스테롤 수치를 낮추는 약을 먹기 시작했다. 고혈압을 치료하여 중풍을 막는 거대하면서도 매우 바람직한 프로젝트는 의학의 범위를 확대시켰다. 의학은 아픈 사람을 치료하는 것에서 더 나아갔다. 그리하여 대부분의 건강한 사람들 가운데서 딱히 질환이라고 할 수 없는 질환을 찾아냈고, 엄청난 비용을 들여 이 질환을 치료하는 방향으로 사람들을 이끌었던 것이다.

10 1971 : 소아암의 치료

인생처럼 의학에서도 어떤 문제는 다른 문제보다 복잡하다. 과학은 해결의 기술이기 때문에, 해결하기 어려운 문제는 미래의 어느 때인가 해결책에 다가갈 수 있는 문이 열리리라 기대하며 한쪽으로 치워두는 것이 분별있는 일일 것이다. 그럼에도 많은 의사와 과학자들이 '해결할 수 없는 문제들'에 거침없이 도전했다는 것이 전후시대 의학의 두드러진 특징이기도 했다. 의사들은 소아암의 치료법을 찾기 위해 오랫동안 노력했다. 소아암 가운데 급성림프구성 백혈병Acute Lymphoblastic Leukemia, ALL에 대해 특히 그러했다.

항생물질이나 스테로이드 등 전후시대에 발견된 다른 약제는 효능이 즉각적으로 밝혀진 반면 항암제는 달랐다. 항암제는 효과가 그렇게 뛰어나지 않았고, 아이의 생명을 기껏해야 몇 달간 연장시킬 뿐이었다. 따라서 ALL의 치료는 하나의 약을 발견하는 것으로는 충분치 않았다(뒤에서 곧 보게 된다). 그것은 4개의 서로 다른 약을 필요로 했다. 게다가 이런 약들을 투여하고 무슨 일이 일어났는지 보는 것으로는 충분하지 않았다. 갖가지 병용투약의 결과를 평가하고 약을 어느 정도 증가시켜야 마침내 ALL을 치료 가능한 병으로 만들 수 있는지 알아내기 위해서는 방대한 지적 기구機構를 만들어내야 했다.

결국 환자들은 아이들이고, 약은 독성이 매우 강했다. 대부분의 의사들이 겨우 몇 달 더 생명을 연장시키기 위해 아이들에게 독성이 강한 약을 쓰는 것을 부도덕하다고 생각하고 있을 때 이런 약을 쓰기 위해서는 예외적으로 강한 의지가 필요했다. 이런 이유들로 인해 ALL의 치료가 전후시대의 가장 인상적인 성취로 평가받는 것이다.

급성림프구성 백혈병은 림프모구(골수에서 만들어지는 백혈구의 전구물질)가 악성적으로 증식하여 혈류를 타고 넘쳐흐르는 병이다. 환자들은 대개 5~6세경의 아이들이었다. 그들은 림프모구의 증식으로 생긴 복합적인 증상으로 3개월 내에 사망했다. 이 병에서 림프모구는 마구 증식하여 골수를 가득 채우고, 그리하여 다른 혈액성분의 형성을 막는다. 적혈구 감소는 빈혈을 일으키고, 혈소판의 부족은 출혈을 유발하며, 정상적인 백혈구의 결핍은 감염증에 대한 소인을 기른다. 아이들은 빈혈 때문에 얼굴이 창백해지고 허약해지고 호흡곤란을 겪는다. 또 혈소판이 적기 때문에 쉽게 멍이 들고 조그만 상처에도 피를 많이 흘린다.

하지만 그들이 가장 커다란 위험에 노출되는 것은 감염에 대한 그들의 취약성 때문이었다. 그들은 수막염이나 패혈증을 일으키는 박테리아로부터 보호를 받을 수 없었다. 수혈을 하여 빈혈을 막고 항생물질로 감염증들을 치료하면 '불가피한' 일은 한두 달 정도 뒤로 미룰 수 있었다. 그러나 예후는 너무나 참담한 것이었다.

이런 이유로 어떤 의사들은 이런 지지치료supportive treatment를 해야 하는지에 대해서조차 의문을 제기했다. 런던 해머스미스 병원의 데이비드 갈턴 교수는 당시의 이런 비관주의적 시각을 이렇게 요약하고 있다. "아이들은 그 병에 걸렸다는 것이 발견되면 즉시 집으로 돌려보내졌다. 수혈도 보류될 수 있었다. 그것이 괜히 아이들을 살려두어 마지막 몇 주를 더 괴롭게 한다고 생각되는 경우에는 말이다."

1945년 ALL을 치료하기 위한 최초의 시도에서 시작하여, 세포독성약물을 이용한 화학요법과 방사선 치료의 병용이라는 진실로 기묘한 결합이 이 병을 치료할 수 있는 것으로 밝혀지기까지는 25년 이상의 기간이 걸렸다. 이 치료의 기원과 논리적 근거는 나중에 상세히 다루어질 테지만, 개요만을 살펴자면 다음과 같다.

이 치료법은 고용량의 스테로이드와 세포독성약물 빈크리스틴vincristine으로 골수 안에 있는 백혈병 세포에게 공격을 가하는 것으로 시작되었다. 이런 약물요법은 6주일간 지속되었다. 그 뒤 한 주간 세 가지 세포독성약물 6-메르캅토푸린6-mp, 메토트렉사트methotrexate, MTX, 시클로포스파미드cyclophosphamide의 혼합약제를 매일 투여했다. 다음 2주간은 뇌에다 직접 방사선 치료를 가하고, MTX를 척수액에 직접 5회 주사했다. 이런 요법은 '관해유도'(冠解誘導, 질환의 완화를 유도하는 것)라고 불렸고, 소아 환자의 90%가 이 치료법을 통해 혈류에서 백혈병 세포를 제거시켰다. 이후 '유지요법'이 따랐다. 유지요법으로 2년 동안 치료를 계속하여 골수에서 완전히 백혈병 세포를 제거했다. 이를 위해 언급한 세 가지 세포독성물질의 혼합약제를 낮은 용량으로 매주 주사하고, 10주마다 14일간의 '유도' 요법(스테로이드와 빈크리스틴)을 행했다.

이런 치료법이 어린 환자들과 그들의 부모에게 주는 육체적·심리적 충격은 형언하기조차 힘들 정도다. 약물치료에는 매번 구역질과 구토가 뒤따랐고, 그 정도가 대단하기 때문에 많은 아이들이 먹기를 거부했다. 그런 아이들은 영양상태가 불량해 성장을 멈추고 체중이 늘지도 않았다. 부작용도 있었다. 약의 효능은 백혈병 세포뿐만 아니라 건강한 인체의 세포까지 파괴했다. 아이들의 머리카락이 빠지고, 입 안은 쓰린 궤양이 가득했다. 아이들은 만성적인 설사나 방광염에 시달렸다. 화학요법을 '병에 담긴 죽음'이라고 하는 것은 까닭이 없는 것이 아니었다.

육체적 고통의 끔찍한 짐은 치료결과만 좋다면 받아들일 수 있을 터였다. 하지만 그렇게 되리라고 결코 확신할 수가 없었다. 1967년 이 특별한 치료법이 도입되기 전까지 지난 20년간 치료를 받은 거의 1천 명에 가까운 아이들을 조사한 결과, 단 두 명만 치유되었다고 할 수 있었다(5년 이상 생존했다). 그나마 이들 가운데 한 명은 나중에 재발하여 사망했다. 전체적인 치유율은 0.07%였다. 오늘날 되돌아보면, 이처럼 독성이 높은 치료법을 고안한 사람들, 즉 멤피스에 있는 세인트 주드 병원의 도널드 핀켈Donald Pinkel과 그의 동료들이, 특히 동료 의사들의 뿌리 깊은 회의론에도 불구하고 이런 절망적인 소아 환자들에게 이 치료법을 써서 성공(즉 생존율 증가)을 이루었다는 것은 놀랄 만한 일이다.

미시건에 있는 소아병원의 소아과 의사 울프 주엘저 박사가 이런 회의론의 대표자였다. 그는 백혈병에 관한 국제학회에서 이렇게 말했다. "치료의 부작용이 그 병에서 직접적으로 기인하는 증상들보다 더 크다." 최신의 연구결과들을 검토한 뒤 그는 오로지 이렇게 기대를 표현할 수 있을 뿐이었다. "다른 사람들이 내가 지금 손안에 있는 사실들에서 찾을 수 있는 것보다 낙관적인 어떤 근거를 찾길 바란다."

그러나 당시 주엘저는 몰랐지만, 핀켈이 고안한 1967년의 프로토콜(절차)로 정말로 사람들이 완쾌되었고, 그리하여 많은 사람들은 영원히 자연의 힘으로부터 벗어날 수 있으리라 생각하기 시작했다. 치유율은 0.07%에서 50% 이상으로 치솟았다. "우리는 이 연구결과로 고강도 복합 화학요법을 통해 소아 ALL의 완전한 회복상태를 크게 늘릴 수 있다는 결론에 도달했다. 독성과 감염증이 상당하지만, 얻어진 결과에 따른다면 이 때문에 치료를 못할 정도는 아니다." 핀켈은 1971년에 그렇게 말했다. 모든 사람들이 여기에 동의했다.

다음 해 런던의 백혈병연구기금에서 연례 초청강연을 했을 때 그는 영국 각지에서 온 '열광적인 의사 관중들'에게 오랜 세월 동안 세인트 주드 병원에서 진행된 임상적 연구에 관해 개괄적으로 설명했다. 「랜싯」지는 사설에서 "이제 백혈병을 고식적으로 치료palliative treatment할 곳은 아무 데도 없다"라고 논평하고, 이어 "핀켈 박사의 결과는 인상적이다. 모든 단계에서 까다롭게 보이는 문제들을 해결해놓은 방법론적 태도에 있어 특히 그렇다"라고 말하고 있었다.

핀켈의 업적을 제대로 평가하자면, 암 치료의 기본적인 문제에 대해 제대로 알아야 한다. 악성종양이 인체의 일부분에 국한되어 있는 경우—예컨대 가슴이나 창자—이것은 수술이나 방사선 치료로 제거하거나 운이 좋으면 고칠 수도 있다. 하지만 급성백혈병과 마찬가지로(그리고 암이 몸 안에 퍼지거나 '전이'된 경우도 역시 똑같지만) 암이 흩어져 있는 경우도 있다. 이때 유일한 희망은 암세포를 선택적으로 죽일 수 있는 약물치료다. 만약 어떤 특별한 점에서 암세포가 다른 건강한 세포와 다르고, 이 점을 이용해 건강한 세포는 가만히 놔둔 채 암세포만을 죽이는 것이 가능하다면 문제는 비교적 간단할 것이다.

하지만 암세포가 정상적인 세포와 정말로 다르다고 하더라도 그때까지는 이런 차이점을 이용하여 암을 치료하는 것은 불가능했다. 사실 암세포를 죽이는 모든 약은 암세포의 DNA에 간섭을 가하는 것이고, 따라서 그것은 이런 약이 정상적인 세포의 DNA까지 간섭한다는 것을 의미했다. 또 한때 생각되었듯이 암세포가 더 빨리 분열하여 증식하는 것도 아니었다. 만약 그랬다면 암세포는 적어도 약물치료에 좀더 취약했을 것이다.

저명한 암 연구자인 W. H. 우글럼Woglom 교수가 1945년에 이 문제를 다음과 같이 명석하게 요약해놓은 바 있다. "화학이나 의학 공부를 하지 않은 사람들은 실제로 문제가 얼마나 어려운 것인지 깨닫지 못할 것이다. 그것은 거의, 꼭 그렇지는 않다고 하더라도, 오른쪽 귀는 놔둔 채 왼쪽 귀를 녹여 없애는 물질을 발견하는 것만큼이나 어렵다."

이 같은 우글럼 교수의 절망적인 비유가 있은 뒤 30년이 흐르는 동안, 수십만 가지의 화학물질을 대상으로 항암작용의 유무에 대한 조사가 이루어졌다. 이 가운데 소수의, 약 30가지의 화학물질이 다소나마 어떤 가치가 있는 것으로 드러났다. 사실 이 모든 약은 우연한 관찰이나 행운 덕에 발견되었다.

우선 첫 번째로 질소 머스터드nitrogen mustard가 있었다. 제2차 세계대전이 발발했을 무렵 추축국 독일과 일본은 분명 대규모의 화학전에 의존하리라 예상되었다. 특히 머스터드 가스mustard gas가 의심의 대상이었다. 경각심을 느낀 미군 당국은 해독제를 찾기 위한 화학전쟁부Chemical Warfare Service를 창설했다. 머스터드 가스의 즉각적인 무력화 작용은 눈에 심각한 염증(결막염)을 유발하고 피부에 물집이 생기게 한다. 이 가스는 골수에까지 미쳐 죽음을 낳는다. 골수에서 만들어지고 있던 혈액세포가 파괴되고, 그러면 이 가스의 희생자는 출혈과 감염의 위험에 노출되고 만다.

머스터드 가스의 이런 작용은 제1차 세계대전 종전 무렵 처음으로 기록으로 남겨진 바 있었지만, 1943년 이탈리아 반도의 바리 항에 있는 미군 함대를 독일군이 공격하고 나서야 완벽한 사실로 확인되었다. 1백 톤의 머스터드 가스를 싣고 있는 한 척의 배—하비 호—가 격침되었다. 이 가스에 노출된 사람들에 관한 의료 보고서에서 미 의무대의 스튜어트 알렉산더 대령은 "백혈구에 대한 영향이 가장 심각했다. 3~4일째에 이르면 백혈구 수가 급격하게 감소하기 시작했다."

그런데 질소 머스터드가 골수의 백혈구를 파괴한다면, 백혈병 환자나 림프종 환자의 체내에서 악성적으로 증식하고 있는 백혈구를 감소시킬 수는 없는 걸까? 미군 연구 프로그램의 일부로, 두 명의 젊은 과학자인 예일 대학교의 앨프레드 길먼과 루이스 굿맨(나중에 이 둘은 그들의 고전적인 교과서 『치료의 약리학적 기초』로 유명해졌다)은 림프종(림프샘에 생긴 암)이 상당히 진행된 쥐 한 마리에 질소 머스터드를 투여하기로 마음먹었다. "화합물을 단 2회 투여한 후에 종양이 더 이상 촉진할 수 없을 만큼 사그라졌다."

길먼은 20년이 지난 뒤 이렇게 회상했다. "이 실험결과는 인간에게 시도해볼 용기를 줄 만큼 충분히 고무적이었다." 그리하여 화학요법으로 치료받는 최초의 환자는 48세의 은 세공사로 림프육종에 걸린 J. D. 씨가 되었다. 그는 얼굴 주위의 림프절이 크게 부어올라 있었다. 그래서 씹는 것과 삼키는 것이 불가능했다. 겨드랑이도 마찬가지여서 팔을 옆구리까지 내리지도 못했다. 가슴 안에서는 심장으로 들어오는 피가 막혀 머리와 가슴이 부풀어올라 있었다.

질소 머스터드 연구 프로그램은 '일급비밀'로 분류되었다. 따라서 J. D. 씨나 그의 의사도 치료하는 화학물질이 무엇인지 알지 못했다. 의사의 차트에는 단순히 '정맥 내 kg당 0.1mg의 화합물 X 투여'라고 씌어 있었다. 치료는 모두 10일간 계속되었다. 치료기간 동안 엄청났던 부기가 사라지고, "그 병으로 인한 모든 징후와 증상이 없어졌다." 하지만 한 달 뒤 종양이 재발했다. 추가적인 치료가 필요했다. 그는 두 달을 더 살았다. "그의 죽음은 골수에 미친 이 약의 유해반응으로 재촉되었다." 즉 질소 머스터드는 림프종 세포를 죽였을 뿐만 아니라 골수 안의 혈소판과 백혈구까지 파괴했던 것이다.

다음 환자는 경과가 좋지 않았다. 치료로 종양을 줄어들게 하는 데 실패했고, 대신 골수를 완전히 파괴해버렸다. 길먼은 이렇게 말했다. "종양은 저항력을 보였다. 그의 혈구 수가 감소하고 있는 동안 계속된 긴장상태는 만족스런 임상적 반응으로는 누그러질 수 없었다." 이 두 명의 환자가 보여준 결과는 그 뒤 20년간 진행된 화학요법의 모든 결과를 정확히 예언하고 있는 것이었다. 처음에는 단기간 병세가 호전되었지만, 결국 병의 재발이나 약의 독성 때문에 환자는 죽음을 맞았다.

그렇더라도 이것은 처음 생각했던 것보다는 상서로운 출발이었다. 우선, 종양을 '녹여버리는' 약으로 죽어가는 환자—예컨대 J. D. 씨—를 긴박한 죽음에서 구해내는 광경이 사람들을 감동시켰던 것이다. 그것은 눈앞에서 기적을 목격하는 것과 비교할 만했다. 비록 그것이 일시적이긴 하지만 말이다. 짧은 기간이었다고 하더라도 회복의 중요성을 간과해서는 안 된다.

데이비드 갈턴 교수의 회상에 따르면, 1940년대 말 시인 마이클 로버츠가 백혈병에 걸리자 그의 아내 재닛 애덤 스미스는 친구 알렉산더 해도우의 도움을 구했다. 알렉산더 해도우는 영국에 있는 중요한 암 연구소의 소장으로 마침 '최신약품' 아미놉테린aminopterin을 얻을 수 있었다. 마이클 로버츠는 거의 세 달간 양호한 몸 상태를 유지했지만, 병이 재발하자 건강은 급속도로 악화되었다. 해도우는 3개월의 시간이 오히려 고통스런 짐이 되지 않았는지, 반가운 혜택보다는 불행이 되지 않았는지 걱정했다. 하지만 재닛 애덤 스미스는 그 짧은 회복기간이 그들에게는 생애 최고의 행복한 날들이었다고 그에게 말했다.

J. D. 씨의 치료에 관련된 두 번째 특징은 약 자체와 관련이 있었다. 질소 머스터드는 암의 치료에조차 '너무 독성이 강한' 것으로 드러났다. 하지만 그것의 화학구조를 변화시키자, 다음 10년 동안 항암제들이 속속 등장할 수 있었다. 여기에는 티오테파(1950), 클로람부실(1953), 멜팔란(1953), 시클로포스파미드(1957)가 있다. 하지만 J. D. 씨의 치료와 관련된 세 번째 특징이자 동시에 가장 중요한 사항은 그의 실험적 치료가 화학전쟁부의 부장이었던 코널리어스 '더스티' 로즈Cornelius 'Dusty' Rhoads의 후원 아래 이루

어졌다는 것이다.

 종전 무렵 화학전쟁부가 해체되자 로즈 박사는 그가 고용했던 과학자와 의사들에게 얻은 경험이 암 치료제의 연구를 위한 특정한 기구를 통해 최대한으로 활용될 수 있으리라 생각했다. 그는 자선사업가 앨프레드 슬로언과 찰스 케터링을 설득하여 돈을 투자하게 했다. 1948년에 1백 개 이상의 연구실을 갖춘 슬로언-케터링 연구소가 설립되었다. 로즈 박사의 주도 아래 화학전쟁부의 전前 직원들이 여기로 모여들었고, 다음 20년 동안 암 치료제의 연구는 진지한 과학이 되었다. 하지만 종전 후의 시점에서, 1971년에 세인트 주드 병원에서 이루어졌던 핀켈의 ALL 치료결과가 알려지기 전까지는 26년을 더 기다려야 했다.

 그 사이의 세월은 세 시기로 구분될 수 있다. 첫 번째 시기 동안에는 몇 가지 항암제가 더 발견되었다. 두 번째 시기는 1950년대 중반에 시작되었다. 그때까지는, '임상시험'이라는 수단을 통해 폭넓게 종합적인 평가를 실시하지 않고서는 이 신약들의 상대적 가치(만약 그런 것이 있다면)를 제대로 헤아리기가 어렵다는 것이 분명해졌다. 대략 1962년부터 시작되는 세 번째 시기에서는 신약과 이 신약을 평가하는 방법이 결합되어, 소아암에 '마지막 일격'을 가했다.

첫 번째 시기: 항암제의 발견

 아미놉테린: 질소 머스터드 다음으로 중요한 항암제는 아미놉테린이다. 이 약은 1948년 하버드 대학교 의과대학의 병리학 교수이자 '암 치료의 아버지' 시드니 파버Sidney Farber가 도입했다.

 그 과정을 보자. 먼저 1933년 봄베이에서 일하고 있던 영국의 내과의 루시 윌즈Lucy Wills 박사가 직공에게서 특별한 종류의 빈혈을 발견했다. 그녀는 이 빈혈이 가혹하다 싶을 정도의 가난과 영양이 크게 부족한 식사 때문이라고 생각했다. 그녀의 발견에 따르면, 그 빈혈은 순수한 누룩으로 만든 마마이트(Marmite, 누룩과 야채 추출물 등으로 만들어진 조미료의 이름—옮긴이)를 섭취하면 치료할 수 있었다. 그녀는 누룩에 아직 알려지지 않은 중요한 영양요소 또는 비타민이 있으리라 추론했다. 10년 뒤 이것은 엽산(폴산)임이 밝혀졌다.

1945년 사실상 새롭게 발견되는 모든 화합물들이 항암제로서 쓰일 수 있는지 테스트를 받고 있을 때, 시드니 파버는 새롭게 발견된 이 비타민을 다양한 종류의 암 환자에게 투여했다. 백혈병에 걸린 7명의 환자 외에는 효과가 없었다. 이 7명의 환자에게는 유감스럽게도 의도한 작용의 역작용이 일어났고, 환자들의 사망은 오히려 가속화되었다. "사후 검시를 통해 골수에서 백혈병 과정의 가속화가 일어났음을 알 수 있었다. 그 가속화의 정도는 엽산을 투여하지 않은 소아 사망자 2백 명의 검시에서는 볼 수 없었던 것이었다." 그는 그렇게 썼다.

파버는 낙담하기보다는 뛰어난 상상력으로 대담한 추측을 했다. 그 추측이란 오늘날에는 당연해 보이지만 당시에는 결코 그렇지 않았던 것으로, 엽산이 백혈병을 악화시킨다면, 그 반대로 작용하는 화학물질은 백혈병을 치료하는 원래 의도된 작용을 하지 않을까 하는 것이었다. 그는 엽산의 화학적 구조를 밝혀낸 바 있는 제약회사 레덜Lederle의 Y. 서바 로우Subba Row 박사에게 기댔다.

파버는 로우 박사에게, 엽산과 비슷하지만 또한 충분히 다르기 때문에 일종의 '가짜' 구성물로 작용하는 화합물을 만들어줄 수 있겠느냐고 물었다. 물론 이 화합물은 이로써 백혈병 세포에 미치는 엽산의 작용을 막아야 했다. 로우 박사는 이에 매달렸고, 이런 화합물을 몇 가지 만들어냈다. 파버는 이 가운데 하나인 아미놉테린을 급성 백혈병에 걸린 어린이 16명에게 투여했다. 그리하여 그 중 10명이 '호전되었다는 임상적 증거'를 보여주었다. 아미놉테린은 3년 뒤인 1949년에 메토트렉사트라고 알려진 더 효과적인 약제로 대체되었다.

스테로이드: 1949년 메이오 병원의 필립 헨치는 류머티즘관절염으로 괴로워하는 환자들에게 코르티손이 기적적인 효력을 나타낸다는 사실을 보고했다. 이어 코르티손이 다른 많은 질환에도 효과적이라는 게 드러났다. 파버는 당연히 백혈병에 걸린 아이들에게 이 코르티손을 투여해보았다. 1950년 그는 첫 번째 사례로 아미놉테린으로 효과를 보지 못한 5세 아동에게 부신피질자극호르몬을 주사하자 병세가 완화되었다고 보고했다. 이 부신피질자극호르몬은 부신을 자극하여 체내에서 자연적으로 만들어지는 스테로이드의 양을 증가시키는 역할을 했다.

항생물질(악티노마이신): 스테로이드가 백혈병의 증상을 완화시킬 수 있다면 치료혁명의 두 번째 대들보, 즉 항생물질을 치료에 써보는 것은 어느 모로 보나 당연했다. 너무 독성이 강하기 때문에 제쳐두었던 항생물질은 특히 그러했다. 1950년대 초반 스트렙토마이신의 발견자 셀먼 왁스먼은 파버에게 관련 화합물 닥티노마이신dactinomycin을 주었다. 파버는 신장에 난 윌름Wilm씨 종양이 양쪽 허파에까지 전이된 채 죽어가고 있던 한 소년에게 닥티노마이신을 투약했다. 소년은 3주 만에 죽었다.

하지만 '검시에서, 우리의 경험에 따르면 당시로서는 특이할 수밖에 없었던 사실이 드러났다. 전이가 사라지고 히파의 많은 영역에서 섬유질이 생성된 것이었다.' 그 뒤 악티노마이신 C(이게 나중에 알려진 이 약의 이름이다)는 윌름씨 종양을 치유할 뿐 아니라 태반융모막암종, 고환암, 유잉Ewing씨 육종, 소아골수종양에 효과가 있다는 것을 보여주었다. 항암 치료법에서 항생물질의 역할은 이것으로 끝나지 않았다. 10년 뒤 두 가지 항생물질—

다우노마이신daunomycin과 블레오마이신bleomycin—이 다른 여러 암에 효능을 발휘한다는 것이 밝혀졌다.

6-메르캅토푸린: 6-mp는 40년 이상 지속된 조지 히칭스와 거트루드 엘리언의 성공적인 협력의 결과로 생겨났다. 그 기간 동안 그들은 DNA의 주요 성분 가운데 하나인 푸린에 대해 '틀린' 구성물로 작용함으로써 DNA를 이러저런 식으로 방해하는 약을 합성했다. 6-mp의 발견은 의약 발견의 역사에서 가장 중요한 사건 중 하나로 자리매김된다. 6-mp는 백혈병과 다른 여러 암의 치료에서 회복을 유도하고 지속시키는 역할을 할 뿐 아니라 강력한 면역억제제가 될 수 있다는 것이 밝혀졌다. 6-mp는 신장이식술을 가능케 했다.

그 외: 사실상 모든 다른 항암제는 '우연히 발견되었다.' 화학물질의 선별 프로그램을 통해서든 정말로 순전한 우연에 의해서든. 1954년 기니피그에서 취한 혈청이 쥐의 종양을 퇴화시킨다고 보고되었다. 8년 뒤 활성성분 L-아스파라기나제asparaginase가 발견되었다. 서인도 제도에서는 하얀 꽃을 피우는 빙카 로사vinca rosa의 잎으로 차를 끓여 마시면 당뇨병 환자에게 좋다고 알려져 있었다. 웨스턴 온타리오 대학교의 의사들은 여기서 인슐린의 대체약제를 개발할 수 있으리라 기대했으나 이 잎에 측정이 가능할 정도로 혈당을 낮추는 효과는 없다는 것을 알아내고 실망할 수밖에 없었다. 그런데 추출액의 투여량을 늘리면 더 많은 실험용 동물들이 다양한 농양을 일으켜 죽고 말았다. 백혈구 수의 급격한 감소 탓이었다.

질소 머스터드의 초기 조사자들에게 떠올랐던 생각이 그들에게도 떠올랐다. 백혈구 세포를 파괴하는 것이라면 백혈구의 악성증식을 막을 것이고 따라서 백혈병의 유용한 치료제가 될 수 있으리라는 생각이 들었다. 그리하여 빈크리스틴이 발견되었다. 이제 보겠지만 이 약은 백혈병 치료의 최종 단계에서 특별히 중요한 역할을 했다.

끝으로 살펴볼 항암제는 다른 어떤 약보다 더 우연적으로 발견된 '백금'이다. 미시건 주립대학의 바넷 로젠버그는 전기가 박테리아의 성장에 영향을 미치는지 알아보기 위해 대장균 표본을 물 속에 두고 두 개의 백금 전극을 통해 전류가 흐르게 했다. 한두 시간 뒤 이 미생물을 조사했을 때 이 미생물들이 분열을 멈추었지만('허리가 잘록해지는 흔적'을 찾아볼 수 없었다), 성장은 방해받지 않았으며 대장균은 정상적인 길이보다 3백 배나 긴 실 모양을 하고 있었다. 이것은 매우 기묘한 현상이었다.

로젠버그는 당연히 그런 현상이 일어난 원인을 찾으려 했다. 로젠버그는 분명한 가능성들, 예컨대 전류 자체, 수조 내 물의 온도와 산성을 배제해나갔고, 마침내 전극의 백금이 그 원인이라고 결론지었다. 시스플라틴Cisplatin ―백금의 유도체―은 그 뒤 세포분열이 일어나기 전에 DNA의 작용을 방해하는 것으로 밝혀졌다. 그리하여 이 약은 강력한 항암제가 되었다. 특히 고환과 난소에 난 종양에 잘 들었다.

두 번째 시기: 항암제의 평가

항암제의 발견에 관한 이야기를 관통하는 공통된 테마는 공통된 테마가 없다는 것이다. 이들 항암제의 기원은 서로들 너무도 별나 '이 외에도' 얼마나 더 많은 약이 있을까, 그리고 가장 강력한 항암제는 아직 발견되지 않은 게 아닐까 궁금해하는 게 당연해 보인다. 물론 항생제가 기적적으로 감염증을 치유했던 것처럼 암을 기적적으로 치유해줄 '마법의 탄환'도 기대해볼 만한 일이었다. 생각할 수 있는 모든 화학물질의 생성과정과 시험을 합리화하는 게 옳은 듯이 보였다.

이에 따라 1954년 미국 의회는 국립화학요법암센터Cancer Chemotherapy

National Service Center의 설립을 위해 국립암연구소National Institute of Cancer
에 지원할 기금을 조성했다. 국립화학요법암센터에서는 다음 10년간 항암
제로서의 가능성을 평가하기 위해 82,700개의 화학물질, 115,000개의 발효
생성물, 17,200개의 식물생성물—총 214,900개—을 선별·조사했다. 이에
더해 항암제를 시험해야 했기 때문에 '예외적인 임상시험 네트워크'가 마련
되었다. 그것은 독특한 협력 작업이었고, 여기서는 어떤 복합약제를 다른
것들과 비교하여 백혈병과 림프종의 표준 프로토콜을 이끌어냈다.

세 번째 시기: 최종적 단계

1950년대 말, 되돌아본다면 상황은 꽤 희망적이었다. 이제 몇 가지 약이
있었다. 각각의 약은 저마다 비록 짧긴 했지만 백혈병을 완화시키는 효과
를 가져왔다. 다음으로 미 의회의 아낌없는 후원으로 국립암연구소에는 돈
이 넘쳐났다. 답을 얻기 위해 필요한 일은 정확한 약제들을 병용하여 임상
시험을 해보는 것이 전부였다. 그 외에도 어떤 암들은 단 하나의 항암제만
으로 치료가 될 수 있다는 사실이 밝혀졌다. 여기에는 태반의 암종, 융모막
암종, 동아프리카에서 흔한 소아암으로 버킷림프종이 포함되어 있었다.

물론 말할 필요도 없지만, 이것이 당시의 지배적인 시각은 아니었다. 화
학요법은 아이들의 비참한 삶을 몇 달 정도 늘리는 것 외에는 별다른 일을
할 수 없는 듯했다. 사람들이 아는 것은 화학요법이 완전히 엉터리일 수 있
으며, '답'은 다른 곳에 있을지도 모른다는 것이었다. 쥐의 백혈병은 바이러
스를 통해 생긴다는 것이 밝혀졌다. 따라서 의학연구의 방향은 인간에게
백혈병을 일으키는 비슷한 감염원을 찾는 쪽으로 나아가야 할지도 몰랐다.
참으로 화학요법의 미래는 어디로 향해야 할지 불분명했다. 그 성공은 매
우 제한적이었지만, 성공이 커질수록 문제는 더 까다로워지는 듯했다.

우선 약물내성의 문제가 있었다. '첫 회에는' 병세의 완화를 가져왔던 약

이 두 번째나 세 번째에는 전혀 효과가 없는 것으로 드러났다. 백혈병 세포는 어떻게든 항암효과를 상쇄시키는 수단을 얻는 듯했다. 하지만 어떻게 그럴 수 있단 말인가? 유일하게 가능한 해결책은, 결핵의 항생제 치료에서 충분히 증명된 바 있지만 몇 가지 약을 함께 쓰는 것이었다. 하지만 이것은 독성을 도저히 견딜 수 없는 수준에까지 이르게 한다. 다음으로, 더욱 심각한 것은 어떤 아이들은 조금 더 살지만 결코 본 적도 없는 합병증으로 결국 죽는다는 사실이었다.

백혈병 세포가 뇌와 주위 조직에 침투하여, 예상할 수 있는 일이지만 곧 혼수상태와 죽음이라는 끔찍한 결과를 낳았다. 뇌는 일종의 '성소'로, 백혈병 세포는 항암제를 피해 그 안으로 숨어들 수 있었다. 하지만 항암제는 혈액에서 뇌로 들어갈 수 없었다. 따라서 이런 '보호를 받고 있는' 백혈병 세포를 제거하려면, 항암제를 척수액에 직접 주입해야 하고 뇌는 방사선 치료를 받아야 했다. 아이가 이런 치료를 전부 받는다고 하더라도, 그 아이가 그런 치료를 감수할 만큼 충분히 오래 산다는 보장이 없었을 뿐더러 사실상 그런 가망도 없었다.

이런 상황에서 이 분야의 개척자들이 스스로 직업적으로 고립되었다고 생각하는 것은 무리가 아니었다. 많은 소아과 의사들이 공개적으로 그들의 실험적 치료법을 비난했다. "우리는 악의가 있거나 아니면 어디 나사가 하나 빠진 사람들로 여겨졌다." 런던 해머스미스 병원의 알렉산더 스피어스 박사는 그렇게 기억하고 있다.

이런 모든 곤경에 처한 상황에서 두 그룹의 의사들이 '마지막 일격'에서 결정적인 역할을 했다. 국립암연구소에 있던 에밀 프라이라이히 박사와 에밀 프라이 3세 박사가 지적 기반을 제공했다. 그들은 하나의 약보다는 두 개 또는 그 이상의 약이 낫다는 사실을 발견했으며, 게다가 더없이 중요한 일로, 수혈과 적절한 항생물질을 통한 '지지요법'으로 독성을 제어할 수 있다는 사실을 밝혀냈다. 이에 더해 세포독성약물이 서로 다른 효과를 보인다는 것이 밝혀졌다. 스테로이드와 빈크리스틴은 상대적으로 무독성이지만, 이들이 유도하는 관해는 좀더 독성이 강한 메토트렉사트와 6-mp로 치료했을 때만큼 오래 지속되지는 않았다. 어쩌면 이런 작용을 효과적으로 활용하는 방법이 있지 않을까?

그리고 나서 세인트 주드 병원의 시드니 파버 박사와 그의 제자 도널드 핀켈 박사가 있었다. 이 두 명의 내과의는 지구상의 그 어떤 사람보다 많은 소아백혈병 환자를 치료했다. 그들은 다음과 같은 전망 속에서 그들의 고난스런 작업을 계속할 수 있었다.

최대의 정신적 평화는 한 그룹의 의사와 간호사들이 가용한 지식의 빛 아래서 할 수 있는 모든 일을 다 하고 있다는 생각에서 얻어졌다. 완벽한 진실을 찾으려는 마음가짐이 가족의 필요를 대신했고, 유일하게 할 수 있는 약속은 다음 단계가 곧 찾아오리라는 희망에 근거하고 있었다. 실제적인 성취에 기초하여 신중한 낙관주의의 분위기가 형성된다면, 두려움을 떨쳐버리기는 훨씬 더 쉬울 것이고, 문제를 용기 있게 처리할 수 있을 것이다.[37]

그 뒤를 이은 진전은 실제적이라기보다는 철학적인 것이었다. 슬로언-케터링 연구소의 하워드 스키퍼Howard Skipper 박사가 소아백혈병이 원리적으로 어떻게 치유될 수 있는지 이론적으로 증명하자, 모든 관련자들의 심리적 전경이 달라졌다. 만약 스키퍼가 예언했듯이 백혈병에 걸린 소아의 '치유'가 달성 가능한 목표라면, 독성이라는 끔찍한 문제는 부차적인 것이 되어야 했다. 목적, 즉 치유는 거기에 도달하기 위한 모든 수단을 정당화했다. 만약 치료의 강도를 높였을 때 그로 인해 어떤 아이들이 백혈병이 아닌 치료제 때문에 죽는다고 하더라도 어쩔 수 없었다.

스키퍼는 암에 대해 오랫동안 숙고했다. 다른 많은 동료들처럼 그의 직업은 화학전쟁부에서 시작되었다. 화학전쟁부의 부장이었던 코널리어스 로즈는 전쟁이 끝나고 슬로언-케터링 연구소의 소장을 맡고 있었다. 그는 스키퍼를 채용해 앨라배마 주 버밍엄에 이 연구소의 전초기지를 세우는 작업에 착수케 했다.

스키퍼가 일단 스스로에게 '백혈병을 치유하려면 어떻게 해야 할까?'라는 질문을 제기하자 문제는 분명해졌다. 당연히 모든 암세포를 파괴해야 했다. 암세포가 단 하나라도 남는다면, 그 수는 곱절이 되고 또 곱절이 되어 몇 달 만에 재발을 일으킬 정도로 충분한 수가 될 터였다. 마지막으로 생존한 암세포까지 죽이는 확실한 방법은 약을 충분한 횟수와 양으로 투여하여 암세포를 깨끗이 일소해버리는 것이었다.

하지만 스키퍼는 문제가 이보다 훨씬 더 미묘하다는 것을 깨달았다. 그들이 쓰고 있는 약은 투여될 때마다 암세포의 절대 수를 없애는 게 아니라 똑같은 비율로 암세포를 죽이는 것이다. 이 사실은 복잡한 의미를 띠고 있었다.

백혈병 세포의 99%를 죽일 수 있는 어떤 복합약제를 생각해보자. 골수에 1백만 개의 백혈병 세포가 있다면, 첫 회의 치료과정이 끝나면 백혈병 세포는 99만 개가 죽고 단 1만 개만이 남을 것이다. 하지만 이후 백혈병 세포가 1백 개로 떨어진다고 하더라도, 똑같은 양의 약은 단 99개의 세포만을 죽이고 나머지 하나는 여전히 살아남아 있게 된다.

이것은 잘 알려진 생물학적 현상, 즉 일차역학first order kinetics의 한 예를 보여준다. 일차역학은 다음과 같은 이야기를 통해 쉽게 이해할 수 있다.

닭장 밖에 서 있는 작은 소년을 상상해보자. 닭장 안에는 천 개의 달걀이 제멋대로 흩어져 있다고 하자. 소년은 수없이 많은 작은 못을 가지고 있다. 그는 이리저리 돌아다니며 특별히 목표를 정하지 않고 닭장의 철망 안으로 못을 집어던진다. 무슨 일이 일어날까? 대부분의 못은 철망에 맞아 밖으로 튀어나올 것이다. 철망을 제대로 통과한 못은 각각의 달걀을 때리고, 여러 차례 못에 맞은 달걀은 결국 깨지고 말 것이다.

그리하여 소년이 또 한 차례 못 세례를 날렸을 때 1천 개의 달걀 가운데 9백 개의 달걀이 깨졌다고 가정해보자. 이제 1백 개의 달걀이 남아 있다. 못은 여전히 똑같은 수와 속도로 날아든다. 하지만 각각의 못이 달걀을 깰 확률은 적어진다. 달걀의 수가 10분의 1로 줄어들었기 때문이다. 각 달걀은 전과 똑같은 횟수로 못에 맞지만, 우리는 계속된 못 세례로 남아 있는 1백 개의 달걀 가운데 90개만 깨질 것으로 예상할 수 있다. 이런 식이다.[38]

'일차역학'의 법칙이 옳다면, 하나의 약 또는 하나의 복합약제로 관해를 유도하고, 그 뒤 투여량을 줄여 약물독성을 완화시키는 방법은 분명히 잘못되었다. 스키퍼의 이론은 그 반대를 주장했다. 일단 병세가 완화되더라도 투약량은 최대한 높은 수준으로 유지해야 한다. 왜냐하면 백혈병 세포가 적을수록 인체 내에서 그것을 죽이는 게 더 어렵기 때문이다.

이러한 이론적 전망 아래 국립암연구소의 프라이라이히와 프라이 3세는 중요한 약물치료법을 고안했다. 상대적으로 무독성인 빈크리스틴과 스테로이드(프레드니손)가 먼저 관해유도를 위해 쓰인다. 그리고 '마지막까지 살아남은 암세포'를 제거하고자 하는 바람 속에 2~3년간 치료를 계속하여 메토트렉사트와 6-mp로 백혈병 세포를 거듭거듭 잡아 죽인다.

멤피스의 세인트 주드 병원에서 핀켈 박사는 한 걸음 더 나아갔다. 그는 '뇌'라는 성소를 방사선으로 치료했고, 메토트렉사트를 척수액에 직접 투여했다. 그곳에 자리잡고 있을지도 모를 백혈병 세포를 없애기 위해서였다. 그는 이 치료법을 1962년에 시작했지만, 그가 정한 방사선의 양은 재발을 막는 데 실패했다. 이에 따라 그는 방사선 양을 두 배로 늘렸고, 그 결과 효과를 보았다. 뇌에서의 재발 횟수가 20배 감소했다. 이로써 그는 앞에서 말했듯이 0.07%라는 '치유율'(5년 이상 생존한 소아에 대해 치유되었다고 가정한다)이 50% 이상으로 뛰어올랐다고 보고할 수 있었다. 게다가 이것으로 끝이 아니었다. 다음 20년간 신약 프로토콜을 엄격히 분석한 결과 또 다른 개선들이 이루어졌다. 이런 분석을 통해 다양한 복합약제들이 끝없는 조합을 통해 새로 만들어지고 다시 폐기되곤 했다. 마침내 치유율은 71%까지 치솟았다.

ALL의 치료는 풀 수 없을 듯한 문제를 푸는 과학의 능력을 보여주었다. 그렇다고 과학이 모든 공로를 떳떳하게 주장하기는 어렵다. 솔직히 말하자면 ALL 치료의 많은 측면은 설명이 불가능한 채로 남아 있기 때문이다. 핀켈 자신도 1979년의 한 강의에서 이 점을 시인했다. 첫 번째로, 1945년에서 1960년까지 개발된 항암제가 없었다면 ALL은 분명히 치유하기 어려웠을 것이다. 알다시피 이 약들은 6-mp를 제외하면 이러저런 식으로 '우연히' 발견되었다.

두 번째, 약의 작용방식에 관한 문제가 있다. 이에 관해 도널드 핀켈은 어쩌면 놀랄 만한 일이겠지만 "항백혈병 약제가 인체 내에서 어떻게 작용하는지 거의 모른다"라고 말했다. 사실상 모든 항암제가 세포의 DNA, 따라서 암세포의 DNA가 분열하는 능력에 간섭한다. 백혈병 세포가 정상세포보다 빨리 분열한다고 생각했던 초기에는, 그것이 항암제의 작용에 분명한 이유를 제공했다. 하지만 사실은 백혈병 세포가 정상세포보다 천천히 분열하고, 이로써 항암제가 정확히 어떻게 작용하는지는 이해하기가 어려워졌다. 물론 다른 여러 가지 가능성을 생각해볼 수도 있다.

암세포의 자가복구 기전은 불완전할 수 있으며, 이 때문에 항암제로 인해 생긴 DNA의 손상을 제대로 고치지 못할 수 있다. 하지만 일부의 약물은

DNA 간섭과는 다른 '알려지지 않은' 항암효과가 있다는 주장도 있다. 한 의사는 다음과 같이 말했다.

"나는 여러 약의 작용이 세포의 생성기전에 한정된다고 확신한다. 백혈병 세포 침윤의 신속한 위축과 현미경적 수준에서 일어나는 격렬한 파괴를 본 사람이라면 누구나 이 문제에 관해 열린 사고를 계속해갈 게 틀림없다."

결국 핀켈 박사는 의학적 치료법만으로 ALL의 치유를 설명할 수 있다는 생각에 회의를 품게 되었다. 그는 대신 '소아백혈병 치료는, 인체의 조절기전이 제 기능을 되찾을 때까지 ALL의 림프구 증식을 억제하는 것'이라고 추측했다.

ALL의 치료를 향한 오랜 장정이 궁극적인 성공에 이르게 되자, 여러 가지 이유로 미래에 대해 낙관적인 견해를 가질 만한 상황이 찾아왔다. "다음 10년은 암 치료에서 놀라운 발전의 시기가 될 것이다." 시드니 파버는 「뉴스위크」 지의 칼럼니스트 스튜어트 앨숍(그 자신이 백혈병에서 완치된 사람이었다)에게 말했다. "이 야수를 길들일 수 있는 때가 머지않아 올겁니다.……그 시기를 당기는 일은 국가적인 노력을 기울일 만한 가치가 있습니다."

'국가적인 노력'은 리처드 닉슨 대통령이 말한 '암과의 전쟁'이라는 모습을 띠고 곧 현실로 나타났다. 유력한 대통령 후보였던 상원의원 테드 케네디를 앞지르고 싶었던 닉슨은 1971년의 연두교서에서 이렇게 말했다. "원자를 쪼개고 인간을 달로 보냈을 때 단결하여 노력했던 것처럼 이제 이 끔찍한 질병을 정복하기 위해 그때와 똑같은 노력을 기울여야 할 때가 왔습니다. 이 목표를 이루기 위해 우리는 총력을 기울여야 합니다." 그리고 1971년의 크리스마스 이틀 전, 그는 국립암연구소의 연방기금을 다음 10년간 연간 4억 달러에서 거의 10억 달러로 인상하는 법안을 의회에 제출했다.

암 연구는 이제 지원금이 넘쳤다. 도널드 핀켈이 이룬 성과를 진전시키고 약물에 영향을 받는다고 알려진 다른 암(림프종, 골육종 같은 희귀 소아암, 성인 백혈병, 고환암 등)에 화학요법을 적용하기 위해서는 분명히 할 일이 많았다. 결과는 확실히 인상적이었다.

하지만 문제는 이 암들이 전체 암의 1%에도 못 미치는 아주 적은 부분을 차지한다는 데 있다. '암과의 전쟁'에서 이기려면, 이 같은 형태의 치료는 좀더 일반적인 종류의 암에 적용되어야 했다. 이런 암은 폐암, 유방암, 대장암 등, 이른바 '실질solid' 기관에 생기는 '고형solid' 종양으로, 체내 구석구석에 퍼지거나 전이되는(될 수 있는) 종류의 것을 말한다.

이런 도전을 염두에 두고, 젊고 총명한 의사들이 새로 창설된 종양학 분야에 몰려들었지만, 그들이 비슷한 성과를 올릴 가능성은 거의 찾아보기 힘들었다. 이 고형종양은 ALL 같은 치유 가능한 암과는 생물학적으로 완전히 달랐다. 병인은 노화의 불가피성과 밀접한 관련이 있었다(암에 걸릴 위험은 나이가 들수록 증가한다). 따라서 이런 암들이 전반적으로 치유 가능하다고 생각하는 것은 비현실적이었다. 그것은 노화 자체가 치유 가능하다고 말하는 것과 마찬가지이기 때문이었다.

게다가 고형종양은 항암제가 잘 듣지 않는다. 이 '저항성'은 백혈병 세포의 '민감성'과 크게 비교된다. 그것은 그들의 발생기원이 다르기 때문에 생긴다고 할 수 있다. 대부분의 고형종양은 후두나 허파, 위, 결장처럼 외부세계에 노출된 조직에서 생겨난다. 이런 조직들은 튼튼해야 하고, 외부세계의 독소를 제거하는 기전을 충분히 갖고 있다. 이런 독소에는 세포독성 약물도 분명 포함되어 있다.

이와는 대조적으로 '민감한' 암—예컨대 혈액에서 생기는 암—은 체내에 들어 있기 때문에 독성성분에 대해 스스로를 보호하는 기전이 필요치 않다. 따라서 항암제의 맹공격에 스스로를 방어할 수 없는 것이다.

당시는 ALL의 치료경험에서 비롯된 거대한 낙관주의를 드러내고 있었다. 고형종양에 대한 화학요법의 적용에 제한이 있을 수밖에 없다는 분명한 사실을 사람들은 거의 인식하지 못하고 있었던 것이다. 그러는 한편 국립암연구소에는 돈이 넘쳐났다. 이 돈을 받으며 많은 수의 연구자들은 임상시험에서 치료효과를 조사했다. ALL을 대상으로 성공을 거두었던 방식 그대로였다. 고형종양에 이런 새로운 치료법을 시험할 종양학 전문의는 남아돌 만큼 많았다. 다음의 두 가지 요인이 화학요법에 대한 열정에 기름을 끼얹었다.

우선, 그것은 암이 상당히 진행된 환자들에게 희망을, 아니면 희망의 외관을 주었다. 적어도 그것은 '뭔가 다른 결과를 가져올 만한, 시도할 만한 일'이었다. 그리고 그것이 효과가 없다면, 의사들은 자신들이 아직 정확한 마법의 조제법을 발견하지 못했다고 다시 한번 확신할 수 있었다. 이 마법의 조제법은 특정한 암을 깨부수기 위한 정확한 양의 정확한 복합약제가 될 터였다.

결과는 예상할 수 있듯이 끔찍했다. 화학요법을 받은 환자들은 아무런 치료도 받지 않은 환자들보다 더 빨리 죽었고 생존시에도 더 많은 고통을 당했다. 자신들이 무엇을 하고 있는지도 몰랐던 종양학 전문의들의 맹목성은 1983년의 보고서에서 잘 드러난다. 이 보고서는 화학요법이 젊은이들과 비교해 노인들에게 결코 더 독성이 있는 게 아니며, 따라서 노인들도 최대량으로 화학요법 치료를 받을 수 있다고 주장하고 있었다.

흥미롭게도, 이 보고서의 저자인 하버드 대학교의 콜린 백 박사는 치료결과를 언급할 필요가 없다고 느꼈다. 노인 암 환자 중 단지 20%만 치료에 반응을 나타냈고(즉 80%는 그렇지 않다), 치료를 통한 생존지속 기간은 평균 6개월에 불과했기 때문이다. 영국에서 런던 로열 마스든 병원의 팀 맥엘웨인Tim McElwain은 '진보를 이루기 위한 혼란상태'에 대해 얘기한 바 있다.

"……효능에 대한 증거도 거의 없이 불운한 환자들에게 위험한 약을 투여했다."

이런 오류의 무자비한 반복은 대서양 양쪽에서 서로 다른 두 가지 반응을 낳았다. 미국에서는 종양학 전문의들이 여전히 억지를 부리고 있었다. 그들은 화학요법의 이점에 대해 과장되고 잘못된 주장을 펼쳤다. 영국에서는 이와 달리, 의사들이 화학요법을 처방할 아무런 경제적 동기도 정당화할 필요도 없었기 때문에, 자기 회의와 자기 분석의 분위기가 더 컸다. 1984년 세인트 바솔로뮤 병원의 J. S. 맬퍼스 교수는 종양학을 '많은 기대를 받은 희망의 자식이지만……기대한 만큼 살지 못했다고 말할 수 있는 자식'이라고 표현했다.

1990년대 중반이 되어서야 어떤 종류의 고형종양이 있는 환자의 생존율이 대략 10%에 이를 수 있었다. 이것이 화학요법이 널리 쓰인다는 사실에 그나마 정당한 이유가 되어주었다.

11 1978: 최초의 시험관 아기

 전후시대에 부상하는 의학의 명성은 의학이 실질적으로 이룬 성취뿐만 아니라 이런 성취 가운데 일부가 기적에 가깝다는 생각에 뿌리를 두고 있었다. 심장이식이나 시험관 아기 등이 그것이다. 정말로 한 사람의 병든 심장을 제거하고 그것을 다른 심장으로 대체하거나, 불임인 사람들의 출산을 도와 아기를 갖고 싶어하는 인간의 깊은 욕구를 충족시켜줄 수 있다는 것은 놀라운 일이다.

 따라서 이를 담당하고 있는 이들이 무척 유능하고 의학의 가능성이 무궁무진하다고—충분한 돈만 지원된다면—생각하는 것은 당연한 일이다. 하지만 전후 의학의 '결정적' 계기들에서 반복되어 나타나는 현실은 이 같은 생각과는 사뭇 다르다. 이런 성취는 의학적 문제의 본질에 대한 심오한 이해가 아니라 대개 우연이나 행운, 또는 기술적 진보에서 비롯되었다. 그리고 이것은 루이스 조이 브라운Louise Joy Brown의 탄생을 이끈 사건에 대해서도 똑같이 진실이다. 루이스 조이 브라운은 '체외수정'으로 임신된 최초의 시험관 아기였다.

체 외수정(in vitro fertilization, IVF)의 'in vitro'는 '유리관 안에서'를 뜻하며 'in vivo'(생체 안에서)와 구분된다. IVF는 엄청난 과학적 진전처럼 보이지만, 자궁관(난관)이 막힌 여성을 위한 일종의 정교한 배관작업이상이 아니었다. 이런 여성의 난자는 난소에서 자궁으로 이동하여 남편의 정자와 수정하지 못한다. 이런 장애를 해결하는 방법은 적어도 이론적으로는 분명했다. 난소에서 난자를 빼내 남편의 정자와 합친 다음 시험관을 이용하여 자궁경부를 거쳐 수정된 수태물conceptus을 자궁 안으로 주입하는 것이다. 운이 좋다면 수태물은 자궁벽에 달라붙을 것이다.

어쨌든 나머지는 자연이 알아서 할 일이었다. 그래서 사실 이것이 가장 어려운 부분이었다. 조그만 수정란이 자라나고 증식하여 제 기능을 다하는 수십억 개의 세포로 이루어진 태아를 형성하는 것은 자연의 작용을 통해서였다. 따라서 IVF 시술에서 이 과정을 개시하는 인간의 매개적 행위는 충분히 중요하지만, 진정한 기적—태아가 자라나는, 말로 다 할 수 없는 미스터리—과는 비교조차 할 수 없다.

IVF의 과학적 중요성에 관한 이런 냉정한 견해 때문에, 이런 일을 가능케 했던 사람들의 노고가 과소 평가되어서는 안 된다. 오히려 그 반대로, IVF는 그 자체로서 전후 의학의 위대한 사건 가운데 하나로 자리매김되어야한다. 하지만 또한 그것은 '주요한 사건들'을 궁극적으로 태어나게 한 의학연구의 본질적 속성과 다양한 성격을 다른 어떤 것보다 더 잘 예시하고 있기 때문에 그런 자리를 차지할 만하다.

첫 번째 논점은 가장 단순한 사실조차 입증하기가 얼마나 어려운가 하는 부분이다. 그 사실이란 인간의 난자를 '체외'에서 수정시킬 수 있다는 점이다. 다음으로 이런 진보를 담당한 개개인의 중요한 역할이 있다. 특히 이분야의 개척자 밥 에드워즈Bob Edwards의 노력은 눈여겨볼 만하다. 그는 IVF 발전의 두 단계에서 최초의 9년과 그 뒤 쓰디쓴 좌절의 8년을 보냈다.

그가 아닌 다른 사람들이었다면, 이 좌절로 인해 대부분 연구를 포기하고 말았을 것이다.

이 외에도, 본질적인 진전은 다른 분야와의 교류에 의해 이루어졌다는 사실을 알아야 한다. 밥 에드워즈는 자궁관이 막힌 여성들을 위해 불임 치료법을 찾으려 하지는 않았다. 인간 난자의 수정에 관한 그의 주된 관심은 인간의 발생 초기 단계를 관찰하는 것에 있었다. 이것은 마침 임신촉진제의 이용에 관한 연구가 꽃을 피우고 있던 시기와 때를 같이하고 있었다. 이 연구는, 완전히 다른 이유로 임신을 하지 못하는—배란을 하지 못하거나 난자를 생산하지 못하는—여성을 대상으로 하고 있었다. 따라서 IVF는 별로 관련이 없는 과학적 노고의 결합에서 비롯되었다고 할 수 있다.

마지막으로, 무척 자주 그런 일이 생겨나긴 하지만 보기 드문 기술적 진보가 이루어졌다. 이번 경우는 복강경이었다. 복강경을 이용하면 큰 수술 없이 난자를 난소에서 꺼낼 수 있었다. 복강경 덕분에 IVF는 실제로 가능한 시술이 되었다.

이런 발전의 각 과정은 좀더 면밀히 살펴보아야 할 것이다. 하지만 IVF가 왜 전후 의학의 결정적인 계기 중 하나가 되었는지 이해하기 위해 우선 그 절정을 이룬 사건에 관해 얘기해보자. 그 사건은 1978년에 있었던 루이스 조이 브라운의 탄생이었다.

'세계 최초의 시험관 아기라는, 세상을 놀라게 한 이야기'의 등장인물들은 각각 케임브리지 대학교의 리더 밥 에드워즈, 그의 동료인 올덤 종합병원의 산과 전문의 패트릭 스텝토Patrick Steptoe, 패트릭 스텝토의 아내 쉬나 스텝토Sheena Steptoe, 브라운의 부모 레슬리 브라운과 존 브라운이었다.

1978년 7월 25일 화요일 자정이 되기 바로 전, 패트릭 스텝토는 레슬리 브라운의 제왕절개술을 집도했고, 그리하여 루이스 조이가 태어났다. 아기는 5파운드 12온스(약 2.6kg)였다. 그동안 병원의 다른 곳에서는 남편 존 브라운이 쉬나 스텝토와 함께 대기실에 앉아 있었다.

여동생이 흥분하여 외쳤다. "이제 와서 아기를 봐도 돼. 딸이야. 운반인이 데려다줄 거야. 언니는 무사해."

"뭐라고?"

"운반인이 오는 대로 딸아이를 보러 가도 된다구."

존은 아무 말도 하지 못했다. 눈물이 그의 얼굴 위로 쏟아졌다. 서 있던 그가 움켜쥔 주먹으로 벽을 쳤다. 그는 통제력을 회복하자 여동생에게 입을 맞추었고, 쉬나 스텝토에게도 입을 맞추었다. 쉬나 역시 행복감에 겨워 울고 있었다. 그는 방 밖으로 뛰쳐나갔다. 그러고는 60야드 정도 되는 복도를 지나 계단을 달려 내려가 수술실로 갔다. 운반인과 쉬나가 그 뒤를 따랐다. 거기서 우리는 루이스의 이동용 간이침대 옆에 서 있었다. 아기가 존의 품에 안겨졌다.

"믿을 수 없어. 믿을 수 없다구!" 그가 외쳤다. "뭐라고 말해야 할지 모르겠어." 그는 황홀한 듯 아기를 보았다. 누군가 아기를 다시 침대 안에 놓는 게 좋겠다고 일러줄 때까지. 레슬리 브라운은 [마취제 때문에] 여전히 평화롭게 잠들어 있었다. 그래서 주위에서 일어나는 말할 수 없는 행복과 기쁨을 함께할 수 없었다.[39]

이 이야기에서 느끼는 강렬한 감정은 이 클라이맥스가 8년이라는 고달픈 세월의 결과물이라는 사실을 깨닫게 되는 순간 더 증폭된다. 이 기간 동안 IVF를 향한 에드워즈와 스텝토의 수많은 노력은 모두 실패로 돌아가고 말았던 것이다.

체외수정

수정은 IVF에서 가장 쉬운 부분이다. 충분한 숫자의 정자와, 성숙 난자

하나 그리고 적당한 배양기만 주어진다면, 성공은 거의 보장된 것이나 다름없다. 하지만 밥 에드워즈가 이것이 가능하다는 것을 최초로 보여주었던 1969년 이전의 30년 동안은 체내 밖에서 인간의 난자를 수정시킨다는 것이 불가능하다고 여겨지고 있었다. 그것은 정말 기묘한 이야기다.

1937년 미국에서 가장 저명한 불임 전문가 존 로크John Lock는 「뉴잉글랜드 의학 저널」의 통찰력 넘친 사설에서 IVF의 실현 가능성을 예상하며, '시계 접시*에서의 수정'에 대해 언급했다. 그는 이어 '자궁관이 막힌 불임 여성에게는 얼마나 큰 기쁨이 될까'라고 하며 이런 치료법이 생겨날 것이라고 예측했다. 이 기사는 그의 동료인 하버드 대학교의 그레고리 핀커스 Gregory Pincus의 연구성과에서 영향을 받은 것이었다. 나중에 경구피임약의 개발에서 뛰어난 역할을 함으로써 세계적으로 유명해지는 그레고리 핀커스는 토끼를 대상으로 IVF를 시술했다고 주장했다. 한 토끼에서 난자를 취한 뒤 수정을 시키고 그 수정란을 다른 토끼에게 주입하여 새끼를 낳게 했다는 것이었다.

분명히 로크가 취할 다음 단계는 핀커스가 토끼에 대해 시술했다고 주장한 IVF를 인간에게도 시술할 수 있을지를 알아보는 것이었다. 여기서 핀커스가 또 다른 중요한 기여를 했다. 그는 인간의 난자가(한두 시간 안에 난소에서 옮겨 적절한 배양기에 두자) 핵에서 변화를 보이기 시작했다고 보고했다. 이것은 인간의 난자가 충분히 성숙해 수정이 가능하다는 사실을 시사했다. 이에 따라 1938년에서 1944년까지의 6년간, 로크는 미리엄 멘킨Miriam Menkin 박사의 도움을 얻어 여성 자원자로부터 8백 개의 난자를 취했다. 이 8백 개의 난자를 인간의 정자로 수정시켰다.

---

*시계 접시는 시계의 뚜껑 유리 모양으로 생겨 비커 뚜껑으로 쓰이거나 소량의 화학물질을 다루는 데 이용된다.—옮긴이

"[그레고리가 발견한] 사실에 기초하여 인간 난자의 체외수정을 수없이 시도했다." 멘킨은 나중에 그렇게 말했다. 하지만 결과는 '끊임없는 실패'였다. 1944년 그녀는 마침내 하나의 난자를 두 개의 세포로 분열시키는 데 성공했다. 이것은 당연히 「사이언스」지에 발표되었고, 불임 여성들로부터 편지가 쇄도했다.

대부분의 편지는 자궁관이 외과적으로 제거된 비교적 젊은 여성들로부터 왔다. 캘리포니아의 한 여성은 28세 때 한 외과의가 자신의 충수를 제거할 때 자궁관이 '말라버렸다'는 것을 알고 그것을 제거했다고 썼다. 그녀는 '현대 외과학의 기적'으로 자신이 아이를 가질 수 있기를 바랐다.

한 젊은 여성은 커다란 비탄에 잠겨 있었다. 골반 내 감염 수술이 그녀의 자궁관과 난소뿐만 아니라 그녀의 약혼자까지 앗아갔기 때문이었다. 그녀는 그가 "자식을 무척 원했어요"라고 쓰고, 이어 "우리는 이 때문에 결혼하지 못했어요"라고 했다.

또 다른 여성은 군인인 남편이 해외 복무 중일 때 '작은 수술'을 받았다. 그녀는 남편이 집으로 돌아왔을 때는 아이를 가질 수 있을 줄 알았다. 하지만 나중에 알고 보니 그녀는 자궁관이 없는 상태였다. 그녀는 "나는 한 번도 이 수술이 필요한 것이었다고 생각해본 적이 없어요"라고 썼다. 그녀의 남편 또한 "아이를 가질 수 없다는 것에 크게 상심했다."[40]

이런 편지에 표현되어 있듯 절박한 요청이 끊이지 않았지만 로크와 멘킨은 그들의 연구 프로젝트를 그만두는 수밖에 없다고 생각했다. 인간의 난자를 수정시킬 수 없다면, 불임을 현실적으로 치료할 방법이 존재할 수 없었기 때문이었다.

전후 얼마간은 IVF를 진지하게 시도한 경우를 찾아볼 수 없다. 단, 1951

년 핀커스의 동료 가운데 한 명인 민 창Min Chang이 멘킨의 실패를 설명할 수 있는 의견을 제시했다. 그의 주장에 따르면, 먼저 정자를 변화시켜야 했는데, 정자는 난자를 수정시키기 위해서는 어떤 화학물질에 의해 자궁관에서 변화를 겪는다는 것이었다.

"정자가 자궁관에 6시간 동안 있을 때에야 수정이 일어날 수 있다는 것은 꽤 확실하다. 이것은 어쩌면 체내에서 정자에게 수정능력을 부여하는 생리적 변화를 위해 필요한 것인지도 모른다." 이것은 되돌아보면 지극히 당연한 설명이었지만, 불임 치료로서 IVF의 실현 가능성을 훨씬 더 멀어지게 만들었다.

'수정능력 획득물질'은 무엇인지 알려져 있지 않았고, 따라서 우선 남자의 정자를 여자의 자궁관에 몇 시간 정도 두어 '수정능력'이 생기게 하는 단계가 필요했다. 그 다음 수정이 일어나길 바라며 정자를 꺼내 난자에 옮겨 놓아야 한다. 이런 과정은 실현 불가능했다. 따라서 아무도 그런 일을 하려고 들지 않았다.

불임 치료로서 IVF의 재탄생은 1960년의 한 순간으로 거슬러 올라간다. 장소는 국립의학연구소의 도서관이었다. 젊은 생리학자 밥 에드워즈는 '체외에서' 일어나는 쥐 난자의 성숙을 연구하고 있었고, 이에 관한 관찰사실을 인간의 난자로 확대하길 바라고 있었다. 하지만 그는 1930년대에 이미 핀커스가 같은 종류의 연구를 했다는 것을 모르고 있었다.

어느 날 아침 나는 평온하고 조용한 도서실 안에서 어떤 과학 논문을 읽고 있다가 중간에 낮게 "이런 망할!" 하고 내뱉었다. 나는 고개를 들었다. 아무도 내 말을 듣지 못한 것 같았다. 도서실 안에 있던 그 누구도 그 순간 내가 얼마나 커다란 실망감을 느꼈는지 알 수 없었으리라. 나는 그때서야 비로소 내 발견이 전혀 새로운 것이 아니라는 사실을 깨달았다.

피임약의 개발자로 유명한 미국인 그레고리 핀커스가 4반세기 전에 케임브리지 연구실에서 토끼의 난자로 연구를 하면서 똑같은 결과를 보고했던 것이다. 그는 내가 했던 것처럼 토끼 난자를 배양액에 놓아두고 똑같은 방식으로 이 난자가 성숙하는 과정을 지켜보았다. 하지만 핀커스는 한 단계 더 나아갔다. 그는 인간의 난소에서 난자를 빼내 똑같은 과정을 밟았다. 그는 인간의 난자가 토끼의 난자와 비교해 사실상 똑같은 성숙단계를 거쳤다고 기술했다.

과학자들은 최초가 되고 싶어한다. 나도 예외가 아니었다. 나는 낙담해 연구소 도서실의 한가운데 한동안 앉아 있었다. 내 발견의 독창성이 갑자기 사라져버렸기 때문이다.[41]

그렇더라도 에드워즈의 회상에 따르면, "25년 이상 아무도 이 성과를 진척시키지 않았다는 것은 매우 놀랄 만한 일이었다." 그는 에지웨어 종합병원의 부인과 전문의 몰리 로즈의 도움으로 수술을 한 여성들로부터 얻은 인간의 난소조직을 꾸준히 제공받을 수 있었다. 그는 핀커스의 발견사실을 확인할 수 있기를 바랐다. 그렇다면 난자는 몇 시간 동안 성숙하여 정자로 수정을 시킬 수 있는 상태가 될 것이었다.

"나는 큰 기대를 걸고 시작했다. 하지만 3개월 뒤 나는 다소 확신을 잃었다. 수십 개의 난자가 배양되었다. 나는 그것들을 열심히 3시간, 6시간, 9시간, 12시간 뒤에 조사했지만, 어떤 식으로든 모양이 변하는 난자는 하나도 없었다. 그것들은 나를 빤히 바라보고 있을 뿐이었다. 난자는 성숙되지 않았다. 어떤 배양기를 쓰더라도 마찬가지였다. 6개월 뒤 내 회망은 완전히 증발해버렸다. 핀커스는 틀렸다."

에드워즈의 발견이 내포하는 의미는 매우 중대했다. 그는, 인간의 난자가 체외에서 성숙하는 데 걸리는 시간이 쥐의 난자나 토끼의 난자와 똑같다는 핀커스의 주장이 틀렸다는 것을 밝혀냈다. 그것은 분명했다. 하지만 수수께끼가 남았다. 왜 인간의 난자는 체외에서 성숙하지 못하는가? 밥 에드워즈는 인간이 다른 포유동물과 '너무 다르다'라고 생각할 수밖에 없었다.

2년의 세월이 흘렀고, 그 시간 동안 밥 에드워즈는 다른 문제에 관심을 기울이고 있었다. 하지만,

나는 이따금 인간 난자의 연구에 대해 생각해보곤 했다. 1963년의 어느 날 아침, 밀 힐로 차를 몰고 가는데 갑자기 인간 같은 영장류의 난자는 설치류보다 더 긴 성숙단계를 필요로 할지도 모른다는 생각이 들었다. 핵이 12시간 뒤에 변하고 그런 뒤에야 염색체가 보이게 되는 게 아닐까? 그건 단지 직감이었지만, 마지막으로 시도해볼 만했다.

다시 부인과 전문의 몰리 로즈가 난소조직을 제공했다. 에드워즈는 그것으로부터 4개의 난자를 추출할 수 있었다.

내가 이제 해야 할 일은 기다리는 것뿐이었다. 너무 일찍 들여다보아서는 안 된다. 처음의 것은 18시간 뒤에 조사했다. 정확히 18시간 뒤였지만, 허탈하게도 핵에는 변화가 없었다. 성숙의 조짐은 전혀 보이지 않았다. 실패였다. 나는 초조해져 두 번째 난자를 보았다. 첫 번째와 마찬가지였다. 나는 다시 헛수고로 끝이 났다는 사실을 받아들여야 했다.

그래도 아직 난자가 두 개 더 있었다. 나는 그 중 하나를 6시간 뒤에 관찰하기로 했다. 그때가 되면 난자는 배양기 속에 24시간 동안 있는 게 되었다. 그리하여 다시 현미경을 들여다보았을 때 나는 흥분하지 않을 수 없었다. 분명 무엇인가가 움직이기 시작하는 것 같았다! 하지만 단지 그런 기미에 불과했고 나는 침착해야 했다. 4시간이 천천히, 너무도 천천히 흘러갔다.

하지만 마지막 난자를 조사했을 때 나는 내 인생에서 느꼈던 그 어떤 흥분보다

더 커다란 흥분을 경험했다. 흥분과 기쁨은 말할 수 없이 컸다. 28시간 만에 염색체가 난자의 중앙부를 통과해 움직이기 시작했다. 선명하게, 확연히, 또렷이 볼 수 있는 그 광경이 내 지난 모든 노고를 보상해주었다. 살아서 성숙되고 있는 인간의 난자가 쥐의 난자와 똑같은 과정을 밟고 있었다. 마지막 표본그룹의 이 마지막 난자에서 인간 프로그램의 전체 비밀을 볼 수 있었던 것이다.[42]

따라서 인간 난자는 체외에서 성숙할 수 있는 것이었다. 단지 좀더 긴 시간이 걸릴 뿐이었다. 밥 에드워즈는 그의 발견사실을 「랜싯」 지에 발표할 때 25년 전 핀커스의 연구성과를 교묘하게 언급하지 않았다.

그리하여 여기에 1940년대 미리엄 멘킨에 의해 시도된 IVF 프로그램이 실패로 끝난 또 다른 이유가—민 창의 수정능력 이론 말고—있었던 것이다. 그녀는 인간 난자의 신속한 성숙을 주장한 그레고리 핀커스의 연구에 기초하여 난자가 성숙하기 전에 너무 일찍 정자를 집어넣었다. 이론적으로, 난자는 24시간 뒤에 정자와 합쳐져야 수정이 가능했고, 또 민 창의 가정에 따르면, 정자는 먼저 자궁관 안에 있는 알려지지 않은 화합물에 노출되어 수정능력을 얻어야 했다.

이해할 만한 일이겠지만, 밥 에드워즈는 창의 수정능력 이론이 핀커스의 관찰사실처럼 틀릴 수도 있다는 것을 생각하지 못했다. 그 결과 그는 소득 없는 연구에 3년을 더 소비했다. 1965년 에드워즈는 볼티모어로 오라는 초청을 받아들였다. 그는 거기서 수정능력에 관한 한 생각할 수 있는 모든 방법을 다 써보았다. 수정受精 접시에 자궁관조직을 조금 넣어보기도 했다. "우리는 붉은털원숭이의 자궁관에서 인간의 난자를 수정시키는 방법까지 동원했다. 이 난자는 12~24시간 뒤에 거기서 채취되었다." 아무 일도 일어나지 않았다. 6개월 뒤 역시 단 하나의 난자도 수정시키지 못했다. 그는 영국으로 돌아와 여성 자원자들을 대상으로 이 수정능력 실험을 되풀이했다.

한번은 정자를 작은 침실용 변기 안에 넣어둔 뒤 자궁에 주입했다. 이로써 어떤 '수정능력 요소'가 첨가되기를 바랐다. 하지만 역시 아무 일도 일어나지 않았다. 그리하여 에드워즈는 한 번 더 막다른 골목에 다다랐다. 그 수수께끼 같은 수정능력 요소가 무엇인지는 정확히 모르지만, 그것이 인간 난자의 수정에 결정적인 역할을 한다는 게 분명해졌다. 그것이 무엇인지 밝혀지기 전까지는 더 이상 진전을 바랄 수 없었다.

에드워즈는 다른 과학적 문제에 관심을 돌릴 수밖에 없었다. 그리고 2년 뒤 창의 수정능력 이론이 틀렸다는 게 드러났다. 케임브리지 생리학 실험실에 있던 에드워즈의 동료 배리 배비스터는 햄스터의 정자를 난자와 함께 설탕, 중탄산염, 소량의 쇠고기 단백질이 들어 있는 배양기에 집어넣자 곧 수정이 일어난다는 사실을 알아냈다. 만약 이런 일이 햄스터에게 일어났다면 인간에게도 일어나지 않을까?

정말로 그랬다. 인간의 난자를 충분히 오랜 시간 동안 놔두어 성숙시키고 정자를 올바른 배양기에 놔두면 거의 언제나 수정이 일어났다. 더 이상 간단할 수가 없었다. 1940년대 미리엄 멘킨 박사가 체외수정 실험에 실패한 뒤 지나가버린 30년은 과학적 연구로 뒷받침되는 그릇된 사고가 얼마나 큰 해를 끼칠 수 있는지 보여주는 증거다.

수정은 결코 어렵지 않은 문제로 드러났지만, 이것은 밥 에드워즈의 업적을 두드러지게 해줄 뿐이다. 어떤 과학적 연구에서든 어떤 실험을 해야 하는지에 대한 결정은, 무엇이 효과가 있을 것인지에 대한 일반적·원칙적 인식에 의해 지지되어야 한다. 1960년 밥 에드워즈가 조사를 시작했을 때, '가장 형편없는 결과를 낳을 것 같은 원칙적 인식은 가장 단순한 데에 옳은 해결책이 있다'라는 종류의 비전이었다.

왜냐하면 1940년대 멘킨의 연구 뒤로 모든 사람들이 인간 난자의 체외수정을 말할 수 없이 어려운 것으로 알고 있었기 때문이다. 해결책이—만약 그런 것이 있다면—분명히 복잡할 것이라는 가정에서 그것이 간단하다는 깨달음으로 옮겨가기 위해서, 그는 인간 난자의 수정과 관련하여 하나가 아니라 두 가지의 확립된 '사실'이 틀렸다는 것을 입증해야 했다.

호르몬에 대한 이해

밥 에드워즈의 외로운 투쟁은 1960년대 내내 계속되었다. 그동안 중요한 발전은 여성의 생식호르몬에 대한 이해와 관련하여 이루어졌다. 임신촉진제를 써서 임신을 촉진하는 것과 경구피임약으로 임신을 막는 것이 그것이었다. 먼저 배란을 관리하고 그 뒤 수정에 따라 임신을 지속시키는 호르몬의 기전은 간결하면서도 복잡하다. 네 가지의 주된 호르몬이 이에 관련되어 있다.

처음의 두 가지는 뇌의 밑 부분에 있는 뇌하수체에서 분비된다. 이것은 난포(여포)자극호르몬Follicle Stimulating Hormone, FSH과 황체형성호르몬 Luteinizing Hormone, LH이다. FSH는 난포나 난자의 성숙을 자극하는데, 이 때문에 그런 이름이 붙었다. LH는 성숙한 난자가 난소에서 자궁관으로 나아가게 한다. 다른 두 호르몬은 난소에서 분비된다. 성숙 중인 난포에서 생성되는 에스트로겐과 배란 뒤 난포의 잔여물(황체)에서 생성되는 프로게스테론이 그것이다.

이 모든 호르몬은 1920년대에 그 존재가 확인되었다. 이들이 상호 작용하는 방식은 1930년 시카고 대학교의 별 볼일 없는 실험실 연구원이었던 도로시 프라이스에 의해 규명되었다. 사실 이것은 20세기의 위대한 과학적 발견 가운데 하나였다.

그녀는 남성의 성호르몬인 테스토스테론을 쥐에 주사하여 얻은 설명할 수 없는 실험결과를 해명하고자 애쓰고 있었다. 이로부터 그녀는 '상호 영향reciprocal influence'의 개념을 유추해냈다. 이것은 현재 우리에게 '음의 피드백negative feedback'이라고 알려진 것으로 이를 통해 난소에서 분비된 호르몬들은 뇌하수체의 호르몬 분비에 영향을 미친다. 그 역도 마찬가지다.

이것은 이제 다음과 같이 이해된다. 월경주기의 초기에 뇌하수체는 FSH를 분비한다. 이 호르몬은 난소에서 난자를 싸고 있는 난포의 성숙을 촉진시킨다. 난소 자체에서는 에스트로겐을 생성하기 시작하며 에스트로겐 수준도 오르기 시작한다. 이 에스트로겐이 뇌하수체의 FSH 분비를 막는 피드백 작용을 한다. 이로써 LH가 증가하여 배란을 촉진한다.

이제 난자가 제거된 난포는 황체가 되어 프로게스테론을 분비한다. 이 호르몬으로 자궁내층은 수정란을 받아들일 준비를 마친다. 만약 임신이 되지 않으면, 프로게스테론 수준이 떨어지고 월경이 일어난다. 난소의 호르몬에 의해 음의 피드백이 일어나지 않으면, 뇌하수체의 FSH 수준이 다시 오르기 시작하고, 다시 난자를 싸고 있는 난포가 성숙한다. 이런 식이다.

이런 호르몬들이 상호 작용하는 정확한 기전은 1966년까지 완벽하게 설명되지 못했지만, '상호 영향'이나 '음의 피드백'은 그전에 이미 임신촉진제와 경구피임약의 개발에 활용되었다. 이에 따르면, 임신촉진제는 폐경기에 있는 여성의 소변에서 얻을 수 있다.

그 이유는 다음과 같다. 폐경기를 맞아 난소가 기능을 하지 않으면, 여기서 분비되는 호르몬인 에스트로겐과 프로게스테론의 수준이 급격히 떨어진다. 따라서 뇌하수체의 FSH와 LH 분비를 막는 어떤 '음의 피드백'도 일어나지 않는다. 그러면 뇌하수체는 많은 양의 FSH와 LH를 생성한다. 이것은 소변으로 배설되고, 소변에서 이 호르몬들을 추출하여 불임의 여성에게 투여하면 배란을 자극할 수 있다.

소변에 있는 FSH와 LH는 합쳐서 폐경성선자극호르몬human menopausal gonadatrophin, HMG이라는 이름으로 알려져 있다. 에스트로겐과 프로게스테론을 함유하고 있는 경구피임약은 똑같은 원리로 작용하지만, 역으로

'음의 피드백'을 통해 뇌하수체에서 FSH와 LH를 분비하는 것을 막는다. 따라서 배란을 멈추게 한다.

이 시나리오에 직접적으로 들어맞지 않는 중요한 호르몬이 하나 더 있다. 난자가 정자에 의해 수정되어 임신이 되면, 자궁내층은 임신에 적합한 상태로 유지되며 월경으로 소실되지 않는다. 이런 상태는 우선 속이 빈 난포에 의해 분비된 프로게스테론을 통해 조성되지만, 그 뒤 프로게스테론의 역할은 수태물 자체 혹은 좀더 정확히 말하면 초기의 태반(융모막)에 의해 분비되는 한 호르몬에게 빼앗긴다. 이 호르몬은 융모성성선자극호르몬 (human chorionic gonadatrophin, HCG)이라는 이름으로 알려져 있다.

이것은 임신한 여성의 소변에 다량으로 존재한다. HCG는 매우 이상한 특성을 지니고 있다. 주된 생리학적 작용은 월경을 막고, 자궁의 내벽을 지지하여 초기 몇 달간 태아의 성장을 가능케 하는 것이지만, 정말 설명하기 힘든 일로 이것은 또한 뇌하수체에서 분비되는 LH처럼 난소를 자극하여 배란을 촉진케 하는 작용도 한다.

따라서 배란장애로 인해 불임이 된 여성들은 자연적으로 생성되는 이 두 가지 화합물—각각 폐경기의 여성과 임신한 여성의 소변에서 발견되는 HMG와 HCG—에서 나온 임신촉진제로 치료를 받을 수 있다. 월경주기의 초기에 HMG(폐경기 수녀의 소변에서 얻은)와 고농도의 FSH를 함께 투여하여 난포의 성숙을 촉진시킨다. 그 뒤 월경주기 중간에 HCG(임신한 여성의 소변에서 얻은)를 투여하면, LH처럼 배란이 일어나게 한다. 이 치료법은 1954년에 처음 제시되었고, 1960년에 도입되었다.

임신촉진제는 물론 자궁관이 막힌 여성이 아니라 배란장애로 임신을 못하는 여성에게 쓰였다. 하지만 그럼에도 이 약제는 몇 가지 이유로 IVF의 발전에 말할 수 없이 중요한 역할을 했다. 우선 1960년대에 임신촉진제가 널리 쓰인 것은 사람들의 큰 관심을 샀다. 이 약물이 종종 다태임신을 유발하는 경향이 있기 때문이었다.

그리하여 불임 치료는 주요한 화제가 되었고, 밥 에드워즈에게도 영향을 미쳤을 게 틀림없다. 그는 인간 난자의 수정에 관한 자신의 연구가 자궁관이 막힌 여성의 불임 치료에 실제적으로 활용될 수 있다는 것을 깨달았다. 다음으로, 임신촉진제는 IVF 과정에서 '수확'할 수 있는 난자의 수를 증가시켜 실제적으로 큰 쓸모가 있었다. 이로써 전체 진행과정이 훨씬 더 효율적으로 변화되었다. 마지막으로, 임신촉진제로 인해 월경주기 동안 여성호르몬이 상호 작용하는 정확한 방식과, 그리고 곧 보겠지만 특히 수정란을 받아들일 수 있도록 자궁의 내벽을 떨어지지 않고 지속시키게 하는 프로게스테론의 역할에 대한 이해가 커졌다.

복강경 검사법

밥 에드워즈는 수정에 관한 연구를 위해 자궁절제술 같은 큰 부인과 수술을 받은 여성으로부터 난자를 얻었다. 이런 수술에서는 복부를 가른 뒤 난소에서 난자를 취했다. IVF가 치료의 실제적인 형태가 되려면, 난자를 얻기 위한 어떤 대안적인 방법이 발견되어야 했다. 답은 복강경腹腔鏡이었다. 복강경 검사법은 밥 에드워즈가 처음 인간 난자의 수정에 성공했던 것처럼 패트릭 스텝토가 영국에 소개했다. 큰 복부 수술과 달리 복강경을 이용하면 배꼽 밑을 조금 절개하기만 하면 되었다. 이 절개부를 통해 금속관을 복부 안으로 넣어 난소에서 난자를 꺼낼 수 있었다.

복강경 검사법은 오늘날 부인과에서 매우 흔하게 이용된다. 따라서 1967년으로 돌아가 패트릭 스텝토가 영국에서 유일하게 이 기술에 대한 경험을 가지고 있는 사람이었다고 상상하는 일은 쉽지 않다. 그는 부인과 전문의들이 직면하고 있는 가장 곤란한 문제를 푸는 데 복강경 기술이 매우 유용할 수 있다는 점을 깨닫고 있었다. 복강경을 이용하면, 골반의 고통을 야기하는 원인이 난소 낭종(물혹) 때문인지 자궁외임신 때문인지 혹은 다른 감염 때문인지 내시內視할 수 있기 때문이었다. 스텝토는 또한 나팔관을 묶는 복강경 불임술에도 능숙했다. 그는 다태임신을 막는 한 방법으로, 이것이 임신촉진제를 투약하는 동안 난소에 어떤 일이 일어나는지 관찰하는 수단으로 쓰일 수도 있다고 주장했다.

1967년 3월 스텝토는 복강경의 수많은 장점을 기술한 학술논문 「부인과학의 복강경 검사법」을 출판했다. 케임브리지 대학교의 실험실에 앉아 있던 에드워즈가 어떻게 그의 논문에 대해 전해 들었는지는 분명치 않다. 하지만 그는 어쨌든 복강경이 수정에 필요한 인간의 난자를 찾는 도구가 될 수 있다는 것을 알았다. 그들은 전화로 잠깐 대화를 나누었고, 1968년 1월 6일 공식적으로 왕립의학학회의 회의에서 만났다. 밥 에드워즈는 그 순간을 다음과 같이 기억하고 있다.

높은 강단과 강연대 앞에 많은 저명한 부인과 전문의와 내분비학 전문의들이 열을 지어 놓은 녹색 의자에 앉아 있었다. 토의된 주제 가운데 하나는 임신촉진제의 단점에 관한 것이었다. 임신촉진제는 너무 빈번히 다태임신을 유발했기 때문이었다. 발표자는 말했다. "그전에 먼저 난소를 조사할 수 있다면, 우리는 미리 다태임신이 될지 그렇지 않을지 알아낼 수 있을 것입니다. 얼마나 많은 난자가 성숙하고 있는지 볼 수 있을 테니까요. 이 새로운 복강경 기술이 여기에 쓰일 수 있을까요?"

의자에 앉아 있던 사람들은 잠잠해졌다. 그것은 위엄 있는 사람들의 모임이었다. 의장이 나무망치를 시끄럽게 두드려 괜히 다른 사람들에게 피해를 줄 필요가 없는 그런 종류의 모임이었다. 하지만 갑자기 내 앞에 있는 잘생긴 신사 한 명이 자리에서 일어났다. "아니요." 그기 독선적으로 말했다. "복강경은 소용없어요. 그런 기술로 난소를 보는 것은 불가능해요. 내가 이미 시도해보았소."

그가 그것이 단순한 부인과학상의 술책이라고 말할 때쯤 홀의 뒤쪽에서 당당한 체격에 회색빛 머리칼을 하고 있는 한 남자가 벌떡 일어났다. 그는 그 같은 얘기에 참을 수 없다는 듯한 모습이었다. 그가 실제로 '헛소리'라고 말한 건 아니지만, 그의 발언은 신랄하고 직설적이었다. 그는 복강경으로 어떻게 난소뿐 아니라 자궁관이나 또 다른 생식기관을 볼 수 있는지 열렬히 설명했다. 그가 말을 이었다. "정말로 복강 전체를 볼 수 있습니다. 당신은 절대적으로 틀렸습니다. 나는 매일 일상적으로 수도 없이 복강경을 이용합니다. 이용법은 간단하고 몇 분이면 됩니다."

이 사람이 올덤 종합병원의 그 패트릭 스텝토임이 분명했다. 나는 그 사람이 내가 믿을 수 있고 존경할 수 있고 또 함께 일할 수 있는 사람임을 직감했다. 그는 생각이 분명했으며, 완전히 확신에 차 있었다. 그는 자신의 주장을 뒷받침하는 슬라이드를 보여주었다. 그 뒤 나는 왕립의학학회의 대리석 기둥이 있는 근처 휴게실에서 그에게 다가가 말을 건넸다.

"당신이 패트릭 스텝토이시군요."

"네."

"내가 밥 에드워즈입니다."[43]

대략 3개월 뒤인 1968년 4월 1일, 밥 에드워즈는 기구와 현미경, 배양액을 가지고 처음으로 올덤에 있는 페트릭 스텝토의 병원을 찾아가, 그의 '연구실험실'(실제로는 오래된 저장고였지만)을 차렸다. 여성 난자의 수정에 대한 연구를 진행하기 위해서였다. 여성의 난자는 패트릭 스텝토가 복강경을 이용하여 그에게 가져다줄 것이었다.

성공을 위한 길고 힘든 여정

밥 에드워즈가 IVF의 개발에 관여하게 되는 과정의 두 번째 단계는 1968

년부터 1978년까지 10년간 지속되었다. 이 가운데 마지막 7년은 임신을 성공시키는 데 바쳐졌다. 그것은 궁극적으로 성공했지만, 그 과정은 엄청난 실망과 좌절로 점철되어 있었다. 그동안 내내 스텝토와 에드워즈는 그들이 목표하는 데 거의 근접했지만 되돌아볼 때에나 분명해지는 여러 이유로 IVF에 실패하고 있다는 것을 깨달았다.

그들의 어려움은 영국 지도를 보면 금방 알 수 있는 한 가지 요인 때문에 가중되었다. 영국 지도에서 남동쪽에 있는 케임브리지로부터 북서쪽에 있는 올덤으로 가는 거리는 직선 코스로 165마일이다. 1960년대 말에는 고속도로도 없었기 때문에 여행은 통상적인 도로를 이용해야 했다. 거의 10년 동안, 그들이 시도한 모든 것이 실패로 끝난 것처럼 보였을 때도 에드워즈와 그의 동료 과학자 진 퍼디는 이 지루한 여행을 1년에 여러 차례씩 해야 했다.

처음에는 더 이상 좋을 수가 없을 정도였다. 그들은 최초로 IVF를 치료법으로 활용하기 전에 사전적 연구를 위한 최초의 2년 동안 실질적인 진전을 보았다. 그들은 임신촉진제 요법을 고안하여 난자의 수를 최대화하고 적당한 시기에 이 난자들을 거두어들일 수 있도록 했다. 월경주기의 전반에 있는 여성에게는 HMG를 3회분 투약하여 동시에 두세 개의 난자를 '생기게 했다.' 그 다음 HCG(LH의 효과를 낼 수 있게)를 주사하여 배란을 유도했다.

페트릭 스텝토는 그러고 나서 복강경을 이용하여 난소에서 가능한 한 많은 난자를 회수했고 그것들을 배양기에 두었다. 정자가 첨가되었으며, 거의 예외 없이 수정이 일어났다. 초기의 주된 불확실성은 이런 식으로 수정된 난자가 정상적으로 발육할 것인가 하는 것이었다. 따라서 그들은 먼저 충분한 시간을 두고 자라나야 했고, 그 다음 비정상을 발견할 수 있는지 현미경으로 조사해야 했다. 비정상은 없었다.

최초로 불임 환자를 치료할 때가 되자 그토록 먼 거리를 두고 실험적 치료 프로그램을 시행해야 하는 문제가 상당히 커 보였다. 밥 에드워즈는 이렇게 회상한다.

올덤을 끊임없이 여행해야 했던 시간이 드디어 그 대가를 요구하기 시작했다. 랭커셔에 체류해야 하는 날들이 가족과의 삶을 엉망으로 만들어놓았다. 나는 너무나 자주 루스[에드워즈의 아내]의 얼굴이 어두워지는 것을 볼 수 있었다. 내가 여러 문제로 아이들을 실망시키거나, 마지막 순간 파티를 취소한 뒤 대신 차를 빌려 필요한 장비와 물품을 챙겨들고 북쪽으로 달려가야 했기 때문이었다.

진[퍼디] 또한 비슷한 문제에 봉착했다. 나는 어느 때인가 올덤에서 오랫동안 머물다 돌아왔던 때를 기억하고 있다. 그때 나는 거리에서 만난 새로운 이웃들뿐만 아니라 케임브리지의 연구실에 새로 온 동료들을 보고 저으기 놀랄 수밖에 없었다.[44]

확실한 해결방법은 패트릭 스텝토가 올덤에서 케임브리지로 이주하는 것이었다. 어쩌면 뉴마켓 종합병원의 국민건강보험 전문의 자리가 생길 수 있을 것 같았다. 그렇게 된다면, 밥 에드워즈의 이동거리는 10마일로 줄어들 것이었다. 하지만 이를 위해서는 특별한 기금을 필요로 했고, 따라서 그들은 의학연구협회의 도움을 구했다.

그들의 공동지원서는 세 가지 이유로 거부당했다. ①IVF 프로그램의 윤리학적 측면에 관한 중대한 우려, ②영장류에 대한 사전적 연구 부족, ③'순수하게 실험적인 목적'을 위해 복강경을 이용하는 것이 정당하다고 주저 없이 동의할 수 없음.

거부의 이유는 특히 오해나 정보의 부족 때문일지도 몰랐다. 어쨌든 에드워즈와 스텝토는 전처럼 계속하는 수밖에는 다른 대안이 없었고, 성공—당시에는 거의 임박한 것처럼 보였다—이 의학연구협회의 견해를 바꾸어줄 수 있으리라는 희망 속에 치료를 시작했다.

이에 따라 에드워즈는 다시 열심히 '통근'을 시작했다. 1971년 12월 첫 번째 불임 환자가 IVF를 시술받았다.

중요한 시술이라는 걸 느끼고 있던 패트릭은 배양액 방울 속에 배胚를 담고 있는 캐뉼러[얇은 플라스틱 배관]를 어머니가 되기를 희망하는 그 불임 환자의 자궁 경관에 집어넣었다. 액체가 퍼지는 데 몇 초가 걸렸고 배는 자궁의 오목한 부분으로 들어갔다. 하지만 우리의 커다란 기대에도 불구하고 이 재이식된 배는 점착되지 않았고, 임신은 일어나지 않았다. 월경주기가 시작되었다는 징후와 함께 우리 모두는 최초의 IVF 시술이 실패했다는 것을 깨달았다.

다음 6년간의 다른 모든 시도 또한 마찬가지였다. 이 시기를 지배했던 그들의 실망감은 상상하기조차 어려운 것이었다. 그들의 예비적 연구가 보여준 성공은, 그들이 목표에 거의 도달했다는 것을 가리키고 있었기 때문에 특히 더 그랬다. 이 과정의 각 단계는 유효했지만, 재이식된 배를 자궁에 '점착'시켜 임신이 일어나게 하는 데 실패함으로써 좌절을 겪을 수밖에 없었다. 에드워즈는 이 시기에 대해 기록하면서 이렇게 말했다.

"우리는 차례차례 적어도 일시적인 실패들을 인정할 수밖에 없었다. 우리는 안절부절못하며 기다리고 있던 남편들에게 전화를 걸어 '유감이군요. 또 실패했습니다'라고 말해야 했다. T. S. 엘리엇은 끊임없이 시도하기 때문에 실패하지 않은 사람들에 관해 말한 적이 있다. 우리는 이제 오로지 그런 의미에서만 실패하지 않은 사람들이 되었다."

1973년 11월 밥 에드워즈는 IVF를 통해 임신을 유도한 최초의 8회의 시도가 '성공하지 못했다'고 보고했다. 새로운 방침이 요구되었다. 그는 배를 점착시키는 데 어려움이 있다는 사실에 기초하여, 월경주기의 후반에 황체에서 분비되는 프로게스테론에 의해 자궁의 내벽이 충분히 지지되지 못하는 것이라고 추론했다. 그는 월경주기의 후반에 프로게스테론 보충제인 프리몰루트Primolut를 쓰기로 결정했다. 다음 2년 동안 10회 이상의 IVF 시술에서 이 처방을 시도했지만 역시 소용이 없었다.

마침내 1975년 여름휴가 때 에드워즈는 패트릭 스텝토로부터 한 통의 전보를 받았다. "임신 검사 양성. 긴급 통화 요망. 패트릭." 에드워즈는 나중에 이렇게 회상했다. "이 임신은 우리에게 큰 진전을 의미했다. 그것은 결정적이었다. 왜냐하면 이제 우리는 체외수정과 그 시술방법이 옳다는 것을 알았기 때문이다."

하지만 불행히도 결과는 자궁외임신으로 드러나 자궁관에 남아 있는 태아를 외과적으로 제거할 수밖에 없었다. 월경 후반에 프로게스테론을 처방하는 시도 또한 계속하여 성공을 보지 못했다. 에드워즈는 단 한 번 성공했던 그 임신은 배가 재이식된 자궁관의 내벽이 월경 동안 자궁 내벽과는 다르게 떨어져나가지 않았기 때문이라고 생각했다.

만약 이것이 옳다면 프리몰루트는 의도했던 것과 달리 자궁의 내벽을 '지지해주지' 못하는 게 분명했고, 정말로 나중에 이 약은 자궁 내벽의 손실을 가속화시키는 작용을 한다는 게 밝혀졌다. 따라서 IVF 연구의 이 단계가 성공적이지 못했다는 것은 놀랄 만한 일이 아니었다.

전부 다시 시작하는 수밖에 없는 것처럼 보였다. 1976년 초부터 몇 가지 방법이 시도되었다. 임신촉진제의 종류를 바꾸어보기도 했고, 정자와 난자를 함께 자궁 안에 두어 수정을 시켜보기도 했으며, 그러고 나서 모든 부가적인 의료적 처치 없이 가능한 한 자연적인 과정에 가깝게 시술을 시도했다. 이 마지막 방법이 마침내 성공을 가져왔다.

이론적으로 임신촉진제(HMG와 HCG)를 쓰는 이점은 이 두 약제가 난자의 생산량을 증가시키고 배란시기를 결정해준다는 것이었다. 따라서 패트릭 스텝토는 언제 난자가 성숙하고 수정할 시기가 되는지 알기 때문에 언제 여기에 개입해야 하는지(HCG를 투여하고 나서 36시간 뒤) 알고 있었다. 하지만 밥 에드워즈가 곰곰이 생각해보았듯이 IVF 프로그램의 이 중요한 특징은 생명의 창조라는 미묘한 과정에 간섭함으로써 문제가 될 수 있었다. 그렇다면 이를 없애야 했다.

임신촉진제를 쓰지 않는다는 것은 난자의 생산량을 감소시킬 뿐 아니라 스텝토와 에드워즈의 작업이 이제 여성 자신의 월경주기라는 자연적 리듬에 의해 결정된다는 것을 의미했다. 그들은 월경주기 초반과정에 개입하지 않고 여성 자신의 FSH가 난소에서 난자를 둘러싸고 있는 난포를 성숙시키도록 내버려두었다. 10일 뒤 그들은 소변에서 LH 수준을 검사하기 시작했고, 월경주기의 중반으로 향하면서 LH 수준이 치솟자 24시간에서 36시간 후에 배란이 일어나리라는 것을 알았다. 그러면 복강경을 이용하여 난자를 찾아낼 수 있는 시간이 정해질 것이었다. 물론 그 시간은 밤이 될 수도 있었다.

레슬리 브라운은 1977년 11월 이런 새로운 치료법으로 처치를 받은 두 번째 여성이 되었고, 곧이어 다른 세 명이 그 뒤를 따랐다. 이 가운데 두 명은 유산되었다. 한 명은 21주차의 양수천자羊水穿刺(양수를 추출하여 태아의 성별염색체의 이상을 판정하는 방법—옮긴이) 뒤에, 다른 한 명은 염색체이상으로 그런 일을 겪었다. 만약 이 두 번째 아이가 살아 있었다면—이런 염색체이상이 임신방법에서 기인했다는 잘못된 추론으로 인해—여론의 지탄을 받았을 것이고, 그렇다면 IVF의 미래에 커다란 해가 되었을 것이다.

이쨌든 10년 동안의 노고 끝에 두 명의 아기가 태어났다. 1978년 7월 출생한 루이스 조이 브라운과 1979년 1월 출생한 앨리스테어가 그들이다. 이 두 명의 살아 있는 아기에 집약되어 있는, 10년에 길진 연구의 놀랄 만한 특징은 결국 매우 간단한 것으로 드러났다.

최초의 '시험관' 아기는 다음과 같은 네 가지 간단한 기술에 의해 탄생할 수 있었다. ①소변에서 'LH 폭발LH surge'을 감지하는 LH 측정법, ②난자를 꺼내는 복강경 기술, ③2~3일간 수태물을 자라게 할 수 있는 배양기, ④ 자궁 안으로 수태물을 다시 집어넣는 얇은 플라스틱관.

루이스 브라운의 탄생에 뒤이어 거의 곧바로 IVF 치료의 바퀴가 전속력으로 돌아가기 시작했다. 다른 최초의 조사자들, 그 뒤 스텝토와 에드워즈 자신들도 1971년에 시작했던 원래의 치료법으로 되돌아갔다. 1981년 호주의 앨런 트라운센과 그의 동료들이 네 차례의 성공적인 임신에 대해 보고했다. 그들은 임신촉진제 클로미펜Clomiphene을 써서 '수확할 수 있는' 난자의 수를 증가시키고, HCG를 병용하여 배란을 촉진시켰다. 이 방법은 다른 몇 가지 변화와 함께 1980년대를 통하여 IVF 시술의 성공을 위한 토대를 마련했다.

이에 따라 통탄할 만한 일이지만, 스텝토와 에드워즈는 1971년에 그들이 시도했던 원래의 방법이 옳았다는 것을 깨달았다. 게다가 월경주기 후반에 프리몰루트를 이용하는 대신 그대로 놔두었더라면 그들은 훨씬 더 일찍 성공을 이룰 수 있었으리라는 것이 거의 분명했다. 우리는 지금 이것을 잘 알고 있는데, 그럼에도 이 '실수'가 과학연구의 본질적인 문제를 예시하고 있다는 사실을 간과해서는 안 될 것이다.

정의상 과학연구는 진보를 바라며 미지의 경계를 두드리는 것이다. 여기서 IVF는 특별한 문제를 불러일으켰다. 왜냐하면 IVF의 성공률은 매우 낮았고, 따라서 스텝토와 에드워즈는 그들의 방법이 옳은지 알기가 어려웠다. 따라서 너무도 성급하게 원래의 치료법을 바꿔 프리몰루트를 이용했고, 그리하여 이제는 전혀 다른 이유 때문에 실패를 하게 되었다. 모두 그런 식이었던 것이다.

여기서의 논점은 과학자들은 어떤 것이 작용할 때까지는 그것이 왜 작용하지 않는지 전혀 모른다는 것이다. 되돌아봄으로써 무엇이 분명해진다고 하더라도 그때 당시는 결코 그렇지 않다. 이로 인해 필연적으로 과학적 성과의 두 번째 측면—인간적 측면—이 중요해진다. 미지의 것에 대해 이해하고자 하는 과정에서 불가피하게 좌절을 겪는 순간 과학자들을 지탱시켜주는 것은 바로 자신의 의지와 용기다.

스텝토와 에드워즈에게 주어진 보상은 7년간 그들이 기울인 노력으로 두 명의 아기가 태어나고 그 후 20년간 4만 회의 임신이 성공했다는 것이다. 게다가 IVF 시술은 곧 드러났지만 다른 많은 종류의 불임에도 확대될 수 있었다. 여기에는 '원인을 모르는' 불임과 정자 수가 낮기 때문에 생기는 남성 불임도 포함되어 있었다. 사실상 '불임 때문에 황폐해진' 삶을 살았을지도 모를 부부들이 이제 자식을 가질 수 있는 기회를 얻음으로써 말할 수 없는 행복을 누리고 있다. 그것은 스텝토와 에드워즈 덕분이다.

12 1984: 헬리코박터—소화궤양의 원인

전후 의학의 발전 가운데 열두 번째의 마지막 결정적 계기는 거의 중요하지 않은 것처럼 보인다. 1983년 호주의 젊은 의사 배리 마셜Barry Marshall은 위의 내벽에서 발견된 '확인되지 않은 곡선형의 바실루스'(초승달 모양을 한 박테리아의 새로운 종)의 존재를 보고했다. 이 바실루스는 헬리코박터helico-bacter라는 이름으로 알려지게 되었다(문자 그대로 나선 모양helix-shaped의 바실루스). 헬리코박터는 장관腸管의 상부에서 일어나는 몇 가지 질환의 중요한 원인으로 밝혀졌다. 이런 질환에는 위염(위의 내벽에 생기는 염증), 궤양, 위암이 포함된다.

마셜의 발견은 상당히 중요하지만, 예컨대 소아백혈병의 치료 또는 이식술을 낳은 수십 년간의 노고와 같은 부류에 속하지는 않는다. 헬리코박터를 이 이야기의 주인공 가운데 하나로 포함시킨 이유는 간략한 설명을 필요로 한다.

전후시대의 치료혁명은 청소년, 장년, 노년의 질환패턴에 서로 다른 영향을 미쳤다. 청소년은 항생물질과 예방접종으로 감염증을 다스릴 수 있게 되면서 가장 커다란 수혜를 입었다. 그들에게 심각한 의료상의 문제란 이제 주로 낭포성섬유증 같은 유전병에서 비롯되거나, 조산, 우연한 사건, 또는 천식 같은 알레르기 때문에 생기는 문제와 관련이 되어 있다. 나이라는 스펙트럼의 한쪽 끝에서는 노인들이 나이에 의해 영향을 받는(즉 인체조직의 노화에 의해 야기되는) 순환계의 질환이나 암, 또는 관절염이나 백내장 같은 '만성적 퇴행성' 질환에 걸리곤 한다.

대략 말한다면, 현대의학은 질환이라는 커다란 짐을 생의 양극단—소아와 노인—으로 밀어놓았다. 일반적으로 10대에서 50~60대의 사람들 대부분은 놀랄 만큼 건강하다고 할 수 있고, 이로써 당뇨병, 류머티즘, 다발성경화증, 정신분열증, 파킨슨병 등 중년에 발생하는 질환에 현대의학의 초점이 맞추어지게 되었다. 정의상 이런 질환은 나이와 관련이 없으며 노동계층에서 많이 발병하는 것처럼 보인다. 이 모든 질환의 공통적인 특징은 이런 질환의 원인을 알 수 없다는 것이다.

분명 원인은 있어야 한다. 다발성경화증 환자의 신경이 손상되거나 류머티즘 환자의 관절이 만성적으로 염증을 일으키는 어떤 이유가 있어야 한다. 하지만 의학연구에 막대한 노력과 돈을 쏟아 부었음에도 이들 병의 근원은 여전히 심오한 수수께끼로 남아 있다.

따라서 의학의 심장부에는 거대한 무지의 바다가 있는 것이다. 중년에 일어나는 흔한 질환의 원인은 그저 알 수 없을 뿐이고, 자명하게도 원인을 알 수 없다면 예방하거나 치료할 수 없다. 정신분열증에 쓰이는 클로르프로마진이나 류머티즘관절염에 쓰이는 코르티손처럼, 전후시대에 발견된 이런저런 약으로 일부 질환의 증세를 완화시킬 수는 있다. 그러나 이 약들은 완화제에 불과하고, 항생물질이 감염증과 대면했던 방식과 유사하게 근본적인 병리학적 문제를 풀 수 없다.

위(소화)궤양 또한 원인이 알려지지 않은 중년의 질환 가운데 하나였다. 단, 이 질환은 위산의 과다분비와 관련이 있는 듯이 보였다. 이것은 유전적 요인, 잘못된 식습관 또는 '스트레스' 등의 다양한 원인 탓으로 돌려졌다. 마셜 박사는 '유발요인'으로 하나의 박테리아 종을 확인했다. 이 박테리아는 질환에 대한 이해의 성격을 근본적으로 바꾸어놓았을 뿐 아니라 질환을 치료하는 방식까지 변화시켰다. 이것이 소화궤양을 둘러싸고 있는 상황이라면, 유추를 통해 중년의 다른 질환에 대해서도 이와 유사한 설명을 할 수 있을 것이다.

이에 따라 헬리코박터 파이로리helicobacter pylori의 발견은 의학에 있어 마지막으로 거대한 지적 변화를 두드러지게 보여준 예라고 하겠다. 이런 지적 변화 속에서 현대의학은 여러 질환의 원인을 찾고자 하는 것이다. 만약 박테리아가 소화궤양을 야기할 수 있다면, 아직 확인되지 않은 다른 감염원이 다발성경화증이나 류머티즘관절염을 일으킬 수도 있지 않을까?

1984년 여름, 32세의 오스트레일리아 의사 배리 마셜은 많은 수의 헬리코박터균이 들어 있는 혼합액을 삼켰다. 이 헬리코박터균은 소화불량을 겪는 한 남자의 위에서 추출해낸 것이었다.[45] 이런 종류의 자가실험은 길고 특징적인 역사를 갖고 있다. 과거에 많은 연구자들은 과학적 추구를 위해 스스로를 상당한 개인적 위험과 고통에 노출시키곤 했다.

1892년 독일의 과학자 막스 폰 페텐코퍼Max von Pettenkoffer는 78세의 나이에 로베르트 코흐Robert Koch가 당시에 발견한 콜레라균이 실제로 콜레라의 원인이라는 것을 믿지 못하여 어떤 혼합물을 몸소 들이켰다. 거기에는 최근에 콜레라로 죽은 사람의 대변에서 추출한 콜레라균이 첨가되어 있었다. 그도 곧 깨달았지만, 그의 의심은 그가 과다한 설사, 복통과 함께 갑자기 병에 걸리면서 옳지 않다는 게 밝혀졌다.

1930년 1월, 시카고의 게일 대크가 (당시의 지배적인 견해와 달리) 포도상구균이 식중독을 유발할 수 있다고 믿고 일부러 상한 케이크 조각을 먹었다. "나중에, 앉아서 저녁을 들려고 할 때 그가 갑자기 테이블에서 뛰쳐나가 한 시간 동안 화장실에서 나오지 않았다. 그의 아내는 그가 토하고 설사를 하는 중간중간에 '아, 정말 놀라운걸!' 하는 소리를 들었다. 그러나 대크 부인은 다르게 생각했다. 남편이 죽어간다고 생각한 그녀는 그의 동료를 불렀다. 하지만 그 동료는 그의 곁에서 그가 회복되는 동안 지키고 있는 것 외에는 별다른 도움을 줄 수 없었다."[46]

마셜은 정확히 페텐코퍼, 대크의 경우와 똑같은 이유로 자가실험을 행했다. 이들은 어떤 질환과 관련하여 발견된 박테리아가 그 질환의 원인이라는 것을 입증하거나 혹은 그것을 반증하기 위해 이런 일을 벌였던 것이다. 감염을 일으키는 혼합액을 삼킨 뒤 당연히 일주일도 지나지 않아 마셜은 소화불량 증세를 보였다. 토하고 복부에 불쾌감을 느꼈다. 그의 친구들은 그가 숨쉴 때마다 '썩은 듯한' 냄새가 났다고 했다.

한 동료가 위내시경을 그의 위 속에 집어넣었다. 그의 위벽이 충혈되어 있었고 감염이 있었다. 생체검사(생검)는 염증세포들의 존재와 '표면에 바실루스들이 붙어 있는' 것을 보여주었다. 마셜은 항생물질로 치료과정을 시작했고, "그의 증상은 24시간 내에 완전히 사라졌다."

마셜 박사의 자가실험결과는 예상할 수 있었던 것처럼 보인다. 감염물질이 들어 있는 혼합액을 들이마신다면 위의 내벽에 유해한 영향이 미치리라는 건 당연히 예상할 수 있는 일이다. 하지만 1984년에는 그런 식으로 생각하지 않았다. 당시의 지배적인 견해는 박테리아가 위의 질환에 관련될 수 없다는 것이었다. 박테리아가 고농도의 염산에서 살아남을 수 없다는 단순한 이유 때문이었다.

사실 이 염산은 콘크리트에 구멍을 뚫고, 고기덩어리를 녹이며 30분 안에 박테리아의 99.9%를 죽인다. 하지만 마셜의 자가실험은 이것이 틀렸다는 것을 보여주었다. 위가 완전히 무균상태의 지역은 아닌 것이었다. 헬리코박터 같은 일부 박테리아는 이런 적대적인 환경에 살 수 있도록 적응한 게 분명했다.

그렇다면 왜 이런 생각을 그동안 한 번도 해본 적이 없는 걸까? 위에서 이 박테리아의 존재를 관찰할 기회가 없었다고 할 수는 없었다. 1960년대에 내시경이 개발된 이후, 위는 인체 가운데서 가장 조사를 많이 한 기관 중 하나였다. 하지만 이 박테리아가 분명히 존재하고 있었는데도, 표본을 조사한 병리학자들은 이 박테리아를 보지 못했거나 보고 나서도 무시했다. 그들은 박테리아가 위에서 살 수 없다는 독단에 눈이 멀어 위궤양을 다른 여러 가지 원인 탓으로 돌렸다.

위벽은 표면의 점막에 의해 부식성의 염산 분비액으로부터 보호를 받는다. 위궤양 또는 위염은 산의 과다분비 또는 점막의 결손 때문에 일어나는 것으로 가장 쉽게 이해할 수 있다. 확실히 소화궤양의 중요한 두 가지 원인은 이 모델로 쉽게 설명이 가능하다.

첫 번째 원인은 매우 희귀한 졸링거-엘리슨 증후군이다. 이 증후군으로 인해 췌장의 종양이 위산의 양을 크게 증가시키는 호르몬(가스트린)을 분비하고, 결과적으로 장관 위쪽에 난치의 궤양을 발병시킨다. 두 번째는 아스피린 같은 약들로, 이러한 약들이 점막의 기능을 교란시켜 위세포가 산 분비액에 바로 노출된다. 이 두 가지 중 어느 것도 적용할 수 없는 궤양에 대해 설명해야 한다는 것은 어려운 일이다. 하지만 이런 궤양이 사실 대부분이다.

본질적으로 두 가지 이론이 제시되었다. 개인의 기질과 스트레스가 그것이다. 이 두 가지는 모두 만성적인 불안이 '정상적인 범위 이상으로' 산 분비의 수준을 높인다는 가정에 기초하고 있다.

소화궤양에서 개인적 기질의 역할은 1930년대와 1940년대 유행했던 질환에 대한 정신분석 이론으로까지 거슬러 올라간다. 1935년 미국의 정신분석가 프란츠 알렉산더는 소화궤양 환자가 부모나 권위 있는 인물에 대한 '종속의 감정'에 대항해 싸우고 있다고 단언했다. 프로이트식의 이론은 모든 것은 보이는 것의 반대라는 비뚤어진 가정에 기초하고 있는데, 이에 따르면 이 '싸움'에는 실제로 부모에 종속되기를 바라는 욕망이 숨겨져 있다는 것이었다.

그리하여 알렉산더에 따르면, 궤양은 누군가 자기를 먹여주기 바라는 '유아기' 상태로 퇴행한 사람들에게서 생겨났다. 궤양은 "빈 위에 영구적인 자극으로 작용하고 위의 기능장애를 유발한다." 알렉산더는 이 이론을 다음과 같이 명확히 했다. "우리는 소화궤양 환자의 사례에서 구순기적 수동성과 공격성이라는 유아적 태도로 심각하게 퇴행하는 것을 발견했다. 게다가 우리는 이 유아기적 갈망이 구순-수동적 충동과 구순-가학적 충동 간의 내적인 갈등으로 좌절되는 것을 보았다." 이런 해석은, 알렉산더가 말한 바에 따르면, "명확하고, 우리의 생리학적 지식과 일치하며, 관찰된 사실을 잘 설명해주고 있다."

1950년에 이르면, 개인의 기질에 대한 정신분석의 초점은 부모에 대한 비난으로 옮겨진다. 런던 타비스톡 연구소의 엘자 골드버그는 소화궤양 환자들의 어머니가 "집안에서 자주 다툼을 일으키고, 주도적이며, 집착이 강하다"라고 했으며, 반면 아버지는 "성실하고, 우유부단하며, 수동적"인 것을 발견했다고 했다.[47)]

개인적 기질 이론이 산 분비의 증가를 낳는 만성적 불안의 원인을 '내적 갈등'에 두는 반면, '스트레스' 이론은 외부적 요인에 초점을 맞춘다. 이 이론은 1940년대 뉴욕 병원의 스튜어트 울프와 하워드 울프가 '톰'이라는 불행한 노동자를 대상으로 행한 일련의 실험에서 생겨났다. 톰은 56세의 아일랜드인으로, 불행히도 아홉 살 때 아버지가 부엌에 놓아둔 무척 뜨거운 클램 차우더(조갯살과 감자로 만든 수프의 일종—옮긴이)를 마셨다. 그는 식도에 심한 화상을 입었다. 이 때문에 생긴 식도협착은 고쳐지지 않았고, 톰은 어떤 음식도 삼키지 못했다. 외과의는 복벽을 절개하여 위로 직접 통하는 구멍을 만들 수밖에 없었다(위루조성술 또는 위창냄술). 그는 이 구멍을 통해 음식을 섭취하는 법을 배웠다.

두 명의 울프는 얇은 플라스틱관을 이용해 위에서 분비되는 산의 양을 검사했다. 산의 양은 톰의 기분과 정서적 상태와 관련이 있는 것으로 드러났다. 위산은 그가 직업을 잃을까봐 걱정할 때, '마음에 안 드는 주변 지역'에서 벗어나 좀더 쾌적한 곳으로 이주하지 못하고 침울해할 때, 아니면 그의 의붓딸이 방광암 조사를 받는 동안 불안해하고 있을 때에 증가했다.

이런 연구로부터 그들은 (위산의) 과다분비가 개인의 정서적 안정성에 위협이 되는 상황에서 발생하는 것이라고 결론지었다. 그리하여 이것이 다음 20년 이상의 기간 동안 너무도 자명해 보이는 과학적 설명이 되었다. 여기에 반기를 드는 것은 단순히 그릇된 행위로 생각되었다. 스트레스는 빈 위에서 위산의 수준을 끌어올리고, 그 결과로 소화궤양이 된다는 것이었다.

많은 다른 연구는 독립적으로 이런 설명을 뒷받침해주었다. 여기에는 잔인하고 독창적인 원숭이 실험도 포함되어 있었다. 여기서 원숭이는 쌍을 이루는데, 그 중 한 원숭이가 자신과 다른 한 원숭이를 전기충격으로부터 피하게 하는 '관리적' 책임을 맡았다. 각 쌍의 원숭이 가운데 '관리 원숭이'는 소화궤양을 앓았다. 어떤 원숭이는 위에 구멍이 뚫려 죽기도 했다.

소화궤양에 대한 이런 심신 상관적 설명은 결코 공식적으로 부인된 적은 없지만, 초점은 점차 산과 다른 호르몬의 분비를 증가시키는 체질적 혹은 유전적 요인으로 옮겨갔다. '과산過酸'이 범인이라는 믿음은 1976년 시메티딘cimetidine이 도입됨으로써 확실히 정당화되었다. 이 약은 위에서 산의 양을 감소시킴으로써 궤양이 치유되도록 했다.

이 모든 이론의 근본적인 취약성은 왜 어떤 사람이 처음으로 소화궤양에 걸리게 되는지에 대해 설명을 하지 못한다는 것이었다. 지난 100년 동안 변화를 보인 소화궤양질환의 패턴은 여기에 어떤 감염원이 관련되어 있는 게 분명하다는 사실을 시사하고 있었는데도, 이 전체 과정을 설명하는 알려지지 않은 '시초 요인'이 있을지 모른다는 인식은 어디서도 찾아볼 수 없었다.

소화궤양은 세기가 바뀌기 전까지는 드물었다. 하지만 다음의 50년간 빈번히 발병했다. 대략 성인 남자 10명 가운데 1명이 이 질환을 앓았다. 그러고 나서 갑자기 발병률은 극적으로 떨어졌다. 1960년과 1972년 사이 거의 50%나 감소했다. 이런 '증가와 감소'를 개인적 기질이나 양육방식 혹은 일의 스트레스 타입에 생기는 변화로 설명하는 것은 분명히 불가능했다. 그것은 여지없이 어떤 감염원인을 지시하고 있었고, 늦었지만 바로 젊은 의사 배리 마셜에 의해 이 감염원이 밝혀지게 된 것이었다.

그렇다면 마셜은 그전의 50년 동안 의사들의 눈에 띄지 않았던 이 흔한 질환의 원인을 어떻게 찾게 되었을까?

1983년 웨스턴 오스트레일리아 주에 있는 로열 퍼스 병원의 J. 로빈 워렌 박사는 급성위염 환자의 위에서 취한 생체검사용 검체에서 '작고 굽은 모양의 바실루스'의 존재를 관찰했다. 그는 이렇게 보고했다.

"이 박테리아의 기묘한 특징은 다름 아니라 이것이 임상의나 병리학자 모두에게 거의 알려지지 않았다는 것이다.……이 박테리아가 위 검체의 절반에서 언제라도 쉽게 발견할 수 있을 정도로 많이 존재하는데도 말이다."[48]

그동안 같은 병원의 신참 의사 마셜은 흥미로운 연구 프로젝트를 찾고 있었다. 워렌은 위의 검체에서 '작고 굽은 모양의 바실루스'를 발견한 그 환자를 면밀히 조사해보는 게 어떠냐고 그에게 제안했다. 워렌은 자신의 관찰 사실이 내포하고 있는 진정한 중요성을 충분히 깨닫지 못했던 것 같다. 그것은 마셜이 의학연구에 전혀 경험이 없었기 때문이다. 워렌은 그의 조사가 어떤 중요한 발견을 낳으리라고 예상하지 않았을 것이다.

마셜에게 '우연히' 계시의 순간이 찾아왔다. 생체검사용 검체에 '알려지지 않은 바실루스'의 존재가 확인된 환자 한 명이 흉부의 감염 때문에 항생물질 테트라사이클린을 투약받고 소화불량 증상이 나왔다. 마셜은 즉시 위내시경으로 그의 위벽을 검사했고, 문제의 바실루스가 없어진 것을 발견했다. 결론은 분명했다. 환자의 증상과 위벽의 박테리아가 항생물질의 처치 후 모두 사라졌다면, 박테리아가 이 증상의 원인인 게 틀림없었다.

어느 누구도 이 젊은 마셜 박사가 자신의 관찰사실에 대해 나타내는 열광에 동참하지 않았지만, 그는 열정으로 자신에게 부족한 경험을 채워나갔다. 다음의 12주 동안 그는 추가로 184명의 환자—거의 하루에 4명꼴—에 대해 위내시경 검사를 실시했다. 이제 그는 자신이 찾고 있는 것이 무엇인지를 알게 되었다. 그가 관찰한 바에 따르면, 위염뿐만 아니라 소화궤양 환자의 100%가 헬리코박터균에 심각하게 감염되어 있다는 게 확실해지기 시작했다.

이 이상한 박테리아의 특성과 행동을 연구하기 위한 다음 단계는 그것을 배양하는 것이었다. 그러나 이 일은 놀랍도록 어렵다는 사실이 곧 드러났다. 일단 박테리아를 배양접시에 놓고 48시간 동안 배양하여 증식이 어떻게 되어가고 있는지 살펴보는 게 표준적인 방법이었다. 그런데 아무 일도 일어나지 않았다. 35번째 배양을 시도했을 때 5일간의 부활절 휴일이 있었고, 이에 더해 배양접시는 본의 아니게 3일간 더 방치되었다. 미생물학자들이 연구실로 돌아왔을 때 배양접시가 헬리코박터의 작은 집락들로 뒤덮여 있는 것을 발견했다. 이제 헬리코박터가 풍부해졌고, 마셜은 헬리코박터가 단지 위벽의 염증과 '관련'되어 있는 게 아니라 실제로 염증의 원인임을 밝히기 위해 자가실험을 행동에 옮길 수 있었다. 박테리아가 원인이라면, 이론적으로 질환은 항생제 치료로 고칠 수 있게 되는 것이었다.

앞서 언급했듯이 시메티딘을 이용하여 소화궤양을 매우 효과적으로 치료하는 방법이 이미 존재하고 있었다. 시메티딘은 산 분비액의 양을 감소시키고, 산의 감소와 함께 궤양이 치유되지만, 치료를 그만두면 1년 안에 재발하는 경향이 있었다. 이와 달리 항생제를 쓰는 경우에는 헬리코박터를 제거함으로써 일단 궤양이 치유되면 그 상태가 지속될 것이 확실했다. 사실이었다. 1990년 「랜싯」지에 보고된 '난치의' 소화궤양 환자 50명에 대한 연구에서, 항생제로 헬리코박터를 완전히 제거한 환자들은 "궤양의 재발이 없었다."

이와는 대조적으로 항생제 없이 표준적인 항궤양 약물로 치료받은 환자들은 89%가 그해에 계속 궤양을 앓고 있었다.[49] 몇 년간 산 억제제를 투여받는 대신 이제 소화궤양 환자들은 7일간 항생제 치료과정만 거치면 되었다. 질환의 '원인'을 아는 게 얼마나 중요한지를 예시하는 실례로서 이보다 더 훌륭한 경우는 찾아보기 힘들 것이다.

하지만 이야기는 여기서 끝나지 않았다. 헬리코박터가 위염이나 소화궤양에 관여할 뿐 아니라 위암 환자의 3분의 2에 대해 거의 그 원인으로 역할을 한다는 사실이 곧 밝혀졌다. 그리고 헬리코박터와 관련된 희귀한 종류의 창자림프종은 항생제만으로 치료가 가능하다는 것 또한 밝혀졌다.

1980년대 말에 이르면, 세계의 모든 소화관 전문가들은 환자의 위에서 헬리코박터를 찾고 있었고, 또 궤양을 항생물질로 치료하고 있었다. 이제 그들은 이전에 집단적 자기기만이 그들 사이에 존재하고 있었다는 혐의를 피할 수 없게 되었다. 그들은 이 박테리아가 사실상 그들의 모든 환자들에게 존재하는데도 그것을 발견하는 데 실패했을 뿐 아니라, 소화궤양이 감염균 때문에 일어난다는 사실을 가리키는 많은 단서들을 체계적으로 잘못 해석했던 것이다.

그렇다면 어떻게 헬리코박터는 위 안에서 염산의 부식작용을 견뎌낼 수 있을까? 이 박테리아는 매우 기묘한 세균임이 판명되었다. 이 세균은 길쭉

한 나선 모양의 형태에 꼬리가 달려 있다. 이 꼬리를 신속하게 움직여 위 분비액 속을 헤엄쳐나가 위벽의 점막에서 피난처를 찾는다. 이 박테리아는 직접 위벽의 세포들을 뚫고 들어가 궤양을 일으키는 것은 아니지만, 독소를 생산하고, 이 때문에 염증이 유발되어, 이 박테리아의 주된 영양원으로 생각되는 체액과 조직의 파편이 생겨난다. 헬리코박터는 따라서 이 예외적인 환경에 완벽히 적응하여 한번 자리를 잡으면 영원히 사라지지 않는 것이다.

아직까지 헬리코박터가 소화궤양과 위암을 일으키는 정확한 메커니즘은 밝혀지지 않았다. 헬리코박터는 위에서만 발견되지만, 이 박테리아와 뚜렷한 관련을 갖는 궤양 종류가 샘창자에서 일어난다. 샘창자는 위와 소장을 이어주는 소화관의 한 부분이다. 이에 더해 헬리코박터에 감염되면 위암의 발병 확률이 3~6배 증가하지만 왜 그런지는 정확히 규명되지 않고 있다.

20년 이상의 긴 기간 동안 계속된 만성감염은 초기 단계의 암성癌性 변화를 유발하지만, 다른 요소들이 함께 작용해야 이것이 마침내 악성이 된다고 알려져 있다. 헬리코박터가 어떻게 병을 일으키는지 그 상세한 사항은 아직 불분명하다. 하지만 그것이 이 박테리아의 중요성을 줄어들게 하지는 않는다. 헬리코박터는 또 다른 '패러다임의 변화'를 낳았다. 이 박테리아는 그것이 직접 관련되어 있는 질병뿐 아니라 모든 질병에 대한 과학적 인식을 변화시켰던 것이다.

헬리코박터의 발견 이전에는 사람들은 주된 세 가지 위질환—위염, 소화궤양, 위암—을 서로 다른 별개의 실재로 여겼고, 각각 타당한 설명이 있었다. 예컨대 스트레스로 인한 과다한 위산의 분비가 소화궤양을 낳고, 절인 음식이나 소금 또는 질산염 비료가 어떤 식으로 위의 내층에 손상을 일으켜 암이 생긴다는 것이었다.[50, 51]

하지만 이런 이론은 단순히 '지식의 외관'에 불과했다. 따라서 이들 질환을 어떻게 예방하거나 치료할 수 있을지에 대해 유용한 아이디어를 제공하지 못했다. 그 뒤 마셜이 등장했다. 그에게는 통상적인 이야기의 반대가 적용된다. 우연은 전혀 준비가 없던 그에게 호의를 보였다. 그가 '생각할 수 없는 것', 즉 소화궤양이 감염성 질환일지도 모른다는 것을 생각할 수 있었던 것은 바로 그가 젊고 경험이 없기 때문이었다. 그의 자가실험 뒤에 모든 게 제대로 돌아가기 시작했다.

헬리코박터는 위의 모든 중요한 질환에 대해 통합적인 설명을 제공해줌과 동시에 치료와 예방을 실제적인 것으로 만들어주었다. 요컨대 소화궤양을 항생제로 치료하고 헬리코박터를 무력화시킴으로써 위암을 예방하는 것이다. 진실로 효과적인 치료의 가능성을 여는 일관된 생물학적 설명과, 그 반대로 질환에 대한 책임을 환자들에게 미루고 그들이 자신들의 질환에 대해 아무런 일도 할 수 없게 방치하는 거짓된 설명—그것이 심리학적인 것이든 식습관에 관한 것이든—사이에 존재하는 대비를 이보다 더 극명히 보여주는 사례는 없을 것이다.

헬리코박터가 내포하고 있는 의미는 여기에서 그치지 않는다. 이 박테리아의 발견은 당연히 다발성경화증이나 류머티즘관절염 같은 알려지지 않은 다른 많은 질환에 대해서도 문제를 제기한다. 이들 가운데 얼마나 많은 수가 그와 유사한 방식으로 치료 가능한 생물학적 원인을 가지고 있는 것일까? 이 문제는 앞으로 다시 등장할 것이다.

제2부
번영

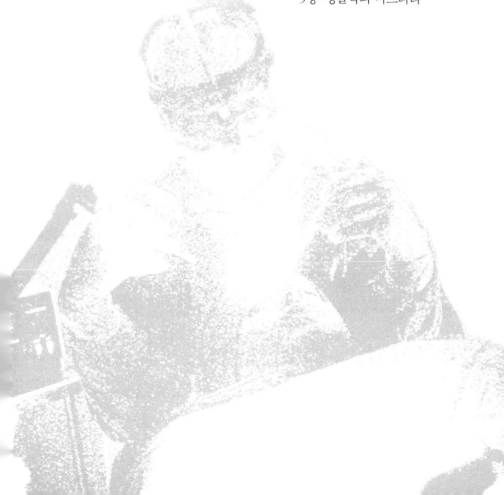

1 의학의 빅뱅

1946년에 발표된 영향력 있는 소론 『과학: 끝없는 경계*Science: Endless Frontier*』에서 미국의 물리학자 배니버 부시Vannevar Bush는 과학을 전후시대의 경제적 번영에 '핵심적인 열쇠'를 제공할 '아직 탐험하지 못한 거대한 오지奧地'로 표현했다. 그 자신은 '세계 역사상 가장 대규모적인 과학적 힘의 동원 사업'에 참여했다. 그것은 20억 달러를 들인 맨해튼 프로젝트로, 여기서 3년 만에 최초의 원자폭탄을 만들어냈다. 원자폭탄은 일본의 히로시마와 나가사키에 떨어져 엄청난 효과를 낳았다. 원자핵 분열로 야기되는 이 가공할 만한 힘은 부시가 예상했듯이 곧이어 '조바심 내며 보호하는 군사적 기밀'이기를 멈추고 대신 평화와 산업적 진보를 위한 '무한한 에너지의 원천'이 되었다.

과학의 끝없는 경계境界에 대한 배니버 부시의 낙관적 전망은 다음 20년 간 거듭하여 사실로 입증되었다. 1948년 트랜지스터의 발명은 컴퓨터의 계산능력을 백만 배나 높여 전자시대를 이끌었다. 5년 뒤 1953년에는 프랜시스 크리크Francis Crick와 제임스 왓슨James Watson이 DNA의 구조를 발견해 유전정보의 미스터리를 풀었다. 1961년에는 유리 가가린Yuri Gagarin이 지구를 돌아 우주개발 경쟁이 시작되었고, 이것은 8년 뒤 최초의 달 착륙으로 절정에 이르렀다.

이런 기념비적인 사건과 비교하더라도, 30년 이상 이어지는 다양한 과학 분야의 수많은 발견 가운데서도 전후시대의 치료혁명은 가장 중대하다고 할 수 있다. 제1부에서 언급한 '결정적 계기들'은 헤드라인에 불과하다. 이런 업적을 떠받들고 있는 과학적 발효제에 대해 제대로 이해하려면, 실험실 안에서 수백만 가지의 화합물을 합성하거나 시험하는 수천 명의 화학자를 상상해보거나, 혹은 뇌하수체의 섬세한 호르몬 조절이나 뇌에서 신경전달 물질이 작용하는 방식 등을 이해하기 위해 그만한 수의 생리학자, 내분비학자, 신경화학자가 쏟아 붓는 시간과 에너지를 생각해볼 필요가 있다.

전후시대 의학적 성취의 놀랄 만한 규모는 설명이 필요하다. 무엇이 그렇게 만들었는가? 무엇이 그것을 지속시켰는가? 왜 그때 그런 일이 일어났는가? 이런 현상은 과학적 해결의 성격과 과학적 혁신의 기원에 대해 우리에게 일반적으로 무엇을 가르쳐주고 있는가?

열두 번의 결정적 계기에서 가장 두드러진 점은 이들 사이에 거의 공통점이 없다는 사실이다. 과학적 발견에 이르는 길은 너무 넓고 지나치게 운과 재수에 의존한다. 따라서 어떤 일반화도 의심을 사게 마련이다. 하워드 플로리가 페니실린의 치료적 가능성을 재발견하는 데서 볼 수 있었던 상대적인 수월함은, 필립 헨치가 결국 우연에 의해 코르티손임이 밝혀지는 물질 X를 찾기 위해 겪은 20년간의 가차 없는 실패와 너무도 큰 차이가 난다.

두 가지 '결정적인' 외과적 계기, 즉 개심술과 이식술 사이에서도 커다란 공통점을 찾기 힘들다. 개심술은 기술적으로 매우 어려우며 펌프의 혁신 없이 결코 이루어질 수 없었던 수술이다. 이와는 대조적으로 이식술은 기술적으로 매우 단순하며, 면역내성을 유도하는 아자티오프린의 발견 없이는 생각할 수 없다.

이런 발견과정의 다양성은 밥 에드워즈의 체험과 배리 마셜의 체험 사이에 존재하는 극명한 대조에서 가장 잘 드러날 것이다. 밥 에드워즈는 체외수정이라는 주된 프로젝트를 시작하기도 전에 먼저 인간의 수정에 관한 기존의 사고 두 가지가 오류임을 밝혀야 했고, 그리고 나서 7년 동안 좌절의 세월을 겪은 뒤에야 성공에 이를 수 있었다. 반면 배리 마셜은 쉬웠다. 그는 의학적 연구 경험이 전무했다. 그리하여 '생각할 수 없는 것을 생각'했기 때문에, 소화궤양에서 헬리코박터가 차지하는 중요한 역할을 발견할 수 있었다. '생각할 수 없는 것'이란 물론 소화궤양이 감염성 질환일 수 있다는 생각이었다.

그럼에도 혁신의 길은 매우 넓을 수 있지만, 그것들은 분명히 '같은 종류'이며, 아이디어와 사건들의 강력한 저류에 의해 형성된 것들이었다. 그 가운데 가장 중요한 것은 바로 전쟁이다. 전쟁의 긴박함이 혁신의 보폭을 가속화했다. '결정적 계기' 중 적어도 네 가지가 전시의 필요에 의해 조성되었다는 것은 분명하다.

앨프레드 길먼과 루이스 굿맨은 화학무기의 해독제를 찾기 위해 질소 머스터드를 림프종에 걸린 쥐에 주사했다. 이로써 그들은 '종양이 더 이상 촉진할 수 없을 만큼 사그라졌다'는 것을 관찰할 수 있었다. 그리고 부신호르몬 주사를 맞고 대담해진 루프트바페의 파일럿들이 4만 피트 이상의 고도로 비행할 수 있다는 소문이 군사첩보의 보고로 인해 연합국에 알려지고, 이 때문에 미국 국방연구회의는 결국 코르티손의 합성을 낳게 되는 정력적인 연구 프로그램에 착수했던 것이다.

전쟁은 또한 심장수술의 발전에 커다란 영향을 미쳤다. 특히 미국의 외과의 드와이트 하켄은 노르망디 상륙작전에서 부상당한 병사들을 수술하며 환자를 죽이는 일 없이 심장에서 총탄과 포탄 파편을 제거할 수 있다는 것을 보여주었다. 이로써 하켄 자신을 포함한 외과의들은 용기를 얻어 좁은 판막을 확장하는 따위의 심장수술을 시작할 수 있게 되었다. 그리고 페니실린도 있었다. 당시 널리 퍼져 있던 덩케르크 정신(불굴의 정신)이 없었더라면, 하워드 플로리는 결코 1941년에 페니실린을 만들기 위해 옥스퍼드 대학교의 병리학과를 화학공장으로 바꾸는 용감한 결정을 내릴 수 없었을 것이다.

전쟁의 영향은, 배니버 부시가 애기한 과학의 '끝없는 경계'라는 개념과 밀접히 관련하여 또 다른 두 가지 방향에서 헤아려볼 수 있다. 부시는 맨해튼 프로젝트의 주된 참여자로서 국가기금과 연구의 집중화가 무엇을 이룰 수 있는지를 가까이에서 지켜보았다. 그 교훈은 잊혀지지 않았다. 미래의 번영에 대한 토대로서 연구에 엄청난 국가적 투자를 한다는 개념은 건강에도 쉽게 적용되었고, 적시에 국립보건원과 국립암연구소처럼 10억 달러 규모의 기금이 투자되는 기구가 생겨났다.

하지만 더욱 중요한 것으로 1945년 연합국의 승리는 억눌려 있던 유토피아적 에너지를 증대시켰다. 이에 따라서 과학의 무한한 가능성은 '더 나은 세계'를 만들 것이었고, 배니버 부시에 따르면 그 형태는 '논리의 법칙과 인간의 이성적 본질에 의해 이미 정해져' 있었다. 이런 신세계의 건설자들 중에는 '급속한 진보에 필요한 것을 사전에 파악하고 있는, 그리고 어떤 세심한 감각으로 그것을 어디서 찾아야 하는지 알고 있으며 그것을 세상에 드러내놓을 수 있는 신비로운 능력을 소유한 비전의 인간'이 포함될 것이었다.

오늘날에는 이런 노골적인 낙관주의가 순진하고 더욱이 당황스럽게 보이기까지 한다. 하지만 이것은 왜 그 기간 동안 의사와 과학자들이 당시로서는 전혀 풀 수 없는 것처럼 보이는 문제에 기꺼이 달려들었는지를 설명하고 있다. 과학의 가능성이 진정으로 무한하다면 모든 것이 가능했다. 소아암의 치료나 장기이식, 개심술도 마찬가지였다.

전체적으로 보자면, 전쟁과 관련된 이런 치료혁신은 '임계질량'(핵분열의 연쇄반응을 유지할 수 있는 한계인 최소질량—옮긴이)을 만들어내는 데 기여했고, 이러한 때 의학연구의 다양한 분야에서 이루어진 높은 수준의 활동이 이후에도 계속되는 발전의 연쇄반응을 촉발시켰던 것이었다. 이 내적인 동력은 간편하게 여섯 가지 별개의 테마로 나눌 수 있다. 첫 번째 두 가지는 이 장의 나머지에서 다룰 주제로 항생물질과 스테로이드의 동시적인 발견, 그리고 의학연구의 '상호 연관성'이다. 나머지 네 가지는 이 부部의 나머지 장들에서 다루어질 것이다. 의학의 주요한 이념으로서 1940년대 '임상과학 medical science'의 융성, 제약혁명을 낳은 화학과 자본의 융합, 기술의 공헌, '생물학의 신비'가 그것이다.

오늘날에 와서 보면, 전후시대 의학의 업적이 항생물질과 스테로이드라는 쌍둥이 기둥에 의해 세워졌다는 것은 분명하다. 좀 전에 쓴 은유법을 한 번 더 쓰자면, 이 둘은 전후시대 의학적 혁신의 연쇄반응에 불을 붙인 뇌관이었다. 항생물질의 중요한 역할을 인정하는 데는 어려움이 없지만, 코르티손이 그만큼 중요하다는 주장은 논란이 있을 수 있겠다. 확실히 항생물질과 스테로이드의 치료효과에는 상당한 차이가 있다. 하지만 결정적으로 이 둘은 또한 상보적이라는 것이다.

항생제는 질환의 가장 흔한 원인이라고 알려진 감염증을 공격한다. 스테로이드는 원인이 알려지지 않은 많은 질환에서 그 유용성을 증명했다. 이 둘 모두 특정한 질환에 효과적이다. 페니실린은 결핵에 대해서 그렇고, 스테로이드는 류머티즘관절염에 대해서 그렇다. 이들은 또한 질환의 전체 범주를 바꾸어놓았다.

항생물질은 만성감염증에 의해 지워진 엄청난 고통의 짐을 효과적으로 없앴다. 정형외과의들의 생각과 시간을 빼앗았던 뼈와 관절의 감염증, 이비인후과 의사들을 바쁘게 했던 귀, 동洞, 기도 상부의 감염증, 불임과 임산부 사망의 중요한 원인이었던 여성생식기의 감염증들이 그것이다.

스테로이드의 경우 이전에는 결코 밝혀지지 않았던 방식으로 별개의 질환들—천식, 습진, 만성활동간염, 중증근무력증, 다발성동맥염, 시각신경염—이 공통된 특징으로서 모두 과도한 염증으로 인해 발생한다는 사실을 입증했다.

그게 다가 아니었다. 항생물질과 스테로이드는 의학의 일상적인 처방을 바꾸어놓았다. 하지만 이 둘은 또한 이미 암시한 바 있는, '과학의 가능성'이 무한하며 언젠가는 분명히 풀 수 없는 것처럼 보이는 문제가 해결될 것이라는 생각을 확증했다. 정말로 이 두 가지 약물은 유익했다. 스테로이드는 1963년 아자티오프린과 함께 이식된 장기의 면역학적 거부반응을 극복하는 데 결정적인 역할을 했으며, 1971년 도널드 핀켈 박사가 50% 이상의 백혈병 치유율을 달성하는 데 이용한 네 가지 약 가운데 하나이기도 했다. 항생물질은 몇 가지 중요한 항암제로 쓰이고, 또한 면역손상 환자를 감염의 위협으로부터 보호함으로써 이식술을 가능하게 했다.

이식술과 암 치료의 성공에 관련된 항생물질과 스테로이드의 이런 공헌은 전후 의학적 진보의 '내적인 동력'에 있어 두 번째 특징을 보여준다. 이 두 번째 특징은 더 이상 적당한 용어가 없기 때문에 의학연구의 '상호 연관성'으로 표현하도록 하자. 이런 방식으로 특정한 여러 순간에서 서로 다른 과학분야의 발전이 합쳐져 치료혁명에 추진력을 제공했다. 이에 따라 앙리 라보리가 외과 환자에게서 발견한 '행복감에 넘친 안정'이라는 관찰사실이, 클로르프로마진의 형태로 정신의학상에서 정신 약리학적 혁명의 토대가 될 수 있었으며, 비오른 입센이 수술실에서 쿠라레를 이용한 경험은 폴리오로 죽어가는 아이들의 생존에 대한 전망을 변화시킬 수 있었다.

IVF의 발전은 더욱 복잡한 형태로 이 상호 연관성을 보여준다. 여기서는 네 가지 독립적인 연구계통이 결합되어 최초의 시험관 아기를 탄생시켰다.

태아성장의 초기단계에서 인간의 수정을 연구하는 발생학, 여성생식호르몬의 작용기전을 규명하는 내분비학, 혈액 내에서 소량의 호르몬까지 정확히 측정하게 해주는 방사선면역측정법, 패트릭 스텝토가 복강경을 이용하여 난소에서 난자를 흡인하는 데 필요했던 광학. 전후시대 의학의 결정적 계기들을 독립적으로 관찰하는 경우 이들은 다양한데다 서로 별개인 것처럼 보이지만 이들의 상호 연관성은 의학적 발전의 누진적 성격 한가운데에 놓여 있다.

이렇게 올림포스 산에서 바라보면, 전후시대 의학의 융성에 충분한 이유가 있는 것처럼 보인다. 하지만 그렇지 않다. 이 사건들을 좀더 세부적으로 들여다보는 순간 완전히 새로운 수준의 설명이 모습을 드러낸다.

첫 번째는 의료업의 전통적 철학이 '임상과학'의 혁명적이며 새로운 신조로 대치되었다는 것이다. 여기서 환자들이라는 최대의 관심사는 진보의 이름 아래 질환의 과학적 조사에 대해 부차적인 것이 되었다. 두 번째는 의심의 여지 없이 가장 강력한 단일 요인으로서, 제약산업이 의약화학medicinal chemistry을 활용하여 이룬 엄청난 성공이었다. 이로써 몇 년 내에 유용한 약제는 소수에서 수천 가지로 급격히 늘어났다. 세 번째는 충분히 예상할 수 있었던 일이지만, 기술―펌프, 투석, 내시경 검사―의 힘을 통해 새로운 영역이 '활짝 열렸고', 여기서 의학적 발명이 이루어졌다는 점이다.

하지만 마지막으로 말해두어야 할 것은, 가장 중요한 몇 가지 진보의 기원은 오늘날에도 여전히 우리에게 불가사의한 생물학적 미스터리로 남아있다는 것이다. 그것은 합리적인 설명의 범위를 넘어서는 곳에 자리하고 있다.

2 임상과학—의학의 새로운 이념

1935년 1월 13일, 조지 5세 왕은 런던 서부의 해머스미스 병원을 방문했다. 이 병원은 그전에는 구빈원 진료소Workhouse Infirmary였던 곳으로, 영국 최대의 교도소 가운데 하나인 윔우드 스크럽스 옆에 있었다. 그곳은 영국 의과대학원British Postgraduate Medical School을 위한 장소로 선정되었다. 영국 의과대학원은 '의학지식의 진보를 위한 전문가 양성과 의학연구의 진흥'에 전념할 영국 최초의 기관이었고, 말 그대로 '빛나는 단체'였다.

나중에 수상이 되는 네빌 체임벌린의 형으로 이사회 의장이었던 오스틴 체임벌린과 '아카데믹한 복장으로 화려한 당대의 가장 유명한 의사들'이 왕을 알현했다. 왕은 '대영제국의 각지에서 학생과 교수들이 모인, 병실과 실험실이 알맞게 조화를 이룬 이 의과대학원이……하나님의 은총 아래 번영하기를 바랍니다'라고 자신의 희망을 표시했다.

하지만 의과대학원이 설립되고 머지않아 전쟁의 위험이 닥쳐왔다. 의과대학원도 문을 닫아야 할 위기에 처했다. '의학지식의 진보'는 더 긴급한 과제에 자리를 내주어야 했다. 대부분의 병원 인력은 다른 곳에 전출되었고,

'최소한의 스태프'만 남아 병원을 운영했다. 그들의 의무는 이제 공습에 다친 민간인 환자를 돌보는 것으로 확대되어 있었다.

그러나 이 곤란한 상황에서 뒤에 남은 '최소한의 스태프'—존 맥마이클 John McMichael, 쉴라 셜록Sheila Sherlock, 에릭 바이워터스Erick Bywaters—는 커다란 연구성과를 거두었다. 이것은 의과대학원에 의해 요약·대표되는 의학의 스타일, 즉 '임상과학'이 다음 25년간을 지배할 것임을 확실하게 보여주었다. 그들의 연구를 좀더 상세히 기술함으로써 이를 살펴보도록 하자.

에릭 바이워터스는 1941년 3월 「영국 의학 저널」에서, 공습의 피해로 사지에 압궤손상을 입고 집에서 실려온 민간인 환자들에게서 '그전까지 보고되지 않았던 특정한 증후군'을 발견했다고 기술했다. 그는 이 증후군에 관해 다음과 같이 묘사했다.

그 환자는 여러 시간 동안 사지 가운데 하나가 눌린 채 묻혀 있었다. 입원했을 때 그는 사지가 붓고 국부적인 무감각증이 있다는 것 외에는 양호했다.……몇 시간 뒤 그는 안색이 나빠지며 혈압이 떨어지고, 한기를 느끼는 동시에 땀을 흘렸다. 여러 차례 혈장과 이따금 혈액을 수혈한 덕에 혈압은 회복할 수 있었지만, 손상당한 사지 가운데 하나에서 괴저를 보였다. 그 부분의 혈액순환이 불안해지기 시작했다.

그 환자는 소변양도 떨어지기 시작했다. 신장기능에 이상이 오자 결국 혼수상태에 빠졌다. "죽음은 갑자기, 대개 한 주 내에 찾아왔다." 바이워터스는 이런 경우처럼 '그전까지 보고되지 않았던 증후군'을 '분쇄증후군crush Syndrome'이라고 부르자고 제안했다. 그는 으깨어진 근육의 조직파편이 신장의 혈관을 막아버리기 때문에 이런 증상이 일어난다고 추론했다. 그의 추론은 옳았지만 신부전을 치료할 방법이 없었기 때문에 그는 아무것도 할 수 없었다.

바이워터스의 논문이 보여주는 가장 놀라운 점은 이 새로운 증후군이 보고된 방식에 있었다. 꾸준히 계속되는 환자의 악화를 매일 꼼꼼히 기록하고, 혈압, 헤모글로빈, 소변양, 요소 수준을 비롯하여 다른 생화학적 측정치를 모두 적었다. 정말로 바이워터스의 논문은 환자가 신부전으로 죽기 전까지 겪었던 변화에 대해 가장 상세한 과학적 관찰기록을 제공했다. 그같은 보고서를 그전까지는 볼 수 없었던 것이다.

쉴라 셜록은 전쟁으로 생긴 또 다른 문제에 관심을 쏟았다. 그녀는 군인들이 걸리는 황달의 원인을 밝히고, 특히 세 가지 주요 원인, 감염성 간염의 원인(현재는 A형간염 바이러스 때문에 생기는 것으로 알려져 있다), 수혈 감염의 원인(현재는 B형간염 바이러스로 인해 생기는 것으로 알려져 있다) 그리고 비소로 성병을 치료할 때 생기는 합병증의 원인을 판별하고자 했다. 이 역시, 바이워터스의 연구처럼 어떤 종류든 간염을 치료할 방법이 없었기 때문에 어떤 의미에서는 '학문적'이라고 할 수 있었다.

하지만 예리한 침으로 복벽을 통해 간의 표본을 채취하고(간 흡인, 현재는 간 생체검사로 알려져 있다) 현미경으로 이것을 조사한다면 어떤 귀중한 정보를 얻을 수 있지 않을까? 셜록은 126명의 환자를 대상으로 간 흡인을 실시했고, 그 가운데 2명이 이 과정 뒤에 죽었다. 한 명은 "아급성간괴사, 무능력 상태의 전신마비, 직장直腸암종으로 이미 빈사지경"에 있었다. 셜록은 이 병리학적 변화의 세 가지 패턴─'광범위'(전범위), '대상帶狀'(한 영역에 국한됨), 잔류 섬유증(간이 섬유조직으로 바뀜)─을 발견했지만, 이 세 가지 특정한 패턴간의 연관성이나 간염의 근본적인 원인은 발견할 수 없었다.

마지막으로 존 맥마이클은 군사와 관련된 또 다른 의학적 문제를 조사했다. 그것은 심각한 혈액손실에 따르는 심장의 혈류역학적 변화에 관한 것이었다. 일단의 자원자들이 카테터를 팔의 혈관, 심장의 우심방과 우심실에 삽입해도 된다는 데 동의했다. 그들에게서 먼저 1ml의 혈액을 뽑았다. 그 뒤 카테터를 통해 심장 내의 혈압을 측정했다. 맥마이클 박사는 혈액손실 뒤에 실신을 하는 경향은 근육 내 동맥의 확장으로 인한 혈압저하에서 비롯된다는 것을 알아냈다.

현대인의 눈에는 이런 연구 프로젝트들이 너무 단순하고, 어쩌면 실제적이지 못한 것으로 보일 수도 있다. 하지만 이들의 중요성은 얼마간 이런 것이 이루어진 과정에서 찾아볼 수 있다. 어떤 종류든 연구는 쉽지 않다. 그리고 이 의사들이 환자를 보살핀다는 주된 임무와 함께 이런 연구를 시도했다는 것은 그들이 품고 있던 지식에 대한 어떤 열정과 욕구를 드러내고 있다. 이 열정은 의학을 바꿀 새로운 이념—임상과학—의 규정적인 특성이다.

이런 의학의 철학이 이에 의해 대체될 전전戰前시대의 철학과 얼마나 다른지는 설명하기 어렵다. 그러나 영국에서 커다란 영향력을 행사했던 전전시대의 두 인물을 비교해봄으로써 이에 대해 몇 가지 생각해볼 기회를 얻을 수 있을 것이다. 그 두 인물은 세인트 바솔로뮤 병원의 '토미' 호더 경Lord 'Tommy' Horder과 유니버시티 칼리지 병원의 토머스 루이스 경Sir Thomas Lewis이다.

호더 경은 런던의 모든 전문의가 부러워하는 성공의 최고 정점을 대표하고 있었다. 그는 부유했으며 우아했고, 늘 롤스로이스를 타고 병원에 나타났으며 고급스런 모자를 쓰고 다녔다. "토미 호더는 분명히 당대 최고의 임상의였다. 그는 많은 경험과 빈틈없는 판단력을 지니고 있었다. 그의 땅딸막한 체구에는 지혜와 자애가 배어 있었다." 도싯의 한 포목상 아들로 태어난 그는 의과대학에서 모든 상을 휩쓸었고, 새뮤얼 지Samuel Gee의 밑에서 일하는 입주 의사*로 첫발을 떼었다. 새뮤얼 지는 왕실의 내과의였고, 그의 후원으로 젊은 호더는 단시간 내에 의학계의 영향력 있는 인물이 되었다.

호더의 진료명단은 당대의 「후즈후Who's Who」**를 읽는 것 같다. 여기에는 세 명의 수상인 앤드류 보나 로, 램지 맥도널드, 네빌 체임벌린과 제임스 배리 경, 또 서머싯 몸, 레베카 웨스트, H. G. 웰즈 같은 작가, 토머스 비첨, 맬컴 사전트, 헨리 우드 경 같은 음악가가 포함되어 있었다. 그는 때맞춰 새뮤얼 지의 뒤를 이어 왕실의 내과의가 되었고, 차례로 에드워드 7세, 조지 5세, 에드워드 8세, 조지 6세, 마지막으로 엘리자베스 2세의 의료고문 역할을 했다.

토미 호더의 성공은 지극히 당연했다. 그는 자신이 하는 일에 매우 유능했다. 정교한 의학적 검사법이 없었던 시대에 호더는 정확한 진단을 내렸으며, 거의 절대적으로 '임상적 방법'이라는 것에 의존했다. 이를 통해 그는 환자의 병력과, 검사에서 나타난 신체적 증상으로부터 무엇이 안 좋은지를 추론할 수 있었다. 이것은 기술의 외관에 얽매이지 않은 전통적인 치료법이었고, 그 본질적인 특징은 의사와 환자의 인간관계였다.

호더 경이 부자와 유명인사들을 돌보고 있을 때, 웨일스의 한 광산기사의 아들로 태어난 토머스 루이스 경은 유니버시티 칼리지의 지하실에서 새롭게 발명된 심전도를 이용하여 불규칙한 심장박동의 여러 다양한 종류에 대해 조사하고 있었다. 이것은 엄청나게 힘들고 복잡한 일이었다. 그는 수천 개의 심장에 대해 기록해야 했다. 그러고 나서 개를 대상으로 한 실험을 통해 추가로 조사를 실시해야 했다. 그는 전극을 개의 심장에 꽂아 전기자극이 퍼지는 정확한 방식을 알아내고자 했다. 저명한 심장병 전문의 폴 화이트는 당시의 상황을 이렇게 회상하고 있다.

---

* 호텔이나 병원 등에 고용되어 의료 스태프 밑에서 일하는 레지던트니 인턴 등을 가리킨다. —옮긴이
** 세계적으로 유명한 인물들의 인명사전—옮긴이

루이스는 잠시 동안 일을 멈추고 나를 맞았다. 그는 앞자락이 트인 모닝코트를 입고 있었고, 실험실의 수술대에서 한 손으로 개의 심장을 마사지하는 중이었다.……몇 번인가 나는 루이스와 함께 옥스퍼드 가를 따라 걸어 그의 숙소까지 되돌아갔다가 실험실로 돌아왔다. 우리는 몇 주간 밤마다 다양한 실험조건 아래에서 천분의 십 초까지 개와 고양이의 심전도를 측정했다. 그는 나에게 밤늦게까지 일하는 법을 가르쳐주었다.……그는 내가 만났던 최고의 선생들 가운데 한 명이었고, 면도날처럼 날카로운 두뇌를 가진 일벌레였다.[1]

이 작업은 '정말로 방대한 책'에 집약되었다. 그 책 『심장박동의 기전과 그래픽기록 *The Mechanisms and Graphic Registration of the Heartbeat*』은 529쪽 분량에 4백 개의 도안과 1천 개의 참고문헌 항목이 들어 있었다.

젊은 루이스는 당대의 지도적인 생리학자들의 영향력 아래서 태어났다. 그 가운데 한 명인 E. H. 스탈링은 루이스와 호더의 의학적 실천방식 간에 존재하는 주된 차이점이 어떤 것인지 말하고 있다. "이것이 내가 생각하는 유니버시티 칼리지의 정신이다. 환자를 진단하고, 돈을 받기 위해 그에게 무슨 일을 해줄까 결정하는 것이 아니라 다음에 더 잘하기 위해 그가 할 수 있는 일을 하는 것이다." 루이스의 전기작가 아서 홀먼은 이렇게 썼다.

루이스의 모든 연구에서 찾아볼 수 있는 한 가지 요소는 이처럼 실험적 방법을 임상적 문제에 적용했다는 것이다. 그는 오랜 세월 동안 이 요소를 '진보의학', '실험의학' 등으로 다양하게 불렀다. 그리고 마침내 '임상과학'이라는 표현을 채택했다. 그는 임상과학이 다른 어떤 과학만큼 훌륭하며 대학의 한 학문분야로 받아들여질 것이라고 열렬히 믿고 있었다.……1930년대의 영국에서 전적으로 임상연구에 평생을 바친다는 생각은 도저히 있을 수 없는 것처럼 보였다는 사실을 알아야 한다. 그가 활동을 시작했을 때는 전임연구가 전문의의 삶에서 오는 긴장

을 감당하지 못하는 사람들의 도피처쯤으로 여겨지고 있었다.[2]

여기서의 과학은 본질적으로 인간에 대한 생리학적 조사방법의 적용을 의미한다. 2백 년 동안 생리학자들은 동물들의 배를 가르고 심장이나 신경이 어떻게 기능하는지 조사했다. 이제 임상과학의 이름으로 정확히 똑같은 방법이 환자들에게 적용되었다. 거기에는 확실한 호소력이 있었다. 호더의 '임상적 방법'이라는 의학에는 진보가 없었다. 이런 의학에도 개량과 확대는 있을 수 있겠지만, 본질적으로 그 지식기반은 19세기 말 부검실에서 비롯된 것이었다.

임상과학은 이와는 반대로 무한한 가능성을 담고 있는 것처럼 보였다. 루이스가 했던 것처럼 심장의 비정상적인 박동을 조사하거나, 그의 젊은 제자들 가운데서 맥마이클이 그랬던 것처럼 상당한 혈액손실 뒤에 순환계에 정확히 어떤 일이 일어나는지 조사할 수 있는 것이 바로 임상과학이었다. 이것은 '새로운' 지식이었고, 이로부터 질환에 대한 '더 나은' 이해 그리고 아마도 '더 나은' 치료법이 생겨날 수 있을 것이었다. 이것은 적어도 루이스와 소수의 다른 이들이 취하고 있었던 견해였고, 1935년 해머스미스 병원에 의과대학원이 설립되는 결과를 낳았던 것이다.

하지만 존 맥마이클은 임상과학이라는 루이스의 개념을 한 걸음 더 진전시켰다. 그것은 작지만 결정적인 진전이었으며, 임상과학이 진정한 의미의 급진적인 출발이었음을 다른 무엇보다 더 잘 설명하고 있다. 1943년 12월, 토머스 루이스가 의장으로 있었던 런던 유니버시티 칼리지 병원의 한 회의에서 맥마이클은 자신이 수행하고 있던 연구를 발표했다.

이미 언급했듯이, 그는 이 연구에서 혈액손실에 뒤따른 혈압의 저하를 측정하기 위해 카테터를 심장에 삽입했다. 발표가 끝나자 루이스는 그의 연구작업에 '놀랐다'고 표현하며 그가 그 연구를 그만두어야 한다는 것을 강력하게 암시했다. "그 연구는 런던 의학계에 충격파를 던졌다. 많은 내과의들이 이 조사방법을 비윤리적이며 더욱이 부도덕하다고 생각했다."

이 회의에서 맥마이클이 루비콘 강을 넘은 행위는 다소간 설명을 필요로 한다. 이것이 차후의 발전에 커다란 의미를 지니고 있었기 때문이다. 카테터를 심장에 꽂아 넣는 기법은 '고통을 요구하는' 것으로 여겨졌으며, 목숨이 위태롭지는 않더라도 잠재적으로 심장의 리듬에 치명적인 교란을 가져올 수 있었다. 게다가 맥마이클의 실험에서 얻어진 지식은 당연히 '사소한 것'이라고 말할 수 있었다. 적어도 치료적 관점에서는 그랬다. 출혈 때문에 혈압이 떨어지면, 혈액을 보상해주면 되기 때문이었다. 심장에 카테터를 삽관하여 혈압이 떨어지는 정확한 기전을 알아내는 것은 쓸데없는 짓이었다.

이것은 루이스가 보기에는 자신이 생각하는 임상과학의 개념이 아니었다. 하지만 여기에는 조금 복잡한 문제가 있었다. 임상과학이 진보하려면, 내적 한계 안에 머물러서는 안 되었고 기술적인 실행 가능성의 경계를 끊임없이 넓힐 수 있어야 했다. 그렇다면 여기에 의학의 초점이 직업적 계약이라는 호더의 견해—여기서 의사의 유일한 관심사는 한 개인으로서 환자가 느끼는 최대의 관심사와 일치한다—에서 환자의 행복은 과학의 진보에 종속되어야 한다는 견해로 옮겨가는 결정적인 순간이 존재하는 것이다.

이 새로운 세계에서 환자는 '흥미로운 임상적 재료'였다. 야심 찬 젊은 의사들은 유명한 의학 저널에 발표할 생각에서 이들을 대상으로 실험을 했다. 한 젊은 의사는 이렇게 썼다. "우리가 하는 많은 연구는 환자에게 아무런 도움이 되지 않는다. 실제로는 환자에게 해가 될 수 있는 가능성까지 있는 것이다. 따라서 연구를 하고자 한다면 어느 정도 눈을 감거나, 아니면 실험할 환자에게 미칠 위험의 가능성을 최소한으로 계산해야 한다."

루이스가 그의 제자 맥마이클의 공격적인 실험연구에 대해 어떤 식으로 유보적인 태도를 취했건 간에 의학적 진보가 가속화되면서 그것은 거듭하여 정당화되었다. 이에 따라, 1944년 실신과 관련된 맥마이클의 실험과 시기적으로 일치하여 앨프레드 블레일록은 팔로사징이라는 선천적인 결함을 교정하기 위해 최초로 '청색증 아기'를 수술했다. 이것은 몇 년 뒤에 개심술의 성공을 낳았다.

외과의들은 수술하고 있는 환자의 해부학적 결손의 특성을 정확히 알아야 했다. 이를 위한 유일한 방법은 맥마이클의 기법을 이용하여 카테터를 심장에 삽관하는 것이었다. 이를 통해 염료를 주입하여 그 안의 해부학적 결손을 알아볼 수 있었다. 이와 유사하게 쉴라 셜록의 '간 흡인'은 환자에게 대단한 이로움은 없다고 할 수 있었지만, 그녀의 논문이 발표된 뒤 그녀는 황달의 사례에서 수십 차례 언급되었다. 환자를 다루는 경험이 축적되자 그녀는 곧 간질환에서 세계적인 전문가가 되었다.

에릭 바이워터스의 경우 '분쇄증후군'에 관한 그의 주의 깊은 연구는 그의 모든 환자가 사망하면서 무의미한 것처럼 보였다. 하지만 전쟁이 끝날 무렵 신부전에 관한 그의 지식은 빌헬름 콜프 같은 다른 이들이 해머스미스 병원에 관심을 갖게 만들었다. 콜프의 투석기는 나중에 이것이 없었더라면 '그전까지 보고되지 않았던 증후군'으로 사망했을 사람들의 생명을 구했다.

전쟁이 끝난 후 10년간 '연구가 전문의의 삶에서 오는 긴장을 감당하지 못하는 사람들의 도피처쯤으로 여겨지고 있었던' 상황은 완전히 역전되었다. 이제 야심을 가진 의사들이 유일하게 바라는 출세는 존 맥마이클의 선례를 따라 연구자로서 이름을 날리는 것이었다. 그의 지도 아래 의과대학원은 영국에서 선도적인 의학기관이 되었으며, 의학의 진보에 관한 놀랄 만한 낙관적 신념 속에서 미래로 나아가고 있었다. 이에 따라 1947년 이안 에어드Ian Aird가 새로운 외과학 교수로 임명되었을 때 그는 두 방면의 연구—개심술을 가능하게 할 펌프식 산소공급기와 신장이식—에 집중하기로 결심했다.

이 두 가지 프로젝트에서 공통된 요소는 그가 교수로 임명될 당시 그 둘다 '공상적'이었다는 것이다. 이 두 가지 중 하나라도 성과가 있을지는 조금도 알 수가 없었다. 만약 있다 하더라도 과학적 실험절차에 따라 먼저 개에게, 다음에는 인간에게 적용해보아야 했다. 해머스미스 병원에는 충분한 공간이 없었기 때문에 에어드는 주중에 시간을 쪼개 그의 연구팀과 함께 켄트 지역에 있는 왕립외과의사협회 실험연구소에서 시간을 보냈다.

이 시기에 해머스미스 병원을 거쳐 간 사람들의 수많은 업적은 의학연구의 빛나는 후광에 둘러싸여 있다. 여기서 수많은 사람들이 '새로운' 항생물질과 '기적의' 약 코르티손을 조사했고, 소아백혈병의 치료법, 방사성 동위원소에 의한 갑상선기능 개선 등을 연구했던 것이다. 임상과학의 복음이 해머스미스 병원에서부터 밖으로 널리 퍼져나갔다. 머지않아 모든 의과대학 부속 병원이 해머스미스 병원의 신조를 받아들였다.

전후의 의학적 업적에 관련된 임상과학의 공헌은 하나의 분위기를 만들어냈다. 이 분위기에서는 더없이 어려운 문제도 궁극적으로는 해결할 수 있다고 믿는 게 가능했다.

임상과학의 유산 가운데 중요하지만 지금까지 소홀히 여겨진 한 가지 측면이 있다. 지금의 시점에서 과거를 되돌아보는 경우, 소아백혈병 치료의 초기 시절이나 신장이식의 '암흑기'에 개척자들이 얼마나 어려움을 겪었을지 깨닫는 건 결코 쉬운 일이 아니다. 하지만 그들이 겪은 고난과 그들의 개입으로 인한 높은 사망률에도 불구하고 그들은 임상과학의 길을 계속 열어갔다. 그들은 왜 계속했을까? 이것은 복잡한 문제지만, 답의 일부를 1967년에 모리스 팹워스Maurice Pappworth가 출간한 『인간 기니피그Human Guinea Pigs』에서 찾아볼 수 있다.

팹워스는 리버풀 출신으로 거기서 토미 호더처럼 뛰어난 임상의였던 코헨 경에게서 가르침을 받았다. 그는 임상적 방법이라는 전통의 기수가 되었고, 젊은 내과의 수 세대를 가르쳤다. 그들은 그가 출제한 대학원 시험을 치러야만 했는데, 이 시험문제들은 그의 저서 『의학입문서 *A Primer of Medicine*』에 설명되어 있는 원리에 따르고 있었다. 여기서 그는 진단을 할 때 임상과학자들이 장려하는 시험이나 조사보다 임상기술이 우월하다는 점을 강조하고 있었다.

팝워스는 가이 병원의 선임 외과의 윌리엄 히니지 오길비 경의 말을 인용하는 것으로 『인간 기니피그』를 시작했다.

"실험의학이라는 과학은 새롭고 악의적인 어떤 것이다. 이것은 우리의 정신 속에서 우리 의사들이 우리로부터 보살핌을 받는 환자들의 하인이라는 오래된 믿음을 파괴하고 사람들이 자신이나 사랑하는 이의 생명을 우리에게 맡길 수 있다는 완벽한 확신을 허물어뜨릴 수 있다."

환자들이 기니피그로 전락하는 이 임상과학의 '악의적인' 측면을 팝워스는 유아, 임산부, 정신질환자, 죄수, 노인, 죽어가는 사람을 대상으로 한 수많은 실험을 들어 설명하고 있다. 이런 실험은 잔인하거나 위험했고, 어떤 목적 또한 없었다. 존 맥마이클에 의해 유명해진 카테터 심장삽입법은 버밍엄에 있는 한 무리의 의사들 손에서 일종의 고급 고문기술이 되었다. 여기서 환자들은 얼굴에 마스크를 쓰고 자전거 위에 앉아야 했다. 그들의 팔에서 뻗어 나온 카테터는 심장의 압력을 기록할 수 있도록 장치되어 있었다.

이것은 즐거운 경험이 아니었을 뿐 아니라, 팝워스가 지적했듯이 중요한 점은 이 모든 환자들이 중증의 환자로서 빈혈이나 갑상선기능항진증 hyperthyroidism, 또는 다양한 형태의 폐쇄성 폐질환을 겪고 있었다는 것이다. 환자들은 이런 실험으로 이로움을 얻지 못했을 뿐 아니라 대개 이 같은 지식은 실험을 행한 사람들이 과학 저널에 결과를 발표함으로써 그들에게 경력을 쌓는 기회가 된다는 것 외에는 거의 가치가 없었다.

『인간 기니피그』는 아카데믹한 내과의들의 분노를 샀다. 팝워스는 큰 대가를 치러야 했다. 그는 의학계에서 추방되었을 뿐 아니라 왕립내과의사협

회 회원 자격을 박탈당했고 그로부터 1년 뒤 죽었다. 이것은 임상과학이라
는 동전의 다른 면이었다.

진보를 위한 요구조건으로서 의사들이 실험을 행해야 하는 필요성은 일
종의 타락한 과학주의를 낳았다. 이것은 의사와 환자간의 '개인적' 관계라
는 호더식 개념과 대립하고 있었다. 그럼에도 이 의학적 비정함은 의학의
경계를 밀고 나아가야 했을 때 피할 수 없는 요구조건이었다. 임상과학의
이념은 일종의 정서적 차단을 장려했다. 그렇지 않았다면, 이 개척자들은
실험적 치료를 계속해나갈 수 없었을 것이다.

3 신약의 풍요

1930 년대 새로이 자격을 취득한 어떤 의사가 의료업을 시작했을 때는 치료효능이 입증된 열두어 가지 약을 이용할 수 있었다. 그는 이 약들로 날마다 만나는 여러 다른 질환들을 치료했다. 류머티즘열에는 아스피린을, 심부전에는 디곡신을, 갑상선기능저하증과 당뇨병에는 각각 티록신과 인슐린을, 매독에는 살바르산을, 진정제가 필요한 사람들에게는 브롬화물을, 간질에는 바르비투르산염을, 통증에는 모르핀을 이용했다.

30년 뒤 그 의사가 은퇴할 시기가 가까워졌을 때는 그 열두어 개의 약이 2천 개로 늘어나 있었다. 그가 학생 때 산 의학교과서—1927년 출간된 세실의 『의학교과서』 초판—는 1960년 그가 14판을 샀을 무렵이 되자 모든 인식이 전과 달라져 있었다. 그 책의 편집장 폴 비슨은 나중에 이렇게 말했다.

초판을 들여다보면, 누구든 이용할 수 있었던 약이 적었다는 데 대해 놀라지 않을 수 없을 것이다. 스트리크닌, 비소화합물, 고추팅크, 묽은 염산, 붕산, 브롬화물제제처럼 1927년에 이용된 많은 약은 이제 사라져버렸다. 첫판에 언급된 약 가운데 단지 30개의 약만이 오늘날에도 여전히 쓰이고 있다.

비슨 박사는 그러고 나서 14판에 언급된 수많은 신약을 하나하나 열거하고 있다. 다음과 같은 것들이다.

······86개의 항감염제, 5개의 항히스타민제, 10개의 합성 스테로이드, 35개의 다른 호르몬약제, 13개의 항간질제, 31개의 세포독성약물 또는 면역억제제, 18개의 진통제, 11개의 진정제, 자율신경계에 영향을 미치는 39개의 약제, 15개의 영양제, 11개의 이뇨제, 중독 치료를 위한 7개의 신약 등.[3]

이제 의사가 처방할 수 있는 치료약이 엄청나게 증가하면서 의학의 익할에 대한 의사들의 인식도 크게 변화되었다. 1930년대에 의사 자격을 얻은 의사는 치료적 관점에서 보자면 일종의 '허무주의자'일 때가 많았다. 그는 환자에게 줄 수 있는 것이 거의 없다는 사실을 알고 있었을 뿐 아니라 그런 게 생겨날 수 있다는 데 회의를 품곤 했다. 결국 그는 부검실에서 시간을 보내며 인간의 장기를 손상시키는 질병의 끔찍한 파괴행위를 보았고, 어떤 치료약도 이를 이겨낼 수 없으리라 생각했다.

1905년부터 1919년까지 옥스퍼드 의과대학의 흠정강좌 담당교수를 지낸 위대한 윌리엄 오슬러는 이렇게 표현했다. "우리는 지성으로 일하는 것이지 마법으로 일하는 것이 아니다. 환자가 우리의 가료를 받고 우리가 그들의 고통을 덜어주기 위해 최선을 다해야 하는 동안에도, 치유시켜주겠다는 돌팔이 의사 같은 약속이나, '가차 없이 계속되는 질병'을 낫게 만들려는 시도로 의술의 평판을 떨어뜨려서는 안 된다."

1930년대로 되돌아가자면, 오슬러의 꽤 영향력 있는 이런 견해는 의료행위에서 불분명하고 효과가 증명되지 않은 치료약을 없애고자 하는 투쟁의 산물로 볼 수 있었다. 오슬러에게 의학의 목적은 사람들을 낫게 하는 것이 아니었다. 그것은 비현실적이었다. 그보다는 무엇이 잘못되었는지 정확하게 진단하고 질환이 어떤 결과를 가져올지 예후를 파악하는 것이었다. 이에 따라 그는 폐렴을 이렇게 기술했다. "우리가 취할 수 있는 어떤 수단으로도 멈추게 할 수 없는 자가제어적인self-limiting 병이다. 젊은 의사들은 환자가 꽤나 널리 보급된 무분별한 약물들로 인해 도움보다는 피해를 훨씬 더 많이 입는다는 것을 명심해야 한다."

의사들은 의학의 가능성과 관련하여 이처럼 지적으로 완고하며 허무주의적인 견해가 그들의 눈앞에서 거의 허물어지는 것을 목격했다. 이전에는 치료가 불가능했던 병들을 고칠 수 있는 새롭고 기묘한 약들이 매년 쏟아져 나왔다. 의사들은 오래 전부터 허무주의자가 되기를 그쳤다. 이제 그들과 환자들은 사실상 모든 병에 약이 있을 것이라고 믿기에 이르렀다.

그렇다면 1930년대에는 소수였던 약들이 1960년대가 되면서 어떻게 그렇게 많아진 걸까? 어떤 과학적 진보가 있었다고 생각하는 게 당연한 일처럼 보인다. 이런 과학적 진보를 통해 과학자들은 화학물질을 만들어내 질병으로 인한 기능상의 결함을 교정할 수 있었던 게 아닐까? 하지만 그것은 실제로 일어났던 일과는 다른 생각이다.

전후시대 의학의 결정적 계기에 대한 설명에서 거듭하여 보았듯이 어떤 형태의 약이든 우연히 발견되었다. 알렉산더 플레밍이 배양접시에서 우연히 박테리아의 기묘한 모양을 보게 되면서 페니실린이 발견되었다. 필립 헨치도 류머티즘관절염에 놀라운 효과를 보이는 코르티손을 우연히 발견했으며, 앙리 라보리가 외과 환자들에게서 '행복감에 넘친 안정'을 발견함으로써 클로르프로마진이 발견될 수 있었다.

어떤 병을 치료하는 약이 '우연히' 다른 병을 호전시키거나 그 약의 부작용이 치료목적에 쓰일 수 있다는 것이 '우연히' 발견되었다. 선별 프로그램에 의해 생거난 약제들조차도 '우연적'이다. 왜냐하면 테스트를 받은 수십만 개의 화학물질 가운데 지극히 소수라 하더라도, 어떤 화학물질이 결핵이나 암에 효과가 있을 것이라고 예측했던 건 아니기 때문이다.

1930년대부터 1980년까지 발견된 사실상 모든 범주의 약들이 행운, 운수, 우연에 따른 관찰사실에서 비롯되었다. 그것은 다음과 같은 이유로 다른 식으로는 일어날 수 없었던 일들이었다.

화학물질인 약은 세포의 화학적 조성에 간섭하는 방식으로 작용하는 게 분명하다. 세포를 둘러싸고 있는 세포벽의 성분이나, 세포 내에서 단백질을 생산하는 과정이나, 어떤 세포의 기능을 다른 세포와 연결시키는 화학적 전달물질에 간섭하는 것이다. 그렇다면 화학자가 어떤 질환을 치료하기 위해 약을 만들고자 하는 경우, 분명히 그 화학물질이 교정하는 결함을 세포 수준에서 알고 있어야 한다. 이를 위해 그는 세포의 현미경적 세계에 대해 어떤 것을 알아야 하지만, 놀랍게도 치료혁명의 기간 동안 세포의 작용에 관한 지식은 사실상 전무했다.

치료혁명의 추진력이 세포의 화학작용이나 그것이 약에 의해 어떻게 변화되는지에 대한 이해에서 나올 수 없었다면, 그것은 등식의 다른 변, 즉 약의 화학작용에서 나와야 했다. 1930년대에 이르러 화학은 고도의 정교한 학문으로 자리잡고 있었다. 이를 통해 어떤 화학물질의 조성, 화학물질에 포함되어 있는 탄소·산소·수소·황의 양, 화학물질의 구조, 화학물질에서 분자가 결합해 있는 방식, 그리고 무엇보다도 하나의 화학물질을 다른 화학물질로 바꾸는 방법을 알 수 있었다.

본질적으로 치료혁명은 '선례'로 시작되었다. 이 선례란 어떤 화학물질이 어떤 질병상태에 특정한 효과를 보인다는 우연한 관찰결과였다. 그러면 화학자들이 그 주위로 몰려들었다. 그들은 화학의 풍요로운 성과 덕택에 선례가 되는 하나의 화학물질에서 문자 그대로 수천 가지의 관련 화합물을 합성해낼 수 있었다. 다음으로 실험이 뒤따랐다. 질환을 겪고 있는 환자(또는 이와 같은 조건의 동물)에게 화학물질을 투여한 뒤 무슨 일이 일어나는지

지켜보았다. 화학적 변형물의 범위는 엄청나게 방대했기 때문에 세포 수준에서 무엇이 잘되었는지 혹은 합성된 화학물질이 어떻게 제대로 작용하는지 알지 못한다고 하더라도 곧 어떤 하나의 화학물질이 잭팟을 터뜨릴 가능성이 높았다.

물론 나는 이런 과정이 '비과학적'이라고 말하려는 것은 아니다. 오히려 그와는 반대로 과학이 이런 과정의 모든 단계에 관련되어 있다고 말할 수 있을 것이다. 화학은 정교한 학문이고, 새로운 화합물을 합성하는 방법은 뛰어난 기술과 창의력을 필요로 했다. 질환의 증상을 고치는 데 있어 화학물질의 효과를 조사하고 평가하는 데에는 엄격하고 체계적인 과학적 방법이 필요했다. 그러나 원래의 '선례'가 오로지 우연에서 비롯되었다는 사실은 여전히 핵심적인 사항으로 남아 있다.

따라서 전후시대의 치료혁명은 주요한 과학적 통찰력에 의해 점화된 것이 아니다. 사실은 그 반대다. 무엇이 잘못되었는지 세부적으로 이해할 필요는 없으며, 합성화학synthetic chemistry이 오랫동안 의사들의 손에 잡히지 않았던 치료약을 마구잡이식으로, 무작위적으로 가져다줄 수 있다는 것이 의사와 과학자들의 깨달음이었다. 이런 생각은 분명 통상적인 믿음과 다르다. 사람들은 의학적 진보가 있었다고 믿고 있다. 이것은 최초로 치료혁명을 일으킨 화학물질의 이력을 살펴보면 잘 드러날 것이다. 이 약은 1933년 독일의 화학자 게르하르트 도마크Gerhard Domagk 덕에 알려진 술폰아미드sulfonamide이다.

1927년 화학 회사 바이엘은 도마크를 연구이사로 임명했다. 그는 합성염료에 감염성 질환을 치료할 수 있는 항균적 특성이 있는지 조사해달라는 간단한 지시를 받았다.

연구 프로그램의 기본적인 과정은 다음과 같았다. 그의 동료 요제프 클라러가 새로운 염료를 합성하면, 이것을 도마크에게 넘겼다. 그러면 도마크는 쥐를 대상으로 이를 실험했다. 쥐들은 실험을 위해 수막염, 임질, 산욕열 등을 일으키는 박테리아에 감염시켜놓았다. 이는 체계적인 독일식 연구의 전형적 예였다. 도마크는 사후해부를 하여 죽은 쥐의 장기를 현미경으로 조사했다. 그 시간 동안에는 아무도 그와 연락할 수 없었다. 그는 전화는 물론, 방문객도 받지 않았다. "우리는 더 이상 서 있지도 못할 때까지 해부를 했고, 더 이상 볼 수 없을 때까지 현미경을 들여다보았다."

도마크의 연구가 시작되고 나서 처음 4년간―1932년까지―은 '특별히 고무적이라고 할 만한 일이 없었다.' 그 뒤 프론토실prontosil이 등장했다. 프론토실은 적색 염료로 원래는 가죽에 색깔을 입히는 데 쓰기 위해 합성되었다. 1932년 12월 도마크는 연쇄상구균에 감염된 두 집단의 쥐를 대상으로 표준적인 실험을 실시했다. 프론토실을 투여받은 쥐 집단은 살아남았지만, 대조군은 죽었다.

도마크는 2년간 이 실험결과를 세상에 발표하지 않았지만, 1933년 개인적 경험을 통해 프론토실이 인간에게도 효능을 나타낸다는 것을 알았다. 그는 손에 피부 감염증이 번진 네 살짜리 딸아이를 프론토실로 치료했다. 그 당시까지 이런 피부 감염증에 대한 유일한 치료법은 손을 절단하는 수술뿐이었다. 그녀는 프론토실로 완치되었다.

1935년 도마크가 쥐 실험결과를 발표하고 나서 몇 달 지나지 않아, 파리에 있는 파스퇴르 연구소의 과학자들이 박테리아를 죽이는 프론토실의 치료적 효과는 그것이 지니고 있는 염료로서의 화학적 특성과 전혀 관련이 없다는 사실을 발견했다. 효과를 나타내는 성분은 그 염료에 결합해 있는 화학물질이었고, 곧 술폰아미드라는 이름으로 알려졌다.

술폰아미드는 이처럼 우회적인 방식으로 발견되었다. 이 약제의 현란한 이력을 따라가보기 전에 잠시 감염성 질환, 특히 연쇄상구균에 의해 발병하는 세 가지 질환의 치료에 이 약들이 얼마나 큰 효과를 보여주었는지 살펴보기로 하자. 이 세 가지 질환은 각각 산고 뒤의 여성에게 생기는 산욕열, 단독丹毒(도마크의 딸이 앓았던 피부 감염증), 성홍열이다. 1930년대 영국에서 매년 1천 명 이상의 여성이 산욕열 때문에 사망했다. 외상을 입은 질의 조직이 연쇄상구균에 감염되면, 이 균이 혈관으로 흘러들어 패혈증과 순환허탈을 유발시켰고 며칠 내로 죽었다.

도마크가 프론토실을 발견한 뒤 런던 퀸 샬로트 산과병원의 연구 과장 레너드 콜브룩Leonard Colebrook 박사는 이 약을 손에 넣어 몇 개월 사이에 38명의 여성을 치료했다. 이 가운데 35명이 치유되었다. 환자에 대한 언급에서 그는 이 새로운 치료법에 상당한 놀라움을 표시했다. 자궁에 감염이 번지고 있었던 36세의 한 여자는 '매우 아프고, 쇠약해져 섬망譫妄 상태에 있었다. 입원 후에도 그녀의 상태는 계속하여 악화되었지만, 프론토실을 투약받고 난 뒤 놀랄 만큼 호전되었다.' 프론토실의 치유력은 산욕열의 사망률 기록에 엄청난 영향을 미쳤다. 사망률은 1937년의 1천 명당 2.5명에서 3년 뒤에는 1천 명당 0.5명으로 크게 떨어졌다.

피부 감염증인 단독도 같은 얘기다. 이 감염증은 의사나 간호사에게 특히 위험했다. "대부분의 큰 병원에는 이 병인으로 〔스태프가〕 비극적인 죽음을 맞은 사례가 있었다. 내가 개인적으로 알고 있는 각각의 사례에서 감염증은 패혈증 환자를 돌보는 동안 손가락이 찔리거나 생채기가 나서 전파되었다.……급성연조직염〔피부 감염〕이 빠르게 번지고 팔로 퍼졌다. 이어 고열과 경직이 일어나며 패혈증으로 발전했다."

단독의 사망률 하락은 산욕열의 경우와 상응했다. 그리고 그것이 다가 아니었다. 술폰아미드는 또한 '연쇄상구균으로 인한 인후염'에도 효과가 있었다. 이 질환은 류머티즘열의 원인과도 관련이 있는 것으로 알려져 있었다. 류머티즘열은 관절이나 신장, 심장판막을 공격해 각각 관절염, 신부전, 이

병罹病판막으로 인한 심장기능장애를 야기했다. 술폰아미드는 프랭클린 루스벨트의 아들과 1943년 12월 카르타고에서 폐렴에 걸린 윈스턴 처칠의 생명을 구하기도 했다.

술폰아미드가 사람들에게 얼마나 기이하게 보였을지는 새삼 강조할 필요가 없을 것이다. 하지만 현대의학에 공헌한 이 약의 이야기는 아직 시작에 불과하다. 이 약은 페니실린이 발견되기 전까지 감염성 질환에 대해 효과를 지닌 유일한 약이었고, 널리 처방되었을 뿐 아니라 당연히 커다란 과학적 관심의 초점이 되었다. 이 같은 결과로 예상치 못한 다른 치료약들이 발견되었다.

1939년: 런던 미들섹스 병원의 도널드 우즈는 술폰아미드의 구조가 다른 화학물질 PABA와 매우 유사하다는 것을 발견했다. PABA는 비타민 엽산의 주요 구성성분이었다. 사람은 엽산을 음식으로부터 섭취하지만, 박테리아는 그것을 만들어내야 한다. 이에 따라 우즈는 술폰아미드가 작용한다면 그것은 술폰아미드가 '가짜 구성물'이 되어 '과정을 방해하는' 것이라고 생각했다. 박테리아가 엽산을 만들려고 할 때 PABA가 아닌 술폰아미드를 이용하기 때문에 그 결과로 죽게 된다는 것이었다. 이런 현상은 '경쟁적 길항작용competitive antagonism'이라고 불렸다.

미국에서는 조지 히칭스와 거트루드 엘리언이 '경쟁적 길항작용'이라는 우즈의 착상에 자극을 받아 ('소아암의 치료'에서 얘기했듯이) 똑같은 원리를 DNA의 한 성분인 푸린에 적용했다. 세포의 분열을 막는 '가짜 구성물'을 찾기 위해서였다. 이것을 찾는다면, 암이나 이와 유사한 장애의 치료에 쓰일 수 있을 터였다. 다음 20년 동안 이런 접근방식을 통해 특히 백혈병의 치료약 6-mp, 이식술을 가능하게 만든 면역억제제 아자티오프린, 통풍을 예방하는 알로푸리놀allopurinol, 무엇보다 바이러스 질환에 효과를 보이는 아시클로버acyclovir를 발견했다.

1940년: 5월 25일 옥스퍼드 대학교의 병리학과에서 하워드 플로리와 그의 동료들은 연쇄상구균에 감염된 쥐를 대상으로 5년 전 도마크가 했던 것과 똑같은 실험을 했다. 단, 이 경우에는 투여약물이 곰팡이에서 추출한 페니실린이었다. 결과는 똑같았다. 페니실린을 투여한 쥐들은 살아남았고, 투약받지 못한 쥐들은 죽었다.

도마크의 선례가 없었다면, 플로리는 이 같은 실험을 하지 않았을지도 모른다. 그 당시까지 항생물질의 진정한 잠재성은 충분히 이해되지 못하고 있었던 것처럼 보이기 때문이다. 이 같은 식으로 술폰아미드—또는 적어도 도마크의 까다로운 실험방법—는 초기에 항생물질의 능력을 발견하는 데 커다란 역할을 했다.

같은 해 술폰아미드를 다량으로 투여받은 환자들은 ('예방의학의 승리'에서 이미 얘기했듯이) 기이한 부작용으로 과도한 양의 소변을 본다는 보고가 나왔다. 궁극적으로 밝혀진 대로 술폰아미드가 신장에서 효소를 차단하기 때문이었다. 조직 내에 체액이 많아지면 몇 가지 심각한 의학적 이상이 일어난다. 심부전으로 숨이 찬다든가 신부전으로 조직에 물이 찬다. 혈압상승이나 녹내장으로 눈이 안 보이는 증상 등은 체액이 감소하면 호전된다. 그때까지는 이런 이상에 대한 효과적인 치료약이 없었다.

그러나 이런 기이한 부작용으로 화학자들이 술폰아미드의 분자를 연구하게 되었고, 곧바로 강력한 약들이 줄줄이 발견되었다. 혈압을 낮추는 벤드로플루아지드bendrofluazide, 심부전과 신부전을 치료하는 이뇨제 푸로세미드furosemide, 백내장을 치료하는 아세타졸아미드acetazolamide가 그런 약들이다.

1941년: 볼티모어에 있는 존스 홉킨스 의과대학의 F. V. 맥칼럼McCallum 은 술폰아미드의 한 변형물이 쥐의 갑상선을 두드러지게 비대하게 만드는 것을 관찰했다. 이 문제를 더 조사하면서 그는 화학물질 티오우레아thiourea 가 티록신의 합성을 차단하고, 따라서 논리적으로 갑상선기능항진증 또는 갑상선중독증의 치료약으로 쓰일 수 있다는 사실을 발견했다. 같은 해 또 다른 술폰아미드계 약물이 쥐에서 나병균의 성장을 막는다고 알려졌다. 이 일은 결과적으로 또 다른 술폰아미드계 약물인 댑손dapsone의 재발견을 낳 았다. 이 약은 오늘날에도 여전히 주요 항나병 치료약으로 쓰이고 있다.

1942년: 몽펠리에 대학교의 의료진 가운데 한 명인 마르셀 자봉Marcel Jabon은 장티푸스의 치료에 쓰인 술폰아미드의 한 유도체가 혈당을 떨어뜨 려 일부 환자를 심각한 상황에 처하게 하는 것을 관찰했다. 이 때문에 이 약이 당뇨병(당뇨병에서는 혈당이 올라간다)의 치료에 소용될 수 있는 가능성 이 제기되었다. 그 뒤 일군의 약들, 즉 술포닐우레아sulfonylurea계 약물이 발견되었고, 이들은 인슐린과 함께 여전히 이런 이상을 치료하는 중요한 약으로 쓰이고 있다.

1946년: 술폰아미드의 또 다른 변형물이 말라리아에 약하게나마 효과를 나타낸다는 사실이 발견되었다. 곧 프로구아닐proguanil이 도입되었다. 이 약은 현재에도 이 끔찍한 질병의 예방에 쓰이고 있다.

이제 합성화학이 의학을 어떻게 변화시켜왔는지 얼마간 이해할 수 있을 것이다. 우선은 황·수소·질소·탄소·산소 원자로 구성된 단순한 화합물 에서 시작되었다. 이 화합물은 도마크에 의해 '우연히' 발견되어 전체 감염 성 질환의 치료에 혁명적인 변화를 가져왔다. 그리고 그 뒤 20년간 똑같은 술폰아미드계 약물들이 이런저런 식으로 고혈압의 치료(따라서 쇼크의 발생 수를 감소시켰다), 그리고 당뇨병, 심부전, 녹내장, 갑상선중독증, 말라리아, 나병의 치료에 효과를 나타냈다. 게다가 히칭스와 엘리언의 공로로 이 약들의 작용방식이 발견되어 치료학의 방대한 새 장이 열렸다. 그리하여 암이나 통풍, 바이러스 질환의 치료약 또한 개발되었다.

이러한 약물 발견의 우연적 특성은 이미 논의된 결정적 계기의 많은 예에서 상세히 드러나 있다. 질환에 대한 과학적 이해가 약의 의도적 제조를 위한 지적 토대를 제공하기에는 너무 제한되어 있었기 때문에, 이런 일은 아마 다른 식으로는 이루어질 수 없었을 것이다.

안타깝게도 이런 신약의 풍요가 의학의 모든 면을 어떻게 바꾸었는지 상세히 기술하는 것은 불가능하다. 하지만 뒷장의 표와 이 책 말미의 부록을 살펴봄으로써 이런 현상이 얼마나 엄청난 규모를 이루고 있었는지 다소나마 짐작해볼 수는 있을 것이다. 이 책의 부록에는 류머티즘학과 정신의학에 미친 약물의 영향에 대해 기술해놓았다.

마지막으로, 의학에서 화학의 활용이라는 전망이 완벽히 현실화되기 위해서는 하나의 요인이 필요했다. 그것은 생산의 자본주의적 방식이었다. 제약회사들도 술폰아미드, 항생물질, 코르티손의 발견에서 교훈을 얻었다. 이런 약물의 잠재적 시장이 워낙 거대했고, 하나의 발견에서 얻을 수 있는 수익은 워낙 엄청났기 때문에, 제약회사들은 연구에 많은 돈을 투자했고, 손을 뻗을 수 있는 모든 화학자들을 채용했다.

새로운 화학물질을 합성할 수 있는 잠재성은 사실상 무한한 것처럼 보였다. 이를 위한 산업적 기반을 마련함으로써 전 과정은 더없이 잘 진행되었다. 물론 이것은 투자에 대한 수익의 보장이 없는, 위험이 큰 투기적 사업이었다 다음에는 어디서 새로운 약이 발견될지 전혀 예상할 수 없었다. 하지만 '리스크'는 사실 자본주의의 모든 것이 아닌가. 치료혁명의 동력은

약물 발견의 황금시대, 1940~1975년

	감염성 질환	암	리튬	순환장애
1940년	페니실린 스트렙토마이신 PAS 클로람페니콜 chloramphenicol 세팔로스포린 cephalosporin	항생물질 코르티손 메토트렉사트 methotrexate 6-mp		리그노카인 lignocaine 히드랄라진 아세타졸아미드
1950년	니스타틴 nystatin 에리트로마이신 erythromycin 반코마이신 vancomycin 카나마이신 kanamycin 암포테리신 B amphotericin B 그리세오풀빈 griseofulvin 메트로니다졸 metronidazole	티오테파 thiothepa 클로람부실 chlorambucil 멜팔란 melphalan 시클로포스파미드 악티노마이신 actinomycin 5-FU	클로르프로마진 이미프라민 마르실리드 marsilid 메프로바메이트 meprobamate 할로페리돌 haloperidol	클로피브레이트 clofibrate 메틸도파 디소피라미드 disopyramide 스피로놀락톤 spironolactone 클로로티아지드
1960년	후시딕 산 린코마이신 lincomycin 겐타마이신 gentamycin 에탐부톨 ethambutol 클로트리마졸 clotrimazole 트리메토프림 trimethoprim 리팜피신 rifampicin 아만타딘 amantadine	다우노마이신 블레오마이신 L-아스파라기나제 빈크리스틴 시스플라틴	디아제팜 diazepam 클로르디아제폭시드 chlordiazepoxide	프로프라놀롤 베라파밀 verapamil 푸로세미드 furosemide 콜레스티라민 cholestyramine 클로니딘 clonidine 아밀로리드 amiloride
1970년	카베니실린 carbenicillin 인터페론 interferon		플루옥세틴 fluoxetine 클로자핀 clozapine	캡토프릴 captopril 니페디핀 nifedipine 아미오다론 amiodarone 디피리다몰 dipyridamole

의학과 생물학보다는 자본주의적 창조력과 화학의 시너지 효과에 훨씬 더 많이 기대고 있었다.

치료혁명의 진전을 낳은 낙관주의의 분위기와 그 에너지는 필립 헨치가 코르티손의 치료적 효과를 발표한 뒤 곧이어 제약회사 업존Upjohn에서 일어난 사건을 통해 명확히 살펴볼 수 있다. 당시는 어떤 제약회사든 코르티

류머티즘학	내분비학	다른 분야: 신경학(N), 혈액학(H), 위장병학(G), 호흡기 질환(R)
항생물질 코르티손 메토트렉사트	카비마졸 carbimazole 스틸베스트롤 stilbestrol 바소프레신 vasopressin	항생물질 코르티손 비타민 B12 (H) 비타민 K (H)
페닐부타존 phenylbutazone 하이드록시클로로퀸 hydroxychloroquine 시클로포스파미드	클로로프로프라미드 chlorpropramide 펜포민 phenformin HRT Hormone Replacement Therapy	비사코딜 bisacodyl (G) 항혈우병 인자 Factor VIII (H) 프리미돈 primidone (N) 에토숙시마이드 ethosuximide (N) 이소프레날린 isoprenaline (R)
인도메타신 indomethacin 이부프로펜 ibuprofen 페니실라민 penicillamine 알로푸리놀 allopurinol 메페나믹 산 mefenamic acid	경구 피임약 브로모크립틴 bromocriptine HCG 융모성선자극호르몬 클로미펜 clomiphene 타목시펜 tamoxifen	아자티오프린 L-도파 (N) 날록손 naloxone (N) 발프로산 나트륨 sodium valproate (N) 카베녹솔론 carbenoxolone (G) 살부타몰 salbutamol (R) 크로모글리크산 나트륨 sodium cromoglycate (R) 클로르메티아졸 chlormethiazole (G)
디플루니살 diflunisal 피록시캄 piroxicam		시클로스포린 cyclosporin (G) 메토클로프라미드 metoclopramide (G) 시메티딘 (G) 케노데옥시콜린 산 chenodeoxycholic acid (G)

손을 제조하는 좀더 값싼 방법을 발견하면 엄청난 금전적 보상을 얻을 수 있을 것이라고 생각되었다. 코르티손은 추출법으로 생산되었고, 여전히 그 비용이 엄청났기 때문이었다.

연구부서의 고위 직원들은 산업적 규모에서 실용적으로 코르티손을 생산하는 새로운 방법을 찾아내기 위해 7개의 팀으로 구성된 프로그램을 계획했다. 한 팀은 머크 사(필립 헨치가 사용한 코르티손을 제공한 회사)에서 이용한, 담즙산에서 코르티손을 만들어내는 방법을 바꾸어보기 위해 연구했다.

두 번째 팀은 콜타르 화학물질 같은 간단한 원료에서 코르티손을 합성하고자 했다. 세 번째 팀은 효모에서 쉽게 얻을 수 있는 스테로이드를 코르티손으로 바꾸는 화학적 변환에 대해 연구했고, 네 번째 팀은 녹색 헬리보어의 뿌리에서 추출한 스테로이드 화합물을 이용해 이 호르몬을 조제하고자 했다.

다섯 번째 연구 팀은 효소를 이용해 부신피질호르몬에서 만들어지는 스테로이드로부터 이 호르몬을 얻을 수 있는 가능성을 조사했다. 또 다른 팀은 코르티손 합성에서 특별히 어려운 단계에 미생물들이 도움이 될 수 있을지 조사해보았다.

그리고 마지막 조치로, 업존 사는 아프리카 원정대에 참가했다. 그 원정대는 제약회사와 정부기관에서 파견된 여섯 번째 팀의 원정대 가운데 하나였다. 그들은 사라진 스트로판투스를 찾고 있었다. 이 덩굴식물의 씨에는 어떤 물질이 함유되어 있는데, 보고에 따르면 이 물질로부터 코르티손을 쉽게 만들어낼 수 있다고 했다. 물론 그러기 위해서는 이 덩굴식물을 찾아 재배를 해야 했다. 연구부서에 있었던 3백 명 가운데 절반이 훨씬 넘는 인원이 이 코르티손 소동에 달려들었다. 그것은 회사가 착수한 연구 중에서 가장 규모가 큰 도박이었다.[4]

승수효과라고 불릴 만한 것이 이 열광적인 연구활동을 심화시켰다. 합성되는 화학물질이 많아질수록 생산되는 약도 많아지고, 따라서 실험실 또는 병실에서 '우연한' 관찰이 이루어질 수 있는 기회도 많아졌다. 이런 관찰은 연구할 만한 또 다른 유용한 치료적 가능성에 관심을 돌리게 했다. 그 결과는『약전藥典』의 매 신판에서 확인할 수 있다. 1960년대까지 매년 1백 개

---

*크리스마스 로즈라고도 불리는 유럽산 미나리아재비과의 식물—옮긴이

이상의 신약이 약전에 새로이 기재되었다. 하지만 이런 과정도 무한히 계속될 수는 없다. 곧 화학자들이 시험할 만한 신약도 동이 나고 말 것이다. 그렇다면 그때는 과연 어떤 일이 일어날까?

4 기술의 승리

약물의 발견과 함께, 기술은 전후시대 의학의 엄청난 팽창과 관련하여 그 공로를 마땅히 인정받아야 한다. 이 둘은 모두 질환의 본질이나 원인에 대한 심오한 이해의 필요성 없이 질환이라는 문제에 대해 경험적인 해결책을 제공했다는 점에서 유사하다. 하지만 이 둘 사이에는 차이점이 있다. 이런 점에서 기술적 혁신의 방식은 약물 발견의 역사와 정확히 반대편에 놓여 있다. 대부분의 약물이 '우연적으로' 발견되었다는 점과 달리 기술적 해결책은 정의하자면 어떤 특정한 문제에 관한 대단히 계획적이고 명확한 답이었다.

기술적 해결책은 많은 의학적 문제들을 꽤 잘 다룰 수 있다는 것이 밝혀졌다. 기술적 해결책은 세 가지 범주로 나눌 수 있다. 다음 표에서 볼 수 있듯이 생명유지, 진단, 수술이 그것이다. 그 가운데 몇 가지는 이미 다룬 바 있다. 잘 알려진 생명유지 기술로, 중환자실이나 특히 조직에 적절하게 산소를 공급해주는 인공호흡기는 급성질환을 앓고 있는 동안 환자의 생리적 기능이 회복될 때까지 환자의 생명을 유지시켜준다. 투석기와 인공심박조율기는 이 원리를 확장하여 신부전이나 심장박동의 잠재적인 치명적 이상

의학기술의 세 가지 형태

생명유지	진단	수술
중환자실	CT 스캐너	고관절치환술
인공호흡기	MRI 스캐너	인공수정체삽입술
투석기	초음파	인공내이(內耳)이식술
인공심박조율기	PET 스캐너	펌프
	혈관조영술	수술용 현미경
	심장카테터법	내시경 검사법

등의 만성질환으로 몇 년간 앓고 있는 사람들의 생명을 유지시켜준다.

다음으로 진단기술의 새로운 방법은 의사들이 인체의 구석구석을 샅샅이 조사할 수 있게 해주었다. 우리는 CT와 MRI 스캐너 덕분에 이제 놀랄 만큼 명확하게 뇌를 살펴볼 수 있으며, 초음파 덕분에 자궁 안에 숨겨져 보이지 않았던 태아를 사실상 수태의 순간부터 관찰할 수 있게 되었다.

마지막으로 이미 얘기했듯이 펌프나 고관절치환술 같은 외과적 기술은 각각 심장외과라는 완전히 새로운 전문분야를 만들어내고 정형외과의 범위를 확대시켜놓았다.

이런 기술적 혁신의 중요성은 설명이 필요 없다. 하지만 기술의 영향력을 이해하는 데 있어 무엇보다 중요한 부문은 광학이다. 차이스의 수술용 현미경과 내시경 덕분에 외과의들은 더 많은 것을 볼 수 있었을 뿐 아니라 더 많은 것을 할 수 있었다. 그 과정에서 이 두 신기술은 이비인후과 수술, 안과, 신경외과, 성형외과, 재접합술, 부인과, 정형외과, 복부외과 등 외과분야의 전 범위에 커다란 영향을 미쳤다.

수술용 현미경

수술용 현미경이 어떤 일을 해낼 수 있을지는 핀 머리의 직경이 1mm나 20분의 1인치가 조금 안 되는 가정용 핀에 대해 생각해보면 금방 이해할 수 있다. 이 핀 머리를 동일한 직경의 다른 동맥에 꿰매야 할 어떤 동맥이라고 상상해보자. 당연히 할 수 없을 것이다. 하지만 이 핀 머리와 똑같은 직경의 동맥을 수술용 현미경으로 보며 20배로 확대하면 이제 외과의의 눈에는 직경이 1인치로 보일 것이고, 섬세한 도구를 이용한다면 두 개의 동맥을 꿰맬 수 있을 것이다. '미소수술의 세계로 오신 것을 환영합니다'라고 할 만하다.

미소수술은 사실상 1954년에 시작되었다. 그해에 독일의 광학 회사 차이스가 최초의 수술용 쌍안 현미경을 만들어냈다. 이 현미경의 유용성을 최초로 깨달은 사람들 가운데는 이비인후과 의사들이 많았다. 의사들이 중이의 골질이 굳어지면서 생기는 난청 환자들을 수술할 때 이들 의사의 어깨 너머로 수술을 들여다보면 그 이유는 명확해진다.

외이도를 따라 내려가면, 고막을 확인할 수 있다. 의사는 나이프로 고막의 밑 부분을 잘라 마치 텐트의 날개처럼 위로 들어올린다. 중이에 있는 세 개의 작은 뼈를 드러내놓기 위해서다. 그 가운데 가장 멀리 있는 것이 등자뼈(등자와 비슷한 모양 때문에 이런 이름이 붙었다)로 내이의 반고리관이라는 청각기관과 가까이 하고 있다.

이 환자의 질환을 귀경화증이라고 하자. 이 귀경화증 때문에 등자뼈는 운동성을 잃고 고막에서 나오는 소리의 진동을 전달하지 못한다. 이에 따라 수술을 하는 의사는 그 중심에 작은 구멍을 뚫고 피스톤을 삽입하는데, 이 피스톤의 움직임이 진동을 전달하게 되는 것이다. 귀 안의 깊은 곳에서 이루어지는 이러한 수술 또는 이와 비슷한 섬세한 수술이 수술용 현미경에 얼마나 크게 의존하고 있는지를 깨닫는 데는 결코 대단한 상상력이 필요하지 않을 것이다.

다음으로 백내장 환자에게 인공수정체삽입술을 시술하여 엄청난 성공을 거둔 안과 의사들이 있었다. 인공수정체삽입술은 찬리의 고관절치환술과 더불어 전후시대에 개발된 위대한 '대중' 수술 가운데 하나였다. 1948년 세인트 토머스 병원의 안과 의사 해럴드 리들리Harold Ridley가 백내장제거수술을 할 때였다. 어떤 학생이 '수정체를 인공물로 대체할 수 없다는 게 참 안타까워요'라고 말했다. 그 순간 리들리에게 섬광처럼 영감이 스쳐갔다.

리들리는 마냥 순진한 것처럼 들리는 이 얘기에 자극을 받아 몇 년 전의 경험을 머릿속에 떠올렸다. 그것은 제2차 세계대전 기간 동안 전투기 조종사들의 눈 부상을 치료할 때의 일이었다. 비행기의 조종석 덮개 유리가 깨지면서 파편이 눈을 찔렀지만 커다란 손상은 찾아보기 힘들었다. 리들리가 추측하기에, 눈은 일종의 '특수한 성소'였고, 분명히 유리 파편 같은 이물질을 견뎌낼 수 있었다. 그렇다면 백내장으로 흐려진 수정체는 인공수정체로 대체할 수 있을 것이었다.

2년 뒤 첫 번째 20명의 환자들은 상당히 희망적으로 보였고, 그는 '수정체 표면에 삼출물이 계속 나오면서 아직 부분적으로 시야를 방해하지만, 적절한 조치를 취한다면 모든 것이 선명하게 보일 것이다. 어쨌든 희망을 잃을 정도는 아니다'라고 썼다. 그의 동료 의사들은 다른 견해를 갖고 있었다. 그의 전임前任 외과의는 이렇게 말했다. "그의 동료들이 쏟아 붓는 커다란 비난과 그의 결과에 대한 숨김없는 불신을 견뎌내기 위해서는 엄청난 인내가 필요했다."

리들리의 꽤 높은 실패율은 다른 사람들을 실망시켰다. 하지만 1950년대 차이스의 수술용 현미경과 새롭고 더 가벼운 이식물이 등장하여 결과는 극적으로 개선되었다. 현재 영국에서는 매년 8만 개의 인공수정체가 이식되고 있다. "차이스 현미경이 없었다면, 오늘날과 같은 눈 수술은 상상할 수도 없었을 것이다." 눈 수술은 백내장수술뿐만 아니라 녹내장의 개선을 위한 수술, 망막박리수술 또는 안구의 모양을 유지시키는 젤리 같은 유리체琉璃體에 행해지는 수술도 있다.

수술용 현미경은 또한 미세혈관수술에도 없어서는 안 되었으며, 신경외과, 성형외과, 절단된 사지의 재접합술 같은 세 가지 외과분야에 필수적이었다. 최초의 성공적인 재접합수술은 1962년 보스턴에서 이루어졌다. 환자는 열두 살짜리 소년이었다. 그 아이는 기차에 치어 팔이 완전히 절단되었다. 8년 뒤 그는 '그의 재접합된 손으로 상점을 털다' 경찰에 체포되었다.

중국인은 특히 이런 종류의 수술에 능했다. 상하이의 제6인민의원에서는 1963년 27세의 남자를 대상으로 하여 최초로 손 재접합술을 시술했다. 이 남자는 나중에 탁구에서 선수권 보유자가 되었다. 신경외과에서는 혈관의 출혈과 뇌의 동맥류를 고치는 수술을 할 때 사망률이 매우 높았다. 그런데 수술용 현미경을 이용하여 수술한 최초의 환자 40명 가운데는 단 한 명의 사망자도 없었다.

"현미경으로 확대하여 수술을 하게 되자 그 분야 내에서 사실상의 모든 절차가 완전히 바뀌었다. 개척자들은 해부학적 섬세함과 기술적 조작에 대한 관심을 통해 새로운 세계를 창조했다."

마지막으로 성형외과에서 미소수술은 심각한 화상 환자를 위한 피부이식 수술에 혁명적인 변화를 낳았고, 해럴드 길리스 경Sir Harold Gillies이 개발한 표준적 기법을 대체했다. 1917년 길리스 경은 유틀란트 전투에서 심각한 화상을 입은 어떤 수병의 얼굴을 복구하는 문제와 맞닥뜨렸다.

"이 불쌍한 수병은 끔찍한 화상으로 인해 소름끼치는 모습으로 변해버렸고, 거동조차 하지 못했다. 코, 입술, 눈꺼풀, 귀, 목에 화상을 입었고, 손은 추악한 형태로 쭈그러들었다. 사람이 그런 어마어마한 화상을 입고 어떻게 살 수 있는지는 그런 불 속에서 살아남은 생존자를 만나기 전까지, 그리고 어떤 일이 닥쳐도 수그러들지 않을 그의 낙관주의를 대하기 전까지는 상상조차 하기 힘든 일이었다."

길리스는 수병의 흉부에 있는 제공부위donor site에서 한쪽 끝—줄기pedicle—을 놔둔 채 피부이식편을 잘라낸 뒤 이 조직을 말아 튜브 모양으로 만들고 나서 화상부위에 붙였다. 줄기에 의해 이식편으로 혈액공급이 이루어졌다. 이어 접합된 부분에 스스로 혈액공급이 가능하게 되면 이식편을 줄기에서 분리했다. 그러고 나서 튜브 모양으로 말려 있는 조직을 편 뒤 입과 코를 덮는 데 이용했다.

길리스는 '성형외과의 아버지'였다. 그는 다음 세대를 훈련시켜 소름 끼치는 화상을 낳을 또 다른 투쟁에 제때에 대비케 했다. 그것은 바로 1940년의 영국공습이었다. 영국의 파일럿들은 켄트의 공중전에서 격추되어, 이스트 그린스테드 병원의 병실에 실려와야 했다. 그곳에서는 길리스의 학생 가운데 한 명이었던 아치 맥킨도 경Sir Archie McIndoe이 환자들을 치료했다.

거기서 환자들은 아치 맥킨도 경의 '기니피그'가 되었다. 2년간이나 그의 치료를 받아야 했던 환자들은 그에 대한 존경심에서 스스로를 그렇게 불렀다. 어떤 때는 20회 이상의 개별적인 수술이 필요했다. 흉하게 변한 외모를 고치기 위한 이런 수술에서는 팔과 어깨에서 줄기를 끌어다 얼굴에 붙였다. 시간이 지나면서 나아지기는 했지만 결과는 결코 완벽하지 못했다.

그러고 나서 1972년 유리遊離피판전이술free skin flap transfer에 대한 최초의 보고서와 함께 이 같은 기법은 갑자기 쓸데없는 것이 되었다. '관 모양의 줄기'를 끌어다 붙여 새롭게 혈액공급이 이루어지기를 기다리는 대신 먼저 두꺼운 피부이식편을 신체의 일부에서 떼어냈다. 이런 신체의 일부는 피부 조직을 떼어낼 수 있을 만한 곳이어야 했는데, 최초로 보고된 사례는 바로 서혜부였다. 피부이식편은 이식을 필요로 하는 부위인 발목에 이식되었다. 그 뒤 수술용 현미경을 이용하여 이식편의 미세혈관들을 이식부위의 혈관에 연결하고 나서 동맥 클램프를 제거했다.

그리하여 "색깔에서 알 수 있듯이 이식편에 관류가 일어났다. 17일 뒤 봉합사가 제거되었다. 발목에 털이 무성하게 자라나는 것을 알 수 있었다. 이식부위는 말끔히 치유되었다." 2년간 20회의 수술이 단 한 차례의 수술로 줄어들었으니, 이런 기술적 발전의 중요성은 더 이상 말할 필요조차 없을 것이다.

요약하자면, 차이스의 수술용 현미경은 이비인후과, 안과, 신경외과, 성형외과의 업무를 바꾸어놓았다. 이와 동시에, 인체의 내부구조를 볼 수 있게 해준 내시경은 이와는 전혀 다른 분야에서 비슷한 영향을 미쳤다. 부인과, 정형외과, 복부외과가 여기에 해당된다.

내시경

인체내부에서 무엇이 잘못되었는지 알아내기 위해 피부 아래를 '보는' 방법은 많다. 단순한 흉부 X선에서 전신 CT촬영까지. 하지만 단지 보는 것이 아니라 뭔가를 하고자 한다면, 예컨대 위의 혈관에 출혈이 생겨 소작술을 시술해야 한다면, 어떤 기구를 써서 눈으로 출혈부위를 보고 소작기구를 그곳에 가져갈 수 있어야 한다. 이 '어떤 기구'는 '내시경 endoscope'이라는 이름으로 알려져 있다. 어원을 따지자면 그리스어 접두사 endo와 동사 skopein이 합쳐져 만들어진 단어인데, endo는 '내부'를 뜻하고 skopein은 '관찰하다'를 의미한다. 중요한 것은 단순히 '어떤 것을 들여다본다'는 것이 아니라 '어떤 목적을 가지고 관찰한다'는 것이다.

내시경에는 두 가지 종류가 있다. 이 두 가지 내시경에는 저마다 광학과 관련된 요구사항이 있다. '어떤 목적을 가지고' 위나 결장, 방광 같은 비어 있는 기관을 관찰하고자 하는 경우 내시경은 쉽게 구부러질 수 있어야 하고, 사방을 볼 수 있어야 하며, 생검겸자나 소작기구가 들어갈 수 있는 구멍이 있어야 한다. 하지만 복부처럼 닫혀 있는 강腔을 조사하여 여성의 생식기나 소화관에 어떤 시술을 해야 한다면, 단단한 내시경이 필요하다. 여기로 필요한 기구가 들어가야 하고 렌즈는 고배율이어야 한다. 수술하고 있는 곳을 매우 선명하게 볼 수 있어야 하기 때문이다.

이 두 가지 내시경의 존재는 19세기 말까지 거슬러 올라간다. 하지만 그때는 광학 시스템이 불충분했기 때문에 내시경은 널리 쓰이지 않았다. 위의 내벽을 조사하는 데 쓰이는 위내시경(위경)이 유일하게 '어느 정도' 구부릴 수 있는 것이었지만, 이것으로는 부분적인 시야만을 확보할 수 있을 뿐이었다. 복강경으로 복부의 내부를 보는 것도 신통치 않아, 이에 의지해 어떤 시술을 할 수는 없었다. 이것이 런던 임페리얼 칼리지의 강사였던 해럴드 홉킨스Harold Hopkins가 두 가지 문제를 풀기 전까지의 상황이었다. 그는 먼저 1954년 완전히 구부릴 수 있는 광섬유 내시경을 만들어냈다. 이어 5년 뒤에는 홉킨스 로드렌즈rod-lens를 만들어 복강경의 상像을 80배로 확대할 수 있게 했다.

해럴드 홉킨스는 1918년 레스터에서 한 제빵업자의 아들로 태어났다. 1939년 그의 고향에 있는 대학교에서 물리학과 수학을 공부하고 졸업한 뒤 그는 광학기구 제조사에서 잠시 일했다. 전쟁 기간 동안에는 항공기 생산부에 소속된 연구관으로 일했다. 그러고 나서 1947년 런던에 있는 임페리얼 칼리지의 강사진에 합류했다. 그는 응용물리학 교수로 리딩 대학교로 가기 전에 20년간 거기 머물렀다.

"해럴드 홉킨스는 뛰어난 물리학자였다. 그는 충분한 창의력과 강철 같은 의지, 끝없는 호기심을 갖추고 있었다. 그의 지적 능력은 기초물리학에 대한 일관된 신념에 따라 움직였다." 홉킨스가 정확히 어떻게 그 두 가지 뛰어난 공헌을 할 수 있게 되었는지는 설명하기가 힘들다(1947년 BBC의 요청으로 그가 어떻게 '줌렌즈'를 만들어낼 수 있었는지에 대해서는 말할 것도 없다). 이런 종류의 과학적 창조성은 원래부터 설명이 불가능하기 때문이다. 다음의 이야기는 따라서 그의 업적이 이룬 결과와 거기에 이르는 사건들로 한정된다.

1951년의 한 만찬에서 홉킨스는 우연히 휴 게인즈버러 옆에 앉게 된다.

게인즈버러는 세인트 조지 병원의 위장병 전문의였다. 그가 홉킨스에게 당시 이용하던 위내시경 기구의 '불충분한 점'에 대해 불평했다. 그가 홉킨스에게 한 말에 따르면, 가장 정교하고 어느 정도 유연한 위내시경도 엄청난 기술과 숙련을 요하고 환자들에게 상당한 불편을 주었다. 또 시야마저 제한되어 있어 위의 꼭지 부분과 십이지장의 입구 부분은 '맹점'으로 남았다. 이 때문에 진단시의 유용성이 크게 제한받을 수밖에 없었다. 의사들은 환자의 증상을 헤아리는 데 '빠진 게 없는지' 확신할 수 없었다. 게인즈버러 박사가 말하길, 필요한 것은 끝을 여러 방향으로 조종할 수 있어 위의 내벽을 완전히 볼 수 있는 위내시경이었다.

이 문제에 대해 곰곰이 생각하던 홉킨스는 빅토리아조의 위대한 과학자 존 틴들John Tyndall의 실험을 머릿속에 떠올렸다. 틴들은, 보통 직선으로 이동하는 빛이 특수한 상황에서는 휘어질 수 있다는 사실을 밝혔다. 1870년 런던의 왕립학회 앞에서 공개실험이 벌어졌다. 틴들은 물이 들어 있는 통의 한쪽 면에 구멍을 내어 물줄기가 흐르게 했다. 여기에 빛을 비추자 빛이 물줄기의 곡선을 따라 흘렀다. 이런 효과는 둥근 유리에서도 나타날 수 있다. 사실 고대 그리스나 르네상스 시대 베네치아의 유리제조공들은 얇은 실린더 모양으로 유리제품을 만들었다. 아래의 램프에서 나온 불빛이 이 실린더 모양을 따라 흐르며 환상적인 효과를 연출하게 했던 것이다.

홉킨스는 지름이 매우 작은 수만 개의 유리섬유를 한 다발로 모아놓는다면, 빛이 구부려져 전달될 수 있고, 거기에 무엇이 비치든 그것은 유리섬유 다발로 전달되어 관찰자가 볼 수 있으리라 생각했다. 그는 3년간 연구하여 1954년 1월 「네이처 Nature」지에 상세한 결과를 발표했다. 그리하여 광섬유 내시경이 탄생했다.

광물리학자인 홉킨스는 광섬유 내시경의 원리를 의학적 용도에 적용할 수 있는 위치에 있지 않았다. 그런데 남아프리카 공화국 출신의 젊은 의사

바질 허쇼위츠Basil Hirschowitz가 「네이처」지에 난 홉킨스의 논문을 읽었다. 그는 즉시 휴가를 냈다. 당시 그는 미시건 대학교 위장병과에서 특별연구원으로 있었는데, 사용하고 있던 위경이 '잘 보이지도 않고 쓰기도 어렵다는 점에 낙담하고 있었다.'

그는 런던으로 날아가 임페리얼 칼리지에서 홉킨스를 만났다. 홉킨스는 그에게 '따뜻하고 친절히 대해주었으며 더없이 온화하고 관대했다.' 홉킨스의 기구는 무척 원시적인 형태를 하고 있었다. 길이도 1피트(약 30cm)가 약간 안 되었고, 따라서 실용적인 목적에는 적합하지 못했다. 하지만 '선명도는 꽤 좋았기 때문에' 허쇼위츠는 광섬유 내시경을 실용적 기구로 만들기 위해 미국으로 돌아갔다.

"유리섬유를 만들기 위한 장치는 물리학과에서 이것저것을 끌어모아 만들었다. 이 장치는 250달러도 들지 않았다. 원리는 수직으로 유리막대의 한쪽 끝을 잡고 이것을 8인치 길이의 관로管爐에 녹인 뒤 녹여진 물질에서 섬유를 뽑아내는 것이었다." 그런 다음 섬유를 원통에 감았다(사실은 2파운드짜리 머더스 오트* 원통형 곽에 감았다). 20만 개의 섬유를 끝이 정확히 똑같도록, 또한 그런 상태를 계속 유지하도록 만들어야 했다.

이것은 어려울 뿐 아니라 시간이 매우 많이 드는 일이었으며, 또 많은 기술적인 문제를 낳았다. 가장 곤란한 문제는 '누화漏話'였다. 두 개의 섬유가 무척 근접해 있을 때는 빛이 하나의 섬유에서 다른 섬유로 튄다. 이런 일이 너무 빈번히 일어나면 상像이 사라지게 된다. 어쨌든 유리섬유 각각을 절연시켜야 했는데, 이 문제는 허쇼위츠의 공동 연구자 래리 커티스Larry Curtis가 해결해주었다.

"그가 굴절률이 낮은 유리관 안에 광학유리를 녹여 이 둘을 함께 뽑아내

---

*1893년부터 미국에서 시판되고 있던 시리얼 제품명—옮긴이

복합섬유를 만들자고 처음 제안했다. 그 소리를 듣자 물리학과의 똑똑하다고 하는 사람들은 모두 웃음을 터뜨렸다. 다행히 그는 흔들리지 않고 단호하게 일을 진행해 그런 섬유를 만들어냈다. 이렇게 유리로 피복된 유리섬유가 오늘날의 광섬유의 토대가 되었다."

허쇼위츠 박사는 래리 커티스의 절연방법이 지닌 가능성을 12월의 어느 어두운 날 오후에 눈으로 직접 볼 수 있었다. "하나의 섬유로 한 방에서 다음 방으로 25~30피트 정도 백색광을 전달할 수 있었다. 이로써 절연과 과도한 빛의 손실이라는 문제가 해결되었다는 것을 알았다. 그 후로 오로지 이 과정을 적용하고 개발하는 문제만이 남게 되었다. 이제 모든 게 잘될 것 같았다."

6주가 안 되어 허쇼위츠 박사는 최초의 현대적 광섬유 위경을 손에 쥘 수 있었다. "나는 조금 두껍고 보기에 꺼림칙하지만, 자유자재로 휠 수 있는 섬유막대를 들고 있었다. 난 큰마음을 먹고 용기를 내어 이 기구를 꿀꺽 삼켰다. 마취시키지 않은 인두에서 저항감이 느껴졌다."

며칠 뒤 그는 최초의 환자에게 이 기구를 써보았다. 환자는 치대생의 아내로 십이지장궤양을 앓고 있었다. 새로운 위경은 허쇼위츠가 바라고 있던 것 이상이었다. 약간밖에 구부러지지 않는 재래의 위내시경은 이제 '모든 점에서 한물간' 것이 되었다. 조도照度는 두 배 반쯤 나아졌고, 위의 내벽 전체를 볼 수 있었다.

홉킨스의 광섬유 기구는 다양한 방식으로 의료 관행을 변화시켰다. 이는 진단과 치료라는 두 가지 범주에서 살펴볼 수 있다. 의사는 광섬유 내시경을 활용하여, 더 깊이, 더 멀리, 이전에는 미지로 남아 있던 영역을 여행할 수 있게 되었다. 이에 따라 위경은 위벽을 훤히 보여줄 뿐 아니라 유문을 지나 십이지장을 볼 수 있게 해주었으며, 이자(췌장)와 담도계膽道系에 접근할 수 있는 길을 열어주었다. 한편으로 의사들은 광섬유 대장경colonscope을 밑에서 집어넣어 소장과 이어지는 결장까지 살펴볼 수 있었다. 이와 동일하게 허파와 방광까지 접근 가능한 영역이 되었다.

내시경을 이용하는 기술은 쉽게 터득할 수 있었다. 따라서 이런 기관에서 생겨날 수 있는 어떤 증상의 원인도 별다른 어려움 없이 조사할 수 있었다. 예컨대 소화관에 출혈이 있다면, 이제 내시경 검사가 가장 신뢰할 만하고 직접적인 조사방법이 되었다. 즉 내벽을 관찰하면서 무엇이 잘못되었는지 확인하는 것이다. 게다가 출혈이 확인되면 생검을 실시해 조직을 떼어낸 뒤 이것을 현미경으로 조사할 수도 있었다. 이로 인해 정확한 진단이 가능해졌고, 치료 면에도 큰 영향을 미쳤다.

진단의 정확성과 관련하여 광섬유가 이룬 개선은 치료 면에서도 개선을 가져왔다. 예컨대 광섬유 내시경을 활용하면 큰 수술 없이 위에서 출혈하는 혈관을 소작하거나 결장의 폴립(용종)을 제거할 수 있었다.

홉킨스의 두 번째 광학적 혁신은 1957년에 이루어졌다. 광섬유 내시경의 개발을 낳은 만찬으로부터 6년이 지난 뒤였다. 이번에는 리버풀의 비뇨기과 의사 짐 가우Jim Gow가 홉킨스를 찾았다. 전쟁 동안 가우는 엘 알라메인 전투로 절정을 이룬 북 아프리카의 군사작전에 참여했다.

그는 연합국의 승리로 포획한 독일군의 전리품 속에서 라이츠 방광경을 보았다. 그것은 방광의 내부를 조사할 수 있는 금속기구였다. 그는 그것이 세계에서 가장 정교한 방광경이라고 생각했다. 전쟁이 끝나면 비뇨기과를 전공하리라는 희망 속에 그는 그 방광경을 자기 주머니에 넣었다.

가우의 주된 취미는 사진이었다. 그는 이 취미를 비뇨기과라는 자신의 직업과 결합시켰다. 그는 전리품으로 얻은 라이츠 방광경을 환자의 방광에 넣고 사진을 찍었다. 진단에 도움을 얻고자 해서였다. 특히 치료에 대한 종양의 반응을 기록하는 데 이용했다.

하지만 안타깝게도 결과는 그다지 만족스럽지 못했다. "많은 시도 뒤 광학 시스템이 부적절할 뿐 아니라 조도가 좋지 못하다는 것이 분명해졌다."
짐 가우는 리버풀 대학교의 물리학과에 도움을 구했다. 그곳에서는 런던의
해럴드 홉킨스에게 연락해보라고 했다.

처음에는 내키지 않아 했지만, 홉킨스는 라이츠 방광경의 광학장치를 조
사했다. 그는 짐 가우가 바라는 목적에서라면 '투과율을 50배 높여 충분한
빛을 얻을 수 있어야 한다'라고 평가했다. 그러나 당시의 기술로는 기껏해
야 투과율이 2배 정도 향상될 수 있을 뿐이었다. 이 차이를 극복하려면, 경
성硬性 내시경의 전체 광학 시스템에 대해 다시 검토해보아야 했다.

라이츠 모델은 몸통을 따라 일군의 렌즈가 장치되어 있었다. 렌즈는 모두
수cm의 두께였고, 일종의 중계 시스템으로 기능하여 상을 몸통에서 접안
경으로 전달하고, 여기서 상은 확대되어 나타난다. 홉킨스는 이 통상적인
광학 원리를 완전히 뒤바꾸기로 마음먹었다. 그는 내시경을 얇은 유리렌즈
들이 들어 있는 공기의 관이 아니라 얇은 렌즈 형태의 공기가 일정한 간격
으로 배열되어 있는 유리관으로 만들었던 것이다. 홉킨스 로드렌즈 내시경
은 빛의 투과율을 라이츠 모델에 비해 80배 향상시켜놓았다. 이제 짐 가우
가 찍는 방광 내부의 사진은 화창한 날 옥외에서 찍는 여느 사진만큼이나
선명하게 보였다.

이처럼 선명한 화상을 얻자 갑자기 내시경으로 단순히 사진을 찍는 것보
다 더 많은 일을 할 수 있다는 게 명확해졌다. 특히 복강경을 닫혀 있는 복
강 안에 삽입하면 광섬유 내시경의 경우처럼 여러 형태의 수술을 하지 않
아도 되었다. 먼저 배꼽 바로 밑의 복부를 작게 절개한 다음 그곳에 복강경
을 살그머니 밀어넣는다. 그러면 외과의 또는 부인과 전문의가 둘러보며
각기 다른 기관들을 확인한다. 난소, 자궁관, 간, 소장 등등. 수술할 기관을
찾아낸 뒤 복강경을 통해 기구를 밀어넣으면, 이제 환자는 전에는 큰 수술
이 필요했던 질환에서 쉽게 구제될 수 있는 것이다.

부인과 전문의들이 이 새로운 접근법의 잠재적 가능성을 알아낸 최초의 사람들이었다. 독일에서는 키엘의 쿠르트 젬이 복강경으로 불임수술을 시작했다. 그는 자궁관을 닫기 위해 복강경을 통해 전기소작 기구를 집어넣었다. 그 뒤 20년 동안 그는 복강경으로 부인과 수술의 전 범위를 시술했으며, 자궁외임신, 난소낭종파열, 자궁관 손상 등을 치료했다. 영국에서는 밥 에드워즈의 공동 연구자 패트릭 스텝토가 복강경을 이용하여 난소에서 성숙란을 꺼냈다. 이 성숙란은 난소에서 옮겨져 수정되었고, 그리하여 최초의 시험관 아기가 탄생되었던 것이다.

소화관과 간의 수술에 미친 복강경의 영향은 비교적 천천히 나타났다. 1983년 최초로 복강경을 이용한 담낭제거술이 시술되었다. 이로써 전에는 큼직하게 복부를 절개해야 하고 10일간의 회복기를 필요로 했던 수술이 '1일 수술' 과정으로 바뀌었다. 3년 뒤 컴퓨터 칩이 달린 TV 카메라가 복강경 끝에 부착되었다. 이제 '열쇠구멍' 수술 또는 '최소침습적' 수술의 시대가 열린 것이다. 부인과에서처럼, 탈장교정술이나 비장(지라), 위, 결장의 악성 종양 제거수술 같은, 이전에는 복부에 커다란 절개부를 만들어야 했던 많은 수술들이 이제 신속하게 커다란 외상 없이 시술되었다. 환자들은 대개 수술을 받은 당일 집으로 돌아갈 수 있었다.

이런 일이 계속되었다. 정형외과의들도 내시경을 이용했다. 내시경은 특히 무릎과 어깨의 손상을 고치는 데 쓰였다. 이비인후과 의사들은 만성 부비동염(축농증)의 경우 코 뒤쪽으로 내시경을 집어넣는 수술로 공기순환을 개선해 치료할 수 있다는 것을 알았다. 이전에 옆구리에 큰 상처를 남겼던 신장절제술도 이제 내시경으로 시술할 수 있었다.

해럴드 홉킨스는 천재였다. 그의 내시경은 수술용 현미경과 함께 그 자체로 매우 중요할 뿐더러 전후 의학에 대한 기술의 기여를 극명하게 보여주고 있다. 사실 외과의들은 세기의 전환기 이후 다양한 형태의 내시경 검사를 실시하고 있었다. 하지만 그것은 여전히 몇 안 되는 열광자들의 영역에 지나지 않았고 결과 또한 신뢰할 수 없는 것이었다.

홉킨스의 두 가지 광학적 고안품은 이제 누구나 내시경 검사를 할 수 있고 따라서 수많은 환자들이 그 커다란 혜택을 받을 수 있다는 것을 의미했다. 기술적 혁신의 기여가 의학적 개입의 영역을 넓혔지만 복잡한 것이 쉬워지면서 그 범위가 확대된 측면도 있다. 나중에 보게 되겠지만, 이것은 양날의 칼이 되었다. 기술은 의학적 개입을 무척 쉽게 만들었지만, 부적절한 조사와 치료를 낳기도 했다.

5 생물학의 미스터리

중요한 사건에는 다양한 원인이 있다. 현대의학의 융성이 비롯된 그 근원을 파헤쳐보면 다른 수준의 다양한 설명이 가능함을 알 수 있다. 지금까지 살펴본 원인으로는 전쟁, 임상과학, 신약의 풍요, 기술의 공헌이 있었다. 이 모두가 분명히 중요하지만, 이에 더해 쉽게 간과되는 두 가지 층위가 존재하며, 이 둘은 역시 의학의 토대로 옳게 묘사될 수 있을 것이다.

첫 번째는 과학적 혁신에 필요한 인간의 내적 특성이다. 과학적 발견의 과정을 기술하는 데는 항상 어려움이 따른다. 왜냐하면 되돌아볼 때는 그 과정이 너무도 분명해 보이기 때문이다. 하지만 미지의 경계를 넓혀나간 이들은 이와는 다른 전망을 가지고 있었다. 그들의 연구가 성공에 이를지 아니면 완전한 실패로 돌아갈지 미리 알 수 없었기 때문이다. 소아암 치료를 위한 도널드 핀켈의 연구나 체외수정에 관한 밥 에드워즈의 연구처럼, 수십 년에 걸친 연구의 경우에는 이미 언급했듯이 반복되는 실패와 동료들의 노골적인 적의 속에서도 버틸 수 있는 성격적인 강인함이 필요했다.

이런 점 외에도 물론 총명하고 명석해야 했다. 하지만 해럴드 홉킨스 같은 소수를 제외하면 그들은 천재가 아니었다. 이 문제는 현대의학을 발전시킨 또 하나의 토대이면서도 그동안 소홀히 다루어진 두 번째 층위로 우리를 인도한다. 그것은 바로 자연의 '선물'이다. 불굴의 의지나 과학적 창의성 또는 지적 능력이 아무리 뛰어나다 해도 그것이 최초의 동인으로서 항생물질이나 스테로이드, 아자티오프린, 혹은 의약화학의 발견사에 등장하는 단 하나의 어떤 신약도 만들어낸 적이 없다. 그것은 '자연의 선물'이었고, 당시에도 그랬지만 지금도 인간의 지식으로는 이해할 수 없는 심오하고 복잡한 어떤 것이었다.

우리는 먼저 미스터리 중의 미스터리에 눈길을 돌려야 한다. 항생물질과 항생물질을 만들어내는 박테리아와 곰팡이가 바로 그것이다. 흔한 생각은 ('페니실린' 부분에서 살펴보았듯이) 항생물질이 화학전의 전투무기로 하나의 미생물 종에 의해 생산되며, 이 미생물은 이를 통해 다른 미생물 종을 파괴하여 자신의 생존가능성을 극대화한다는 것이다. 이것이 인간을 위협하는 모든 범위의 감염성 질환에 효과를 나타낸다는 사실은 물론 우연히 발견되었지만 말이다.

셀먼 왁스먼도 토양에서 방선균을 조사할 때 그런 생각을 하고 있었다. 사실 오늘날 흔히 사용되는 수많은 항생물질이 이런 토양에서 비롯되었다. 그런데 이미 얘기했듯이 셀먼 왁스먼은 그의 발견으로 노벨상을 수상하고 나서 몇 년 뒤 자신의 화학전 이론이 여러 가지 이유로 틀렸다는 것을 깨달았다. 그가 지적했듯이 항생물질은 미생물의 생존을 위한 투쟁에서 중심적인 역할을 할 수 없었다. 왜냐하면 단지 소수의 종만이 항생물질을 생산할 수 있기 때문이었다.

좀더 명확히 말하자면, 그는 토양에서 다른 박테리아를 파괴할 만큼 충분한 양의 항생물질이 존재한다는 것을 밝히지 못했다. 만약 그만한 양의 항생물질이 토양 속에 존재한다고 하더라도, 경쟁관계에 있는 다른 박테리아는 신속하게 저항력을 얻을 것이다. 인간의 감염증 치료에서 사실 그런 일이 벌어졌다. 게다가 그는 이렇게 말하고 있다.

"각 미생물에 필요한 어떤 특정한 영양소들은 항생물질의 생산에 없어서는 안 될 요소다. 하지만 그런 영양소는 적절한 화합물의 형태로 또는 충분한 농도로 존재하지 않기 때문에 항생물질을 생산하는 미생물이 환경을 지배할 수 없는 것이다." 이 같은 이유와 이만큼 적절한 다른 이유로, 왁스먼은 항생물질이 '순전히 우연적인 현상이다.……그 뒤에 감추어진 목적성은 없다'라고 결론지었다.

이런 견해는 극히 이단적이었으며, 모든 사물에는 이유와 필요가 있다는 당시의 지배적인 과학적 견해와 상반되어 있었다. 따라서 왁스먼은 틀렸다는 생각이 당연하게 받아들여졌다. 하지만 항생물질의 이 분명한 무목적성은 예외적인 것이 아니었다. 단지 생물에서 볼 수 있는 일반적인 현상, 즉 2차대사second metabolism의 한 예일 뿐이다. 이에 대해서는 지금까지 거의 언급되지 않았다. 왜냐하면 이 사실이 자연계를 완벽히 이해하고자 하는 과학자들의 희망을 그 중심에서 뒤흔들기 때문이다. 이것은 분명히 다소간의 설명을 필요로 한다.

박테리아에서 인간까지 지구상에 살고 있는 모든 유기체는 어떤 화학적 특성을 공유한다. 그들의 세포는 똑같은 종류의 분자, 단백질, 지방, 탄수화물로 구성되어 있고, 세포가 기능을 수행하고 재생될 수 있게 하는 '에너지'는 똑같은 종류의 화학적 반응에 기초하고 있다. 생명에 필요한 이런 화학적 필수품들은 1차대사산물로 알려져 있다.

하지만 이에 더해 박테리아와 식물들은 개별적으로 엄청난 양의 화학적 2차대사산물을 생산한다(항생물질도 여기에 들어간다). 이것은 생명의 지속에 필수적이지는 않으며, 그보다 유기체의 고유한 특성이라고 할 수 있다. 따라서 감자의 세포들은 1차대사산물과 수분, 셀룰로오스로 이루어져 있지만, 감자를 감자로 만드는 것은 150가지 화학적 2차대사산물의 혼합물이다. 여기에는 비소, 알칼로이드, 질소, 타닌, 옥살산 등이 있다. 정확히 똑같은 특징이 모든 풀, 과일, 야채, 꽃, 곰팡이 그리고 미생물에 적용된다. 이들은 모두 거대한 화학공장이고, 여기서는 2차대사산물이 풍부하게 제조되고 있다. 지금까지 2만 개가 넘는 2차대사산물이 알려져 있다. 그러나 아주 많은 종류가 아직 조사되지 않았고, 그렇다면 실제로 그 수는 알려진 수의 몇 배나 더 많을 것이다.

이 2차대사산물은 인간사에서 언제나 중요한 역할을 해왔다. 이것은 영국 대청大靑, 티리언 퍼플Tyrian purple 같은 수백 가지 천연염료나 재스민, 장미, 백단白檀 같은 향내의 주성분을 구성하고 있다. 또 이 2차대사산물로부터 코카인, 대마초, 모르핀 같은 환각제나 아스피린(버드나무 껍질에서 추출), 디곡신(디기탈리스에서 추출) 같은 치료제, 악티노마이신, 빈크리스틴 같은 항암제, 항생물질 등이 비롯되었다. 그러나 이 모든 것보다 더욱 중요한 것은 2차대사산물이 꽃의 색깔과 향기, 과일과 야채의 맛과 조직 등 자연계의 다양성을 설명하고 있다는 사실이다.

어떤 점에서는 2차대사산물 가운데 일부의 역할을 그것을 생산하는 식물 또는 미생물의 생존·번식과 관련하여 추론하는 것이 가능하다. 포식자들을 방해한다거나, 수분受粉을 위해 꽃의 향기로 벌들을 유인하는 것이 여기에 해당된다. 하지만 대부분의 경우 이 2차대사산물은 항생물질처럼 '순전히 우연적인 현상이다.……그 뒤에 감추어진 목적성은 없는' 것으로 드러났다. 이런 맥락에서라면 항생물질은 결코 치료혁명을 촉발시킨 '미스터리 중의 미스터리'가 될 수 없다. 단지 당대의 과학적 지식을 뛰어넘는 좀더 거대한 미스터리 가운데 하나일 뿐이다. 왜 생물은 살아가는 데 필요가 없는 복잡한 화학물질을 그토록 많이 생산하는 것일까?

치료혁명의 두 번째 기둥 코르티손(부신에서 분비된다)도 '자연의 선물'이지만, 매우 다른 특성이 있다. 신장의 맨 위에 자리잡고 있는 작은 크기의 부신은 체내에서 수분의 양을 조절하는 많은 호르몬을 분비한다. 이런 호르몬은 당을 만들어내 체내의 화학반응에 필요한 에너지를 공급할 뿐 아니라, 매우 중요한 성호르몬인 에스트로겐과 테스토스테론의 필수적인 전구 물질 역할을 하기도 한다.

하지만 코르티손에서 알 수 있듯이 염증의 억제에 보여주는 호르몬의 결정적인 역할은, 필립 헨치가 류머티즘관절염으로 커다란 고통을 받고 있던 환자 가드너 부인을 최초로 치료하기 전까지는 제대로 인식되지 못하고 있었다. "이 역사적 발견에서 가장 기이한 것은 그 같은 발견을 전혀 예측하지 못했다는 사실이다." 한 비평가는 그렇게 말하며 다른 권위자의 말을 인용했다. 부신에 관한 권위자였던 그 사람은 부신의 추출물이 염증의 치료에 효과가 있을지 묻는 질문에 이렇게 대답했다. "그보다 있을 법하지 않은 일은 생각할 수 없을 것 같군요."

류머티즘관절염과 2백 가지 이상의 다른 질환에 유용한 코르티손의 발견은 따라서 항생물질만큼 예기치 못했던 것이었다. 하지만 이것은 이렇게 발견된 사실의 기이한 성격 가운데 지극히 작은 일면만을 보여줄 뿐이다. 우리는 그 다음으로 '왜' 아니면 '어떻게' 코르티손이 염증반응에 관련된 세포에 영향을 미치는지 질문해보아야 한다. 이를 위해서는 먼저 세포가 어떻게 기능하는지 면밀히 살펴보아야 한다. 이 일은 수백만 배 확대한 세포 하나를 상상해보면 쉬워질 것이다.

세포의 표면에서 우리는 수백만 개의 구멍을 볼 수 있다. 그 구멍은 마치 거대한 우주선의 둥근 창처럼 생겼다. 세포는 이 구멍을 열고 닫아 물질의 흐름이 끊임없이 흘러들어오고 흘러나가게 한다. 이 구멍 가운데 하나로 들어가보면 최상의 기술과 놀랄 만한 복잡성으로 이루어진 하나의 세계를 발견하게 된다. 세포의 바깥 경계에서 모든 방향으로 끝없이 통로가 뻗어나가 있다. 어떤 통로는 핵 안에 있는 기억저장소로, 또 다른 통로는 조립공장으로 이어진다. 핵 자체는 거대한 구형의 돔으로, 그 내부에는 솜씨 좋게 정돈해놓은 것처럼 보이는, 몇 마일에 달하는 DNA 분자사슬이 똘똘 감겨져 있다. 방대한 규모의 생산물과 원료가 통로를 따라 세포의 바깥쪽 지역에 있는 다양한 조립공장의 안과 밖으로 질서정연하게 이리저리 오간다.

그 수많은 물질의 움직임은 완벽한 조화를 이루고 있는데, 이를 통해 드러나는 통제의 수준은 가히 경이적이다. 우리는 고성능의 기계에서 볼 수 있는 거의 모든 특징을 이 세포 안에서 똑같이 찾아볼 수 있다. 인공 언어와 관련 해석 시스템, 정보저장과 검색을 위한 기억저장소, 자동화된 부품 조립을 제어하는 세련된 통제 시스템, 품질관리에 이용되는 테스트 장치, 사전제작과 모듈식 구성 원리에 따르는 조립공정 등. 우리가 목격하게 되는 것은 거대한 자동화 공장을 닮은 물체다. 여기서는 지구상의 인간이 벌이는 모든 생산활동처럼 고유한 수많은 활동을 수행한다. 하지만 이것은 어떤 최상의 기계로도 따라할 수 없는 한 가지 능력이 갖추어진 공장이다. 이 공장은 자신의 전체 구조물을 단 몇 시간 내에 똑같이 복제할 수 있는 것이다.

이 놀랄 만한 기계장치는 지고의 능력으로 거대한 삼나무부터 인간의 뇌까지 지구상에 존재하는 모든 것을 건설할 수 있으며, 또 자신의 모든 구성요소를 몇 분 안에 만들어낼 수 있고, 게다가 인간에 의해 만들어진 가장 작은 실용적 기계보다 수천 조분의 일만큼 작다. 이것은 정말 경이로운 일이다.[5]

정말 이와 같다면, 이 '놀랄 만한 기계장치'가 어떻게 처음으로 존재하게 되었는지 궁금해하는 것이 당연할 것이다. 하지만 한층 더 당면한 관심사 중의 하나로, 어떻게 코르티손 분자 하나가 세포의 기능을 바꾸어 염증반응을 둔화시키는지 알아보기로 하자.

우선 코르티손 분자는 세포의 외면에 난 수백만 개의 구멍 가운데 하나를 통과해야 한다. 코르티손 분자는 세포 안에서 다른 분자, 즉 수용체를 찾아 결합한다. 이들은 함께 통로나 관을 따라 핵에 도달한다. 그러고 나서 설명이 불가능한 일이지만 어떻게든 촘촘히 감겨 있는 DNA 나사 가운데서 특정한 부분을 찾아낸다. 이곳은 염증의 제어에 관련된 단백질의 암호가 있는 부분이다. 코르티손 분자는 수용체와 함께 DNA의 관련된 부분을 자극하여 DNA의 복제물을 만들게 한다. 이를 '메신저 RNA' 또는 'mRNA'라고 한다.

mRNA는 핵의 밖으로 나가 세포의 주요 부분으로 이동한다. mRNA는 리보솜이라 불리는 단백질공장을 찾아 그 안으로 들어간다. 이로써 관련된 항염 단백질을 만들라는 지시사항이 전달되는 것이다. 항염 단백질은 세포의 외벽으로 이동하고 여기서 나가 대순환으로 들어간다.

이와 동시에 다른 코르티손 분자들은 다른 종류의 세포에 있는 DNA의 다른 부분에 작용하여 다른 항염 단백질을 생산하게 한다. 이 항염 단백질도 염증반응을 완화시키는 역할을 한다. 이런 모든 과정에서 코르티손은 서로 다른 20가지 이상의 단백질 생산을 증가시키거나 감소시킨다. 이 전체적인 작용은 일일이 기술하기에는 너무 복잡하다(그리고 사실 제대로 규명되지도 않았다). 하지만 이런 작용은 류머티즘관절염 환자의 벌겋게 부어오른 관절을 낫게 하거나, 급성천식에서 생명을 위협하는 기도의 협착을 완화하거나, 다른 고통스런 증상을 개선시켜준다.

1948년으로 되돌아가 가드너 부인에게 최초로 코르티손을 투여했을 때 필립 헨치는 세포가 어떻게 기능하는지 혹은 항염 단백질의 생산이 어떻게 촉진되는지에 대해서는 아무런 이해가 없었다. 따라서 그 뒤에도 코르티손은 제1의 원리로부터 합성될 수 있었던 게 아니다. 1948년에는 그런 원리가 알려져 있지 않았기 때문이다. 그것은 오로지 '자연의 선물'일 수밖에 없었다.

그리고 이런 점에서 코르티손은 전혀 예외라고 할 수 없었다. 똑같은 과정이 사실상 모든 신약에 적용되기 때문이다. 이들 각각은 세포 안으로 들어가 수용체에 달라붙고 핵 안으로 이동하여 특정한 단백질들을 암호화하고 있는 DNA에 영향을 미친다. 따라서 치료혁명은 룰렛 게임으로 쉽게 이해될 수 있을 것이다. 이 게임에서 화학자들은 수만 가지 화학물질을 합성하고 요행을 바라며 마구잡이로 테스트를 실시했다. 그들은 어쩌다가 어떤 화학물질이 위에 기술된 과정을 일으키길 바랐던 것이다. 정신질환, 류머티즘장애, 심장병, 백혈병의 치료약은 사실상 전부 이런 식으로 발견되었다.

이제 하워드 플로리와 필립 헨치, 또 그들과 같은 수많은 사람들이 어떻게 과학적 천재를 필요로 하지 않고 그 같은 성취를 이룰 수 있었는지 이해할 수 있을 것이다. 그들은 우연히 그 결정적인 순간들 주변에 있었던 것뿐이다. 그 순간은 이 복잡하고 강력한 화학물질들의 치료효과를 발견ㆍ개발하는 일이 가능하게 된 때였다. 그러나 그것을 창조하거나 그것이 어떻게 작용하는지 알 필요는 없었다.

우연한 발견과 이 '생물학의 미스터리'의 활용은 현대의학의 융성을 떠받들고 있는 토대다. 곧 보게 되겠지만, 이것은 현대의학의 쇠퇴도 설명하고 있다. 결국 질환에 커다란 효과를 나타내는 '자연의 선물'의 수에는 제한이 있는 것처럼 보이고, 그렇다면 신약의 발견을 낳는 룰렛식 접근에도 한계가 있는 것이리라. 곧 신약의 '풍요'에서 '빈곤'으로의 변화와 함께 혁신의 비율은 감소하기 시작한다.

하지만 이것이 전부는 아니다. 아마도 충분히 예상할 수 있는 일이겠지만, 의사와 과학자들은 현대의학의 발전에 대한 공로와 명예를 차지했다. 여기서 커다란 부분을 차지하는 자연의 미스터리를 인정하지 않고 혹은 인식조차 하지 못한 채 말이다. 따라서 놀랍지 않은 일로 그들은 자신들의 지적 공헌을 실제보다 과대평가했고, 실제로 아는 것보다 더 많은 것을 안다고 믿게 되었다. 그들은 기술과 신약개발에서 드러나는 압도적인 경험적 성격을 인정하지 못했다. 그러나 그 덕분에 인과관계와 자연과정에 대한 깊은 이해 없이 질환 치료의 멋진 해결책들이 만들어진 것 아닌가.

다음 장에서 보게 되겠지만, 의학이 어떤 문제든 해결할 수 있으리라는 이런 예상이 치료혁명의 쇠퇴와 충돌하게 되자, 잘못된 사고와 거짓된 주장들이 생겨났다.

제3부
낙관주의 시대의 종말

1 치료혁명의 좌초

> "나는 인생으로부터 그리고 역사로부터 네가 생각해보지도 못한 걸 알게 되었어. 종종 눈으로 볼 수 있는 외적이며 확실한 행복과 성공의 표지들은 몰락의 과정이 이미 시작된 뒤에야 보이기 시작한다는 걸 말이야. 바깥으로 어떤 현상이 드러나기 위해서는 시간이 걸려. 그것은 저 위에 떠 있는 별의 빛과도 같아. 별은 우리에게 가장 밝게 보이는 순간 실제로는 이미 생명을 다해가고 있을 수도 있는 거야."
>
> —토마스 만, 『부덴브로크 가의 사람들Buddenbrooks』

1960년대가 끝나갈 무렵 이전 4반세기 동안 이루어진 의학의 놀랄 만한 진보는 그 절정을 향해 달려가고 있었다. 소아암 치료를 목표로 한 계속되는 노력과 점진적 발전은 마침내 결실을 낳기 일보 직전이었고, 개심술과 신장이식에서 얻은 경험은 심장이식이라는 더없는 기술적 성취를 이룬 상황이었다. 물론 새로운 중요한 발전이 일상적인 의료행위로 정착되기 위해서는 일종의 '양육' 과정이 필요했다. 한 세대의 의사들이 고유한 기술을 터득해야 했으며, 또 이런 기술을 개량하고 개선하는 작업이 이루어져야 했다. 예상할 수 있는 일이지만, 그 뒤의 1970년대는 전후 치료 혁명의 잠재력이 완전히 실현되었다. 이것은 이 10년간 영국에서 병원의 전문의 수가 증가한 사실에서도 드러난다.

치료범위의 확대로 전혀 새로운 4개의 전공분야가 생겨났다. 위장병학(소화관), 내분비학(호르몬), 종양학(암), 임상약리학(약)이 그것이다. 신장 전문의의 수는 거의 4배로 증가했다. 투석과 이식에 대한 환자들의 요구에 부응하기 위해서였다. 심장병 전문의의 수는 거의 2배가 되었다. 주로 관상동맥 심질환의 치료범위가 확대되었기 때문이었다. 혈액학 전문의의 수는 4배가 되어 이제 치료가 가능해진 백혈병과 림프종, 다른 종류의 혈액암을 치료하고 있었다. 정신질환도 이제 치료 가능한 병이 되었기 때문에 정신과 의사의 수는 거의 2배가 되었다. 이런 식이었다.

이런 통계 자체는 이 기간을 지배했던 낙관주의와 열광을 제대로 전달하지 못한다. 그보다는 평범한 지역병원이 일반내과의, 외과의, 마취의, 소아과 전문의, 병리과 전문의 같은 30명 가량의 전문의로 붐비는 상황을 상상해보는 게 낫겠다. 병원은 1970년부터 계속하여 커져갔다. 병원에서는 예컨대 소아암, 신부전, 심장질환 같은 병의 치료법에 관심을 가지고 전문의들을 채용했다. 이에 더해 수술용 현미경의 사용법을 훈련받은 안과의들도 채용되었다. 그들은 백내장수술 뒤 새로운 '인공수정체삽입술'을 시술할 수 있게 되었다. 정형외과의들도 있었다. 그들은 존 찬리에게 고관절치환술을 배워 이를 환자에게 시술했다.

이 새로운 진문의들은 젊고 똑똑했고 그들의 새로운 전문분야에서 두각을 나타내기 위해 노력했다. 그들은 그 뒤 과科를 만들었고, 새로운 장비를 사들였다. 예컨대 위장병 전문의는 내시경을, 심장병 전문의는 심장의 내부구조를 조사하기 위한 심박조율장치들과 초음파심장검진기를 들여왔다. 게다가 이제 병원에는 새롭게 만들어진 중환자실 덕분에 신부전을 앓는 중

환자나 큰 외상을 당한 사람들을 고칠 수 있는 시설과 진문지식이 마련되어 있었다. 그전 같으면 이들은 다른 병원에 넘겨야 했을 사람들이었다. 인간 질환의 전 범위를 다룰 수 있는 지적 에너지 그리고 자원과 함께, 의학은 고도로 정교한 작업이 되었다.

그러나 의학의 극적인 진보가 전쟁 후 갑자기 시작된 것처럼, 1970년대 말에 이르러 거의 이와 비슷하게 의학의 성공은 갑자기 끝으로 치달았다. 토마스 만의 위대한 소설 『부덴브로크 가의 사람들』에서 주인공이 날카롭게 지적했듯이, 우리가 하늘에서 보는 별들의 밝은 빛은 우리에게 도달하는 데 수백만 년이 걸리고, 그 시간 동안 원래 그 빛을 만들어낸 에너지는 고갈되어 가는 것이다. 이와 유사하게 지금 밝게 비추고 있는 의학의 성공이란 빛도 이전 30년간의 과학적 노력의 결과 생겨난 것이었다. 그 힘을 유지할 만한 새로운 아이디어와 새로운 연구, 혁신은 어디에 있는가?

서로 관련이 없는 것 같은 몇 가지 사건들이 중단 없이 계속되던 의학적 진보의 행진이 보이지 않는 장벽에 부딪혔다는 사실을 시사하고 있는 듯했다. 이에 따라 1978년 영국 의과대학원의 임상 약리학과 교수 콜린 돌러리 Colin Dollery는 록 칼링 연구기금을 수상한 자신의 연구서 제목을 『낙관주의 시대의 종말 The End of an Age of Optimism』로 붙였다.

되돌아보면, 영국 의과대학원은 전후시대에 '임상과학'의 새로운 혁명적 신조를 퍼뜨린 온상 역할을 했다. 돌러리는 1960년 의과대학원의 스태프로서 존 맥마이클의 밑으로 들어갔다. 그는 거기서 고혈압을 치료 가능한 질환으로 만들고, 뇌졸중을 예방하는 약들에 대해 연구했다. 이와 같은 시기에 같은 병원에서 심흉외과의 빌 클리랜드는 영국 최초의 개심술을 시술하고 있었고, 랠프 셰크맨은 최초의 신장이식술을 시술하고 있었다. 그의 연구서에서 돌러리 교수는 감회에 젖어 이 기념비적 순간들을 회고하고 난 뒤 관심을 1978년의 실상으로 되돌리고 있다.

문제는 더 커진 것 같고 이를 위한 해결책은 더 찾기 어려워진 것 같다.……의학의 도덕성과 비용효과는 도전을 받아왔다.……의학연구 집단의 최상층 일부를 포함하여 많은 사람들이 미래의 진보에 대해 비관적이다. 낙관주의의 시대는 끝났다.[1)]

그렇다면 왜 '낙관주의의 시대'는 끝나가고 있는가?

다음 해 제임스 윈가든James Wyngaarden은 워싱턴 시에서 개회된 미국 내과의사협회의 회장 강연에서 '위기에 처한 종—임상연구자'라는 제목으로 자신의 강연내용을 함축하고 있었다. 그는 이렇게 주장했다.

"의대생과 젊은 의사들 사이에서 의학연구에 대한 관심이 오랫동안 감소되어 왔습니다.……이것은 전문분야의 장長들은 너무도 잘 알고 있는 사실입니다. 그들은 매년 점점 더 채용 가능한 인원들이 적어지고 있다는 걸 발견합니다."

윈가든의 말에 따르면, 이런 경향은 미국 국립보건원에서 수여하는 교육자격 획득자의 수가 줄어들고 있다는 사실에서도 여실히 드러났다. 박사후연구postdoctorial research를 원하는 의사들에게 이 교육자격을 주었다. 이 수는 1968년 3천 명으로 정점을 이루었다가 10년 뒤 1천5백 명으로 반이나 줄어들었다.

1년 뒤 전후 치료혁명의 거대한 거점이었던 제약산업마저 곤경에 처했다는 것이 처음으로 알려지게 되었다. 유명한 과학 저널 「네이처」의 편집자에 따르면, '신약의 빈곤' 때문이었다. 좀더 상세히 분석해보면, 버밍엄에 있는 애스턴 대학교의 프레드 스튜어드는 신규 화학물질New Chemical Entities, NCE, 즉 순수하게 새로운 약의 채택율이 1960년대에 1년당 70개 이상이었던 것이 1970년에는 1년당 20개 이하로 엄청나게 떨어졌다는 사실을 발견했다.

그는 '전쟁 뒤부터 알려지기 시작한 생물학적으로 중요한 많은 화학물질들은 한동안 혁신을 위한 풍요로운 토대를 마련했지만, 그 후 그 수가 줄어들었다'라고 말했다. 하지만 순수하게 새로운 약을 찾기가 어려워졌다는 것이 전부가 아니었다. 가장 최근의 NCE를 분석해보자, 그 가운데 3분의 1만이 '적절한 치료효과'를 나타낸다는 사실을 알 수 있었다.

불길한 징후는 또 있었다. 거의 100년 동안, 의학의 최근 발전 상황에 뒤처지고 싶어하지 않는 내과의, 외과의, 가정의들은 『의학연감 The Medical Annual』을 구독했다. 이 책은 그 제목이 암시하듯 매년 최신의 의학적 혁신에 관한 정보를 요약해놓고 있었다. 『의학연감』은 저명하고 권위 있는 출판물이었다.

이 책의 편집자는 로널드 보들리-스콧Ronald Bodley-Scott으로, '날카로운 지성과 뛰어난 임상적 기술, 장시간의 업무를 계속해나갈 수 있는 능력'을 갖춘 사람이었다. 그는 '소아백혈병 치료라는 궁극의 난제'에 도전한 것으로 널리 알려져 있었다. 로널드 경으로부터 『의학연감』에 기고를 청탁받는 것은 커다란 영광이었다. 뛰어난 편집작업 덕분에 『의학연감』은 언제나 명쾌하고 유익했다.

이 책의 목적은 분명했다. 의사들에게 최신의 정보를 제공하는 것이었다. 하지만 이 책은 또한 중요한 역사적 문서로서 자리매김되었고, 전후 의학의 진보가 이루어지는 주요한 순간마다 이에 관한 당대의 논평 역할을 했다.

그 뒤 1983년 『의학연감』의 구성이 갑자기 바뀌었다. 이 책에는 더 이상 독자들에게 최신의 의학정보를 제공하려는 열망이 들어 있지 않았다. 그 책의 내용은 '교육적'으로 바뀌어 있었다. 그 안에는 「일반진료의 환자 참여」, 「변화하는 습관—흡연」 따위의 글들이 들어 있었다. 이 책은 이 같은 빈약하고 매력 없는 구성으로 마침내 폐간되기 전까지 몇 년을 버텼다.

따라서 콜린 돌러리가 '낙관주의의 시대'가 '끝나가고' 있다고 선언하고 나서 5년 동안, 미국 내과의사협회 회장이 임상과학자들을 '위기에 처한 종'이라고 선언했고,「네이처」는 '신약의 빈곤'을 언급했으며, 『의학연감』은 전후의 의학적 업적을 고지하는 역할을 포기해야 했던 것이다.

　이런 사건들의 중요성은 파악하기 어렵지 않다. 전후시대 의학적 발전의 대들보로서 임상과학, 의약화학, 그리고 곧 보게 되겠지만 좀 다른 이유로 인해 기술적 혁신이 곤란한 지경에 처했다는 것이다. 전후시대의 중단 없는 성공은 종말에 다다랐다. 전후시대 의학의 역사에 찾아온 이 전환점에 대해서는 지금까지 거의 언급되지 않았다. 이에 관해서는 분명히 좀더 살펴볼 필요가 있다.

2 신약의 빈곤

1955년 MIT의 리처드 워트먼Richard Wurtman은 약제개발에 관한 이전 50년간의 기록을 살펴보고 나서 이렇게 말했다. "지난 30년간 성공적인 사례는 놀랄 만큼 드물었다. 대부분 사망과 질환상태를 낳는 병에 대해서는 효과적인 치료약이 거의 발견되지 않았다." 신규 화학물질 NCE은 1960년대를 통해 대략 연당 70개에 달했다. 하지만 이 비율은 1971년에 이르러 연당 30개 이하로 떨어졌으며 상황은 여기서 더 이상 나아지지 않았다.

그럼에도 연당 30개의 신약은 상당한 비율이었다. 이것이 누적된다면, 많은 질환에 대해 커다란 효과를 볼 수 있으리라 예상할 수 있기 때문이다. 그러나 문제는 그리 간단하지 않다. 1970년대 초 이후에 채택된 많은 '새로운' 약은 여러 질환에 대해 '좀더 비싼' 치료약에 불과했다. 이런 질환들은 이전에는 더 값싼 약으로 이미 치료를 하고 있었던 것이다.

이 같은 진보의 쇠퇴와 관련하여 흔한 설명은 탈리도마이드의 재앙 이후에 안전규제가 강화되었기 때문이라는 것이다. 오늘날에는 이런 안전규제가 어떻게 없을 수 있었는지 상상하기조차 힘들다. 파리의 정신과 의사 들레와 드니케르는 제약회사 풀랑에서 클로르프로마진이 만들어진 뒤 몇 개월도 지나지 않아 이 약으로 정신분열증 환자를 치료했다. 이 약의 가장 중요한 유도체로 항우울제 이미프라민의 경우는 제조와 최초의 환자 투약 사이에 단 몇 주도 걸리지 않았다. 독성시험이나 인체에 미치는 약리학적 영향에 대한 조사나 어떤 공식적인 임상시험도 없었다. 하지만 이미프라민은 이런 식으로 채택된 마지막 약제 가운데 하나였다.

1966년부터 우울한 발표들이 잇따랐다. 먼저 독일과 오스트레일리아에서, 다음으로 세계 각지에서 등장한 이런 발표들은 팔이나 다리 없이 태어난 아이들에 관한 것이었다. 이 아이들의 부모는 임신 초기에 수면제로 탈리도마이드를 처방받았다고 했다. 사지가 없는 신체장애자는 눈에 두드러졌다. 따라서 탈리도마이드 피해자들의 모습은 그들이 성장하고 있던 다음의 20년 동안 대중들의 머릿속에 제약회사의 태만과 탐욕을 상징하는 일종의 중요한 메타포로 남게 되었다.

신약시험에 관한 더욱 엄격한 법률의 도입을 막을 수 없게 되었다. 영국에서는 1969년 이후부터 동물을 대상으로 한 초기 독성시험이 의무화되었다. 그리고 그 뒤 사람을 대상으로 몇 가지 단계의 임상시험을 거쳐야만 약을 일반 대중에게 시판하도록 승인받을 수 있었다. 이에 따라 당연히 약제 개발의 전 과정이 훨씬 더 복잡해졌고, 더 많은 비용이 들었다.

제약회사들은 이런 과정이 불필요하다고 주장했다. 동물을 대상으로 한 약물 독성시험의 결과가 인간에게도 적용될 수 있을지 절대적으로 확신할 수는 없었다. 따라서 규제 당국은 적어도 완전한 모양새를 갖추기 위해 제약회사가 엄청난 양의 데이터를 만들어내길 고집했다. 사실 불가피하게 일부 약제는 예상치 못한 부작용을 낳기 마련이 아닌가.

1978년이 되자 각 신약에 해당되는 '개발기간'은 대략 10년으로 늘어났고, '개발비용'은 1960년대의 5백만 파운드에서 1970년대 중반 2천5백만 파운드로, 다시 1990년대에 이르러서는 1억 5천만 파운드로 상승했다. 이것은 필연적으로 개발에 대한 저해요인으로 작용했다. 여러 주장에 따르면 이 과정에서 몇 가지 유용한 약들을 '잃어버리게' 되었다. 독성시험에 요구되는 이런저런 사항들을 충족시키지 못했기 때문이다. 규제의 강화와 제약 개발 비율의 하락 사이에 존재하는 밀접한 상관성은 자명하다. 과도한 규제가 황금거위를 죽이지는 않았다고 하더라도 황금거위가 낳는 황금 알의 수를 줄였을 수도 있다는 것을 알아두어야 한다.

그러나 '신약의 빈곤'에 대한 또 다른 설명도 있다. 이 설명도 방금 전의 설명만큼 중요하다. 전후 치료혁명의 가장 기이한 측면은 그것이 질환의 과정에 대한 가장 기본적인 이해조차 없이 일어났다는 점이다. 예컨대 무엇 때문에 천식으로 발작이 일어나는 동안 기도가 협착되는가? 정신분열증 환자의 뇌에서 신경전달물질은 어떤 작용을 하는가? 이 무지의 바다를 건널 수 있었던 것은 제약회사 소속의 화학자들 덕분이었다. 그들은 뛰어난 솜씨로 화합물을 수십만 개씩 합성하고, 이들의 치료효과를 연구했다.

하지만 제약회사들은 이런 식으로 테스트할 수 있는 새로운 화학물질이 다 떨어져간다는 사실을 곧 깨닫게 되었다. 1960년대 중반부터 줄곧 이 조야한 제약개발 방식을 더 우아하고 '과학적인' 방식으로 바꿀 수 있지 않을까 하는 바람이 존재해왔다. 이제 확실히, 제약회사의 연구자들은 세포의 생화학적 작용에 대해 더 많은 것을 알게 되었고, 한 세포가 다른 세포와 의사소통할 때 쓰이는 신경전달물질도 많이 식별해낼 수 있게 되었다. 따라서 실낱 같은 희망 속에서 예기치 않은 발견을 꿈꾸는 것보다 이 새로운 지식을 활용하여 정해진 작용에 맞게 약을 고안하는 것이 나은 일인 것처럼 보였다.

엄밀히 따지면, 이런 접근법은 새로운 것이 아니었다. 조지 히칭스와 거트루드 엘리언은 DNA의 합성을 방해하기 위한 약을 고안했고, 이로써 아자티오프린과 같은 계열의 약물 전체를 발견했다. 하지만 많은 사람들에게 미래에 약을 고안할 수 있으리라는 확신을 가져다준 것은 제임스 블랙 경이었다. 그는 두 가지 발견으로 유명한데, 하나는 프로프라놀롤(심장 안에서 베타수용체를 막아 앙기나의 증상을 완화시킨다)이고 다른 하나는 시메티딘(소화관 안에서 히스타민 수용체를 막아 분비되는 산의 양을 줄이고 궤양을 낫게 한다)이다.

약제개발을 위한 이 '과학적' 방식은 예상했던 것보다 결과가 훨씬 좋지 못했다. 흥미로운 역설이지만, 특히 원래의 무작위적인 방식과 비교해봤을 때 그러했다. 새로운 방식의 철학적인 논리는, 만약 인간의 질환이라는 문제를 세포와 유전자, 단백질의 가장 근본적인 수준에서 설명할 수 있다면, 잘못된 것이 무엇이든 그것을 쉽게 교정할 수 있지 않을까 하는 것이었다.

이런 접근법은 직관적으로는 더없이 올바른 것 같지만 생물학적 현상이 아무리 복잡하다고 하더라도 충분히 '이해하여' 이런 발견을 이룰 수 있다고 가정하고 있다는 데 문제가 있다. 알다시피 그것은 불가능한 생각이다. 이와는 반대로, 마구잡이식의, 우연에 의존하는 이전의 약제개발 방식은 적어도 예기치 못한 발견의 가능성을 허용하고 있다. 아마도 '과학적'인 방식으로는 페니실린이나 코르티손을 결코 발견할 수 없었을 것이다.

1970년대 중반 이후 이 같은 과학적 방식을 통해 진짜로 쓸모 있는 약이 생산된 적이 전혀 없다고 말하는 것은 잘못이다. 가장 최근의 것으로, B형 간염 백신과 AIDS 치료에 쓰이는 삼중요법은 그런 식으로 생산되었다. 하지만 상위 10개의 '블록버스터' 약제 목록은 대부분 원래 20여 년 전에 소개된 항생제, 항염제, 항우울제의 새로운 또는 좀더 비싼 변종이 차지하고 있다. 여기서 '블록버스터' 약제란 수십억 달러의 수입을 벌어들여 제약산업의 수익성을 보장해주는 약물들을 말한다. 이런 약제는 더 잘 듣고, 부작용이 적으며, 투약이 간편할 수 있다.

그러나 간혹 예외적인 경우가 있긴 해도, 이 가운데 이전에는 생각할 수 없었던 치료의 영역을 개척했다고 말할 수 있는 약은 하나도 없었다. 예컨대 정신분열증의 치료를 변화시켜놓은 클로르프로마진 같은 약은 하나도 없었다. 생물공학이 더 큰 규모로 신약의 풍요를 가져오리라는 거대한 낙관론이 있었다. 하지만 역시 간혹 예외적인 경우가 있긴 해도, 이런 화합물들, 즉 인슐린, 성장호르몬, 항혈우병인자 등은 이전의 치료약보다 치료효과가 결코 낫지 않은 것으로 드러났다. 확실한 건 이 약들이 더 비싸다는 것뿐이다.

최근에 도입된 수많은 약들의 가장 놀라운 특징은 이 약들이 실제로 잘 듣는지 상당히 의심스럽다는 점이다. 피나스테라이드finasteride는 테스토스테론의 물질대사를 막음으로써 전립선의 크기를 줄이도록 '과학적으로 고안된' 약이었다. 이 약이 효과를 나타낸다면 전립선비대증 환자는 수술부담에서 상당히 벗어날 수 있게 된다. 그렇다면 이건 대단한 진전이다.

하지만 「뉴잉글랜드 의학 저널」이 논설에서 밝혔듯이 '[환자의] 증상변화의 폭은 미미'했다. 이와 비슷하게 신경전달물질의 간섭에 기초한 새로운 간질 치료약들은 「영국 의학 저널」의 사설에 의해 '대단치 않은' 것으로 평가받았다. 이런 약들이 현재 쓰이는 항간질제보다 낫다는 증거가 없었기 때문이었다. 다발성경화증과 알츠하이머병의 새로운 치료약들은 효과가 불충분해 이 약들의 '비용효과는 첫 번째 허들도 넘지 못했다.'

암이나 치매 같은 심각한 질환의 치료약은 발견되지 않았다. 이에 낙담한 제약회사들은 수익성 있는 시장을 다른 곳에서 찾아야 했다. 이런 상황이 이른바 생활의약lifestyle drug의 증가를 낳았다. 생활의약의 주요한 기능은 노화와 함께 감소되는 사회적 능력이나 특성을 회복시켜주는 것이다. 대머리 치료제 리게인Regaine, 발기부전 치료제 비아그라Viagra, 비만 치료제 제니칼Xenical, 우울증 치료제 프로작Prozac 등.

제약산업은 '신약의 빈곤'을 과도한 규제 탓으로 돌릴지 모르지만, 문제는 훨씬 더 심층적인 것 같다. 엄격한 규제조항이 생겨났다고 하더라도 그 것에 상관없이 제약회사는 치료의 발전을 낳는 진정한 의미의 신약들을 만들어낼 수 있어야 했다. 그러나 1950년대와 1960년대의 좋은 시절에 비하면 연구투자가 엄청나게 큰 규모로 이루어졌는데도 그런 목표는 실현되지 못했다. 이 우울한 분석은 지나친 단순화의 혐의를 받을 수도 있다. 하지만 이것은 제약산업의 부, 즉 제약회사들의 실적이라는 하나의 객관적인 잣대에 의해서도 확인되고 있다. 제약산업은 '블록버스터' 약제 덕분에 여전히 수익성을 유지하고 있지만 두 가지의 압력을 받고 있다.

　하나는 과도한 연구비용이다. 1994년 한 해만 해도 상위 10개의 제약회사들은 연구비용으로 60억 파운드를 지출했다. 다른 하나는 수익성 있는 의약품의 특허권 보호가 2000년을 전후로 해서 만료되리라는 긴박한 전망이었다.* 이 두 가지 압력은 이전까지 일류의 반열에 있던 수많은 기업들의 생존가능성까지 위협할 정도였다. 그리하여 이런 기업들은 다른 대안 없이 수십억 파운드 규모의 합병에 달려들 수밖에 없었다. 글락소Glaxo와 웰컴, SKF와 비첨스Beechams, 미국의 업존과 스웨덴의 파마시아Pharmacia, 산도즈Sandoz와 시바Ciba 등.

　이 합병의 열풍을 되돌아보며 영국 제약산업협회의 이사 존 그리핀은 이렇게 말했다. "이런 회사들은 '아이디어가 빈곤'했고, 효능이 뛰어난 약에서 새로운 용도와 참신한 전달 시스템을 찾는 데만 의지했다. 하지만 이런 약들은 특허권의 만료가 임박해 있었다.……진정한 의미의 혁신은 합병의 열풍에 뛰어든 이런 기업들로부터 나오지 않는 게 분명하다. 이런 기업들은 급진적으로 혹은 건설적으로 사고할 수 있는 능력이 없다."

---

* 특허권의 존속기간은 통상적으로 출원일로부터 20년간이다.—옮긴이

1970년대를 전후로 극명한 대조를 이루는 제약산업의 운명은 심오한 역설로서 연구투자의 규모와 제약개발 실적 간의 분명한 전도현상에서 잘 드러나고 있다. 이런 사실을 인식한 제약산업은 1990년대 초 약제개발에 대한 접근방식을 바꾸기로 했다. 새로운 방식은 자동화된 기술로 수백만 개의 화학물질을 그들의 생물학적 작용에 따라 선별하는 것이었다.

그들은 이를 통해 진정으로 독창적인 치료효과를 가진 '선도화합물lead compound'을 찾아 신약의 토대를 마련할 수 있으리라 기대하고 있다. 1940년대와 1950년대 중요한 약물의 발견을 가능하게 한 이전 방식으로의 이런 회귀는, 물론 과거에 비해 훨씬 정교한 기술을 통해 이루어지고 있다고는 해도 매우 의미심장하다. 정말로 '효과를 낳을지'는 두고 보아야 할 일이지만.

3 기술의 오류

불은 '독창적인 기술'이었다. 프로메테우스는 신들에게서 불을 빼앗아다가 인류에게 선사했다. 제우스는 이에 대해 결코 즐거워하지 않았고, 프로메테우스를 사슬로 바위에 묶어 놓았다. 한 마리의 독수리가 날아와 매일 그의 간을 쪼아 먹었다. 이 벌은 다소 심한 느낌도 없지 않지만, 어떤 점에서는 제우스가 옳았다. 기술은 양날의 칼이기 때문이다. 기술은 엄청난 힘을 가져다주지만, 이런 힘은 그것을 소유한 사람을 노예화하고 그들의 행동을 통제한다.

기술은 낙관주의 시대의 종말이라는 거대한 흐름에서 벗어나 있었다. 1980년대는 중요한 시기였다. 영상진단(CT촬영, MRI촬영, 초음파검사 그리고 이와 비슷한 기술의 발전과 함께), '중재적 방사선학'(혈관성형술, 즉 플라스틱 카테터로 좁은 혈관을 확장하는 수술과 함께), 그리고 더없이 정교화된 내시경 검사기술을 통해, 최소침습적 수술Minimally Invasive Surgery이라는 경이로운 기술적 진보가 이루어졌다.

그럼에도 이런 진보에 반하여 의료기술에 관한 일반적이고 정확한 인식은 그것이 고삐가 풀렸다는 것이다. 우리는 이후의 논의에 등장하는 세 가

지 사례에서 그 영향을 살펴볼 것이다. 첫 번째 사례는 '과도한 조사'(진단
기술의 과용), 두 번째는 그릇된 전제와 기대로 이루어졌던 태아감시fetal
monitoring 장치, 그리고 마지막은 사망의 과정을 불필요하게 연장시키는 집
중치료의 역할에 대한 것이다.

진단기술의 오용

이식술에 대한 기여로 노벨상을 수상한 피터 메더워는 언제나 통찰력이
뛰어났다. 그의 관찰에 따르면, 사람들은 의학의 '예술과 과학'에 대해 얘기
할 때 거의 언제나 방향을 잘못 잡았다고 한다. 사람들은 의학의 '예술'을 환
자에게 친근하며 교감할 수 있는 측면이라고 생각했다. 반면 '과학'은 정확
한 진단을 하기 위해 복잡한 테스트 결과를 해석하는 어려운 부분으로 여겼
다. 하지만 메더워는 사실은 그 반대라고 주장했다.

그에게는, 의학에 존재하는 진정한 '과학'은 환자와 상세한 얘기를 나눔으
로써 의학적 문제의 본질을 완벽하게 이해하고, 질환의 관련 징후를 알아내
기 위해 신체를 조사하는 것이었다. 이 오래된 토미 호더 유類의 의학에서는
보통 90%의 경우 정확히 무엇이 잘못되었는지 추론하는 것이 가능하다. 이
와는 대조적으로 의학의 '과학'으로 통하는 기계조작과 애매한 테스트들은
종종 오류를 낳는다. 메더워의 논리는 의사가 할 수 있는 테스트가 많아질
수록 (신뢰할 만한 정보를 낳는가 하는 의미에서) '과학적' 의학은 빈약해진다는
것이다.

1970년대를 통해 의사들은 더 많은 테스트를 했다. 1970년대 말은 1970년
대 초의 두 배에 달했다. 이로써 완전히 새로운 신드롬으로 '흡혈귀 의학
medical vampirism'이 탄생했다. 환자가 병원에 입원해 있는 동안 너무 많은 피
를 뽑아 빈혈증 때문에 어떤 환자에게는 다시 수혈을 해야 할 때도 있었다.

1981년 「랜싯」 지의 사설에서는 '가짜라고 하더라도 실험적 결과의 정밀

함은 물에 빠진 사람에게 구명띠와 같은 역할을 하는 것이다'라고 지적했다. 그 뒤 사설은 왜 의사들이 불필요한 테스트들을 그토록 많이 하는지 몇 가지 이유를 열거하고 있다. '만약의 경우' 전문의가 그 결과를 물어볼 수 있기 때문에 신참 의사들은 '만일에 대비한 테스트'를 요구했다. 진단에는 거의 도움이 안 되지만 늘 했기 때문에 '일상적 테스트'가 이루어졌고, 특정한 조건에서는 결과가 비정상적으로 나오는 '추정 테스트'는 '임상의의 유능함을 보여주기 위해' 실시되었다.

기술자료에 대한 숭배는 좀더 일반화된 현상의 한 부분이었다. 현대의 내과의들은 전문화된 진단기술을 갖춘 의사들이 되었다. 따라서 위장병 전문의는 소화관의 질환에 대해 많이 아는 것만으로는 더 이상 충분하지 않다. 그는 기술적인 능력을 갖추어야 한다. 예컨대 내시경을 위로 넣어 결장까지 들어갈 수 있게 해야 한다. 심장병 전문의도 마찬가지다. 청진기를 이용한 전통적 기술에 의존하는 것만으로는 더 이상 충분하지 않다. 필요한 '카테터' 기술을 습득해야 한다. 그는 카테터를 정맥이나 동맥에 집어넣어 심장의 압력을 측정할 수 있어야 하는 것이다.

물론 위장병 전문의나 심장병 전문의가 기술을 습득하지 말아야 할 이유는 없다. 하지만 이런 기술은 쉽게 목적 그 자체가 되며, 때론 좀더 단순한 방법으로 수집할 수 있는 정보의 수집 도구가 된다. 예컨대 병력을 조사하고 환자를 검사하는 등 전통적인 임상법을 쓰는 경우에도 소화궤양을 진단하는 데는 어려움이 거의 없다. 하지만 현대의 위장병 전문의는, 위의 통증이 있는 환자가 궤양을 눈으로 보기 위해 내시경 검사를 받는 게 당연하다고 생각한다. 이런 환자는 또한 치료 후에는 완치가 되었는지 알아보기 위해 다시 내시경 검사를 받는다. 세인트 바솔로뮤 병원의 위장병 전문의 마이클 클라크Michael Clark가 주장했듯이, 이런 조사기술의 부적절한 활용은 지적 쇠퇴의 징후였다. 그는 이렇게 썼다.

"1960년대의 젊은이들은 위장병학이 새로운 지적 도전으로 가득하고 확대되어 가는 전문분야였기 때문에 위장병 전문의가 되었다. 그들은 소화관에 대해 더 많이 안 뒤 이를 임상적으로 적용하고 싶어했다.……하지만 오늘날의 젊은 위장병 전문의들은 새로운 내시경 기술을 습득하는 것에 기뻐한다. 1960년대의 열정은 피핑톰*의 시대에 사라져버렸다."

위장병 전문의에게 내시경의 가장 커다란 장점은 이것으로 많은 돈을 벌 수 있다는 것이다. 영국에서 사설병원 진료비는 통상적으로 1백 파운드 정도 된다.** 하지만 전문의가 내시경을 몸 안에 집어넣으면, 보험회사에 의해 '중급수술'로 분류되어 그 금액의 4배를 벌 수 있다(미국 같은 민간의료시스템에서는 전문의들이 내시경과 카테터로 수입의 80%를 번다).

건강상의 문제가 꽤 명확한 환자의 경우에도 많은 테스트가 실시된다. 이런 '과다한 조사'라는 현상은 매우 사소한 문제처럼 보일 수 있다. 하지만 이 때문에 많은 비용이 발생하고, 더욱 심각한 영향으로, 의학적 환경에 부적절한 요소가 침투한다. 지식과 경험의 중요성이 격하되고, 대신 사이비 객관성이 판을 치게 된다.

태아감시 장치: 기술과 제 발등 찍기

기술이 의학의 여러 분야에서 성과를 거두자, 의사들은 모든 문제에 대해 기술적인 해결책이 있을 것이라고 믿게 되었다. 예컨대 분만시 태아를 감

---

* Peeping Tom, 엿보는 톰이란 뜻이다. 영국의 전설에 따르면, 중세시대 고다이바 부인은 코번트리 시민들의 무거운 세금을 줄여주기 위해 발가벗고 말을 탄다. 남편인 백작이 홧김에 한 약속을 실행에 옮기기 위해서였다. 고다이바 부인을 존중하여 문을 닫았던 다른 시민들과 달리 톰은 이때 문을 열고 고다이바 부인을 훔쳐보았다. 보통 관음증과 관련되어 쓰이지만, 여기서는 내시경을 들여다보는 행위에 빗대어 쓰였다.—옮긴이
** 영국은 공공의료보험 제도에 민간의료보험을 보충적으로 적용하고 있다. 무료 의료서비스가 발달되어 있지만, 이 외의 사설병원은 본인이 모든 비용을 부담한다.—옮긴이

시하면 아기의 사망이나 손상을 막을 수 있으리라 생각했다. 집이 아닌 병원에서 출산하기 시작하면서 산모와 아기의 사망률이 낮아졌다. 이로부터 자연스럽게 의학적 개입 덕분에 출산이 어머니나 아기에게 더 안전해진 것이라고 추론할 수 있었다. 하지만 아기들은 여전히 분만과정에서 죽었고(미국에서는 1년에 대략 3천 명), 그보다 몇 배의 수(대략 1만 5천 명)가 뇌성마비같은 심각한 뇌 손상을 입은 채 태어났다.

올바른 가정에 따르면, 이런 불행은 분만이 진행되는 동안 태아에 산소공급이 제대로 이루어지지 않아 발생했다. 따라서 일종의 긴급경보시스템으로서 의학적 개입을 통해 태아가 언제 산소부족으로 괴로워하는지 알면, 신속히 제왕절개술을 시술할 수 있을 것이었다. 서던 캘리포니아 대학교의 에드워드 퀼리건과 리처드 폴은 이 견해를 지지했다. 이 두 명의 산과 전문의는 1974년에 이렇게 말했다. "분만의 충격이 태아의 사망을 가져올 수 있는 것은 분명하기 때문에 분만이 두뇌 손상을 낳는 한 요인일 수 있다는 가정은 비합리적이지 않다."

추론은 정말로 '비합리적이지 않'았다. 그리고 이 추론은 그들이 지적했듯이 원숭이 태아에 대한 조악한 실험에 의해 뒷받침되었다. 이 실험에서는 원숭이 태아가 아직 자궁 안에 있을 때 암컷 원숭이의 태반을 자궁과 분리했다. 이로써 산소공급이 중단되었다. 태어났을 때 원숭이 새끼들은 죽어 있었다. 이들의 뇌를 조사하자, 특징적인 패턴의 손상을 찾아볼 수 있었다. 이 패턴은 "뇌성마비에 걸린 인간의 아기에서 찾아볼 수 있는 손상패턴과 동일했다."

1960년대 말 두 가지 기술적 발전이 이루어졌다. 이제 의사들은 '태아 스트레스'를 판별하는 전통적 방법을 개선할 수 있으리라 생각했다. 이 두 가지 기술적 발전을 통해 태아에게 영향을 미칠 수 있는 산소결핍 상태에 내비한다면, 뇌성마비라는 재앙을 막을 수 있으리라는 생각이었다.

첫 번째 신기술은 산모의 복부에 부착된 모니터였다. 이 장치는 태아의 심장박동수에 대한 연속적인 정보를 제공해주었다. 심장박동수는 객관적인 증거로서, 태아가 고통스러운 상태에 있을 때는 갑작스럽게 빨라지거나 혹은 느려질 수 있었다.

두 번째는, 분만이 시작되어 아기가 산도産道를 따라 내려오기 시작할 때 아기의 두피에 바늘을 꽂아두는 기술이었다. 이 바늘을 통해 소량의 혈액을 제거하거나 아기의 산도酸度를 측정할 수 있었다. 이것은 아기가 산소결핍 상태에 있는지, 그래서 뇌 손상의 가능성에 노출되어 있는지 알아보는 유용한 도구였다. 필요한 장비를 구입하고 간호사들을 교육시키는 초기비용은 상당했다(미국에서는 대략 1억 달러로 추산되었다).

하지만 퀼리건과 폴의 주장에 따르면, 두뇌가 손상된 아이들의 수가 태아감시 기술 덕에 반으로 줄어든다면, 이 아이들을 장기간 돌보는 데 드는 20억 달러의 비용을 절약할 수 있었다. 따라서 그들이 옳다면, 초기비용은 이 같은 금전적 보상으로 충분히 상쇄되고도 남음이 있었다.

1970년대에, 이 설득력 있는 주장에 끌린 산과 전문의들은 대규모적으로 태아감시 장치를 도입했다. 하지만 이것은 임신한 여자들의 진정한 관심사를 드러내고 있는 '자연분만' 운동으로부터 반발만을 샀을 뿐이다. 문제는 그 주장이 아무리 그럴 듯하더라도 태아감시 장치는 분만을 경험하는 수많은 여성들에게 심각한 역효과를 낳는다는 것이다.

모니터 판독이 제대로 이루어지기 위해서는 산모의 움직임이 심각하게 제한받을 수밖에 없었다. 산모는 오랫동안 등을 대고 누워 있어야 했다. 이와 동시에 한쪽 팔에 점적點滴정맥 주사바늘을 꽂고, 다른 쪽 팔에는 혈압 측정띠를 둘렀다. 산모는 사실상 움직일 수 없었다. 태아감시 장치에 의해 강요되는 이런 성가신 구속은 생리적으로도 적절하지 않았다. 산모에게 자유롭게 움직이거나 다른 자세를 취할 기회를 박탈하여 분만시간을 불필요하게 연장시켰다.

그러면 본질적인 질문을 해보자. 태아감시 장치는 효과가 있는 것인가? 퀼리건과 폴은 그렇다고 답한다. 그들은 분만과정에서 합병증이 크게 감소되었다고 주장했다. 제왕절개술로 태어난 아이가 늘어나면서 비용이 상당히 증가되기는 했지만 말이다. 사실 태아감시 장치는 '과민한' 경향이 있다. 이 때문에 그렇지 않을 때도 아이가 곤란한 상태에 있다는 판독결과를 낳는 것이다.

시간이 흐르면서 이런 결과는 점점 더 신뢰성이 떨어지는 것처럼 보였다. 태아감시는 그 옹호자들이 주장하는 것과 달리 정밀한 과학이 아니었다. 나중에 드러났지만, 출산과정에서 어느 정도 산소결핍을 경험한 아기 가운데 84%는 태아감시에 의해 감지되지 않았다. 반면 "태아 스트레스에 노출되어 있던 상당수의 아기들은 건강했다."

1980년대 초에 이르러 「영국 의학 저널」은 태아감시의 수많은 기술적 장애를 통해 환상에서 깨어났다. 10년 전까지만 하더라도 태아감시에 대해 보여준 열성적인 지지와는 사뭇 다른 태도였다. 여기서는 이렇게 말하고 있었다.

"태아의 심장박동 패턴은 산염기 평형(태아의 두피에 있는 바늘에서 얻는 혈액의 산도)과 잘 들어맞지 않는다.……태아출산은 데이터의 정확한 해석뿐만 아니라 산과 의료진의 적절한 조치에 달려 있다."

변호사들이 끼어들지 않았다면, 태아감시 장치의 인기는 아마도 다른 의학적 유행상품의 경우처럼 서서히 수그러들었을 것이다. 처음에 태아감시 장치로 뇌성마비 같은 불행을 막을 수 있다는 주장이 나왔을 때는 이 장치의 단점을 충분히 헤아려보지 않았다.

이 장치의 단점은 질환에 걸린 아이가 태어났을 때 부모가 산과 선문의의 과실을 문제 삼는 게 '비합리적이지 않다'는 것이었다. 부모는 의사가 '비정상적인' 심장수치 판독에 따라 적절한 조치를 취하지 않았다는 이유를 들 수 있었다(그리고 법정에서는 증언에 나선 적대적인 전문가에 의해 사실상 모든 판독수치들이 '비정상적'인 것으로 밝혀질 수 있었다. 이는 태아의 발육과 관련하여 객관적인 정보를 제공한다는 원래의 주장을 그 토대부터 허무는 것이었다).

1983년부터 1990년 사이에 영국에서는 이런 과실이 주장된 소송의 수가 세 배로 증가했다. 금전적 배상의 규모도 커졌다. 한 건당 평균 70만 파운드였다. 의사 가운데 산과 전문의는 2.5%에 불과했다. 그러나 이들에 대한 소송은 이제 의사라는 직업에서 부담하는 법적 비용과 배상금의 30%를 차지하고 있었다.

이것은 분명히 분통 터지는 상황이었다. '완전하지 못한' 아이는 언제든 영리한 변호사들의 도움을 얻어 담당 산과 전문의들의 과실로 책임을 돌릴 수 있기 때문이었다. 그들의 유일한 방어책은 애초에 제시되었던 태아감시 장치의 존재 이유를 부정하는 것밖에 없었다. 즉, 분만과정의 산소결핍은 뇌 손상을 일으키는 흔하고 예방할 수 있는 원인이 아니라는 것이다.

1950년대 이후로 줄곧 산모와 태아의 사망률이 떨어졌지만, 뇌성마비의 발병률은 사실상 변화되지 않은 채로 남아 있었다. 이 사실은 뇌성마비의 대부분(대략 90%)이 출산과정에서 발병하는 게 아니라는 것을 의미할 수 있었다. 그렇다면 뇌성마비는 임신기간의 훨씬 전 단계에서 뇌 발육의 어떤 이상에 의해 발병할 수 있는 것이었다.

어떤 산과 저널에 따르면, 이 모든 이야기는 '파멸적인 오류'를 보여준다. 태아감시 장치가 아기의 뇌 손상을 막을 수 있으리라는 기대는 '잘못된 유추와 가정'에서 비롯되었다는 것이다. 산과 전문의들은 '제 발등을 찍었다.'

이 이야기의 가장 흥미로운 측면은 냉철한 관찰자들이 처음부터 산과 전문의들에게 태아감시 장치의 배후에 도사린 '잘못된 가정'에 대해 경고했으며, 산과 전문의들도 분명히 그것을 알고 있었다는 사실이다. 뇌성마비에 걸린 모든 아이들이 특별히 난산을 경험하는 것은 아니다. 산과 전문의들은 개인적 경험으로부터 이 사실을 틀림없이 알고 있었을 것이다. 하지만 그들은 해결책을 제공해줄 기술의 힘을 기대하며 다른 생각에 빠져들었던 것이다.

기술과 고비용의 죽음

세 번째로, 가장 중요한 기술 오용의 형태는 생명유지 기술을 이용하여 죽음의 과정을 연장시키는 것이다. 1952년 코펜하겐에서 폴리오가 유행했을 때 비오른 입센에 의해 개척된 집중치료의 목적은, 아이들의 삶을 연장시켜 그들의 호흡기 근육이 회복될 수 있도록 시간을 버는 것이었다. 이 방법을 통해 한 해에 수천 명의 목숨을 살렸다. 하지만 이것은 1970년대에 이르러 엄청난 비용과 함께 말기 질환의 고통과 불행을 연장시키는 수단으로 바뀌게 되었다. 이에 따라 UPA통신의 한 기사는 1975년 프랑코 장군(1936년 시작된 스페인 내란을 승리로 이끈 파시스트파의 총사령관—옮긴이)의 최후에 대해 기술하며 다음과 같이 보고했다.

적어도 네 가지 기계장치가 프랑코 장군의 생존투쟁에 이용되고 있다. 그의 흉부에 부착된 세동細動제거기는 심장박동이 느려지거나 미약해질 때 정상상태로 돌리기 위해 심장에 쇼크를 가한다. 펌프처럼 생긴 장치는 혈압이 떨어졌을 때 혈액을 체내로 순환시킨다. 호흡기는 그가 숨을 쉴 수 있도록 하고, 인공신장은 피를 깨끗이 한다. 25일간의 위기 동안 프랑코 장군은 여러 번 튜브를 삽입했다. 공기를 넣기 위해 기관에, 영양분을 공급하기 위해 코에, 체액을 빼기 위해 복부에, 위의 압력을 덜기 위해 소화관에 삽입했다. 그가 세 번의 큰 심장발작을 겪었다는 사실을 생각해보면 이런 노력 자체는 정말 대단하다고 하겠다.

그는 응급수술을 두 번 받았다. 한 번은 출혈을 막기 위해 파열된 동맥을 꿰매야 했고, 두 번째는 궤양에 걸려 피를 흘리는 위의 대부분을 제거해야 했다. 이로써 그는 겨우 생명을 구할 수 있었다. 그는 4갤런(약 18ml) 가량의 피를 수혈 받았다. 폐에는 울혈이 생겼다.……신장 기능은 멈추었고, 간은 약해져 있었다. 장기에는 주기적으로 마비가 찾아왔다.……직장에서는 이따금 출혈이 생겼다. 혈병血餠이 형성되어 그의 왼쪽 넓적다리에 퍼졌다. 그의 입 안은 걷잡을 수 없이 흘러나오는 점액으로 가득했다.[2]

프랑코 장군은 중요한 인물이었다. 따라서 당시로서는 특권적인 치료를 받았을 것으로 생각된다. 하지만 그의 마지막 날들에 관한 이 이야기는 현대의 중환자실에서 최후의 순간을 보내고 있는 수천 명의 환자들에 대한 설명과 별로 다르지 않다. 중환자실에서는 기관이 하나둘씩 기능을 멈춤에 따라 궁극적인 회복에 대한 기대는 점점 더 줄어들지만, 어쨌든 어떤 기술적 장치로 그 기능을 대신해야 한다. 이것은 돈이 많이 드는 일이다.

미국에서는 1976년까지 의료비의 반이 환자들이 죽기 전 60일 동안 지출되었다. "죽음의 높은 경제적 비용에 대한 분노는 높은 정서적 비용에 대한 우려를 동반한다." 보스턴에 있는 헤브루 재활센터의 뮤리엘 길릭은 그렇게 말했다. 그가 언급한 「뉴욕 타임스」 지의 한 보도는 다음과 같이 밝히고 있었다. "대중의 상당수는 의사들이 탐욕과 기술에 대한 집착으로 죽어가는 사람들의 생명을 잔인하고 불필요하게 연장시키고 있다고 믿는다. 의사들이, 환자들이 받아야 하는 고통에는 전혀 신경 쓰지 않고 과도한 처치를 일삼는다는 것이다."

전적으로 의사들에게만 잘못이 있는 것은 아니다. 그들은 환자의 가족과 친척들에게 압력을 받거나 나중에 과실로 고소를 당하지 않을까 두려워한다. 따라서 '들추어보지 않은 돌이 하나도 없다'는 것을 보여주는 방법밖에는 없다고 생각하기 마련이다. 교회의 마지막 의식처럼 의학에서도 이제 마지막 의식이 생겨났다.

그것은 인공호흡기가 강제된 시간으로, 환자는 인공호흡기 없이는 병원에서 죽을 수조차 없는 것이다. 플로리다 남부의 한 병원 중환자실에 2년 동안 입원했던 암 환자 150명 가량을 조사해보았다. 이 조사에 따르면, 살아서 집으로 돌아간 사람 중 4분의 3 이상이 3개월 내에 사망했다.

이런 중환자실 시설의 남용은 의료기술이 통제의 손길에서 벗어났다는 뚜렷한 징후를 보여준다. 이에 대해서는 할 수 있는 일이 아무것도 없다. 프랑코 장군의 소름끼치는 서거가 있고 나서 20년 뒤인 1995년에 이르러 미국에서 지출되는 중환자실 비용은 620억 달러로 상승했다. 미국 국민총생산의 1%에 해당하는 금액이었다. 그 가운데 3분의 1, 즉 200억 달러는, 완곡한 이름이지만 '효과가 없을 수 있는 치료Potentially Ineffective Care, PIC'에 지출되었다.

PIC의 희생자들은 '아무 희망 없이 기계장치들로 묶여 있었다. 이 기계장치들은 그것의 사용 여부에 관한 윤리적 판단보다 훨씬 더 복잡했다.' 이들이 어떤 상황에 놓여 있었는지는 한 부모의 이야기를 통해 통렬하게 묘사되었다. 이들의 아기 앤드류는 조산아로 소아과 중환자실에서 6개월을 보냈다.

앤드류의 질병은 긴 목록을 이루었다. 그 중 거의 모두가 [의사 때문에 생긴] 의원성醫原性이었다는 것은 입원치료가 얼마나 끔찍한 실수였는지를 보여준다. 아기는 끊임없는 서맥(徐脈, 맥박이 느려지는 것) 삽화를 견디기 위해, 끊임없는 흡인suction과 튜브삽입, 혈액채취, 수혈을 이겨내기 위해 호흡기를 부착하고서 '목숨을 구했다.' 아기는 '목숨을 구해' 수많은 감염증에 걸렸고, 달임을 일으켰고, 뼈가 골절되었고, 뇌 발작이 일어났다. 아기는 고통스럽고 비쌌던 긴 5개월 뒤 호흡기의 부작용 때문에 죽었다. 결국 아기는 그렇게 죽기 위해 목숨을 이어갔던 것이다.

……비로소 아기가 죽을 수 있게 되었을 때 그를 '구하는' 데 동원되었던 기술들은 한 인간의 삶을 그에 대한 그로테스크한 희화戲畵로 만들어버렸다. 몸 안에 발육이 저해된 두뇌와 거의 예외 없이 손상당한 기관을 가진 한 '개인'은 오로지 기계의 일부로 존재했다. 이것이 우리의 아들 앤드류가 우리를 떠나면서 우리의 여생에 남겨준 이미지다.[3]

기술의 '부적절한' 사용에 관한 이 세 종류의 풍경은 지나치게 을씨년스러울 수 있다. 하지만 이것은 단지 기술적 혁신의 놀랄 만한 힘에 대한 거울상일 뿐이다. 사실 기술적 혁신은 전후시대 치료혁명에서 너무도 중요한 부분이었다. 범인은 기술 자체가 아니다. 범인은 의사들의 지적·정서적 미숙이다. 그들은 새롭게 발견한 기술의 힘에 자제심을 잃어버렸던 것이다.

4 위기에 처한 종—임상과학자

제 임스 윈가든은 1979년 미국 내과의사협회의 회장 강연에서 '위기에
처한 종—임상연구자'에 대해 말했다. 그가 지적한 현실은 낙관주
의 시대의 종말에 관한 세 번째이자 마지막 지표이다. 윈가든 박사가 얘기
했듯이, 국립보건원에 의해 박사후연구 자격이 수여된 박사들의 수는 그전
10년에 비해 반으로 줄어들었다. 이는 1970년대 자격을 딴 의사들이 그전
세대보다 연구에 열성적이지 않다는 분명한 증거였다. 윈가든 박사에 따르
면, 이는 적어도 부분적으로는 '절차 기반의 전문의료로부터 벌어들이는
고소득의 유혹' 때문이었다.

이 말은 무슨 뜻인가? 위장병 전문의나 심장병 전문의 같은 전문의들은
앞장에서 얘기했듯이 내시경 검사법 또는 심장카테터 삽입법 같은 고유한
기술이나 '절차'를 배운다. 그들은 이를 통해 사설진료에서 엄청난 돈을 벌
수 있는 것이다. 윈가든 박사는 이렇게 기술했다. "기꺼이 경제적 만족을
미루고 연구에서 호기심을 충족시킨 과거의 '많은 젊은 의사들은 이제 '의
사-포르쉐 신드롬'을 보여주고 있다." 이런 주장에는 일리가 있다.

현세대의 의사들은 전후시대의 과학적 이상주의에 영향받지 않은 최초의

세대다. 그들은 사설진료라는 수지맞는 들판에서 풀을 뜯어먹는 쪽을 더 좋아할지도 모른다. 연구실에서 지적 흥분을 좇기보다는 내시경 검사법이나 심장카테터 삽입법에서 새롭게 배운 신기술을 펼쳐 보이는 것을 더 좋아할지도 모른다. 하지만 왜 젊은 의사들이 연구를 별로 흥미롭지 못한 선택이라고 생각하는지에 관해서는 더 중요한 이유가 있다. 토머스 루이스 경을 시작으로 존 맥마이클과 그의 동료들이 계승한 임상과학의 혁명이 바닥을 드러냈다는 게 그것이다.

의학연구에는 많은 형태가 있다. 신약합성, 신기술 개발, 질환에 걸린 동물실험 등. 하지만 임상과학의 두드러진 특징은 의사들이 '실험대상', 즉 질환에 걸린 환자에게 고유한 방식으로 실험을 행할 수 있다는 것이었다. 대부분의 임상과학에서는, 해부실의 죽은 시체가 아니라 살아 있는 사람을 대상으로 하여 어떤 특별한 기술을 가지고 질환의 현상을 여러 가지 방식으로 관찰하고 조사했다. 전후시대에 의과대학원에서 존 맥마이클은 카테터로 심장 내의 압력을 측정했고, 쉴라 셜록은 좀더 정확한 진단을 위해 생체검사 바늘을 이용하여 황달 환자들의 간 표본을 채취했다.

임상과학의 주된 동력은 인간의 생리기능을 측정하는 새로운 방법에 의해 설명될 수 있다. 이런 새로운 방법은 내부의 장기를 살펴보기 위한 CT나 MRI 스캐너 같은 이미지 기술에서, 여러 질환 상태에 있는 혈액 내의 호르몬이나 화학물질을 미소微小 수준에서 측정할 수 있는 기술에 이르기까지 무척 다양하다. 치료혁명은 임상과학에 또 다른 중요한 차원을 부여했다. 모든 신약 또는 신기술은 '실험적'이었기 때문에 임상과학자들에게는 그 효과를 평가할 수 있는 많은 기회가 주어졌던 것이다.

확실히 할 일은 많았다. 미지의 바다가 있었고, 경쟁상대도 거의 없었다. 의사들만 임상과학을 할 수 있었기 때문이다. 병동 환자들과 외래 환자들은 뭉뚱그려 '임상재료'로 취급할 수 있었다. 완곡하지만 혐오스런 이 표현은 흥미로운 질환으로 조사를 받을 만한 환자들에게 붙여졌다. 총명한 젊은 의사들은 어떤 한 가지 질환의 환자들 이삼십 명을 모아 연구실로 끌어들이기만 하면 되었다. 그는 거기서 어떤 것을 측정하거나 어떤 새로운 치료법을 시도하여 그 효과를 살폈다. 그러면 결과를 기록해 의학 저널에 발표할 수 있었던 것이다.

이것은 결코 임상과학을 과소평가하려는 말이 아니다. 임상과학은 분명히 질환의 생리적 과정에 대한 지식과 이해를 넓혔다. 하지만 질환의 '현상'들을 관찰하는 이런 '현상학적' 접근에는 지적인 한계가 있었다. 선천성 심장병에 걸린 아이를 카테터로 조사하거나 황달 환자에게 생체검사를 실시해도 더 이상 유용한 지식을 얻을 수 없는 때가 언제든 온다. 임상과학의 잠재적 가능성이 고갈되어 더 이상의 관찰연구가 무의미해진 상황은 치료혁신의 쇠락과 때를 같이하여 일어났다. 1970년대 말 임상과학은 심각한 곤란에 처하게 되었다.

운명은 기울었다. 따라서 젊은 의사들은 여기에 매력을 느낄 수 없었다. 이를 두 가지 방법으로 예증해보자. 첫 번째는 의학 저널의 내용을 낙관주의 시대의 종말 이전과 이후로 나누어 비교해보는 것이다.

「영국 의학 저널」의 1970년 1월호는 임상과학을 '대서특필'하고 있었다. 거기에는 수막염 치료에서 드러나는 스테로이드의 가치, 패혈증과 만성피로증후군의 치료에 대한 기사가 실려 있었다. 또 임산부의 유산을 막는 엽산의 효능에 관한 독창적인 기고문, 심장에 연결된 중요한 정맥으로 하대정맥폐쇄 환자에 대한 연구가 실려 있었다. 당뇨병을 억제하고 환자의 몸무게를 줄이는 점에서 항당뇨제 펜포르민phenformin을 평가한 기사 말고도, 관절염에 걸린 관절에 하이드로코르티손을 직접 투여했을 때 어떤 결과가 나타나는지, 또 악화된 만성신부전에 항생물질 테트라사이클린이 어떤 효과를 나타내는지를 보고하는 기사들이 게재되어 있었다.

독자투고란도 이와 비슷하게 임상문제들에 대한 관심으로 가득했다. 의사들은 그들의 개인적인 임상적 경험에 따라 다양한 문제들에 관해 의견을 피력했다. 안면통증, 심부혈관에 생긴 혈전증의 처치법, 변비에 관련된 다양한 치료법의 상대적 장점들, 겨드랑이에 땀이 많이 나는 사람을 수술로 치료하는 새로운 방법 등이 다루어졌다. 따라서 내과 전문의나 가정의나, 실제로 이「영국 의학 저널」을 읽는 거의 모든 사람들이 일상생활에 직접적으로 관련된 흥밋거리를 발견할 수 있었다.

그러나 1970년대 중반 이후로「영국 의학 저널」에서 임상과학 관련 기사는 급속하게 줄어들기 시작했다. 1990년대에 이르면, 그 내용은 너무나 달라져 거의 같은 잡지라고 생각하기 힘들 정도가 된다.

예컨대 1995년 1월호는 야간근육경련에서 키니네가 보여주는 효능에 대해 충실한 통계적 분석 기사를 싣고 있으며, 유아기의 몸무게와 이후 심장질환의 발병 가능성을 연관시킨 역학연구, 약물남용에 관한 젊은이들의 시각을 조사한 기사가 실렸다. 산과 전문의가 '정상적으로' 임신한 여자들도 진찰해야 하는지를 다룬 논쟁적인 기사와, '고지 후 동의'(환자에게 동의를 얻기 위해 연구 프로젝트에 참여할지 여부를 묻는 것)에 대한 기사가 있었다.

이런 지리멸렬한 기사들에 끼어 임상과학에 직접적으로 관련된 논문은 단 하나가 있었을 뿐이다. 이것은 나이 든 중풍 환자의 치료에서 혈액응고 방지제의 가치를 다룬 독창적인 논문이었다.

두 번째 사례로, 주요 연구기관의 변화된 운명도 임상과학이 의학의 지적 풍토에서 차지하고 있던 이전의 높은 위치에서 밀려났다는 사실을 반영하고 있다. 여기에서는 특히 임상과학의 기함旗艦이 되길 바라며 1970년 영국에 설립된 임상연구센터Clinical Research Center에 대해 알아보자.

내내 곤란을 겪다가 단명하고 만 임상연구센터는 북부 런던 해로Harrow에 있는 최신식 지역 병원—노스위크 파크 병원—의 부속 기관이었다. 이

기관은 기관지염, 심장질환, 중풍 같은 흔한 의학적 문제들을 임상과학적으로 연구하기 위한 특정한 목적에서 만들어졌다. "의학장비들로 넘쳐나는 이 병원과 연구센터의 개원은 당연히 축하할 일이다."「영국 의학 저널」은 여왕 폐하가 참석하는 공식적 개원식이 있기 한 달 전에 그렇게 언급했다.

넘쳐난다는 말은 틀림없었다. 자본비용은 다른 평균적인 병원의 3배에 달했다. 게다가 통상적인 정원定員의 전문의료진 외에 14개 연구부문에 134개의 연구직이 있었다. "이것은 의료와 관련된 상당한 그리고 극히 중대한 투자였다. 이로써 (영국의) 의학연구협회가 국제적인 의료연구 분야에서 지도적인 역할을 차지하리라 예상되었다."

하지만 이전 세대에서는 생각조차 할 수 없었던, 연구설비로 '넘쳐나는' 이 질환의 궁전은 성공적이지 못했다. 어쩌면 이런 식으로 새로운 연구기관을 설립한다는 것 자체가 잘못된 생각이었을지 모른다. 임상연구센터는 머지않아 애물단지가 되었다. 과도한 운영비와 형편없는 연구실적은 당혹스러울 정도였다. 급기야 1986년 연구센터는 문을 닫았다. '필수적인 공통의 목표의식으로 미래에 양질의 임상연구를 발전시켜나갈 수 있는 가망이 거의 없다'라는 위원회의 보고에 따른 결과였다.

이전 시기의 성취와 비교해보는 일이 필요하리라. 1940년대부터 1960년대까지 의과대학원과 다른 여러 곳에서는 아주 적은 예산으로 의학연구의 중요한 발전을 이루어냈다. 임상연구센터의 자금이나 다른 여러 자원과 비교해본다면 지극히 소규모의 예산이었다. 따라서 이런 '연구생산성'의 불균형에 대해서는 오직 두 가지 설명만이 가능할 뿐이다.

우선 관련된 사람들이 이전 세대보다 덜 똑똑하거나 덜 열심이었다는 것이다. 하지만 그렇게 생각할 수는 없을 것이다. 또 다른 설명으로는, 그들의 연구를 뒷받침하는 지적 배경이 변화되어, 임상과학의 성장가능성이 고갈되었고, 따라서 그들로서는 질환에 의해 야기된 주요한 문제의 해결에 더 이상 실질적인 기여를 할 수 없었다는 것이다.

막다른 골목

의학의 발전이 1970년대 말에 완전히 멈춰버렸다고 말하는 것은 이상하게 들릴 것이다. 1970년대 말은 몇 가지 '결정적' 계기들이 아직 등장하지도 않은 때였다. 소화궤양의 원인으로 헬리코박터를 발견한 일이나 심장마비로부터 생명을 구하는 데 혈전용해제가 큰 역할을 하게 된 일도 그 뒤였다.

1980년대는 또한 최소침습적 수술이라는 새로운 수술방법이 만개하고, 유방암과 결장암으로부터 살아남는 사람들도 어느 정도 증가하고 있었다. 그리고 무엇보다도 1980년대는 이전 시대의 진보를 '조율'하는 데 필요한 시기였다. 이 시기에는 그 가치와 사용에 필요한 조치를 더욱 정확히 정의하는 일이 이루어졌다.

조율에는 긴 시간이 필요했다. 예컨대 1954년 세인트 메리 병원에서는 중풍을 막는 방법으로 뇌에 이르는 좁은 동맥들에 대해 최초의 제거수술을 시술했다. 그리고 이의 유용성에 대한 최종적인 판단은 거의 40년 뒤에 이루어졌다.

하지만 낙관주의 시대의 종말이라는 판결을 피할 수는 없다. 치료혁명은 주춤거렸다. 노력을 요구하는 다른 분야처럼 의학은 그 노력에 의해 한계 지어진다. 물론 의학이 노력하는 일은 질환의 치료이다. 의학에서도 성공은 필연적으로 더 이상의 진보에 대한 한계가 되었다.

의학은 1950년부터 줄곧 양의 피드백을 통해 지수함수적으로 진보를 이루었다. 한 영역에서 얻어진 지식은 다른 영역에 적용되었고, 이것은 다시 또 다른 영역에 적용되었다. 그리하여 십여 가지 이상의 '결정적 계기들'에 의존하는 심장이식 같은 수술이 가능하게 되었다. 그러나 일단 심장이식술이 이루어지자, 심장수술은 그 한계에 도달했고, 거기서는 더 이상 나아갈 데를 찾기가 힘들었다.

그럼에도 적어도 하나의 큰 '해결 가능한' 도전이 마지막으로 남아 있다. 소화궤양에서 헬리코박터의 역할을 발견하는 사건은 이 사실을 잘 보여주고 있다. 의학의 한가운데에는 거대한 무지의 바다가 출렁이고 있다. 다발성경화증, 류머티즘, 파킨슨병 등 사실상 초·중년의 모든 질환은 그 원인이 불명확하다.

1980년대 이후로 주요한 의학적 패러다임이 될 만한 것은 바로 이 '원인들'에 대한 연구였다. 이제 그쪽을 한번 살펴보기로 하자.

제4부

쇠퇴

역사적 조망의 가치는, 뒤늦게 배우는 지혜wisdom of hindsight가 당시에는 전혀 명확하지 않았던 여러 문제에 빛을 던져준다는 것이다. 돌아보면 상황은 비교적 명확하다. 그전의 혁신이 폭넓게 적용되고 있던 1970년대의 영광스런 날들 뒤에서 의학은 그 진보의 종점에 다다라 있었던 것이다.

하지만 그것이 전부는 아니다. 다시 뒤늦게 배우는 지혜를 통해, 1970년대에는 이와 동시에 전혀 새로운 패러다임의 기반이 확립되어 치료혁명의 쇠퇴로 인한 지적 공백상태를 메우기 시작했다는 사실을 알 수 있다. 이 새로운 패러다임은 1980년대에 극적으로 등장했다.

역학과 유전학은 이를 이끈 서로 다른 전문분야로, 그전까지 전후시대 의학에서 주변적인 역할을 했을 뿐이었다. 이 두 학문은, 질환의 원인을 밝히는 데 있어 치료혁명의 추진력이 되었던 경험론을 뛰어넘으리라 기대되었다.

'사회이론Social Theory'으로 무장한 역학은, 암, 심장질환, 중풍 같은 대부분의 흔한 질병이 건강하지 못한 '생활방식'에 기인한다고 주장했다. 따라서 건강한 식단으로 바꾸고 환경오염물질에 노출되는 상황을 줄이면 이런 질환을 예방할 수 있다는 것이었다.

유전학은 '신 유전학New Genetics'으로 불리게 되었다. 1980년대에 신 유전학을 통해 이루어진 놀라운 몇 가지 진보는 몇몇 질환에서 이상 유전자의 발견을 확인할 수 있는 가능성을 개척했다.

흥미롭게도 이 두 가지 설명방식은 서로를 보완하고 있었다. 각기 다른 언어로 인간의 성장에 미치는 본성(유전자)과 양육(사회적 요인과 환경적 요인)이라는 각각의 고유한 영향을 표현하고 있었던 것이다.

이 새로운 패러다임이 의학의 지적 공백상태를 신속하게 메워나갔다는 사실은 경험론적 치료혁명의 쇠퇴를 증언해주고 있다. 하지만 그 과정에서 역학자들과 유전학자들의 주장에 대해서는 제대로 조사가 이루어지지 않았다. 사실 그들의 주장이 유효한지 의심해볼 만한 충분한 이유가 있었다.

사회이론은 그럴 듯해 보이지만, 수백만 년 동안 진행된 진화의 정점에서 있는 인간은 무척 다양한 환경에서도 생존할 수 있었다. 따라서 20세기에 와서 갑자기 '생활방식' 때문에 야기되는 치명적 질환에 취약해졌다는 주장은 매우 납득하기 어려운 것처럼 보인다.

이와 비슷하게 유전적 요인 또한 중요한 질환의 원인이 될 수 없는 것 같다. 자연선택의 법칙에 따르는 진화는 해로운 유전자를 갖고 태어난 생물에게 번식을 할 수 있을 만큼의 오랜 시간 생존을 허락하지 않을 것이다. 나중에 서로 다른 방식을 통해 밝혀졌지만, 사회이론과 신 유전학은 우리의 기대를 만족시켜줄 수 없는 막다른 골목이었다. 이 둘의 실패가 현대의학의 '쇠퇴'에 다름 아니다.

1 신 유전학의 멋진 신세계

1. 발단

오늘날 대부분의 의학연구자들은 최근 들어 진보가 둔화되었다는 것을 인정한다. 하지만 이와 동시에 그들은 또 다른 황금시대가 오고 있다는 낙관론적인 이야기를 덧붙인다. 이 낙관론은 분자생물학에 대한 것이다. 분자생물학은 세포 내의 분자를 연구하는 학문이다.

그렇다면 이 분자란 무엇인가? 현미경으로 세포를 들여다보면, 한가운데에 어두운 원(핵)을 볼 수 있다. 이 핵에는 우리의 유전자, 즉 생명의 정보를 구성하는 DNA 분자들이 들어 있다. 세포질이 핵을 둘러싸고 있다. 이세포질은 다른 분화된 분자들로 채워져 있다. 이 분화된 분자들은 일종의 '공장' 역할을 하여, 유전자의 DNA 정보를 인체를 구성하는 수만 개의 단백질, 호르몬, 효소로 변환한다. 이런 분자들이 맨 밑바닥이다. 과학이 더이상 우리를 데려갈 곳은 없다. 원론적으로 말하자면, 이 같은 생명의 본질적인 요소들이 어떻게 기능하는지 알면 모든 것이 명확해질 것이다.

의학에 이런 분자생물학을 적용한 연구분야가 흔히 알려진 신 유전학이다. 신 유전학의 잠재적 가능성은 인간유전체사업을 통해 잘 드러나고 있다. 21세기 초에 이르면 인간유전체사업에 의해 핵 내의 유전자를 구성하는 30억 개의 DNA 분자가 낱낱이 기록될 것이다.* 각 유전자는 하나의 단백질에 대한 정보를 갖고 있다.** 따라서 모든 유전자에 대해 알 수 있다면, 모든 단백질에 대해 알 수 있는 것이다. 이런 단백질들이 암이나 다발성경화증 같은 질환에서 어떻게 잘못된 기능을 수행하게 되는지 알면, 잘못된 기능을 바로잡을 수 있을 것이다.

"유전학 연구는 19세기의 미생물학 혁명 이후 우리의 건강에 가장 중대한 영향을 미치게 될 것이다." 옥스퍼드 대학교의 의과대학 교수 존 벨은 그렇게 말했다. 노팅엄 대학 병원의 존 새빌 교수는, 그것은 '기계화 부대처럼 체계적으로 무지를 박살낼 것이고……과학과 의학에 유례없는 가능성을 약속하고 있다'라고 말했다.

거의 날마다 신문에서는 신 유전학의 성공을 떠들어댔다. 1997년의 신문 헤드라인을 몇 개 뽑아보자. "유전자 발견이 불완전골형성증의 비밀을 밝힌다", "과학자들은 암과 싸울 유전자를 찾는다", "노화의 비밀을 찾는 과학자들", "관절염 환자들에게 희망을 주는 유전자 치료", "유전자 발견으로 피부질환 치료 희망적", "세포성장 유전자로 암 치료 전망 밝다", "섬유증 유전자 시험으로 고무된 연구자들", "소아당뇨병에 관련된 4개의 유전자", "빈혈과 싸우기 위한 유전자 이식" 등등.

헤드라인 기사를 쓰는 기자들의 일부가 어느 정도 과장을 한다고 하더라

---

* 1990년 착수된 인간유전체사업은 2003년 완료되었고, 이로써 인간유전체지도가 완성되었다.—옮긴이
** 인간유전체사업에 의해 이제는 하나의 유전자가 여러 개의 단백질을 만든다는 이론이 정설로 받아들여지게 되었다.—옮긴이

도, 우리는 여기서 정말로 뭔가 중요한 일이 일어나고 있는 듯한 인상을 받게 된다. 물론 '희망'이라거나 '전망' 혹은 '실마리'처럼 자주 등장하는 단어가 그것이 아직 일어나지 않았다는 것을 암시하고 있지만 말이다. 그렇다면 앞으로 일어날 것인가? 1980년대 초 이후로 결과는 나타나지 않았다. 이 때문에 이 같은 낙관주의가 잘못된 것이 아닌가 하는 가능성이 제기되었다.

신 유전학이 '유례없는 가능성을 약속하고 있다'라는 주장의 유효성은 전후 의학의 역사를 평가하는 데 매우 중요하다. 그러나 이 학문은 실로 불가해하기 때문에 직접적으로 관련이 없는 사람들이 이 학문이 어디로 가고 있는지 아는 것은 거의 불가능하다. 지지자들은 당연히 신 유전학이 하고 있는 일의 중요성을 '상찬'하고 싶어할 것이다. 하지만 그 외의 사람들에게는, 신 유전학의 유용성에 대한 믿음이 단순히 복잡한 문제는 중요할 수밖에 없다는 가정에 기초하고 있다고 생각될 수 있다.

균형 잡힌 판단에 이르는 유일한 방법은 지난 25년간 이루어진 주된 사고의 진화를 추적하고, 의학과 관련된 세 가지 적용사례를 살펴보는 것이다. 이 세 가지는 신약을 개발하는 수단으로서 유전공학Genetic Engineering, 유전병을 없애는 수단으로서 유전자 선별Genetic Screening, 유전적 결함을 교정하기 위한 유전자 치료Genetic Therapy이다.

우선 격려가 되는 얘기를 하겠다. 많은 사람들이 유전학의 용어에 겁을 집어먹는데, 곧 보게 되겠지만 그것이 그다지 어렵지는 않다. 그리고 핵심적 개념은 놀랄 만큼 명확해서 이해하기 위해 노력할 만한 충분한 가치가 있을 것이다.

먼저 유전자가 어떻게 기능하는지 밝혀보는 것으로 이야기를 시작하자. 널리 알려진 사건이지만, 1953년 제임스 왓슨James Watson과 프랜시스 크릭Francis Crick, 이 두 사람이 DNA의 구조가 나선형 계단(또는 이중나선)

세포의 구조

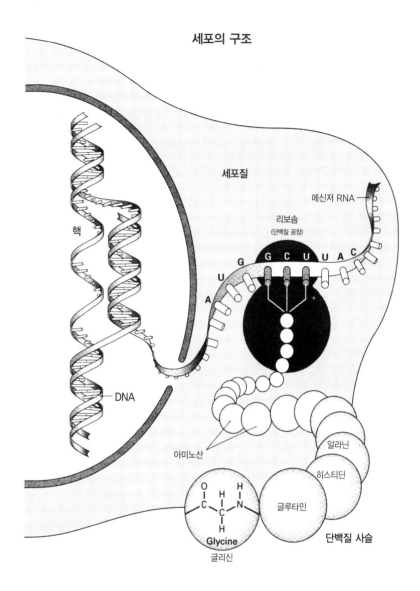

DNA의 이중나선에서는, 삼중으로 배열된 일련의 뉴클레오티드—AGCT—가 짝을 이룬 두 가닥의 디옥시리보오스 당 분자들에 연결되어 있다(정확하게는, AGCT와 당 분자 그리고 인산기가 합쳐져 뉴클레오티드를 구성한다. 뉴클레오티드라는 단위물 질이 무수히 연결된 것이 핵산이다. 그리고 여기서 당 분자가 디옥시리보오스일 때 DNA로 부르는 것이다—옮긴이). 단백질에 대한 유전정보는 핵에서 나와 세포질로 들어간 메신저 RNA 가닥에 의해 전달된다. 메신저 RNA의 가닥은 세포질의 리보 솜, 즉 단백질 공장에 유전정보를 제공한다.

형태임을 발견했다.

계단의 바깥쪽에 있는 두 난간은 디옥시리보오스Deoxyribose라는 당 분자들의 가닥 두 개로 이루어져 있다. 이 각각의 가닥에서 4개의 핵산 분자들이 평형을 이루며 잇달아 연결되어 있다. 이 4개의 핵산 분자는 아데닌·구아닌·시토신·티민이며, 알파벳 머리글자를 따 AGCT로 불린다.

하나의 핵산사슬과 또 다른 핵산사슬을 연결하는 화학결합은 계단의 가로 단段을 구성한다. 그리하여 이것이 DNADeoxyribose Nucleic Acid가 된다(앞장 그림 참조). 이 '계단구조'는 세포가 분열될 때 유전정보를 복제하는 데 더할 나위 없이 적합하다. 왓슨과 크리크는 다음과 같이 기술했다.

우리 생각에, 복제가 일어나기 전에 (병렬의 핵산 또는 뉴클레오티드 사슬 두 개를 연결하고 있는) 결합이 깨어지고 두 개의 사슬이 풀어지며 분리된다(말하자면, 계단이 한가운데에서 쪼개지는 것이다). 그러고 나서 각 사슬은 새로운 사슬을 만드는 데 필요한 주형鑄型으로 기능한다. 따라서 전에는 한 쌍의 사슬만 있었던 곳에 이제 두 쌍의 사슬이 생기게 된다. 게다가 뉴클레오티드 쌍들은 순서대로 정확히 복제된다.

다음으로, 유전자는 수십만 개의 서로 다른 단백질(효소, 호르몬 등) 정보를 가지고 있는데, 핵산(또는 뉴클레오티드)이 이런 유전자를 구성하고 있는 방식이 해명되었다. 여기서 우리는 각 단백질이 아미노산이라는 좀더 단순한 재료들의 독특한 조합으로 이루어져 있다는 것을 알아두어야 한다.

단백질을 구성하고 있는 아미노산은 단 20종이다(천연에는 100종 이상의 아미노산이 존재하지만 지구상의 유기체를 구성하고 있는 아미노산은 약 20종이다—옮긴이). DNA에 있는 4개의 뉴클레오티드 자체는 4개의 아미노산에 대한 유전정보만을 제공할 것이다. 그렇지만 뉴클레오티드가 CCG나 CGC 또는

GCG, 혹은 이와 유사하게 세 개로(또는 삼중으로) 배열되면 얘기는 달라진다. 실제로 이런 식으로 하여 64개의 순열조합이 가능하고, 이 정도면 충분한 것 이상이다. 따라서 유전자가 삼중배열된 뉴클레오티드 90개로 이루어진다면, 하나의 단백질을 구성하는 30개의 아미노산에 대해 유전정보를 제공하게 되는 것이다.

마지막으로 유전자의 '메시지'(뉴클레오티드 90개의 순서)가 하나의 단백질을 구성하는 30개의 아미노산을 생산하는 메커니즘을 알아보자. 유전자가 들어 있는 DNA의 부분은 메신저 RNA 혹은 mRNA로 알려진 뉴클레오티드 사슬을 만드는 데 주형으로 기능한다. mRNA는 유전자의 메시지를 전달하기 때문에 그런 이름이 붙었다. mRNA는 핵의 막을 통과하여 세포질로 들어가고, 여기서 단백질 제조공장 리보솜으로 간다. mRNA는 티커 테이프*처럼 리보솜 안으로 순차적으로 들어간다. 최초의 뉴클레오티드 3개가 읽혀지면, 그 옆에서 바로 그와 관련된 아미노산을 뽑아낸다. 다음의 3개를 읽고 나서 역시 관련 아미노산을 생산한다. 계속 그런 식이다. 이리하여 뉴클레오티드 90개의 순서로 구성된 유전자에서 하나의 단백질 분자를 구성하는 아미노산 30개의 독특한 서열을 얻을 수 있는 것이다.

"DNA는 RNA를 만들고 RNA는 단백질을 만든다." 과도하게 단순화되긴 했지만, 이 말은 1958년 프랜시스 크리크에 의해 유전학의 '핵심적 법칙'으로 언급되었다. 이에 따른 추론은 명확하다. 유전병의 결함이나 돌연변이는 유전자의 뉴클레오티드 순서 배열이 잘못되었기 때문에 일어난다는 것이다. 이로 인해 mRNA가 잘못된 메시지를 전달하고, 잘못된 아미노산 서열로 잘못된 단백질이 만들어진다. 유전병에서 낭포성섬유증은 폐에 손

---

* 증권 거래소에서는 시세를 자동으로 출력하는데, 이때 정보가 전자식으로 기입되어 나오는 종이를 말한다.—옮긴이

상을 일으키고, 헌팅턴병*은 뇌신경세포의 퇴화를 야기한다. 이런 유전자 기능의 메커니즘이 밝혀지기 전까지 얼마나 많은 지적 난제들을 극복해야 했는지, 또 이것이 해명되기까지 50여 년간 과학자들이 얼마나 큰 열정을 쏟아 부었는지는 거의 말로 표현하기 힘들 정도다.

그럼에도 1970년까지 DNA의 작용에 대한 이런 이해가 실생활에는 전혀 응용되지 못했으며, 그럴 가능성도 없는 것처럼 보였다는 사실을 알아야 한다. 분자생물학자들은 유전자가 기능하는 이런 방식—DNA는 RNA를 만들고 RNA는 단백질을 만든다—을 대장균 실험을 통해 입증했지만, 개별 유전자의 '세부사항'이나 그것이 핵의 어디에 존재하는지는 완벽히 모른 채였다. 그것은 DNA 내에서 암호화되어 있는 거의 무한한 양의 정보 어딘가에 감추어져, 거의 무한히 작은 핵의 공간 안에 응축되어 있었던 것이다. 캘리포니아 대학교 생물학과 교수 크리스토퍼 윌스는 이에 대해 다음과 같은 적절한 비유를 들었다.

나는 웹스터 사전을 힘들여 무릎 위에 올려놓았다. 이 책은 누구든 도서관에서 볼 수 있는 책이다. 이 사전은 보통 작은 독서대 위에 자랑스럽게 놓여 있다. 책에는 한 줄에 대략 60개의 글자가 있다. 한 단에 150줄이 있고, 한 쪽은 3단으로 나뉘어 있다. 그렇다면 한 쪽에 약 2만 7천 개의 글자가 있는 것이다. 사전은 대략 2천6백 쪽이니까 한 책에는 모두 7천만 개의 글자가 있는 셈이다. 인간의 유전체(염색체의 1세트)에는 30억 개의 뉴클레오티드 분자가 있으므로, 거기에 들어 있는 모든 정보를 단순히 기록하는 데만도 이 두꺼운 책 43권이 필요할 것이다.

그런 책 한 권, 한 권을 웹스터 사전으로 부른다고 하자. 각 웹스터 사전은

---

*Huntington' Chorea. 이 병에 걸리면, 근육에 불수의적不隨意的 운동장애를 일으키는 무도병 증상이 나타나고, 치매를 동반하는 경우가 많다.—옮긴이

8.9cm 정도의 두께이니까, 인간 유전체 정보를 담은 43권의 웹스터 사전은 3.8m 너비의 책장 한 칸을 가득 채울 것이다. 책장에 꽂혀 있는 이런 웹스터 사전 가운데 하나를 꺼내 아무 데나 펼쳐본다고 상상해보자. 그러면 우리는 공백도 없고 문장 구분도 없는 지극히 단조로운 엄청난 양의 글자들을 보게 될 것이다. 좀더 가까이 들여다보면 아마 이런 식일 것이다.

TTTTTTTTTGAGAGATTTGCTGCTGCT

이 43권의 책은 어느 쪽을 펴보아도, 1백만 개 이상의 줄이 이와 똑같은 식으로 기록되어 있을 것이다.

당연한 얘기지만, 각각의 뉴클레오티드 분자는 그것을 표현하고 있는 대문자, 즉 C나 G, A, T보다 지극히 작다. DNA의 뉴클레오티드 30억 개를 늘어놓는다고 하더라도 단 25mm 길이에 불과하다. 하지만 이 25mm 길이의 뉴클레오티드 30억 개를 지름이 대략 1천5백 분의 1mm인 세포의 핵 안에 꾸려넣어야 한다. 이건 놀랄 만한 기적이다.

DNA분자는 부피로 따지자면, 인간의 지능이 고안해낸 최상의 전산정보시스템보다 1백조 배 이상이나 많은 정보를 담고 있다.

잠시 멈춰 되돌아볼 시간을 갖기로 하자. 수정이 된 단세포의 수태물은 핵 안에 43권의 웹스터 사전 부피에 달하는 유전정보를 담고 있고, 이것은 다음 몇 달간 스스로를 수십억 차례 복제한다. 어쨌든 유전자는 우선 개별 세포에게 태아의 기본구조를 형성하도록 지시하는 방법을 알고 있다. 이로써 태아의 앞면과 뒷면, 머리, 사지가 형성된다. 그 다음 유전자는 세포에게 신경이나 근육 또는 간 세포의 분화된 기능을 수행하도록 지시한다.

이어 분화된 세포에게 유아기와 청소년기를 지나 성인기까지 성장하도록 지시하며, 그 과정에서 다른 세포들과 연합하고 상호 작용하여 두뇌, 심장, 간 등의 작용기관을 형성하도록 만든다. 각 세포의 핵 안에 들어 있는 이런 생물학적 정보의 놀랄 만한 기능은 우주의 무한한 크기와 장엄함에 대한 거울상으로 생각할 만하다.

1970년 대부분의 분자생물학자들은 'DNA는 RNA를 만들고 RNA는 단백질을 만든다'라는 주장대로 유전자 기능의 메커니즘을 개략적으로 밝혀낸 뒤 한계에 다다랐다고 생각했다. 유전정보라는 거대한 건초더미에서 별개의 유전자를 구성하는 개별적인 뉴클레오티드 순서의 지푸라기를 찾아낼 방법이 없었던 것이다. "위대한 규명의 시대는 왔다가 사라졌다." 1969년 노벨상 수상자 맥팔레인 버닛 경 Sir MacFarlane Burnet은 그렇게 말했다. 유전자의 기능에 관해 이해하고자 하는 '위대한 목표'는 마무리되었고, '아무도 그것을 다시 발견할 수 없다'라는 것이었다.

다른 분자생물학자의 다른 말을 빌리자면, "1970년대 초에는 지구상에서 [소수의] 괴짜들만 DNA에 대한 근본적인 연구가 아직 끝날 시간이 아니라고 믿고 있었다. 하지만 아무도 그들의 말을 경청하거나 심각하게 여기려 하지 않았다." 그러나 놀랍게도 '소수의 괴짜들'은 다음 10년간 자신들의 명예를 회복했다. 네 가지 기술적 진보가 그전까지 불가능해 보이던 유전자의 복잡성에 길을 마련해준 것이다.

DNA 절단자: 첫 번째로 할 일은 유전체 건초더미에서 각각의 뉴클레오티드 순서라는 지푸라기들을 분리하는 것이었다. 좀더 자세하게 뉴클레오티드 순서들을 조사하기 위해서였다.

바이러스는 가장 작은 생물로 세포 내에 충분한 공간이 없기 때문에 생존과 복제에 필요한 단백질을 만들어낼 수가 없다. 이에 따라 바이러스는 박테리아(또는 사람)처럼 보다 큰 생물에 침범한다. 여기서 바이러스는 단백질 제조공장을 '빌린다.' 세포 내에 들어가면, 바이러스는 자신의 유전자를 박테리아의 유전자에 결합시키고, 자신의 생존에 필요한 단백질을 만들어 내기 시작한다. 의인법을 빌리자면, 박테리아는 이런 식으로 강탈을 당하는 데 화를 낸다. 박테리아는 보복을 위해 일련의 효소를 만든다. 이 효소들은 바이러스의 유전자를 조각조각으로 잘라내 바이러스를 꼼짝 못하게 만든다.

이런 '제한효소restriction enzyme'는 1968년에 최초로 발견되었다. 제한효소는 DNA 절단자DNA cutter로 더 잘 알려져 있다. 그 뒤 10년간 150개의 DNA 절단자가 더 발견되었다. 이런 DNA 절단자들을 적절히 조합하여 인간의 DNA에 넣으면, 30억 개의 뉴클레오티드가 이루고 있는 가닥이 다루기 편한 조각들로 잘라진다. 다른 말로 하자면, 43권의 웹스터 사전에서 페이지들을 찢어낼 수 있다는 것이다.

복사: 하지만 이런 하나의 절편들(페이지들) 자체는 여전히 해독할 수 없는 뉴클레오티드 가닥들일 뿐이다. 따라서 또 다른 수단을 찾아야 했다. 그 수단은 말하자면 이 절편들을 수백 번 복사하는 것이었다. 이로써 많은 과학자들이 그 절편들이 무엇을 의미하는지 알아내기 위해 함께 노력할 수 있게 되었다. 이 두 번째 기술도 박테리아의 삶에서 중요한 또 다른 측면을 이용한다.

박테리아는 무성생물이며 분열이라는 간편한 방법을 통해 증식한다. 하지만 박테리아는 서로 유전정보를 교환할 수 있다. 이는 고유 유전자의 DNA와는 다른 작은 고리 모양의 DNA(플라스미드) 덕분에 가능하다. 이것은 한 박테리아에서 다른 박테리아로 쉽게 전달될 수 있다. 박테리아는 바로 이런 식으로 항생물질에 내성을 띤 유전자를 '돌리는' 것이다. 이에 따르면, 박테리아가 왜 갑자기 페니실린에 내성이 생겼는지도 간단히 설명할 수 있다.

만약 플라스미드를 꺼내 DNA 고리를 조금 잘라내어 (제한효소를 사용하여 얻은) 인간의 DNA 절편을 삽입한 다음, 플라스미드를 '재봉합'하고 원래의 박테리아에 다시 집어넣으면, 박테리아가 분열할 때마다 플라스미드도 함께 증식될 것이다. 몇 번 분열을 거치면, 인간 DNA의 절편을 수없이 만들어낼 수 있다. 이 작업은 1973년에 최초로 이루어졌고, 몇 년 뒤 부지런한 하버드 대학교의 과학자 토머스 매니어티스가 인간 유전체 전부를 포함하는 DNA 순서의 '도서관'을 완성했다.

유전자 찾기: DNA를 여러 조각으로 나누고 이것들을 '복사'하는 것까지는 좋았다. 하지만 우리가 정말로 알고 싶은 것은 이런 조각들이 뜻하는 것이다. 특히 단백질정보를 이루고 있는 뉴클레오티드 순서가 어디 있는가 하는 내용이다. 1970년 이전까지 분자생물학자들에게 이것은 정말로 골치 아픈 문제였다. 그들은 답이 없다고 생각했다. 하지만 그들은 틀렸다. 1970년 하워드 테민Howard Temin과 데이비드 볼티모어David Baltimore가 별개로 매우 특이한 효소 하나를 발견했다. 이번에는 어떤 바이러스에 의해 만들어지는 효소였다. 이것은 매우 중요하기 때문에, 약간의 설명을 필요로 한다.

췌장에서 만들어지는 인슐린에 대해 생각해보자. 인슐린은 혈당 수준을 조절한다. 인슐린이 결핍되면, 당뇨병이 생긴다. 췌장세포 내에서 인슐린 정보가 담긴 뉴클레오티드의 순서 또는 DNA의 일부(인슐린 유전자)는 많은 mRNA를 만들어낸다. 이 mRNA는 핵에서 세포의 주요부, 즉 세포질로 나가고, 여기서 단백질 공장(리보솜)으로 들어간다. 리보솜에서 '삼중암호'가 읽혀지면 아미노산의 정확한 서열이 인슐린 단백질을 만들어낸다. 이 모든 것은 'DNA는 RNA를 만들고 RNA는 단백질을 만든다'라는 핵심적인 유전학의 법칙과 잘 들어맞는다.

테민과 볼티모어 박사의 중요한 발견은 어떤 종의 바이러스에 의해 생산되는 효소가 이 과정을 역으로 진행시킨다는 것이었다. 즉, 이 효소가 RNA를 DNA로 거꾸로 돌려놓는 것이었다(이 효소가 '전사轉寫를 역전시키기' 때문에 효소의 이름은 '역전사효소reverse transcriptase'가 되었다). 이론적으로 췌장세포로부터 인슐린 단백질정보를 제공하는 RNA를 분리할 수 있다면, '역전사효소'가 이를 원래의 유전자로 되돌려줄 것이고, 그러면 인간 유전체의 건초더미에서 인슐린 유전자의 지푸라기를 집어낼 수 있는 것이다. 얼마나 대단한 일인가!

그렇다면 그게 다일까? 세포로부터 단백질정보를 제공하는 RNA를 추출하고 역전사효소를 집어넣으면, 유전자에 대해서는 결론이 나는 것일까? 그렇지 않다. 세포에서 이런 과정을 진행시키려면 해당하는 RNA가 엄청나게 많아야 했다. 역전사효소가 실제로 쓰인 경우는 단 두 번뿐이다.

첫 번째로 인슐린종이라는 췌장의 양성종양이 있었다. 이 종양으로부터 많은 양의 인슐린이 생산되어, 종양세포에 풍부한 인슐린 RNA가 들어 있었다. 이에 따라 역전사효소를 첨가하여 원래의 인슐린 유전자를 역으로 만들 수 있었다.

두 번째는 적혈구였다. 그 기능과 관련된 이유 때문에 적혈구에는 헤모글로빈 단백질정보를 갖고 있는 RNA가 무척 많았다. 헤모글로빈은 산소를 조직에 공급하는 기능을 한다. 적혈구에 역전사효소를 첨가하면 적혈구의 RNA가 헤모글로빈 유전자를 만들어낸다. 그리하여 인슐린과 헤모글로빈 유전자가 최초로 발견되었다. 하지만 헌팅턴병이나 낭포성섬유증 같은 유전성 질환을 일으키는 유전자를 분리해내는 것은 훨씬 더 어려운 일이었다. 그럼에도 이 두 가지 유전자의 발견은 아주 중대한 일임이 틀림없다.

유전자 해독: 마지막으로 신 유전학의 토대를 이루는 기술적 발전은 한

가지가 더 있다. 1977년 영국 케임브리지 대학교의 프레드릭 생어Frederick Sanger와 하버드 대학교의 월터 길버트Walter Gilbert가 거의 동시에 DNA 가 닥의 뉴클레오티드 순서를 해독하는 두 가지 서로 다른 방법을 기술했다. 이로써 인슐린 유전자를 찾아내는 것뿐만 아니라 뉴클레오티드의 정확한 순서를 알아내는 것이 가능하게 되었다.

따라서 1970년대의 10년 안에 분자생물학자들은 다른 상황을 맞게 되었다. DNA의 세부사항은 완전히 미지로 남겨져 웹스터 사전 43권 분량에 달하는 유전정보 안에 숨겨져 있었지만, 이제 그들은 특정한 유전자에 대해 정확한 지식을 얻게 된 것이었다. 한 가지 인정해야 할 것은 여기서의 이런 제한적인 설명으로, 관련된 지적 문제들이 진실로 얼마나 복잡했는지 그리고 이런 지식을 통해 얼마나 커다란 성취가 이루어졌는지 제대로 전달하는 것은 거의 불가능하다는 것이다.

1980년에 이르면, 해야 할 일은 이름을 붙이는 일밖에 남지 않았다. 그 이름은 이런 기술의 잠재적 가능성을 아우르는 것이 되어야 했다. 1980년 「미국 인간유전학 저널American Journal of Human Genetics」의 한 사설에서 논설위원 데이비드 커밍스는 이렇게 말했다. "이전의 접근방식에서 얼마나 멀리 와 있는지 그리고 이런 방법들의 잠재적 가능성이 얼마나 대단한지 아는 이상, 이것을 '신 유전학'이라고 부른다고 하더라도 과장의 혐의가 드리워지지는 않을 것이다." 그리하여 '신 유전학'이라는 이름이 붙게 되었다.

잠시 1980년의 상황을 상상해보자. 콜린 돌러리 경은 낙관주의 시대의 종말에 부치는 묘비명을 썼고, 「네이처」 지는 신약의 결핍을 비탄조로 얘기하고 있었으며, 임상과학자들은 위기에 처한 종이 되어 있었다. 그런데 갑자기 전혀 예상치 못한 일로 신 유전학이 백마를 탄 기사처럼 이 비관론과 좌절의 조류에서 의학을 구하기 위해 제때에 모습을 드러낸 것이었다.

신 유전학은 의학의 미래에 대한 신념을 회복시켰다. 그것은 의학을 1945년에 시작된 지식의 가파른 상승곡선 위에 다시 올려놓았다. 또한 대중들의 의식 속에 의사라는 직업의 지적 위상을 강화시켜주었다. 사람들은 의사들이 유전자의 불가해한 미스터리를 알고서 마치 모자 속의 토끼처럼 이 병에는 이 유전자를, 저 병에는 저 유전자를 꺼내놓을 수 있다고 믿었다. 그리고 신 유전학은 무엇보다 지적인 학문으로서 의학의 위상을 회복시켜주었다.

의학은 사람들에게 노벨상을 갖다주는 동시에 새롭고 중대한 발견을 이루게 하는 진정한 과학이 되었다. 손을 대야 할 것은 많은 정도가 아니었다. 웹스터 사전 43권 분량에 달하는 유전정보가 아직 규명되지 않은 채 그들을 기다리고 있었다. 신 유전학은 '새로운 여명'이었고, '19세기의 미생물학 혁명 이후 우리의 건강에 가장 중대한 영향을 미치게 될' 가능성으로 찬란한 앞날을 기대하게 했다.

하지만 두 가지 '옥에 티'가 있었다. 우선 이미 언급되었지만, 유전자는 분명한 진화적 이유에 따라 인간에게서 특별히 중요한 병인이 될 수 없었다. 따라서 이런 신기술의 의학적 적용도 제한적일 수밖에 없었다. 두 번째로 신 유전학 기술이 대단히 뛰어난 능력을 보여주었지만, 유전자는 너무도 복잡하기 때문에 심오한 수준으로까지 이해의 폭을 넓힐 수는 없었다. 아마 뉴턴의 유명한 말이 우리가 신 유전학에서 무엇을 기대할 수 있는지를 좀더 적절하게 표현해줄 듯하다.

"나는 내가 세상에 어떤 모습으로 비칠지 알지 못한다. 그러나 내 생각에 따르자면, 나 자신은 그저 한 명의 어린아이에 불과했던 게 아닌가 싶다. 그 아이는 바닷가에서 뛰어놀며 이따금 이것저것에 주의를 돌리다가 보통 것보다 매끄러운 조약돌을 줍는다. 그러나 그 아이의 눈앞에는 완전히 알려지지 않은 거대한 진리의 바다가 펼쳐져 있는 것이다."

이런 문제는 1980년부터 1990년대 중반까지 신 유전학이 실제적으로 적용되었던 사례들을 따라가다 보면 명확해질 것이다. 우리는 편의상 세 가지 영역으로 나누어 논의를 진행시킬 것이다. 첫 번째는 유전공학(흔히 생물공학Biotechnology이라고 한다)이다. 이 연구는 인슐린 유전자를 박테리아에 삽입하여 인간의 인슐린을 생산함으로써 시작되었다. 인슐린은 일부 과학자들에게 매우 빨리 부자가 될 수 있는 기회를 제공했다. 인슐린의 치료적 효과가 대단치 않다는 게 곧 드러나긴 했지만 말이다.

다음은 유전자 선별이다. 단 하나의 유전자 결함이 일으키는 질환은 대략 4천 가지다. 이를 단일유전자장애single gene disorder라고 한다. 헌팅턴병이나 낭포성섬유증, 아니면 겸상鎌狀적혈구빈혈증 같은 선천성 혈액장애 등을 제외하면 다행히 이런 질환은 드물다. 관련 유전자의 발견은 이런 장애를 예방할 수 있는 길을 열어놓았다. 그것은 태어나기 전에 태아를 검사하여 유전자 결함이 있는 태아를 유산시키는 방법이다.

세 번째로 유전자 치료가 있다. 이를 연구하는 의사들은 이상 유전자의 정상복제본을 세포 안으로 주입했다. 왜곡된 정보가 아닌 올바른 정보를 만들어냄으로써, 유전병을 치료할 수 있지 않을까 기대했던 것이다.

2. 유전공학

유전공학이라고 하면, DNA를 조작하는 부도덕한 과학자들의 모습을 연상하기 쉽다. 하지만 유전공학은 새로운 종류의 약물을 개발하는 수단일 뿐이다. 그런 점에서 더없이 정직하고 논란이 있을 수 없는 연구분야다. 인간의 몸은 수천에 달하는 특수화된 단백질들—신경전달물질, 호르몬, 효소 등—로 이루어져 있다. 이런 단백질들이 결핍되거나 없어지면, 질환이 생긴다.

당뇨병은 췌장의 인슐린 생산세포가 바이러스성 염증에 걸려서 생기(는 듯하)고, 혈우병은 혈액응고 단백질인 항혈우병인자가 결핍되어 발병한다. 이런 질병의 치료법은 분명하다. '결손' 단백질을 다른 데에서 가져다 보충하는 것이다. 인슐린은 돼지나 소의 췌장에서 얻을 수 있고, 항혈우병인자는 혈액 제공자의 농축된 혈장에서 얻을 수 있다.

유전공학은 단순히 이런 단백질의 대안적 공급원을 제공할 뿐이다. 우선 관련 유전자가 발견되면 플라스미드(박테리아 안에 있는 DNA 고리)에 이것을 삽입한다. 이 유전자가 인슐린 유전자라고 하면, 박테리아는 인간의 인슐린을 생산하게 될 것이다. 그게 전부다. 유전자를 플라스미드 안에 넣고, 박테리아가 인슐린을 생산하게 만드는 것, 이것은 분명히 '공학'이다. 고도로 정교한 공학이며, 여기에 불미스러운 것은 아무것도 없는 것이다.

유전공학의 개념은 무한한 가능성에 대한 기대를 낳는다. 하지만 유전공학의 치료적 가능성은 실제로 인슐린 같은 단백질의 생산으로 제한되고, 이 인슐린은 다른 공급원으로부터 더 간편하게 얻을 수 있는 게 사실이다. 그렇더라도 과학자들과 다른 여러 사람들은 이것보다 훨씬 더 많은 것이 이루어지리라는 약속을 통해 큰 돈을 벌 수 있었다. 맨 먼저 상업적으로 성공한 생물공학의 산물인 인슐린을 예로 들어보자. 이 얘기를 하자면 1970년대 초 신 유전학의 초창기로 돌아가 특별히 두 명의 인물에게 관심을 기울여야 한다.

서던 캘리포니아 대학교의 허버트 보이어Herbert Boyer는 DNA를 잘라내는 '제한효소'를 처음 발견한 사람이었고, 스탠포드 대학교의 스탠리 코헨Stanley Cohen은 당시 박테리아의 환형 고리(플라스미드)를 연구하고 있었다. 이미 얘기했듯이 이 플라스미드는 DNA 절편을 복사하는 데 유용한 도구였다. 1972년 11월 하와이에서 열린 학회에서 스탠리 코헨은 허버트 보이어가 DNA 절단자를 설명하는 것을 듣고, 어떤 가능성을 발견했다. 그는 나중에 이렇게 회상했다. "그날 저녁 와이키키 해변 맞은편의 음식점에서 나는 보이어에게 공동연구를 제안했다."

이로부터 신 유전학에 있어 최초의 성공적인 실험이 탄생했다. 스탠리 코헨은 아프리카발톱개구리Xenopus Laevis의 세포에서 추출한 DNA를 보이어의 DNA 절단자로 조각냈다. 그 뒤 이 DNA 절편을 대장균의 플라스미드에 '접합'시켰고, 이 플라스미드를 다시 대장균 안에 집어넣었다. 그러자 양서류의 DNA가 박테리아의 DNA와 함께 복제되었다. 기술적으로는 매우 독창적이었지만, 이 실험은 실용적인 목적에 적용되지 않았다. 그러기 위해서는 다시 2년의 기간이 필요했다.

적어도 알려진 바로는, 허버트 보이어가 그 가능성을 보았다. 그는 이렇게 말했다. "나는 이 기술에 상업적으로 활용할 수 있는 큰 가능성이 있다고 생각했다. 말하자면 인슐린 같은 호르몬을 만드는 데 박테리아를 이용할 수 있다는 것이었다." 이것은 유전학의 핵심적 법칙을 다시 쓸 수 있다는 최초의 지적이기도 했다. 그렇다면 이런 식으로 씌어져야 할 것이다. "DNA는 RNA를 만들고 RNA는 단백질을 만들며 단백질은 돈을 만든다."

한편 28세의 투자사업가 로버트 스완손Robert Swanson은 실제적인 이해는 부족했지만, 이 새로운 DNA 조작기술이 금광이 될 수 있으리라 예상했다. 그는 유명한 분자생물학자들 주위를 서성거리며 만날 기회를 갖기 위해 애썼다. 하지만 그들은 모두 거절했다. 허버트 보이어만이 1976년 '금요일 오후 몇 분간' 그를 만나는 데 동의했다.

스완손은 사실 자신의 숙제를 제대로 하지 않았다. 스완손은 보이어와 얘기를 나누면서 그가 자신이 상업적으로 활용하려는 그 기술의 공동개발자라는 사실을 모르고 있었다. 스완손의 회상에 따르면, 그는 상대방이 누가 되었든 그로부터 모호하게나마 긍정적인 반응을 얻은 데만도 너무나 기뻐하고 있었다. 약속된 날 오후 스완손은 보이어의 실험실을 방문했다. 두 사람은 상대방의 얘기를 듣고는 서로 만족해했고, 근처의 바 '처칠스'에서 맥주를 마시며 대화를 계속했다.

스완손은 이렇게 말했다. "그날의 만남 이후 우리는 곰곰이 생각했다. 우리가 어떤 것을 할 수 있을지에 대해서. 그는 기술적인 면을 생각했고, 나는 사업적인 면을 생각했다. 우리는 우선 당시 알려진 단백질들의 목록으로 시작하여 어떤 시장이 가장 전망이 밝을지 조사했다." 그들은 사업에 뛰어들었다. 되돌아보면, 그처럼 활기찬 시대에 비용이 그다지 많이 든 것 같지도 않다. 사업가(스완손)와 분자생물학자(보이어)는 적당한 금액으로 각각 5백 달러를 내놓았다. 그리하여 최초의 운영자금 1천 달러로 새로운 회사 제넨텍이 만들어졌다.[1]

'당시 알려진 단백질들의 목록'에서 첫머리에 등장하는 것은 인슐린이었다. 인슐린 유전자는 아직 발견되지 않은 상태였지만, 발견이 멀지 않다고 예상되고 있었다. 그렇게 된다면, 원래의 코헨-보이어 실험을 되풀이하기만 하면 되었다. (개구리의 DNA 절편 대신) 인슐린 유전자를 플라스미드에 끼워 넣고, 이 플라스미드를 박테리아에 다시 집어넣어 유전공학에 의해 만들어진 '인간' 인슐린을 무한정 생산하면 되는 것이었다. 인슐린은 확실한 선택이었다. 기존 시장에는 세계적으로 수백만 명의 당뇨병 환자가 있었기 때문이다.

하지만 유일한 단점으로 돼지와 소의 췌장에서 이미 충분한 인슐린을 얻고 있었다는 것이다. 게다가 이 돼지의 인슐린 구조는 인간의 인슐린 구조와 사실상 구별이 불가능했고, 혈당을 제어하는 치료적 목적을 충분히 만족시키고 있었다. 따라서 수천만 달러의 초기 자본 투자가 필요한 아직 시도되지 않은 기술로 인간 인슐린을 만든다는 것은 동기가 부족한 것처럼 보였다. 하지만 보이어와 스완손 이 두 천재는 자신들이 아이디어를 파는 것이라고 생각했다. 즉, 그들은 유전공학의 거대한 잠재력을 보여주려는 것이었다. 그들이 사업적 신뢰를 얻기 위해서는 어떤 것을 만들어내 잠재적 투자자들이 그에 대한 소문을 들을 수 있도록 만들어야 했다.

그런데 인슐린에 대해서는 모든 사람들이 알고 있었다. 그들의 판매 주안점은 박테리아를 이용하여 '유전공학'으로 인슐린을 만들어낸다는 것이었다. 이 인슐린은 '인간'의 인슐린이고, 따라서 돼지나 소에서 나오는 인슐린보다 여러모로 나을 것이었다. 이에 더해 그들은 증거가 전혀 없었는데도 미래에는 인슐린의 공급이 부족해져 유전공학에 힘입어 생산된 인슐린으로 수요를 채워야 할 것이라고 주장했다.

1977년 스완손과 보이어가 처칠스 바에서 얘기를 나누고 난 이듬해, 예상되었던 대로 인슐린 유전자가 발견되었다. 이미 말한 바 있지만, '제한효소' 덕분이었다. 그리고 다음 해 1978년 4월 24일 보이어가 인슐린 유전자를 대장균의 플라스미드에 접합하여 소량의 인슐린을 얻어냈다고 보고했다. 2주가 지나, 그들이 처음 만난 뒤 거의 정확히 3년 만에 보이어와 스완손은 거대 제약회사 엘리 릴리와 인슐린의 유전공학적 대량생산에 관한 계약을 체결했다.

유전공학은 이미 붐을 일으키고 있었다. 1981년 그들의 회사 제넨텍이 뉴욕 주식시장에 상장되자 주당 35달러의 '호가'는 89달러로 뛰어올랐다. 그때는 사실 인간 인슐린이라든가 다른 제품이 시장에 아직 나오지도 않은 상태였다. 허버트 보이어의 최초 5백 달러 투자금은 이제 적어도 액면상으로는 8천만 달러 이상의 금액으로 불어나 있었다.

주식시장은 신뢰에 의존한다. 스완슨과 보이어가 최초의 타깃으로 가장 잘 알려진 인간 단백질 인슐린을 선택한 것은 바로 주식시장의 신뢰를 얻기 위해서였다. 그들의 전략은 큰 성과를 올렸다. 제넨텍의 주식이 발행되었을 때 일어난 반응은 전례가 없는 것이었다. 이로써 다가올 미래에 생물공학이 어떤 중요한 특징을 갖게 될지 알 수 있을 것이다. 투자자들은 실제로 어떤 이해도 없이 생물공학의 상업적 잠재성을 신뢰하고 있었던 것이다.

제넨텍의 주식을 한 주당 89달러에 산 투기꾼들은 분자생물학을 제대로 알지 못했고, 생물공학이 갖고 있는 치료적 가능성의 한계를 인식하지도 못했다. 만약 그런 사람이 있었다고 하더라도 지극히 소수에 불과했을 것이다. 그들은 어떤 큰일이 일어나고 있다는 짐작만 하고 있을 뿐이었다. 그건 허버트 보이어가 「타임」 지의 표지인물로 등장할 정도로 큰 일이었다.

그는 마치 1960년대의 낙오자 같았다. 물 빠진 청바지에 앞을 열어둔 가죽조끼를 입고, 손에는 버드와이저 캔을 들고 있었다. 예전에는 그도 날마다 캘리포니아 버클리의 거리로 나가 민권운동과 반전데모 행렬에 참가했을 성싶다. 그러나 캐주얼한 옷차림과 달리 허버트 보이어는 적어도 액면상으로는 백만장자다. 더욱 중요한 것은 그가 새로운 과학자·사업가 집단의 최전선에 서 있다는 사실이다. 이들은 유전자 접합기술을 대학의 실험실로부터 바쁘게 돌아가는 업계로 끌고 나왔다.[2]

이와 비슷한 맥락으로 제약 산업에 관한 「가디언 Guardian」 지의 전문가 제임스 얼리크먼은 '유전공학의 보상은 엄청날 것'이라고 말했다. 이는 당시의 지배적인 견해를 반영하는 장밋빛 이야기이다.

인간 인슐린은 수익성이 훨씬 더 큰 상업적 작전을 앞두고 벌어진 소규모 전투의 승리에 불과하다. 인간 인슐린의 비밀을 밝히고 인간 인슐린을 비용효과적인 규모로 대량생산하는 회사는 계속 성공을 이루어나갈 과학적·기술적 지식을 얻게 될 것이다. 그리하여 경쟁을 물리치고, 수익성이 훨씬 더 뛰어난 생물공학의 관련 산물들을 수없이 만들어낼 것이다. 여기에는 또 다른 약물들부터 단백질 제품, '바이오매스'(에너지원으로 이용되는 생물자원을 가리킨다—옮긴이) 에너지원까지 다양할 것이다.[3]

제넨텍이 우선적으로 해야 할 일은 충분한 양의 인간 인슐린을 팔아 수익을 내는 것이었다. 하지만 그것은 그리 간단한 문제가 아니었다. 훨씬 더 싼 돼지와 소의 인슐린이 부족해질 기미가 전혀 보이지 않았기 때문이었다. 두 가지 방안이 마련되었다.

우선 인간 인슐린의 고유한 우월성이 선전되었다. 수십 년간 인슐린을 직접 자기 몸에 주사해오고 있던 당뇨병 환자들은 마땅히 '최고의 제품'을 이용해야 했다. 그것이 이전의 제품과 구조적으로 매우 비슷한 반면 가격은 훨씬 비싸다고 하더라도 말이다.

두 번째로 의사들이 제대로 알아듣지 못할 경우를 대비해 제약회사 엘리릴리는 동물 인슐린의 생산을 단계적으로 중단하기로 결정했다. 인슐린의 공급이 그전만큼 즉각적으로 이루어지지 않도록 하기 위해서였다.

인간 인슐린이 생물공학의 성과라는 점을 제외하면, 이 인간 인슐린의 이점은 실제보다 과장되었다는 일반적인 평가가 내려질 만했다. 이해할 수 없는 사실로, 많은 당뇨병 환자들은 '인간' 인슐린이 그전에 써오던 동물 인슐린보다 당뇨병에 대한 효과가 떨어진다는 것을 알았다. 당뇨병에서 혈당 수준은 정상적인 한도 내에 머물러 있어야 한다. 이를 위해서는 몇 가지 호르몬 사이에서 미묘한 균형작용이 이루어져야 한다.

혈당을 떨어뜨리는 인슐린의 효과는 아드레날린 같은 호르몬의 기능에 의해 상쇄된다. 만약 혈당이 너무 떨어지면, 아드레날린에 의해 간에 비축되어 있던 포도당이 배출된다. 인슐린을 투약하는 당뇨병 환자에게는 이런 생리적 균형작용이 완벽하게 이루어지지 않는다. 따라서 당뇨병 환자들의 경우 인슐린 주사 때문에 혈당이 너무 떨어져 저혈당이 야기될 수 있다. 그렇게 되면 현기증과 허기를 느끼고, 땀을 흘리기 시작한다. 신속한 조치로 (비스킷이나 설탕 덩어리를 먹음으로써) 혈당 수준을 끌어올리지 않으면, 당뇨병 환자는 혼수상태에 빠지고, 심지어 사망할 수도 있다. 당뇨병 환자들은 경험을 통해 저혈당의 조짐을 미리 알아채는 데 익숙해져, 그전에 필요한 조치를 취해서 그런 심각한 합병증을 피하곤 한다.

동물 인슐린에서 인간 인슐린으로 '대전환'이 일어난 뒤 얼마 안 있어 영국 당뇨병환자협회는 예상치 못한 독자들의 편지를 받게 되었다. 그들은 편지에서 전보다 훨씬 더 자주 저혈당을 경험하고 있다고 주장했다. 이에 따라 협회는 모든 회원을 대상으로 설문조사를 했다. 그 중 절반이 인간 인슐린으로 바꾼 후 상태가 '더욱 나빠졌다'고 대답했다. 그들의 주된 문제는 저혈당을 경고하는 사전적 예감이 불명확해졌다는 것이었다. 이런 저혈당 불감증(이런 이름으로 알려지게 되었다)의 결과로 그들은 편안한 기분에서 갑자기 필요한 조치를 취할 만한 기회도 없이 정신적 혼란상태에 빠지게 되었다. 게다가 다시 동물 인슐린으로 바꿔 주사한 당뇨병 환자들은 저혈당 불감증이 없어졌다고 보고했다.

증명할 수는 없지만, 이 기간 동안 젊은 당뇨병 환자들의 사망 숫자가 이상하게 높았던 것이 정말로 새로운 인간 인슐린 때문이라는 것도 가능한

1995년 사용 중인 생물공학 약품

약	용도
인간 인슐린	당뇨병
인터페론 알파interferon alpha	털세포백혈병, B형간염, C형간염, 림프종, 백혈병 증상 완화
인간성장호르몬	소인증小人症
인터페론 베타 및 감마	만성육아종肉芽腫질환(염증 완화)
	다발성경화증, B형간염, C형간염
조직 플라스미노겐 활성물질tissue plasminogen activator	혈괴제거제
에리트로포이에틴	신부전 환자의 빈혈 치료
G-SCF, GM-CSF	항암화학요법 후 백혈구 생성 촉진
세레다제ceredase	고셰병(글루코세레브로시다제 효소의 결핍으로 생기는 유전병. 낡은 세포들이 간과 비장, 골수에 축적되어 문제를 일으킨다—옮긴이)
B형간염 백신	B형간염 예방접종
DNA 분해효소DNAse	낭포성섬유증, 만성기관지염
항혈우병인자	혈우병
항 IIb/IIIa 항체	혈관성형술 뒤 관상동맥협착 예방
	(IIb와 IIIa는 각각 혈소판의 세포막에 존재하는 당단백질이다. 혈소판 응집에 관여한다—옮긴이)

애기였다. 1988년 런던의 한 정신과 의사는 '개인적으로 알고 있는 사실'
로, 6개월의 기간 동안 젊은 당뇨병 환자 16명이 갑자기 죽었다고 주장했
다. 이 가운데 적어도 절반이 최근에 인간 인슐린으로 바꾼 환자였다고 했
다. 하지만 왜 유전공학으로 만들어진 인간 인슐린이 이런 안타까운 부작
용을 일으키는지는 설명할 수 없었다.

생물공학의 입장에서는, 인슐린이 지나친 희생을 감수하고 얻은 승리일
지도 몰랐다. 하지만 보이어와 스완손에게는 다른 대안이 없었다. 왜냐하
면 그것이 유전자를 추출해 얻은 최초의 호르몬이었기 때문이다. 그들은
이로써 새로운 약제생산 방식에 필요한 자금을 얻고자 했다. 그것은 이전

의 방식과 무척 다르고 훨씬 더 '과학적'이기 때문에 실패할 수 없는 것처럼 보였다. 하지만 결과는 분명 예상과 달랐다.

거의 15년 후에도 인간 인슐린은 여전히 상업적으로 가장 성공한 생물공학의 산물이었다. 겨우 열두 개 정도의 다른 생물공학 약품이 상용화되었지만, 인간 인슐린의 경우처럼 의학적 진보에 대한 기여는 불충분했다(옆의 표 참조). 정말로 1995년 현재 상당한 치료효과를 낳는다고 할 수 있는 생물공학 약품은 단 두 가지다. 하나는 간의 바이러스성 감염증인 B형간염의 백신이다. 다른 하나는 에리트로포이에틴erythropoietin이다. 이것은 신장에서 분비되는 호르몬인데, 적혈구세포의 생산을 촉진하고, 이에 따라 만성 신부전 환자가 자주 겪는 중증 빈혈을 치료하는 데 쓰인다.

치료효과의 한계를 미리 알아채지 못한 것은 유전공학의 아이디어가 얼마나 뛰어났는지를 보여주는 증거이다. 하지만 치료효과에 한계가 따르는 이유는 상당히 명확하다. 생물공학은 약물을 만드는 멋진 기술임에도 불구하고, 유전자가 유일하게 만들 수 있는 것은 단백질뿐이라는 사실에 심각한 제약을 받는다. 생물공학 제품의 유일한 치료용도는 (당뇨병에서 인슐린이 쓰이는 것처럼) 어떤 단백질이 결핍되거나 단백질의 보충이 필요한 질환에 제한되는 것이다. 아니면 기껏해야 암처럼 어떤 단백질을 대량으로 투여했을 때 질환에 이런저런 식으로 영향을 주는 경우에 쓰일 수 있을 것이다.

정의하자면, 유전공학은 치료혁명과 비슷한 종류의 커다란 사건은 되지 못했다. 그것은 정신분열증의 증상을 개선시키는 클로르프로마진이나 이식된 장기의 거부반응을 막는 아자티오프린처럼 완전히 새로운 화학물질을 만들어내지도 못했다. 게다가 생물공학의 기술적인 복잡성은 혁신의 가능성을 제한했다. 1950년대와 1960년대 의약화학자들이 단 하나의 화학물질로 수천 가지의 변형물을 만든 것과 비교되는 일이다.

1996년, 인간 인슐린이 유전공학 혁명을 일으킨 지 15년 가량 되던 해에 「랜싯」지의 논설위원은 '세계적으로 생물공학에 수백만 달러를 쏟아 부었지만……그런 투자의 가치를 거의 찾아보기 힘들다'라고 신랄하게 평가했다. 그는, 1억 5천만 파운드의 비용을 들여 브리티시 바이오테크놀로지 사에서 개발한 새로운 항암제 마리마스탯marimastat이 '생물공학 산업이 기다리고 있던 혁신적 상품이 될 수 있을까?'라고 의문을 나타냈다. 한 달 뒤 마리마스탯의 효과는 전혀 치료를 하지 않는 것과 거의 다를 바가 없다는 게 밝혀졌다.

3. 신 우생학

1980년대 내내 신 유전학이 사방에서 만개하고 있었다는 사실을 기억해 두자. 그 결과 의학의 가능성이 변화되고 있다는 인식이 야기되었다. 투자 사업가 로버트 스완손과 분자생물학자 허버트 보이어는 1982년에 인간 인슐린을 판매하기 시작했다. 같은 해 서던 캘리포니아 대학교의 주디 창Judy Chang과 유엣 웨이 칸Yuet Wei Kan은 태아가 아직 자궁 안에 있을 때 겸상 적혈구빈혈증을 진단하는 기술을 발표했다. 이에 따라 완전히 새로운 의학적 모험으로 향하는 문이 열렸다. 출산 전에 선별하여 이상 유전자가 발견된 태아를 선택적으로 유산시킴으로써 유전병을 없앨 수 있으리라는 기대가 생겨났다.

헤모글로빈(혈액세포에서 산소를 운반하는 단백질)의 유전자가 (역전사효소의 도움으로) 발견되자, 유전성 혈액장애에 관련된 특정한 결손들을 확인할 수 있게 되었다. 겸상적혈구빈혈증에서는 뉴클레오티드 삼중배열 하나가 원래의 GTG 대신 GAG의 형태를 취하고 있다. 그리하여 mRNA가 이 '잘못된' 정보를 단백질 공장 리보솜으로 운반한다. 여기서 헤모글로빈 단백질을 만드는데, (GTG라는 정보에 따라) 글루타민산glutamic acid이 만들어지는 대신 (GAG라는 정보에 따라) 아미노산 발린valine이 만들어진다. 이 하나의 잘못된 아미노산이 헤모글로빈의 생리화학적 특성을 바꿔놓고, 이런 결과로 적혈구는 안쪽이 함몰된다. 적혈구는 겸상鎌狀, 즉 낫 모양이 된다. 이에 의해 조직에 산소가 결핍되고, 환자는 가슴과 뼈에 통증을 느낀다.

창과 칸의 기술은 'DNA 절단자'를 이용한다. 이 'DNA 절단자'는 뉴클레오티드의 특정한 순서가 있는 지점에서 DNA를 절단한다. 따라서 보통 GTG 순서에서 헤모글로빈 유전자를 절단하는 제한효소는, GAG라는 돌연변이가 있는 경우에는 절단을 하지 않는다. 그러면 겸상적혈구빈혈증이 있는 경우, 그로 인해 만들어지는 헤모글로빈 유전자 절편은 다른 크기를 갖게 된다. 대략적으로 말하면, 이것이 그들이 활용한 방법이다. 우선 그들은 양수에서 태아 세포의 일부를 취해 거기에서 DNA를 추출했다. 그런 다음 DNA 절단자를 첨가해 이 DNA를 절편들을 분리해내는 기계에 집어넣었다. 그리하여 이런 식으로 얻은 절편들의 길이가 정상적인 헤모글로빈에서 얻은 것과 다르다면, 태아가 겸상적혈구 유전자를 갖고 있다고 결론내릴 수 있었다.

이론적으로, 이 방법은 유전자가 밝혀진 사실상의 모든 유전병에 적용될 수 있다. 이에 따른 필연적인 결과로, 출생 전 진단에 의해 '양성'으로 밝혀지면, 태아는 유산이 허락되고, 이로써 유전병은 '예방'될 수 있을 것이다. 하지만 모든 일이 다 그렇듯 현실은 다소 복잡한 것으로 드러났다. 겸상적혈구빈혈증은 특별한 경우였던 것이다. 하지만 유전자 선별의 영향을 평가하기 위해서는 한걸음 뒤로 물러나 전체적으로 유전병을 살펴볼 필요가 있다.

유전병은 5천 가지가 넘는다. 무척 많은 것 같지만, 이 모두가 사실상 엄청나게 희귀하다. 이것은 DNA에서 일어나는 '자연 돌연변이'의 결과로, 아이는 부모로부터 이를 물려받는다. 자연 돌연변이는 '우연히 일어난다.' 너무나 많고 거의 예측하기 힘들기 때문에 유전자 선별로 이것을 '예방'할 수는 없다. 이런 돌연변이를 찾기 위해 태아의 DNA를 조사하는 것은 불가능하기 때문이다. 따라서 출생 전 유전자 선별이 가능한 경우는 좀더 흔한 소수의 유전병밖에 없다. 실제로는 흔한 게 아니라 무척 흔하지 않은 것이지만, 이들 대부분은 부모의 한쪽 또는 양쪽으로부터 잘못된 유전자를 받아 생겨난다. 여기에는 겸상적혈구빈혈증과 지중해빈혈(탈라세미아)이 있다.

혈우병은 출혈성 유전병으로 빅토리아 여왕으로부터 유럽의 왕실에 전파되어 유명해졌는데, '응고' 단백질인 제8인자(항혈우병인자)의 유전자가 이상을 일으켜 발병한다. 낭포성섬유증은 폐질환으로 만성감염증을 일으키기 쉽다. 그러면 폐조직이 파괴되어 호흡부전이 유발된다. 근육이영양증筋肉異營養症은 근육이 점차적으로 약해지는 질환이다. 헌팅턴병은 40대 이후부터 치매를 일으킨다. 이 병의 유명한 희생자로는 미국의 포크 가수 우디 거스리Woody Guthrie가 있다.

대부분의 유전병은 치료가 불가능하다. 혈우병만이 예외다. 혈우병은 앞장에서 얘기했듯이 항혈우병 인자가 있는 혈액을 수혈하여 교정할 수 있다. 유전병의 증상은 때로 개선될 수도 있다. 하지만 유전병은 출생 전에 유전자 진단을 하고 선택적 유산을 실시해야만, 완전히 예방할 수 있다. 다른 말로 하자면, 대부분의 이런 질환은 아기가 태어난 뒤에는 쉽게 진단이 가능하지만, 그때 가서 '예방' 조치를 취할 수는 없다는 것이다. 즉, 태아의 출생 전에 뒤늦게 유산을 시키는 식으로 아기를 살해할 수는 없다는 말이다.

1930년대와 1940년대 독일의 우생학 운동 이후로 서유럽 국가에서는 유아살해가 금지되어 있다. 유일한 문제는 유전적 혈액장애에 관련된 헤모글로빈 유전자 말고는 이런 '흔한' 유전병을 일으킬 수 있는 다른 유전자들을 알지 못한다는 것이었다. 이런 유전자를 발견할 만한 수단조차 없었다.

왜 그런가? 헤모글로빈 유전자는 적혈구 안에 헤모글로빈의 mRNA가 풍부하게 존재하기 때문에 발견될 수 있었다. 역전사효소를 이용하여 거꾸로 유전자를 찾은 것이었다. 하지만 이미 언급한 다른 유전적 장애의 경우 똑같은 일을 할 수 없었다. 결함이 있는 단백질을 알지 못하고, 따라서 세포 내에서 관련 mRNA를 찾는 것이 불가능하고, 결과적으로 유전자를 찾을 수 없기 때문이었다. 그리하여 유전자 선별이 더 이상 발전할 수 있는 가능성은 여기서 막다른 골목을 만나게 되었다.

이 문제에 대한 해결책은 1979년에 처음으로 그 모습을 드러냈다. 이것은 신 유전학의 위대한 지적 성취 가운데 하나로 여전히 자리매김되고 있다.

원리는 헌팅턴병과 관련된 유전자의 발견 사례에서 쉽게 알 수 있을 것이다. 이 유전자를 찾기 위해서는 우선 헌팅턴병 환자의 DNA가 필요했다. 가능한 한 많은 환자로부터 혈액 표본을 채취해야 했다. 다행히 헌팅턴병 환자들의 커다란 공동체를 베네수엘라 마라카이보 호湖에서 찾을 수 있었다.

그들은 호숫가의 언덕 위에 원시적인 오두막이나 판잣집을 짓고 살고 있었다. 그들에게서 채취한 DNA에 DNA 절단자를 넣어 특정한 뉴클레오티드 순서에서 DNA를 잘랐다. 이렇게 해서 생긴 절편들을 분리기에 통과시켰다. DNA 절단자에 의해 만들어진 DNA 절편들의 길이는 특정한 패턴을 이루고 있었다. 헌팅턴병 환자의 DNA에서 이상 유전자를 포함하고 있는 독특한 절편을 발견할 수 있지 않을까 하는 기대 속에서, 정상인의 DNA 지도와 비교할 수 있는 헌팅턴병 환자의 DNA 지도를 만들었다.

그러나 하나의 절편이 수백만 개 이상의 뉴클레오티드로 이루어져 있을 수도 있었다. 다음으로 할 일은 하나하나의 뉴클레오티드를 확인하면서 서열을 정하는 일이었다. 도중에 헌팅턴병과 관련된 유전자로 보이는 부분을 찾을 수 있으리라는 기대 속에서 이런 작업은 계속되었다.

이 유전자 추적 작업은 엄청나게 복잡했다. 지구상의 서로 다른 실험실에서 수백 명의 연구자들이 이 작업을 위해 10년 세월의 대부분을 바쳤다. 1995년에 이르러 이 기념비적인 노고를 통해 42가지 질병과 관련된 유전자들이 확인되었다. 여기에는 상대적으로 흔하기 때문에 출생 전 유전자 선별에 적합한 질환도 있었다. 낭포성섬유증과 근육이영양증이 그런 경우다.

유전자가 하나하나 발견될 때마다 번쩍이는 스포트라이트가 비춰졌다. 이에 따라 머지않아 출생 전 유전자 선별을 통해 유전병을 근절하게 되리라는 생각이 퍼지게 되었다. 하지만 사실은 그렇지 못한 것으로 밝혀졌다. 다른 이유이긴 하지만, 유전공학에 의해 생산된 약제가 원래 기대되었던 실제적 이익을 주지 못한 채 진보에 대한 기대를 저버린 것과 마찬가지였다.

태아의 유전자 선별은 좀더 특수한 상황에서는 분명히 제 역할을 했다. 특정한 유전병이 경계가 명확한 공동체에서 흔한 경우가 바로 그런 특수한 상황이라고 하겠다. 지중해빈혈(심각한 종류의 빈혈이다)과 관련된 비정상적인 헤모글로빈 유전자는 키프로스에서 흔하다. 인구의 4분의 1이 보인자다. 이 지역에서는 1974년 한 해 동안 51명의 아기가 이 질환을 갖고 태어났다. 10년 뒤 유전자 선별이 소개되고 나서 이 숫자는 2명으로 급격히 줄어들었다.

하지만 이런 상황은 전형적이라고 할 수 없다. 예컨대 영국에서는 매년 수만 명씩 아기가 태어난다. 낭포성섬유증의 유전자를 찾아 이런 아기들을 그전의 임신기간에 조사하는 일은 분명 전혀 다른 일이다. 낭포성섬유증의 유전자가 발견된 지 거의 10년이 지나는 동안에도 낭포성섬유증에 걸린 아기들이 1년에 3백 명씩 태어나고 그 숫자가 전혀 변하지 않은 것은 바로 그 때문이다.

첫 번째로, 낭포성섬유증에 걸렸을지도 모를 태아를 조사하기 위해서는, 예비 단계로 우선 부모 양쪽에 대해 유전자 선별을 실시해야 했다. 이 조사는 임신 초기에 이루어지며, 어머니와 아버지가 모두 '보인자'인 경우를 찾기 위한 것이다(낭포성섬유증은 열성 유전이다—옮긴이). 그런 다음 태아를 조사하여, 이상 유전자를 갖고 있는 태아를 유산시킨다.

이런 출생 전 유전자 선별이 얼마나 복잡한 일인지는 거의 10년간 에든버러에서 진행된 '파일럿' 프로젝트에서 잘 드러난다. 이 기간 동안 5만 명의 부모가 테스트를 받았다. 22쌍의 부모가 보인자로 확인되었고, 따라서 그들의 태아는 낭포성섬유증에 걸릴 '위험'이 있었다. 확인 작업을 거쳐 22명 가운데 8명의 태아가 유산되었다. 이런 엄청난 선별작업에도 불구하고 낭포성섬유증에 걸린 몇몇 아기는 '놓치고 말았다.' 서로 다른 수많은 돌연변이들이 낭포성섬유증을 일으킬 수 있었기 때문이다.

임신기간 동안 이렇게 유전자 선별작업을 하는 것은 분명 엄청나게 힘든 일이다. 실험실 장비와 테스트를 주관하는 전문 인력이 필요하기 때문에 비용도 많이 든다. 게다가 출산 전의 모든 테스트와 다르지 않게 유전자 선별과정은 부모들에게 커다란 불안을 끼친다. 따라서 겨우 0.03%의 태아를 유산시키기 위해 2만 5천 쌍의 부모를 검사하는 일이 온당한지 확신할 수가 없었다.

「랜싯」지는 이 결과에 대해 평하며 조심스럽게 말했다. "우리는 전국적인 선별 프로그램이 정말로 우리가 원하는 것인지 계속해서 생각해보아야 한다." 결국 그런 일이 벌어지지 않았으니 온당한 일이라 하겠다. 그리하여 이것이 낭포성섬유증에 대한 최종적 판단이라면, 출생 전 유전자 선별이 이보다 더 희귀한 다른 유전병을 예방하기 위한 조치로 적합하다고 생각될 수 없는 건 분명했다.

지금까지 낭포성섬유증과 관련하여 유전자 선별의 실효성에 대해 꽤 길게 얘기했다. 그것이 신 유전학에서 되풀이되는 고유한 특징을 가장 잘 보여주기 때문이다. 그 고유한 특징이란 바로 기대되던 편익과 현실의 괴리이다. 낭포성섬유증 유전자와 다른 여러 유전자를 찾기 위해 경쟁이 진행되는 동안에는 만약 그것이 발견되기만 한다면, 금세 이런 질환을 예방할 수 있으리라는 암묵적 가정이 존재했다. 하지만 거의 10년이 지난 지금 낭포성섬유증의 새로운 환자는 그 숫자가 거의 변하지 않은 채 그대로다. '예방' 사례 한 건당 10만 파운드 이상이 드는 유전자 선별비용을 두고 판단컨대, 이런 상황은 계속될 것 같다.

유전자 선별에 대한 정열이 수그러들자, '유전자 검사genetic testing' 쪽으로 관심이 옮겨갔다. 이것은 검사를 받는 사람에게 말년에 암이나 심장질환 같은 심각한 질환에 걸릴 위험이 있는지 알아보기 위한 방법이었다. 심장질환이나 암이 가계를 따르는 경우에는 상대적으로 젊은 나이에 거의 예외 없이 발병하고, 증상 또한 매우 공격적이다. 이런 사례에서 '원인'은 거의 전적으로 유전적이다. 이런 혹은 저런 유전자가 콜레스테롤 대사(심장질환을 일으킨다) 또는 유방의 발육(젊은 나이에 유방암을 일으킨다)에 관여하고 있다.

가족이나 친척 몇 명이 젊은 나이에 이런 질환으로 죽은 사람은 당연히 그들과 똑같은 운명을 피하기 위해서는 어떤 일을 할 수 있는지 알고 싶어 할 것이다. 유전자 검사에는 두 가지 분명한 이점이 있다. '음성'으로 판명된 사람은 돌연변이 유전자를 갖지 않은 것이고, 따라서 마음을 놓을 수 있다. 그들은 그런 질환에 걸릴 위험이 보통 사람들보다 높지 않다고 안심할 것이다. 돌연변이 유전자가 발견된 사람들은 예방조치를 취할 수 있다. 유방암을 조기에 감지하는 유방조영술 같은 선별검사를 정기적으로 받거나, 아니면 몸에서 암의 위협을 완벽히 제거하고 싶은 경우 자진해서 유방절제술을 시술받을 수도 있다. 그 뒤에 삽입물로 유방을 재건할 수 있을 것이다.

유전자 사냥꾼들은 낭포성섬유증 같은 좀더 흔한 유전병의 유전자를 찾는 데 성공한 뒤 다른 데로 관심을 돌렸다. 그들은 그와 비슷한 방식으로 가계를 따라 암을 일으키는 유전자를 찾기 시작했다. 1994년 BRCA1이라는 최초의 유방암 유전자가 발견되어 전과 다름없는 흥분과 열띤 견해들을 낳았다. 이어 18개월 뒤 두 번째 유전자 BRCA2가 발견되었다. 이 두 개의 유방암 유전자는 대부분의 '유전성' 유방암 사례를 설명해줄 것이라고 기대되었다.

그러나 이 두 유전자는, 비유전성으로서 전체의 95%를 차지하는 유방암 환자의 경우에는 정상이었고, 따라서 대단한 정보가 되지 못했다. 게다가 여기에는 모든 유전병의 경우와 마찬가지로 다른 많은 돌연변이 유전자가 관련되어 있는 것으로 밝혀졌다. 이런 사실로 인해 유전자 검사라는 문제는 상당히 복잡해질 수밖에 없었다.

이제 우리는 이런 유전자 검사의 핵심적인 문제에 도달해 있다. 만약 유전성 유방암의 유전자가 나머지 95%의 유방암 사례에도 관련되어 있다면, 미래의 어느 때인가는 유전자 검사를 통해 어떤 사람이 말년에 이런 종류의 심각한 질환에 걸릴 가능성을 예측할 수 있을 것이다. 하지만 분명한 사실은 그렇지가 않다는 것이다. 가계에 따라 암에 걸릴 위험이 있는 소수의 사람들에게는 비정상 유전자가 있는지 없는지 아는 게 중요할 수 있다.

하지만 그렇다고 하더라도 유전자 검사가 널리 실시될 것 같지는 않다. 그 이유 가운데 하나는 그런 유전자 검사를 자진해서 받는 일이 바보 같은 짓이기 때문이다. 검사결과는 생명보험에 가입하는 데 매우 나쁜 영향을 줄 수 있다. 또한 그 때문에 사설 건강보험에 들려고 할 때 보험료가 너무 비싸 들지 못하는 경우도 생길 것이다.

요약하자면, 1980년대 초에는 질환에 관련된 유전자의 발견으로 의학의 경계가 확장되어 낭포성섬유증 같은 '흔한' 유전병까지 포함하게 되리라는 것이 적절한 판단이었다. 또한 성인병에 미치는 유전적 영향에 대해 과학적 지식이 깊어져 그런 질병의 예방과 개선이 가능해지리라고 기대되었다. 하지만 이런 판단과 기대는 잘못된 것으로 드러났다. 이 두 가지 목표는 이제 그 어느 때보다도 멀리 있는 것처럼 보인다. 이런 역설에 대해서는 신유전학의 세 가지 위대한 약속 가운데 마지막 것으로, 유전자 치료를 살펴본 뒤 설명할 것이다.

4. 유전자 치료

유전자 치료는 신 유전학의 지고한 야망이었다. 말하자면, 그것은 이미 얘기한 기술적 혁신들을 궁극적인 논리적 결론에까지 밀어붙인 것이었다. 바로 물리적으로 유전자 자체를 변화시켜 유전적 결함을 교정한다는 것이었다. 이에 더해 유전자 치료는 대중의 의식 속에서 깊은 울림을 낳았다. 인간이 마침내 자신의 운명에 대한 지배권을 획득하고, 인간의 가능성은 유전정보의 한계에 의해 더 이상 제약받지 않을 것이라는 관념이 일어났던 것이다. 유전자 치료에 거는 즉각적인 기대는 우선 단일 유전자의 결함으로 일어나는 질환의 치료에 쏠렸다. 그것은 바로 유전자 선별에 의해 다루어졌던 질환들이었다. 그 가운데 잘 알려진 질환으로는 낭포성섬유증과 뒤시엔느형 근육이영양증이 있었다. 정말로 대부분의 관심은 유전자 치료가 유전자 선별에 내포되어 있는 우생학적 이데올로기에 대한 긍정적인 대안이 될 수 있다는 데 있었다. 당연히 비정상적인 유전자를 가진 태아를 선택적으로 유산시키는 것보다는, 가능하다면 아기의 유전적 결함을 고치는 것이 훨씬 나은 일일 수밖에 없었다.

하지만 어떻게 그렇게 할 수 있는가? 우선 유전자 치료에 적합한 질환 관련 유전자를 찾아야 한다. 이미 보았듯이 분자생물학자들은 이 가운데 몇 가지를 찾는 데 성공했다. 다음으로 '정상' 유전자의 복제본을 어떤 식으로든 비정상적으로 기능하는 세포 안에 집어넣어야 한다. 이것은 예컨대 낭포성섬유증의 경우에는 정상적인 유전자를 기도 안쪽의 세포 내에 삽입해야 한다는 것을 의미했다. 기도는 이 질환에 의해 손상을 입는 기관 가운데 하나다. 유전자의 정상 복제본을 비정상적으로 기능하는 세포에 넣기 위해서는 '매개체vector'가 필요했다.

매개체로서 가장 유력한 후보는 바이러스였다. 바이러스는 세포막을 뚫고 들어갈 수 있는 능력이 있었고, 또한 자신의 유전자를 숙주세포의 DNA에 엮어넣을 수 있었다. 매개체 역할을 하기 위해서는 바이러스는 먼저 '무력화'되어야 한다. 침투할 세포에 손상을 가할 수 있는 유전자 부분이 제거된 다음, 바이러스에 '변형'이 가해진다. 정상적인 사람의 유전자를 담기 위해서다. 일단 정상적인 유전자가 결함이 있는 세포의 유전체와 일체가 되면, 이것이 비정상적인 유전자의 작용을 무력하게 만들고, 따라서 세포의 기능은 정상을 되찾을 것이라고 기대되었다. 이 모두는 놀랄 만한 과학의 기적처럼 보였고, 사실이 그랬다.

최초의 유전자 치료 실험은 워싱턴 시의 미국 국립암연구소에서 이루어졌다. 두 명의 소녀, 9세의 신시아 커트쉘과 4세의 아샨티 데 실바는 매우 희귀한 유전병을 앓고 있었다. ADA결핍증이라고 알려진 이 병은 아데노신 데아미나제adenosine deaminase, ADA라는 효소와 관련되어 있었고, ADA 유전자의 결함 때문에 생긴다. 백혈구, 즉 T림프구에서 ADA효소의 수준이 심각할 정도로 낮아지면, T림프구가 더 이상 제대로 된 역할을 수행할 수 없다. T림프구는 인체를 감염으로부터 보호하는 면역체계의 일부다. 따라서 ADA결핍증은 면역결핍증인 AIDS와 비슷한 증상을 낳는다. 끔찍한 감염증들이 거듭 일어나는 것이다. 이런 상존하는 위협 때문에 환자는 외부의 세계와 차단된 플라스틱 돔 아래 살아야 한다. 4세 이상 산 생존자는 거의 없다. 하지만 특수한 ADA효소 제제의 개발로 그들의 전망은 꽤 밝아졌다. 이 ADA효소 제제는 정맥에 직접 주사하는데, 그러면 T림프구의 기능이 회복된다. 하지만 이런 치료법은 매우 비싸 연간 10만 파운드의 비용이 든다. 따라서 근본적인 유전적 결함을 고쳐, T림프구 스스로 충분한 양의 ADA효소를 만들게 하는 것이 좀더 세련된 해결책일 것이었다.

두 아이 중에서 더 심각한 증세를 보이는 아샨티 데 실바가 먼저 치료를 받았다. 1990년 9월 14일 T림프구가 들어 있는 그녀의 백혈구들을 추출해, 정상적인 ADA 유전자가 삽입된 '무력화'된 바이러스에 노출시켰다. 정상적인 ADA 유전자로 건강하게 변했으리라 기대되는 T세포를 다시 아이의 정맥에 주입했다. 전 과정은 임상적으로 아무 문제 없이 진행되었다. 이렇게 하여 인간 유전자 치료가 시작된 것이었다. 몇 개월 뒤 신시아의 차례가 되었다. 유전자 치료의 이런 첫걸음은, 비록 극도로 희귀한 병에 대한 것이기는 하지만 그 원리가 적절하다는 것을 보여주었다. 그것은 의심의 여지 없이 매우 인상적인 기술적 성취였다. 하지만 그럼에도 그것은 분명 영구적인 치료가 아니었다. T림프구의 수명은 몇 개월에 불과했다. 그 뒤 원래의 T림프구는 파괴되고 다른 T림프구가 그 자리를 대신한다. 따라서 유전자 치료는 일 년에 몇 번씩 되풀이해야 한다. 당연히 돈이 많이 들 수밖에 없다. 게다가 아샨티나 신시아는 계속하여 ADA효소 제제를 투약받고 있었다. 따라서 그들을 감염증으로부터 보호하고 건강을 유지시키는 데 유전자 치료가 (만약 있다면) 어느 정도 기여를 하고 있는지 알 수가 없었다.

하지만 어쨌든 실험이 시작된 것이다. 거대한 흥분의 물결이 일었다. 물론 그것은 어떤 난치병에 대해 새롭고 세련되며 우아한 치료법이 개발될 때마다 예상할 수 있는 반응이었다. 그러나 이번에는 뉴스의 첫머리를 장식한 새로운 진전이 있었다. 그것은 의사들이 처음으로 개인의 유전에 개입했다는 사실이었다. 유전자 치료 실험에 대한 제안서가 넘쳐나기 시작했다. 제안서는 낭포성섬유증과 뒤시엔느형 근육이영양증 같은 상대적으로 단순한 유전병과 특정한 종류의 진행 암에 집중되었다.

"유전자 치료의 개념과 기술은 공상적인 것에서 벗어나, 인간에 대한 임상적 적용이 시작되었다." 그 분야의 개척자 가운데 한 사람으로서 서던 캘리포니아 대학교의 시어도어 프리드먼Theodore Friedmann은 그렇게 얘기했다. 국립보건원의 프렌치 앤더슨 박사Dr. French Anderson도 비슷한 의견을 피력했다. 그는 ADA 실험에 참여한 적이 있었다. "인간 유전자 치료는 단시간 내에 추측에서 현실로 발전해갔다.……조사자들은 독창적인 유전자 전달방법에 대해 수없이 논의를 벌이고 있다. 다음의 몇 년 동안 이런 방법들을 통해 유전자 치료는 폭넓은 범위의 질환에 적용될 것이다." 그는 1992년 「사이언스」지에서 그렇게 말했다. 단, '현재의 기술로는 수백만 명의 환자가 아니라 수천 명의 환자만이 치료가 가능하다'라고 지적했다.

'수천 명'을 치료한다는, 상대적으로 온건한 예상조차 희망 없는 낙관주의임이 밝혀졌다. 1995년, 앤더슨 박사가 그렇게 예상한 지 겨우 3년 뒤 국립보건원에 의해 실시된 내부조사는, 유전자 치료가 비용이 많이 들 뿐만 아니라 아무 쓸모도 없다고 결론지었다. 당시 국립보건원은 유전자 치료의 연구에 연당 2억 달러를 소비하고 있었다. 상사회사들이 투자자로서 '블록버스터'를 예상하고 유전자 치료 회사에 수억 달러를 쏟아 부었다는 사실을 고려하면 유전자 치료의 연구에 쏟아 부은 금액은 몇 배 더 늘어난다.

국립보건원의 내부조사를 담당한 두 사람은 "일화적인 성공의 증거가 있었지만 임상적 효험은 결정적으로 드러나지 않았으며……유전자 치료의 모든 기본적인 측면에서 중요한 문제는 그대로 남아 있다"라고 말했다. 그렇다면 뭐가 잘못된 것이란 말인가? 이 내부조사가 있기 3개월 전 유전자 치료의 신뢰성은 「뉴잉글랜드 의학 저널」의 같은 호에 실린 두 편의 논문으로 타격을 받았다. 이 두 논문 모두 유전자 치료가 제 역할을 하지 못하고 있다고 결론지었다.

첫 번째 논문은 낭포성섬유증에 걸린 12명의 아이에게 유전자 치료를 하고 난 후 그 결과가 어떠했는지 기술했다. 낭포성섬유증의 결함 유전자는 기도 안쪽의 세포에서 비정상적인 단백질을 만들어낸다. 이에 따라 끈적거리는 점액이 만들어져, 흉부감염증이 유발되고 폐에도 회복할 수 없을 정도로 큰 손상을 입힌다. 이 유전적 이상을 고치기 위해서는 한 명, 한 명의 아이들을 대상으로 코 안에 용액을 점적點滴 주입해야 했다. 이 용액에는 물론 정상 유전자를 포함하는 수백만 개의 '변형'된 바이러스가 들어 있었다. 기대에 따르자면, 이 바이러스들이 기도의 세포 안에 침투해 이상 유전자를 정상 유전자로 바꾸어놓아야 했다.

두 번째 논문은 12명의 근육이영양증 소아 환자에 대한 유전자 치료를 기술해놓았다. 근육이영양증에서는 결함 유전자가 비정상적인 근육단백질을 생산해, 환자는 4세 이후로 점점 약해진다. 10세에 이르면, 대부분이 휠체어에 의지하여 생활할 수밖에 없다. 이 연구에서 12명의 아이는 정상 유전자가 들어 있는 원시근육세포를 한쪽 팔의 근육에 직접 주사받았다.

두 실험 모두 효과가 없었다. 첫 번째 실험에서는 코에서 추출한 세포로부터 12명의 아이 가운데 오직 한 명만 정상 유전자의 전달이 이루어졌다는 증거를 찾아냈을 뿐이었다. 그러나 그것도 사실 미미한 양이었고, 오래 가지 않았으며, 근본적인 결함을 고치기에는 턱없이 불충분했다. 근육이영양증에 걸린 12명의 아이에 대해 말하자면, "주사를 맞은 소아 환자 가운데 근육의 힘이 나아진 경우는 하나도 없었다."

시카고 대학교의 제프리 레이든 박사는 이 두 가지 실험에 관한 부수적인 논설에서 그 결과가 '성공적인 유전자 치료'라는 목적에 얼마나 멀리 벗어나 있는지 얘기했다. 유전자 치료가 성공적이기 위해서는 두 가지 조건이 요구되었다. "유전자 전달이 이루어지고, [손상된] 조직 전반의 수많은 세포에서 적합한 유전자가 장기간 발현되어야 한다."

성공에 가로놓인 주된 장애요소는 '매개체'인 것처럼 보일 수 있었다. 바이러스는 정상 유전자를 비정상적인 세포 안으로 집어넣는 데 그다지 뛰어나지 않았다. 하지만 문제는 사실 훨씬 더 심각했다. 유전자 치료의 논리는 세포 안에 있는 약 10만 개의 유전자가 서로에 대해 개별적으로 기능한다고 전제하고 있었다(인간유전체사업에 의해 인간의 유전자는 예상했던 10만 개보다 적은 3만 5천~4만 개 가량인 것으로 밝혀졌다—옮긴이). 그러므로 잘못된 유전자는 차 부품을 갈아 끼우는 식으로 쉽게 대체할 수 있다는 것이었다. 하지만 알아두어야 할 것은 단백질 정보를 담고 있는 모든 유전자에 대해 그 기능을 조절하는 다른 유전자가 있고, 또 다른 유전자가 이 조절 유전자를 조절한다는 사실이다.

따라서 유전체는 오케스트라에 비유될 수 있다. 이 오케스트라는 조화를 이루며 수많은 음을 만들어내 바라던 효과를 얻는다. 누구든 단 하나의 음표를 바꿔 형편없는 베토벤 교향곡 연주를 고칠 수 있다고 생각하지는 않을 것이다. 이와 마찬가지로 관련된 모든 조절 유전자를 놔두고 정상 유전자만을 삽입하여 낭포성섬유증을 고칠 수 있다고 생각할 수는 없으리라. 유전자 치료 실험은 과학적으로 매우 독창적이었을지 모르지만, 어쩔 수 없이 실패를 예정하고 있었다.

유전자 치료 연구자들은 국립보건원의 보고서에 대해 의연한 태도를 취했다. 그들은 유전자 치료의 잠재적 가능성이, 시어도어 프리드먼이 지적했듯이 '크게 과장되었다'는 것을 인정했다. "임상적 성공에 대한 희망은 사실에 직면해 희미해졌다.……우리 모두는 비현실적인 장밋빛으로…… 지킬 수 없는 약속과 함께……진보를 표현했다." 하지만 이것은 아직 초기에 불과하지 않은가. "유전자 치료는 실패하지 않았다. 단지 약속을 실현하기에는 아직 너무 이르다는 것뿐이다."

그럴지도 모른다. 하지만 국립보건원의 내부조사가 있은 지 5개월이 안 되어 「네이처」지는 '혁신적인 유전자 치료 실험과 관련하여 끊임없이 계속되었던 제안서의 물결은 고갈되었다'라고 보고했다. 당분간 유전자 치료에 대한 현실적인 제안서들은 무한정으로 연기되었다. 런던 대학교 분자세포생물학 교수 조지 딕슨은 이렇게 말했다. "과학적 진보에 걸리는 시간은 매우 길다.……어떤 것이 실현되기까지는 10년에서 15년의 시간이 걸린다."

5. 결론

신 유전학은 각각의 성격은 뚜렷하지만 서로 겹쳐지는 세 가지 영역, 즉 유전공학, 유전자 선별, 유전자 치료로 이루어져 있다. 이 세 가지 신 유전학의 영역은 한동안 의학의 지적 추진력이 되었고, 근본적인 문제들에 대해 완전히 독창적이며 뛰어난 해답을 가져다주었다. 하지만 모든 열정과 흥분, 연구에 들인 수백만 시간과 수만 편의 논문, 신문에 실린 엄청나게 많은 기사에도 불구하고 실제적인 이익은 거의 찾아볼 수 없었다.

유전공학은 약제제조 방법으로는 너무 비쌌다. 이 약물들은 인슐린처럼 이미 보급되어 있거나 치료효과가 미미한 것으로 드러났다. 유전자 선별은 흔한 유전병의 예방에 거의 아무런 영향도 주지 못했고, 유전자 치료는 아예 효과가 없었다. 하지만 이게 다가 아니다. 신 유전학으로 향해 있던 또 다른 몇 가지 기대도 무너졌다. 이 가운데는 장기이식을 위한 돼지의 유전자 변형이 대표적이라고 하겠다.

신 유전학은 실패한 목표의 긴 목록처럼 보이기 시작한다. 이것은 대단히 충격적이다. 이미 지적했듯이 사실상의 모든 의사들과 상당수의 대중들은 신 유전학을 지난 15년간 이루어진 위대한 과학의 성공 스토리라고 인식하고 있기 때문이다. 이들은 또한 신 유전학이 황금빛 미래로 들어가는 열쇠이며 그때는 현재 미지로 남아 있는 모든 것이 백일하에 드러날 것이라고 믿고 있는 것이다.

신 유전학에 대한 인식과 그 현실적 성취 사이에 존재하는 이런 괴리는 의학의 현 상황을 분석하는 데 지극히 중요하다. "왜 신 유전학의 무한한 가능성에 대한 믿음이 널리 퍼진 것일까?" 아니면 반대로 물어보자. "왜 신 유전학은 실패한 것일까?"

먼저, 왜 신 유전학의 무한한 가능성에 대한 믿음이 널리 퍼진 것일까? 신 유전학은 정확히 제때에 등장해 1970년대 말 낙관주의 시대의 종말이 남긴 지적 공백상태를 메웠다. 다음으로, 신 유전학은 진지한 과학이었다. 1950년대와 1960년대 수많은 신약을 만들어낸 의약화학의 무작위적 방법보다 훨씬 더 진지했다. 그렇게 진지했기 때문에, 신 유전학이 관련 유전자를 정확히 찾아내 흔한 질환의 '궁극적 원인'을 밝혀내리라 기대하는 것도 어찌 보면 당연한 일이었다. 그리고 신 유전학의 가능성은 유례가 없을 정도로 엄청나게 과장되었다.

상업적인 측면에서 보자면, 로버트 스완손 같은 생물공학의 개척자들은 처음에는 아이디어를 팔았을 뿐이다. 그 아이디어에 따르면, 복잡한 기술로 박테리아에 유전자를 삽입하고 이런 방법으로 약제를 만들면 성인 암이나 다발성경화증 같은 불치병을 고치는 데 대단한 효과가 있으리라는 것이었다. 투자자들의 수십 억 달러가 걸려 있었기 때문에 그들에게는 그런 가능성을 떠벌릴 만한 충분한 동기가 있었다.

이런 과장을 낳은 또 다른 근원은 1980년대의 논쟁에서 찾아볼 수 있다. 이 논쟁은 인간의 배아실험 금지에 관한 것이었다. 이 때문에 해묵은 그러나 언제나 재미있는 양쪽의 충돌이 다시 일어났다. 한쪽은 이런 실험을 지지하는 과학자들이었다. 그들은 그것이 세계를 더 나은 곳으로 만드는 일이라고 생각했다. 다른 한쪽은 전통적인 반대세력으로 교회와 도덕가들이었다.

과학자들은 인간배아 실험이 유전병의 예방과 치료에 꼭 필요한 일이며, 금지법은 "미래 세대를 '고칠 수 있는' 4천 가지 유전병의 고통 속으로 몰아넣는" 일이라고 주장했다. 「인디펜던트 Independent」지는 사설에서 가장 극악한 비인도주의는 '(그러한) 연구를 막는 것'이라고 주장했다. 이 사설은 그런 실험이 '염색체와 유전자의 심각한 결함을 고치는' 데 도움이 되리라는 보편적인 견해를 되풀이하고 있었다.

인간의 배아가 수많은 DNA로 이루어진 세포덩어리에 불과할 때 행해지는 인간배아 실험은 어쨌든 유전병의 예방이나 치료와 관련되어 있는 게 명백한 것처럼 보인다. 하지만 사실은 그렇지 않다. 유전적 결함은 확실히 배아성장의 초기단계부터 존재할지 모르지만, 인간의 배아 자체는 그런 조사와는 거리가 멀었다. "현재로서는 납득할 만한 진지한 조사제안서가 기근이라는 게 문제다."「네이처」지의 논설위원 존 매덕스가 얘기했다. 그는 계속하여 과학자들에게 배아실험을 옹호하는 운동의 일부로서 외부에 발표할 만한 제안서를 제출하라고 독려했다. 그러나 발표할 만한 제안서는 하나도 없었다. 10년이 지나도록 그런 연구가 선전하는 수많은 이익은 하나도 실현된 게 없었다.

신 유전학의 잠재적 가능성에 대한 이런 옹호는 매우 커다란 설득력이 있었다. 대중의 상상력 속에서 DNA는 인간 생물학 전반을 이해하는 열쇠라는 평판을 얻었다. 그것은 우리가 누구인지 결정하는 인간의 책, 사전, 지도, 청사진이었다. 그렇다면 논리적으로 신 유전학은 이 '청사진'에 대한 이해를 제공함으로써 우리의 정신과 육체를 향상시키고, 우리를 더욱 뛰어나고 더욱 건강한 사람들로 만들 수 있었다. 당연히 분자생물학자들로서는 그들의 작업에 대한 이런 견해를 보호할 필요가 있었다. 그것이 그들이 연구기금을 타낼 수 있는 더할 나위 없는 보증서였기 때문이다.

이제 우리의 관심을 신 유전학의 약속과 현실 간에 존재하는 깊은 괴리의 다른 쪽으로 돌려야 할 때다. 왜 신 유전학이 그토록 이상하게 실패할 수밖에 없었는지 살펴보자. 신 유전학의 의학적 적용범위와 관련하여 첫 번째 분명한 제약은 유전현상이 인간의 질병에 특별히 중요한 요인이 아니라는 것이다. 이것은 놀라운 일이 아니다. 인간은 하나의 종으로서 성공적이었다(많은 사람들은 대단히 성공적이었다고 말할 것이다). 자연선택이 수백만 년간 부적격자를 제거하지 않았다면, 그런 일은 일어나지 않았을 것이다.

결과적으로 흔한 유전병은 오로지 소수밖에 남지 않았고, 그마저도 사실은 흔하지 않은 것이다. 게다가 암 같은 성인병에서 유전현상의 영향은 극히 얼마 안 되는 환자에게로 국한된다. 나머지 사람들에게는 그것이 몇 가지 요인 가운데 하나일 뿐이다. 그 중 가장 중요한 요인은 노화다. 노화는 일상생활에서 맞닥뜨리는 삶의 실상이고, 이에 대해 우리가 할 수 있는 일은 거의 없다.

신 유전학이 기대에 미치지 못한 채 실패로 끝나고 만 두 번째 중요한 이유는 유전자가 생각했던 것보다 무한히 복잡하고 파악하기가 무척 어렵다는 것이었다. 겸상적혈구빈혈증의 유전적 해명에는 매력적이고 우아한 단순성이 있었다. 뉴클레오티드 삼중배열 하나에 생긴 결함 때문에 헤모글로빈 단백질에 '틀린' 아미노산이 삽입되어 적혈구의 생리화학적 특성이 변화되고, 그래서 백혈구는 '겸상'이 된다는 것이다. 1980년대 초기에는 유전현상이 이런 명확한 법칙에 의해 이해될 수 있는 것처럼 보였다. 확실히, 모든 질환이 겸상적혈구빈혈증과 유사했다면, 모든 것이 곧바로 해결되었을 것이다.

하지만 이제 우리는 그보다 많은 것을 알고 있다. 겸상적혈구빈혈증은 유전적 결함의 단순한 성격 면에서 사실상 유일한 것으로 밝혀졌다. 유전자의 반응은 엄격한 규칙에 의해 결정되지 않으며, 더 모호하고 종잡을 수 없으며 모순적이고 예측할 수 없다. 핵심적인 개념으로서, 유전자가 뉴클레오티드의 삼중배열이라는 형태 속에 단백질을 구성하는 아미노산 서열 정보를 담고 있다는 생각은 여러 면에서 부적절하다는 게 드러났다. 첫 번째는 '언어'적인 면이다. 뉴클레오티드 삼중배열은 다른 상황에서는 다른 의미를 지닌다. 하버드 대학교의 생물학자 리처드 르원틴Richard Lewontin은 다음과 같이 설명했다.

DNA 메시지로부터 어떤 우연한 정보를 알아내기는 무척 어렵다. 같은 '단어' [뉴클레오티드]라도 어떤 복잡한 언어에서처럼 다른 문맥에서는 다른 의미를 지니고, 어떤 주어진 문맥에서 다양한 역할을 하기 때문이다. 영어에서 행동을 요구할 때 'do'만큼 강력한 단어는 없다. "Do it now!" 하지만 대부분의 문맥에서 'do'는 'I do not know'(여기서 do는 물론 조동사이다—옮긴이)에서처럼 [아무 의미도 없다].

그러나 이 'do'는 아무 의미도 없는 반면, 분명히 문장의 요소로서 언어적 기능을 하고 있다. GTA AGT 같은 암호 서열은 세포에 의해 읽혀져 때로 아미노산인 발린과 세린을 삽입하라는 지시가 되지만, 어떤 때는 유전정보를 자르고 편집할 위치를 가리키기도 한다. 또 어떤 때는 'I do not know'의 'do'처럼 단순히 간격을 두라는 지시가 되기도 한다. 다른 유전정보 부분들 사이에 거리를 두기 위해서다. 불행히도 우리는 세포가 가능한 해석 사이에서 어떤 결정을 내릴지 알지 못한다.[4]

그리고 뉴클레오티드 삼중배열이 무엇을 의미하는지 알 수 없는 것처럼 우리는 뉴클레오티드에서 돌연변이의 중요성이 어떤 것인지도 알지 못한다. 겸상적혈구빈혈증에서는 뉴클레오티드 서열에 있는 하나의 결함(GTG 대신 GAG) 때문에 헤모글로빈 단백질에 '잘못된' 아미노산(글루타민산 대신 발린)이 삽입되어 적혈구가 겸상이 된다. 하지만 낭포성섬유증에서는 2백 개 이상의 뉴클레오티드 돌연변이가 그런 질환을 일으킬 수 있는 것으로 확인되었고, 이 2백 개 이상의 돌연변이는 그런 점에서 별 차이가 없었다. 게다가 동일한 돌연변이가 동일한 질환을 일으킨다고 확신할 수도 없었다.

그것은 동일한 돌연변이 유전자를 갖는 두 자매의 예에서 잘 드러난다. 이 돌연변이 유전자는 '빛에 민감한' 망막의 로돕신 단백질에 이상을 일으키고, 이에 따라 망막세포변성증(retinitis pigmentosa, 눈의 뒤쪽에 있는 망막

세포가 점차적으로 파괴되는 질환)이 유발된다. 동생은 실제로 장님이 되었다. 누나의 로돕신 유전자도 동생과 똑같은 돌연변이를 포함하고 있었는데, 누나의 시력은 좋았고, 따라서 야간 트럭 운전수 일을 그만둘 필요도 없었다. 그리하여 엄청난 노력을 들인 뒤 마침내 망막세포변성증의 '궁극적인 유전적 원인'이 하나의 특정한 유전자에 존재하는 하나의 특정한 결함으로 밝혀진 순간, 이 '궁극적인 유전적 원인'이 병을 일으키지 않을 수도 있다는 게 분명해진 것이다.

유전자 기능의 메커니즘에 대한 통상적인 이해방식으로는 설명될 수 없지만, 이런 예기치 못한 복잡성은 풍부하게 존재한다. 이것은 우리를 불가해한 복잡성의 세계로 이끈다. 여기서는 동일한 유전병이 몇몇 유전자의 각기 다른 돌연변이에 의해 일어나는 반면, 몇 가지 서로 다른 유전병은 단 하나의 돌연변이 유전자에 의해 일어난다. 이런 예들은 매혹적이기는 하지만 끝없는 좌절로 가득한 신 유전학의 성격을 잘 보여주고 있다.

물론 신 유전학이 지금 1970년의 구 유전학Old Genetics과 같은 상황에 놓여 있다고 주장할 수도 있다. 그때는 유전자 기능의 메커니즘이 규명된 이후 대부분의 분자생물학자들이 과학적 이해의 한계에 다다랐다고 느끼고 있던 때였다. 인간유전체사업의 완료에 따라 미래에 찾아올 기술적 진보가 유전자 선별과 유전자 치료를 완벽하게 실현 가능한 것으로 만들어줄 수 있을까? 그럴 수도 있을 것이다.

하지만 신 유전학의 이 두 가지 실제적 적용은 유전자의 본질과 관련하여 너무나 단순한 개념에 의존한다. 그것은 오로지 한 방향으로 향한 정보의 흐름으로, DNA가 RNA를 만들고 RNA가 단백질을 만든다는 것이다. 그러나 DNA가 '우두머리 분자master molecule로서, 만물의 청사진이다'라는 설명은 생동감이 넘치지만, 유전자 자체는 세포 전체의 맥락 안에서 다른 유전자와 상호 작용하지 않는 한 아무것도 할 수 없다.

왕립학회 회원이자 버밍엄 대학교의 명예교수인 필립 겔Phillip Gell은 이렇게 말했다. "문제의 핵심은 우리가 인과의 사슬을 다루는 게 아니라 거미줄 같은 시스템을 다루고 있다는 사실이다. 거미줄의 한 지점이 요동치면, 모든 줄의 장력이 변화되어 거미줄이 쳐져 있는 검은딸기나무 가지에 전해지는 것이다. 우리의 지식에 존재하는 간극에는 다리가 놓여 있지 않을 뿐 아니라 원칙적으로 놓여질 수도 없다. 우리의 무지는 피할 수 없는 운명으로 남아 있다."

2 사회이론의 유혹

1. 발단

이미 얘기했듯이, 신 유전학과 사회이론 사이에는 눈길을 끄는 친밀성이 있다. 이 둘은 질환의 원인을 설명하기 위해 노력하면서, 우리로 하여금 인간의 성장에 미치는 본성(유전자)과 양육(환경)의 개별적인 영향에 주의를 돌리게 한다. 하지만 이런 상보성의 호소력은 우리를 잘못된 길로 인도할 수 있다.

결핵의 사례를 보자. 19세기 중반에는 결핵의 원인으로 두 가지를 꼽았다. 하나는 일련의 '체질적 요인'(오늘날 '유전자'로 이해될 수 있는 것)이었다. 이로써 결핵이 가계에 따르는 경향을 설명할 수 있었다. 다른 하나는 불결한 장소에서 흘러나오는 '나쁜 공기'였다. 로베르트 코흐가 현미경을 들여다보며 결핵 환자의 폐에서 얻은 결핵균을 관찰하고 나서야, 이 두 가지 원인이 부차적인 것임이 밝혀졌다.

결핵의 진정한 병인은 하나의 특정한 미생물이었다. 우리는 앞장에서 본성(유전자)이 어떻게 마침내 대처 가능한 병인이 될 수 없는지를 보았다. 이제는 관심을 양육으로 돌려보자. '나쁜 공기 이론'은 많은 질환을 사회적 요인에 두고 있다.

사회이론의 크나큰 호소력은 그것이 질환에 대한 설명을 제공해줄 뿐 아니라 질환을 예방하는 길을 열어준다는 데 있다. 누구나 알겠지만, 예방은 치료보다 낫다. 1950년대 이후 흡연의 사례는 질환의 문제와 관련하여 치료혁명의 접근방식과는 완전히 다른 접근방식을 약속했다. 사람들이 담배를 끊으면, 그다지 성공적이지 못한 치료를 할 필요조차 없었다. 이와 비슷하게, 사람들이 왜 병에 걸리는지 알고 비슷한 방식으로 그런 병을 예방할 수 있다면, 대부분의 약물이나 치료법이 더 이상 필요 없을 것이다.

문제는 1970년대 중반까지 아무도 다른 병인들로 어떤 것이 있는지 알지 못했다는 것이다. 그런데 갑자기 이런 무지가 한꺼번에 사라진 듯했다. 증대되는 확실성과 함께, 병인은 단순히 사람들의 생활 속에 있다는 것이었다. 중풍이나 심상마비는 말할 것도 없고 대부분의 암도, 사람들이 사회적 습관만 바꾼다면 예방할 수 있는 것이 되었다. 이것은 금연으로 폐암을 예방할 수 있는 것과 정확히 똑같은 식이었다. 사회이론이 약속한 비전은 인간적일 뿐 아니라 의학적이기도 했다.

19세기에는 위생개혁이 대대적으로 일어났다. 토목공학이 깨끗한 물을 공급함으로써 콜레라 같은 물과 관련된 감염증을 사라지게 했던 것이다. 이제는 사회공학이 사람들에게 건강한 생활방식을 독려함으로써 똑같이 이로운 영향을 낳을 것이었다.

사회이론은 그 목표나 범위에서 대단히 예외적이었다. 1960년대 말 영국 의학협회에서 '의사의 명령'이라는 제목으로 발간한 소책자는 독자들에게 흡연의 위험과 '분별 있는 균형 식단'의 장점에 대해 충고하고, 특히 비만을 피하라고 얘기하고 있었다. 또한 그 소책자는 간에 손상을 줄 수 있으니 하루에 포도주 한 병(또는 그에 상당하는 다른 알코올) 이상을 마시지 말라고 경고하고 있었다. 그때는 그게 전부였다.

하지만 1990년대에 이르면, 이 분별 있는, 더욱이 명백한 충고는 생활의 모든 면을 아우르게 된다. 이제 흡연가는 자기 자신뿐만 아니라 죄 없는 옆사람들에게까지 피해를 준다. 이들은 '본의 아니게' 폐암과 심장질환의 위험에 노출되는 것이다. 알코올에 대한 의학적 조언은 무척 확대되어, 이제는 모든 사람이 하루에 포도주 세 잔 이상을 마시지 말라는 충고를 받는다. 이 정도라면 조금이나마 즐거워질 만한 양도 못 된다. 다른 예기치 못한 위험도 수십 가지나 발견되었다.

1997년 한 해에만도 실리콘 유방삽입물과 관절염을, 컴퓨터스크린과 기억상실을, 휴대전화와 뇌종양을 연관시킨 보고서가 나왔다. 하지만 1960년대와 다른 가장 놀랄 만한 변화는, '분별 있는 균형 식단'에 대한 충고가, 중풍, 심장질환, 암처럼 사람들을 죽음으로 이끄는 특정한 병이 그들이 먹는 특정한 음식 때문이라는 주장으로 둔갑했다는 것이다. 소금의 과다섭취는 혈압을 높이고, 이 때문에 중풍으로 인한 마비 또는 사망이 야기된다. 또 유제품과 고기의 포화 '지방'은 동맥에 쌓여 심장마비로 인한 때 이른 죽음을 일으킨다. 이것은 유방과 장의 암을 포함하여 많은 흔한 암의 발병과도 '관련'이 있다는 것이다. 이런 식이다.

최근까지 전혀 알려지지 않았던 음식의 이런 잠재적 치명성 때문에, 보건성은 1994년 8월 매우 상세한 가이드라인을 발표했다. 매주 먹던 고기의 평균량을 반으로 줄여야 할 뿐 아니라 한 주 '평균' 3개의 샌드위치를 2개로 줄이고, '비스킷은 하루에 3~4개가 아니라 1~2개를 먹어야 하며', 한 주당 초콜릿 바의 4분의 3 이상을 먹어서는 안 된다는 것이었다.

뭔가가 잘못되어 가고 있는 게 분명했다. 상식은 분별 있게 먹고, 규칙적으로 운동을 하고, 담배를 끊은 사람들이 그러지 않는 사람들보다 건강하고 육체적 질병에 걸릴 확률이 낮다는 것이다. 사회이론은 이런 상식의 한계를 넘어섰다. 아니 그보다는 오히려 이런 상식으로부터 잘못된 추론을 통해 대부분의 흔한 질병이 '건강하지 못한' 생활방식에서 비롯된다고 주장하는 것이다.

모든 관련 증거를 상세하게 평가하는 것은 불가능하다. 하지만 그 역사적 전개를 조사하여 합리적인 판단을 내리는 것은 가능할 것이다. 이를 위해서는 먼저 1976년으로 되돌아가야 한다. 그때는 버밍엄 대학교의 사회의학 교수 토머스 맥케온Thomas McKeown이 당시의 지배적인 견해에 대해 공격을 개시한 때였다. 당시의 보편적인 견해는 보건과 관련하여 이전 100년 동안 일어난 커다란 개선은 의학으로부터 비롯되었다는 생각이었다. 맥케온은 그러한 견해에 반대했다.

그의 주장에 따르면, 의사들이 새로운 질환의 궁전에 현대의 약제와 기술

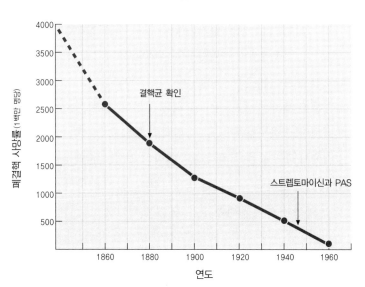

호흡기 결핵: 연간 평균 사망률(1901년 인구 표준: 잉글랜드와 웨일스)

(인용: Thomas McKeown, *THe Role of Medicine*, Oxford, 1979)

을 들여놓고 자랑스러움을 느낄지 모르지만, 그들은 태아와 산모의 사망률을 줄이고 평균 수명을 늘리는 데 사소한 역할밖에 하지 못했다고 했다. 이런 발전은 좀더 쉽게 사회적 변화로 그 원인을 돌릴 수 있다는 것이었다. 그는 이렇게 말했다. "의학과 의료업은 잘못된 길을 가고 있다. 건강의 지배적 결정인자인 외부영향과 개인적 행동에 무관심하기 때문이다."

맥케온의 주장의 핵심은 하나의 그래프(391쪽을 볼 것)를 통해 한눈에 살펴볼 수 있다. 이 그래프는 잉글랜드와 웨일스의 폐결핵 환자 사망률을 보여주고 있다. 사망자는 1838년 인구 1백만 명당 4천 명을 정점으로 1945년에는 1백만 명당 350명으로 떨어졌다. 이때는 스트렙토마이신과 PAS가 도입된 때다. 그 다음 1960년에는 거의 0으로 떨어졌다. 이 그래프에 따르면, 폐결핵 사망률 하락의 92%를 '사회적 요인'으로 돌릴 수 있다. 오로지 8%만이 20세기 의학의 위대한 기적, 즉 항생물질 덕분이다.

이로부터 맥케온은 '의학적 개입은 질병의 예방과 보건에 상대적으로 적은 기여를 하는 것으로 생각할 수 있다'라고 결론지었다. 그는 사회적 요인이 주된 원인이라는 '직접적인 증거는 없다'라는 것을 인정했다. 그럼에도 더 나은 영양, 개선된 위생과 주거환경(특히 과밀수용의 감소)이 결핵의 급격한 감소를 설명할 수 있는 것처럼 보였다.

이와 비슷한 견해가 전에도 표명된 적이 있었다. 맥케온도 그의 관찰을 단순히 과거에만 국한시켰다면, 별 영향력이 없었을 것이다. 하지만 그는 결핵의 감소에서 항생물질이 차지하는 미미한 역할의 사례로부터 1970년대 당시의 의학적 문제에 동일하게 적용시킬 수 있는 하나의 원리를 이끌어냈다. 그는 이를 통해 영향력을 얻을 수 있게 되었다.

사실 그의 얘기는 다른 사람들이 듣고 싶어하던 메시지였다. 정치가와 정책 입안자들은 현대의학의 치솟는 비용에 대해 걱정하고 있던 터라 이 버밍엄 대학교 교수의 주장에 강한 인상을 받았다. 맥케온은 병원 중심의 의료업에 대한 치중은 잘못된 것이며 '예방'으로 무게중심을 옮겨가야 한다고 주장했다. 그러면 공공의료 서비스는 더욱 효과적일 뿐 아니라 비용이 더 적게 들 것이라는 얘기였다. 맥케온이 이끌어낸 비교는 확실히 설득력이 있었다.

그는 예방할 수 있는 질환의 범주는 크게 두 가지가 있다고 했다. 하나는 '가난의 질병'이었다. 여기에는 결핵 같은 감염증이 포함되었다. 다른 하나는 '풍요의 질병'으로 지금은 번영과 성장으로 더 흔한 것이 되었다. 암이나 중풍, 심장질환이 여기에 포함되었다. 사회가 부유해지면서 가난의 질병이 드물어지는 것처럼, 풍요의 질병도 한층 더 엄격하고 금욕적인 생활방식을 적용한다면 감소될 것이라고 했다.

"풍요와 관련된 질병은 개인적 행위양태에 의해 결정된다. 예컨대 양질의 음식은 19세기 초부터 폭넓게 보급되었다.……앉아서 하는 생활은 기계화된 이동수단의 도입으로 시작되었고, 대규모적 흡연은 최근 몇십 년 사이에 일어났다."

거의 즉각적으로 잇달아 일어난 몇 가지 상황의 전개가 맥케온이 옳다는 것을 강력하게 시사했다. 다음 해 1977년 미국 정부의 보건부 차관은 의회 소위원회에서 이렇게 말했다. "우리가 소비하는 음식의 양과 종류가, 암, 순환계 질환(심장질환과 중풍) 그리고 다른 만성적 장애와 관련된 주된 요인이라는 게 일반적인 견해입니다."

이 '일반적인 견해'에 따라 대통령 후보였던 상원의원 조지 맥거번은 「미국을 위한 식사 목표」라는 보고서를 작성했는데, 이 보고서는 고기와 유제품의 소비를 상당량 줄여야 한다고 말하고 있었다.

뒤이어 오스틴 브래드퍼드 힐의 전 동료이자 당시 옥스퍼드 의과대학의 교수였던 리처드 돌 경이 그의 권위로 이를 뒷받침했다. 그는 관련 증거의 광범위한 검토 뒤 흡연을 제외하면 모든 암의 70%가 서유럽 사회의 식품 소비패턴 때문에 비롯된다는 것을 발견했다. 또 있었다. 일리노이즈 대학교의 새뮤얼 엡스타인 교수는 1980년 「네이처」 지에서 20% 이상의 암이 공기와 물에 있는 화학적 오염물질의 미세한 양에 의해 발병하고, 따라서 이론적으로 예방할 수 있는 것이라고 주장했다.

또한 단지 풍요의 질병만이 문제인 것은 아니었다. 역시 1980년에 왕립 내과의사협회 회장 더글러스 블랙 경이 복지상태가 향상됨에도 가난은 여전히 대처해야 할 중요한 병인으로 남아 있다고 보고했다. 그에 따르면, 영국에서 한 해에 놀랍게도 7만 5천 명이 가난 때문에 죽는다는 것이었다.

그리하여 맥케온이 사회이론을 발표한 지 4년도 채 안 되어 그가 정말로 옳다는 것이 증명된 듯했다. 이런 '사회적 요인'에 관심을 돌린다면, 매년 죽어가는 사람들 가운데서 더 많은 사망을 막을 수 있을 것 같았다.

이런 질환의 사회이론이 이전의 30년으로부터 벗어난 급진적인 일탈이었다는 것은 아무리 강조해도 충분하지가 않다. 이전 30년간의 진보는 힘든 승리였다. 예컨대 백혈병의 치료법을 찾는 데는 거의 25년의 세월이 필요했다. 많은 분야의 과학적 전문가들이 참여하고, 서로 다른 종류의 네 가지 항암제가 우연히 발견되면서 실현될 수 있었다. 하지만 이제 유명한 의사와 과학자들이 의학의 미래는 완전히 다른 방향으로 진행될 것이라고 주장하고 있다. 사람들에게 식단을 바꾸게 하고, 오염을 막고, 가난을 근절한다면, 많은 질환이 태양 아래의 눈처럼 사라져버리게 된다는 것이었다.

정말 그렇게 간단할 수 있을까? 그렇다면 전에는 왜 이런 식으로 질환의 문제를 해결할 수 있다고 생각하지 못한 걸까? 만약 그랬다면 흔한 질환의 치료법을 발견하기 위한 많은 시간과 노력이 절약되었을 것이라는 게 그들의 얘기였다. 이런 흔한 질환은 현재 쉽게 예방할 수 있게 되지 않았는가?

이런 얘기는 너무나 환상적이라 사실처럼 들리지 않는다. 하지만 많은 뛰어난 관찰자들이 사회이론을 열정적으로 떠받들었다. 이것은 BBC의 1980

년도 리스 강연*에서 잘 드러난다. 젊은 변호사 이안 케네디가 강연을 맡았는데, 그 내용은 1년 뒤 『의학의 정체 폭로*The Unmasking of Medicine*』라는 책으로 출간되었다. 그는 이렇게 말했다.

"주요 감염증의 제거는 질병에 대한 의학의 승리에서 빛나는 증거 역할을 했다. 하지만 이 때문에 '신화'가 창조되는 불행한 결과를 가져왔다. 이 신화에서 의사들은 성전에 참여하여 질병이라는 적과 싸우는 십자군 전사로 묘사되었다.……성전의 비용은 더더욱 커질 것으로 예상되지만, 보건의 질은 나아지지 않을 것이다."

그의 주장에 따르면, 그보다는 '전체 프로젝트'를 '예방과 건강 증진' 쪽으로 돌려야 했다. 누가 그에 대해 반박할 것인가? 사실 이런 성전 이후 '공중보건'은 의학과 관계가 매우 소원해져 있었을 뿐 아니라 개심술과 신장이식술의 화려한 성공에 의해 주변으로 밀려나 있었다. 유일하게 중요한 성과라면 1950년 브래드퍼드 힐이 담배의 해독을 증명한 것 정도가 있었다. 하지만 이제 이 모든 것을 바꿀 기회가 왔다. 19세기 위생개혁가들의 빛나는 전통에 따라 예방적 조치가 무엇보다 우선해야 한다고 주장할 때가 된 것이었다.

이 '새로운' 공중보건 운동은 1980년부터 주저 없이 앞으로 나아갔다. 사람들에게 식품과 공기, 물에 잠복하고 있는 위험을 경고했고, 정부에 대해서는 질환의 원인으로 '가난'의 계속된 역할을 주장했다. 그것은 동적인 과정이었다. 해마다 일상생활의 예기치 않았던 위험의 증거가 속속 발견되었고, 한쪽에서 보건 정책을 담당하고 있는 사람들은 대중이 어떤 식으로 삶을 영위해야 하는지 조언해줄 필요가 있다고 느꼈다.

---

*Reith Lectures, 1948년부터 BBC에서 방송되어 오는 강연 프로그램이다. 주로 대중문화와 교양을 다룬다.―옮긴이

그렇다면 어디까지가 진실인가? 사회이론의 세 가지 주요 요소는 생활방식(특히 음식), 오염, 가난의 역할이다. 나는 대부분의 지면을 할애해 이 가운데 첫 번째로, 사회이론에서 큰 자리를 차지하는 심장질환에 대해 알아볼 것이다.

심장질환은 제2차 세계대전 후 발생 수가 증가하여, 감염성 질환의 감소에 따른 패러다임의 변화로 폐암, 소화궤양과 함께 의학의 새로운 도전으로 자리매김되었다. 그리고 폐암과 소화궤양이 각각 담배와 (뒤늦게) 헬리코박터균과 관련되어 있다는 사실이 밝혀지자, 풍요의 질병으로 심장질환만큼 강력한 것은 존재하지 않게 되었다.

'고지방'의 고기나 유제품에 탐닉하면, 동맥이 막혀 심장마비가 일어난다. 이 자명한 진실로 인해, 소금, 설탕, 식품첨가제 같은 서유럽 식단의 또 다른 요소도 똑같이 해로울 수 있다는 개념은 받아들이기가 훨씬 쉬워졌다.

여기서 몇 가지 일반적인 논점을 정리해둘 필요가 있다. 먼저 우리는 전례가 없는 독특한 사회의 시민이라는 것이다. 이 사회에서는 역사상 최초로 대부분의 사람들이 자연적인 수명을 충분히 누리다가 노화에 의해 결정된 여러 질환으로 사망한다. 따라서 '예방'(정말로 그런 게 가능하다면)으로부터 얻을 수 있는 이득은 대단한 것이 못 될 수도 있다.

다음으로, 인간이란 유기체는 혈압(중풍과 관련된), 콜레스테롤 수준(심장질환과 관련된) 같은 생리적 기능이, 소비되는 음식의 양이나 종류에 따라 폭넓게 변화하는 경우 생존할 수 없다. 이런 기능은 '내부환경milieu intérieur'에 의해 보호된다. 내부환경은 인체의 '항상적인 상태'를 유지하기 위한 다양한 피드백 메커니즘이다. 따라서 식품 소비패턴의 진정한 변화는 내부환경의 변화를 요구하고, 그리하여 관련된 여러 종류의 질환에 영향을 미쳐야 한다.

그 다음으로, 인간은 수백만 년간 이어진 진화의 최종적 산물로서 이런 현상적 적응성으로 인해 매우 성공적인 종이 될 수 있었다. 인간은 인도의 평원에서부터 북극의 빙원까지 놀랄 만큼 다양한 환경에서 삶을 영위하고 번영을 구가하고 있다. 다른 어떤 종도 이와 같은 능력을 가지고 있지 못하다. 따라서 몇 가지 이유 때문에 20세기 말엽에 와서 식품 소비패턴의 변화가 인간에게 치명적인 질환을 일으킨다고 생각하기는 어렵다는 것이다.

마지막으로, 사회이론의 증거는 무엇보다 통계적이다. 이런 통계는 흡연이 폐암을 일으키는 식으로 우리가 영위하는 생활과 소비하는 음식이 여러 질환을 일으킨다는 추론에 의존하고 있다. 이에 관한 논의가 진행되는 동안 우리는 오스틴 브래드퍼드 힐의 주장을 염두에 둘 필요가 있다. 그는 그런 통계적 추론은 내부적으로 수미일관되지 않으면 그 자체로는 아무 의미가 없다고 말했다.

즉, 어떤 환경적 요인과 질환(예컨대 담배와 폐암)을 연관시키기 위해 서로 다른 몇 가지 증거를 조사할 때, 이 모두가 똑같은 결론을 낳아야 한다는 것이다. 다른 말로 하자면, 지방과 심장질환의 연관성이 아무리 그럴 듯하다고 하더라도, 통계적 증거에서 단 하나의 실질적인 모순이 발견된다면 그 연관성의 토대는 사실상 허물어진다는 것이다.

이제 우리는 사회이론을 좀더 상세히 조사할 것이다. 하지만 그 전에 맥케온의 핵심적인 주장에 대해 언급해야 할 것이다. 그는 의학적 개입이 결핵의 감소를 낳은 게 아니라고 주장했다. 이런 주장은 그가 영향력을 얻는 데 매우 중요하게 작용했지만, 결국은 옳지 않은 것으로 드러났다.

결핵균은 폐의 기도에 침투하는 간단한 방법으로 스스로를 전파시킨다. 결핵균에 전염된 환자는 기침을 한다. 이에 따라 결핵 환자가 기침을 할 때마다 폐로부터 공기 중으로 분비물이 나오고, 여기에는 결핵균이 있기 마련이었다. 옆에 있던 사람이 이를 흡입하면 감염이 일어난다. 하지만 만약 결핵 환자를 요양소에 격리시키면 전파를 확실하게 막을 수 있다. 결핵 환자는 요양소에서 죽거나 브래드퍼드 힐처럼 스트렙토마이신이 도입되기 전에 쓰였던 허술한 방법으로 치유되기도 했다.

맥케온은 어쩌면 의도적이었을지도 모르지만, 이 점을 간과했다. 한 역사가는 이렇게 말했다.

맥케온은 틀린 주장을 했다. 아니면 1908년에 간행된 고전 『결핵의 예방』이 뛰어난 명석함을 통해 제시한 요점을 이해하지 못했다. 말하자면, 결핵 환자들을 구빈원의 진료소에 두는 것은 일반 대중들로부터 그들을 격리시켜 결핵의 전파를 막기 위해서였다는 것이다. 잉글랜드와 웨일스에서 이렇게 격리된 환자의 비율은 결핵의 점진적 감소율과 잘 들어맞는다.

생활수준이 나아지고 특히 과밀수용 문제가 해소되면서 거주환경이 좋아지자 결핵은 크게 줄어들었다. 하지만 '의학적 개입', 즉 객담을 검사하여 결핵 환자를 알아내고 이들을 요양소에 보내는 것도 매우 중요한 일이었다. 이것은 물론 '의학적 개입'에 대한 통상적인 견해는 아닐지 모른다. 하지만 이런 일은 의사들이 결핵의 전파를 막으려는 뚜렷한 의도로 행했기 때문에 틀림없는 의학적 개입이었다.[5]

맥케온의 주장이 의혹의 조그만 숨결에도 흔들릴 정도라면, 그가 주창한 사회이론도 이와 비슷한 정당한 회의에 타격을 입을 게 분명하다. 우리는 '심장질환의 증가와 감소'로 이야기를 시작할 것이다. 이 주제는 지난 50년 동안 전후 의학의 가장 가혹한 지적 논쟁을 낳았다. 하지만 용기를 가지시길. 이것은 해피 엔드로 끝나는 재미난 이야기다.

2. 심장질환의 증가와 감소

심장질환이라는 현대의 유행병은 1930년대에 갑작스럽게 시작되었다. 의사들은 이 질환의 중요성을 인식하지 않을 수 없었다. 초기의 희생자 가운데 그들의 동료가 많았기 때문이다. 건강해 보이는 중년의 내과의들이 분명한 이유도 없이 갑자기 쓰러져 숨을 거두었다. 10년 사이에 심장질환은 주말마다 의학 신문의 부고란에 등장하는 사망의 가장 흔한 원인이 되었다. 이 새로운 질환에도 분명 이름이 필요했다. 원인은 심장으로 이어진 동맥의 응혈(혈전)인 듯했다.

이런 동맥은 죽 같은 물질, 즉 죽종에 의해 좁아들어 있었는데, 죽종은 섬유물질과 지방의 한 종류인 콜레스테롤로 이루어져 있었다. 이 동맥은 '관상'동맥이라고 불렸다. 동맥이 심장근육에 산화된 혈액을 공급하기 위해 심장의 표면을 지날 때 그 윗부분에서 '관冠' 모양을 하고 있기 때문에 이런 이름이 붙었다. 따라서 이런 동맥이 혈전으로 막히는 증상은 '관상동맥혈전증'으로 불리게 되었다. 그리고 대중들에게는 '심장마비(발작)'라는 이름으로 더 잘 알려지게 되었다.

이 관상동맥질환의 새로운 출현은 1946년 하비협회*의 연설 때 왕실 내과의인 모리스 카시디 경Sir Maurice Cassidy이 집중적으로 언급했다. 그는 우선 심장질환으로 죽은 사람의 수가 10년간 10배나 증가했다는 것을 지적했고, 개인적인 임상적 경험을 통해 다음과 같은 사실을 확인했다고 말했다. "관상동맥혈전증이 과거보다 훨씬 더 널리 퍼져 있습니다. 20년 이상 된 나의 환자기록을 살펴본 뒤, 내가 몇몇 사례에서 이 병을 놓쳤다는 것을 깨달

---

*Harveian Society. 1928년 영국 런던에 설립된 의학연구 목적의 기관—옮긴이

았습니다. 지금으로서는 정확한 진단이 가능한 것처럼 보이는데도 그랬던 것입니다. 하지만 그런 환자는 무척 적었습니다."

그렇다면 건강하고 튼튼해 보이는 50~60대의 사람들이 왜 이런 식으로 갑자기 숨을 거두는 것일까? 어떤 이유 때문일까? 모리스 경은 의아했다. 관상동맥에 죽종이 있으면 심장마비가 생기기 쉽다는 것은 보편적인 사실이었고, 서유럽 사회의 노인들에게는 거의 틀림이 없는 사실이었다. 따라서 관상동맥혈전증이 과거에도 흔한 병이었다고 예상하는 게 당연했다. 하지만 그렇지 않았다.

이와는 반대로, 영국에서 환자가 가눌 수 없는 심한 흉통을 호소한 뒤 갑작스럽게 심장마비로 죽었다는 최초의 보고는 겨우 20년 전인 1925년에 있었다. "갑작스런 관상동맥혈전증과 관련하여, 매우 특징적인 증후군이 있었을지 모릅니다. 하지만 그것이 영국에서는 거의 주의를 끌지 못했고, 교과서에서도 관심을 사지 못했습니다." 모리스 경에게는 이 유행병의 열쇠는 응혈 또는 혈전에 있는 것 같았다. 하지만 무엇이 그것을 침전시키는지 몰랐다. 그는 '그 문제를 푸는 데 실패했습니다'라고 인정했다.

당시 '그 문제를 푸는 데' 흥미를 느낀 사람들 가운데는 안셀 키즈Ancel Keys도 있었다. 그는 미네소타 대학교 생리위생학 연구소의 소장으로 40세였다. 그는 전쟁 중 낙하산병들을 위한 고 칼로리의 배급식량을 만들어 유명해졌다. 그것은 K레이션K-Ration으로, 딱딱한 소시지, 바삭바삭한 비스킷, 초콜릿 덩어리, 막대기형 추잉검, 성냥과 담배 두 개비로 이루어져 있었다.

"나는 낙하산병들이 얼마나 많은 K레이션을 먹어치웠는지 모른다." 그는 회상했다. "하지만 더 좋은 음식이 제공되기 전까지 수천 개가 배급되었다는 건 틀림없다. 어떤 병사들은 몇 개월간 태평양 제도에서 K레이션만 먹고 지냈다. K레이션은 이제 끔찍한 음식과 동의어가 되었다."

키즈에게는 동기와 상상력이 있었다. 그는 전쟁이 끝나자 왜 많은 중년의 사람들이 심장마비로 죽는지 조사하기로 마음먹었다. 그가 특별히 과학적으로 관심을 갖고 있는 분야는 영양이었다. 따라서 그로서는 당연히 동맥의 죽종에 존재하는 콜레스테롤에 주의를 기울이게 되었다. 콜레스테롤의 주요한 공급원은 간이다. 간에서 혈액으로 콜레스테롤이 분비된다. 콜레스테롤은 세포막의 필수성분으로 기능할 뿐 아니라 많은 중요한 호르몬의 전구물질 역할을 한다. 여기에는 남성의 테스토스테론과 여성의 에스트로겐이 포함된다.

키즈는 계란이나 아보카도 같은 음식의 또 다른 콜레스테롤 공급원에 대해 숙고했다. 이런 것들이 다른 지방과 결합해 혈액의 콜레스테롤 수준을 끌어올리고, 동맥의 내벽에 침투해 심장마비와 관련이 있는 죽종을 형성할지도 몰랐다. 이렇게 생각한 사람이 그가 처음은 아니었다. 하지만 안셀 키즈는 그 뒤 열성적으로 여기에 매달려 그 생각을 자기 것으로 만들었다.

우선, 관상동맥혈전증의 소인素因에 대해 더 많은 것을 알 필요가 있었다. 키즈는 전향적 연구에 착수했다. 이 연구는 의사들을 대상으로 한 브래드퍼드 힐의 연구와 비슷한 것이었다. 그의 고향 미니애폴리스에서 거의 3백 명의 회사원이 이 연구에 참여했다. 키즈는 그들의 몸무게를 측정하고, 콜레스테롤 수준을 기록하고, 혈압을 쟀으며, 그들의 삶을 다음 25년 동안 추적했다. 이로부터 세 가지의 주된 '위험요인'으로 흡연, 높은 혈압, 높은 콜레스테롤 수준이 밝혀졌다. 이 모두가 관상동맥혈전증의 위험을 뚜렷하게 증가시켰다.

다음으로 그는 서로 다른 종류의 식사에 대해 조사했다. 이번에는 그 지역의 정신병원을 찾았다. 몇 년 동안 30명의 정신분열증 환자가 다양한 종류와 양의 지방이 포함된 다양한 식단을 제공받았다. 지방질 식품으로는 코코아버터, 옥수수 기름, 돼지고기 지방, 평지씨 기름 등이 있었다. 이로부터 혈액의 콜레스테롤 수준을 낮추는 게 가능하다는 사실이 밝혀졌다. 포화지방(고기, 우유, 유제품에 들어 있는)의 양을 줄이고, 고도불포화지방(야채 기름에 들어 있는)의 양을 높이면 되는 것이었다.

하지만 그건 쉬운 일이 아니었으며, 인체의 근본적인 변화를 필요로 하는 일이었다. 이미 지적했듯이 인간이라는 유기체는 생존을 위해 '내부환경'—생리적 기능(예컨대 혈중 콜레스테롤 수준)—이 '외부'의 사소한 변화에 영향받지 않도록 되어 있기 때문이다. 소비하는 음식의 종류나 양도 이런 사소한 변화에 속한다. 많은 피드백 메커니즘이 콜레스테롤 수준을 항상적인 상태로 유지하게 만든다. 음식에 지방의 양이 감소하면 간에서 콜레스테롤의 생산량을 증가시켜 이를 보상한다.

또 다른 문제도 있었다. 만약 높은 콜레스테롤 수준의 미네소타 주 회사원들이 더 많은 포화지방을 소비하기 때문에 '더 큰 위험'에 처해 있는 것이라면, 유행하는 심장질환에서 차지하는 지방 소비의 역할은 한층 더 명백했을 것이다. 하지만 사실은 그렇지 않았다. 식사 패턴은 콜레스테롤 수준이 높은 사람이나 낮은 사람이나 서로들 차이가 없었다.

그것은 수수께끼로 남아 있었다. 그러다가 거의 우연히 답을 찾을 수 있는 상황을 만나게 되었다. 그가 한 UN 위원회의 의장직을 맡기 위해 1951년 로마로 갔을 때 일어난 일이었다.

"회의에서는 모든 토론의 주제가 저개발 국가의 영양부족에 관한 것이었다. 내가 관상동맥질환의 식사 문제에 대해 말을 꺼냈을 때는 아무도 관심을 보이지 않았다."

그의 회상에 따르면, 예외가 단 한 명 있었다. 그는 나폴리 대학교의 생리학 교수로 그의 도시에서는 심장질환이 '아무런 문제도 되지 않는다'라고 얘기했다. 그는 이어 그것이 나폴리의 전형적인 식단과 관련이 있을 것이라고 지적했다. 그는 안셀 키즈에게 직접 나폴리로 와서 알아보라고 권했다.

당시 키즈는 안식년을 맞아 미네소타에서 하던 연구를 중단하고, 옥스퍼드에 와 있었다. 다음 해 1월 "추위와 형편없는 음식을 피해 남쪽의 이탈리아로 내려가고 싶다는 생각을 도저히 뿌리칠 수 없었다. 내 아내 마거릿〔혈액의 콜레스테롤 수준 측정을 전문적으로 하는 경험 많은 생화학자〕과 나는 힐먼(Hillman. 영국산 차 이름—옮긴이)에다 장비를 싣고 남쪽으로 향했다." 그들은 나폴리에 콜레스테롤 측정장비를 설치했다. 그들의 나폴리 친구들이 이웃에서 노동자들을 데리고 왔다. 그들의 콜레스테롤 수준은 미네소타에서 조사했던 회사원들보다 3분의 1 정도 낮았다. 나폴리인들의 식사에 대한 설명이 있어야 했다.

이것이 틀림없는 일반적인 그림이다. 일주일에 한두 번 소량의 지방질 없는 고기를 섭취하는 것이 그들의 습관이었다. 버터는 거의 생각조차 하지 않는 음식이었고, 어린아이들을 빼면 커피를 마실 때 외에는 우유를 마시지 않았다. '콜라지오네'(이탈리아에서 아침식사에 해당된다—옮긴이)는 보통 익힌 양상추나 시금치를 넣은 빵 반 덩이를 의미했다. 파스타는 매일 먹는데, 보통 빵을 (결코 푸짐하지 않게) 곁들인다. 칼로리의 4분의 1은 올리브 기름과 포도주에서 얻는다. 영양부족의 흔적은 보이지 않았으며, 노동계급의 여성들은 살이 쪘다.

나폴리의 체험은 키즈의 생활을 바꾸어놓았다. 다음의 몇 년간 그는 세계를 여행하며 많은 나라에서 식사와 심장질환의 관계를 조사했다. 이런 조사는 1956년에 정점을 이루었다. 그는 그 해 일본의 후쿠오카와 핀란드의 포요이스카랼라라는 지방을 찾았다. 일본인들은 저지방 식사를 즐기는 것으로 유명하다. 그들은 고기와 유제품을 거의 섭취하지 않고 생선과 절인음식을 많이 먹는다. 따라서 마거릿 키즈가 일본인 농부, 점원, 광부에서 채취한 혈액 표본을 분석했을 때, 오늘날이라면 충분히 예상할 수 있듯이 혈액의 콜레스테롤 수준이 상당히 낮았다.

그동안 그들과 함께 거기 와 있던 저명한 심장병 전문의 폴 화이트는 "2주 동안 큰 의과대학 병원과 지역병원, 개인의료원에서 관상동맥혈전증 사례를 찾아 돌아다녔다." 관상동맥질환의 전형적인 증상을 보이는 심장의 병리학적 표본은 한 일본인 내과의에게서 발견되었다. 치명적인 이 관상동맥질환은 그가 미국에서 의사로 30년간 일한 뒤 은퇴하고 나서 몇 달 지나지 않아 일어났다고 했다. 그 해 말 안셀 키즈는 그의 동료들과 함께 러시아와 국경을 접하고 있는 핀란드의 포요이스카럄라에 도착했다.

첫 번째 마을에는 진료소가 있었다. 병상에 6명의 남자 환자가 누워 있었다. 한 명은 젊은이로 곰에 물렸다. 두 번째는 폐암 환자였고, 세 번째 환자는 천식으로 헐떡이는 노인이었다. 다른 세 명의 환자는 관상동맥질환 때문에 입원해 있었다. 우리는 나중에 나무꾼 몇 명과 함께 삼림욕을 하기 위해 숲에 갔다. 하지만 삼림욕보다 더욱 흥미로운 것은 그 지역의 식습관을 보게 된 일이었다. 그 지역 사람들이 좋아하는 '삼림욕 후의' 간식은 지방으로 가득한 두툼한 치즈에, '양질의 핀란드산 버터'를 두껍게 바른 빵 조각이었다.[6]

콜레스테롤 수준과 심장질환 감수성 사이의 본질적인 차이는 인종적 현상으로서 핀란드인과 일본인 간의 유전적 차이에 기인한 것인지도 몰랐다. 다음 해 키즈는 이 문제에 달려들었다. 그의 방법은 참으로 기발했다. 1950년대 일본의 경제는 제2차 세계대전의 영향으로 여전히 비참한 상태였다. 그래서 많은 일본인들은 일종의 문화적 중간지대로 먼저 하와이로 이주했고, 거기서 다시 로스앤젤레스로 갔다.

'유전적' 관점이 옳다면, 그들이 일본을 떠나 미국에 갔을 때도 그들의 콜레스테롤 수준은 변하지 않아야 했다. 안셀과 마거릿 부부는 하와이와 로스앤젤레스에서 일본인 이주민들을 조사한 다음, 전해에 후쿠오카의 토착민들로부터 얻은 결과를 비교했다. 거기서 분명한 증감을 확인했다.

일본인들이 더 서구화될수록 점진적으로 콜레스테롤 수준이 증가했다. 안셀 키즈는 이렇게 밝혔다. "결론은 불가피한 것처럼 보였다. 포화지방(고기, 우유, 유제품)을 통해 공급되는 칼로리의 비율은 관상동맥질환의 중요한 요인이었다." 이리하여 식사-심장 이론이 탄생하기에 이르렀다. 그것은 모리스 카시디 경이 10년 전에 풀 수 없다고 시인한 문제의 해답이었다. 식사에 지방질이 너무 많으면 혈액의 콜레스테롤 수준이 올라간다. 그러면 콜레스테롤이 관상동맥 벽 안으로 침투해 관상동맥은 좁아지고 심장마비가 일어난다.

그리고 그 사이 공표된 두 가지 관찰사실이 키즈의 이론을 뒷받침하는 것처럼 보였다. 먼저, 오슬로 대학교의 위생학 교수 악셀 스트롬이 독일점령 기간 동안의 노르웨이 사망률 통계자료에서 매우 이상한 패턴을 발견했다. 이 기간 동안 노르웨이 국민들은 계속된 음식부족으로 지독한 고통을 당해야 했다. 그러나 이 길고 심각한 빈곤의 시기에 놀랍게도 전체적인 사망률은 오히려 크게 감소했다. 심장질환으로 인한 사망률도 마찬가지였다.

2년 뒤 한국전쟁에서 매우 다른 종류의 좀더 강력한 증거가 보고되었다. 펜타곤은 다소 잔인하지만, 많은 미국 병사가 죽음으로써 어떤 종류의 탄환이 치명상을 일으키는지 조사할 수 있는 기회가 찾아왔다고 생각했다. 병리학 팀이 필요한 부검을 위해 현장으로 파견되었다.

이 병리학 팀은 젊은 전사자들의 관상동맥에서 뚜렷한 죽종의 증거를 발견하고는 놀랄 수밖에 없었다. 노란 반점에서 가장 깊숙한 곳에 난 혹 모양의 돌기까지 다양했다. 전투에서 죽은 병사들의 평균 나이는 겨우 22세였지만, 그 중 거의 4분의 3이 '관상동맥질환의 현저한 증거'를 보여주고 있었다. 그 병사들이 운 좋게 전쟁에서 살아 돌아왔다고 하더라도 50세가 안 되어 관상동맥혈전증으로 쓰러졌을 게 거의 분명했다.

그래서 1950년 중반에 이르러 안셀 키즈는 충분한 이론을 토대로 관상동맥질환이라는 유행병이 '영양장애'라는 원래의 가정이 옳다고 결론지을 수 있었다. 그의 이론에 따르면, 이 영양장애는 포화지방의 과다소비에서 비롯된 것이었다. 하지만 1957년 미국 심장협회American Heart Association가 일단의 심장병 전문의들에게 그의 이론에 대한 평가를 요청했을 때 그들은 키즈의 이론에 찬성하지 않았다.

이 심장병 전문의들은 미국 내에서는 개인의 음식에 대한 기호가 혈액의 콜레스테롤 수준이나 나중에 심장질환에 걸릴 위험을 예시豫示하지 않는다고 지적했다. 따라서 음식은 결정인자가 되기 힘들다고 했다. 그들은 전쟁 기간의 노르웨이의 사망률 패턴도 무시했다. 그 수탈의 기간 동안 심장질환뿐만 아니라 다른 질환 또한 감소했다는 이유에서였다. 그러고 나서 그들은 키즈의 이론이 지닌 주요한 취약점 두 가지를 짚었다.

우선 그의 이론은 심장질환의 뚜렷한 '증감' 패턴을 설명할 수 없다는 것이었다(다음의 그래프를 볼 것). 심장질환은 1920년대부터 지수함수적으로 증가하여, 1950년대 초반에 이르면 중년의 가장 흔한 사망원인이 된다. 이 급격한 상승은 식품 소비패턴의 변화와 충분히 그리고 실질적으로 일치하지 않는다. 미국 심장협회는 이렇게 지적했다. "1880년대 서유럽의 기지에 보급되었던 미군의 배급식량은 지방성분에서 현재의 미군 배급식량과 거의 동일하다."

두 번째로, 관상동맥의 응혈 또는 혈전은 심장근육으로 공급되는 혈액의 흐름을 막아 갑작스럽게 심장마비의 증후군을 일으킨다. 키즈는 관상동맥 혈전증의 이런 핵심적인 특징을 설명하지 못했다. 옥스퍼드 의과대학의 흠정강좌 담당교수 조지 피커링은 키즈의 이론을 비판했던 이들 중 가장 두

드러진 사람이었다. 그는 나중에 이렇게 말했다. "[키즈의 이론은] 생사를 결정하는 사건에서 사소한 역할을 설명하고 있을 뿐이다. 사실 그것은 거의 수식어에 불과하다."

이런 유보적 태도는 키즈의 발견사실에 대해 좀 다른 해석을 보여주고 있다. 그것은 '고지방'의 식사가 흡연 그리고 높은 혈압과 함께 심장질환 증가

1920~1960년대 미국의 심장질환 사망률의 극적인 증가

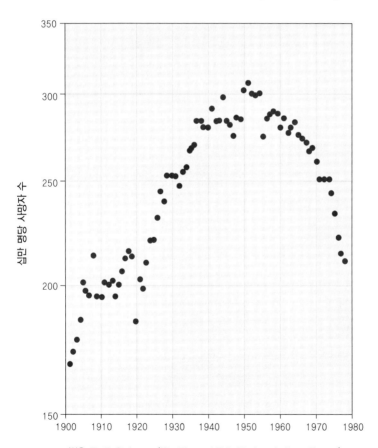

(인용: R. E. Stallones, 'The Rise and Fall of Ischaemic Heart Disease', *Scientific American*, 1980, Vol. 243, pp. 43-9.)

의 기여요인이 될 수 있을지 모르지만 결정인자는 아니라는 것이었다. 확실히 서유럽의 식단은 일본 같은 다른 나라에 비해 평균적으로 높은 서유럽의 콜레스테롤 수준을 설명해주는 것처럼 보인다. 그러면 동맥의 협착과 응혈(또는 혈전)이 유발되기 쉬울 것이다. 게다가 서유럽인들 가운데 높은 콜레스테롤 수준이 되기 쉬운 유전적 소질을 가진 경우라면, 위험은 증가될 것이다.

하지만 식사는 심장질환의 극적인 증가를 설명할 수 없었다. 이렇게 되기 위해서는 미국에서 지방 소비가 정말로 엄청나게 증가했어야 하는데, 사실은 그렇지 않았기 때문이다. 키즈의 설명은 자명해 보였지만, 브래드퍼드 힐의 요구사항을 충족시키지 못했다. 그것은 역학疫學적 증거는 '내적으로 수미일관하여' 어떤 각도에서 문제를 조사하든 같은 결론을 낳아야 한다는 것이다. 키즈는 반쯤 옳았다. 심장질환은 콜레스테롤 수준과 '어느 정도 관련이 있었다.' 하지만 심장질환을 예방하기 위해 어떤 조치를 취해야 하는가라는 중요한 관점에서 보면, 유감스럽게도 그것은 반쯤 틀렸던 것이다.

게다가 식단을 서유럽 스타일에서 지중해 스타일 또는 일본 스타일로 바꾸기 위해서는 크나큰 변화가 요구된다. 콜레스테롤의 저하가 단지 간접적으로 심장마비의 위험을 감소시키는 것이라면, 사람들에게 그런 변화를 바라는 것은 아무래도 무리였다. 그건 미묘한 문제였다. 하지만 미묘한 문제가 중요할 때도 있다. 미국 심장협회 소속 위원회는 '그 증거에서 과감한 식단의 변화를 요구하는 명백한 시사점을 찾을 수 없다'라고 결론지었다.

미국 심장협회의 판결은 커다란 타격이었다. 이 협회가 피력하는 견해는, 요컨대 지난 10년 동안 이루어진 키즈의 과학적 노고는 틀림없이 인상적이지만, 그것이 그의 주장을 뒷받침해주지는 못한다는 것이었다. 키즈는 오랜 세월 동안 잘못된 연구를 해온 수많은 과학자 가운데 한 명이었다. 당혹스러워할 사람도 그 혼자만이 아니었다. 그의 깃발 아래 모여든 다른 몇몇 과학자들의 연구활동도 공적인 지지를 받지 못해 똑같이 좌초될 위기에 처했다. 이 가운데 가장 뛰어난 연구자는 나중에 키즈의 평생 친구가 되는 시카고 대학교의 제리마이어 스탬러Jeremiah Stamler였다.

1957년 미국 심장협회의 보고서가 발표될 무렵 스탬러는 관상동맥혈전증 예방 평가 프로그램에 착수하기 직전이었다. 이 프로그램의 목적은 그 이름이 암시하듯이, 심장질환을 예방할 수 있다는 것을 입증하는 데 있었다. 그는 사람들에게 운동을 더 열심히 하고, 담배를 끊고, '건강한' 식단으로 바꾸라고 권고함으로써 심장질환의 예방이 가능하다는 것을 보여주고자 했던 것이다. 미국 심장협회가 '과감한 식단의 변화'에 대한 필요에 찬성하지 않자, 그는 키즈처럼 곤란한 상황에 놓이게 되었다. 의학적 사고의 주류에서 벗어나 식사에 집착한 어떤 괴짜에게 혐의가 지워지자, 그 또한 타격을 받게 되었던 것이다.

당연히 미국 심장협회를 설득하여 생각을 바꾸도록 해야 했다. 시간이 좀 걸렸지만, 몇 년 내에 관련 위원회의 위원 구성이 바뀌어 키즈와 스탬러가 거기에 끼게 되었다. 예상할 수 있는 일이지만, 그 다음의 보고서는 어조나 내용에서 처음의 보고서와 무척 달랐다. 단 두 쪽이었기 때문에, 당연히 키즈의 이론에 관한 실질적인 논의는 생략되었다.

이 보고서는 이전의 결론과는 달리, '최종적인 증거'가 없다는 것은 인정하지만, 심장질환의 위험을 줄이고 싶다면 식단에서 지방의 양을 줄여야 한다고 사람들에게 권고하고 있었다. 원래의 위원회 결론을 뒤집은 것은 사소한 문제로 보일 수 있었다. 사실 그것은 곧 잊혀졌으며, 다시는 거론되지 않았다. 하지만 이 사건은 전후 의학의 역사상 가장 중요한 사건 가운데 하나였다. 그 여파는 다음 40년간 널리 퍼져 대중의 믿음, 정부정책, 의료 관행에 막대한 영향을 끼쳤던 것이다.

키즈와 스탬러는 그 뒤 행운을 맞았다. 심장질환을 설명하는 또 다른 주요 이론은 그 원인이 관상동맥의 응혈(또는 혈전)이라는 것이었다. 1964년에 이 이론이 허물어졌다. 혈전용해제(항응고제)의 효과를 평가하는 권위 있는 연구가 발표된 때였다. 혈전이 심장질환의 중요한 요소라면, 혈전용해제는 심장마비의 위험에 상당한 영향을 미칠 게 틀림없었다.

이 약은 정말로 혈액의 '응고능력'을 감소시켜 심장마비의 위험을 감소시킬 수 있었다. 하지만 이 약의 혜택은, 치명적인 뇌출혈로 사망하는 사람들의 수가 늘어남으로써 완전히 상쇄되었다. 이 약이 뇌출혈을 일으켰던 것이다. "이 치료법은 분명치 않은 혜택의 대가로 상당한 희생을 요구한다." 영국의 명망 있는 심장병 전문의로서 의과대학원의 존 맥마이클 경은 그렇게 지적했다. 그게 끝이었다.

일부는 여전히 이런 형태의 치료가 이론적으로는 효과가 있고, 따라서 심장마비의 사망률을 감소시키리라는 주장을 고집했다. 그들은 이것을 증명하기 위해 한동안 엄청난 시간과 노력을 들였다. 하지만 여기에 긴밀히 관련되어 있던 사람들 가운데 한 명은 나중에 이렇게 말했다. "모든 사람이 지쳐 있었고, 다른 대안을 찾는 게 나을 것이라고 느꼈다.……관상동맥-항응고제 개념〔혈전용해제를 이용해 관상동맥혈전증을 예방할 수 있다는 개념〕은 철저한 무관심 속에 버려졌다." 그러나 그 뒤 1980년대 말 혈전용해제는 극적인 효과를 보여주며 다시 모습을 드러내게 된다.

'관상동맥-항응고제 개념'은 버려졌을지 모르지만, 의학은 공백상태를 매우 싫어했고, 따라서 대안을 발견해야 했다. 바로 이런 중요한 순간에 키즈의 이론이 등장했다. 이제 (키즈의 노력으로 인해) 미국 심장협회는 그의 이론에 대한 지지를 표명했다. 아무런 중대한 도전도 받지 않고 그의 이론은 관상동맥질환을 설명하는 중요한 이론으로 받아들여졌다. 이 유행병은 이제 너무나 심각해 사실상 모든 이론적 설명이 관상동맥질환을 이해하는 수단으로 활용되었다.

왜 30년간 죽음에 대한 아무런 예고도 없이 해마다 관상동맥혈전증으로 사망하는 젊은이의 수가 늘어난 것인가? 1980년대 AIDS처럼 유행한 관상동맥질환은 공중보건을 담당하는 사람들에게는 절대적인 선결과제가 되었다. 심장질환에 관련된 거의 모든 연구가 기금의 지원을 보장받았다. 그 연구가 특별히 독창적이지 않다고 하더라도 말이다. 따지고 보면, 안셀 키즈가 그런 일을 완전히 해냈던 것이지만, 그렇다고 기금을 충분히 지원받는 연구자들이 그런 일을 거듭하지 못할 이유는 없었다. 단, 이번에는 한층 더 대규모적이었다.

그들이 도달한 결론은 정확히 똑같았다. 심장질환과 관련된 중요한 '위험요인'이 몇 가지 있었다. 흡연, 높은 혈압, 혈중 콜레스테롤 수준이었다. 따라서 논리적으로 담배를 끊고, 혈압을 낮추고, 혈중 콜레스테롤 수준을 낮추면 심장마비의 위험이 감소해야 했다. 처음 두 가지 위험요인에는 아무런 어려움이 없었다. 흡연과 혈압은 각각 폐암과 중풍의 예방을 위한 다른 의학적 연구를 통해 이미 정확한 정의가 내려져 있었다. 하지만 심장질환을 예방하려면, 이에 더해 혈중 콜레스테롤 수준을 낮추어야 했다. 이미 지적했듯이 그것은 쉬운 일이 아니었다.

1970년대 초에 이르러, 반론의 여지가 없는 증거를 보여주어야 할 시간이 왔다. 이 위험요인을 줄이면, 정말로 심장질환을 예방할 수 있는 것일까? 이를 위해 미국과 유럽의 지지자들은 1970년대 초 의학사에 있어 가장 광범위하고 가장 비용이 많이 드는 과학실험에 착수했다. 이 실험에는 6만 명 이상이 참여했고, 비용은 1억 파운드 이상이 들었다.

미국에서는 36만 명의 중년을 대상으로 면담을 실시했다. 여기서 무척 위험한 상태에 있는 1만 2천 명을 찾아냈다. 대부분이 흡연자였고, 아직 젊었을 때 혈압이 높다는 진단을 받은 적이 있으며, 콜레스테롤 수준도 무척 높았다. 그들은 그 다음 무작위로 '개입' 집단과 '대조' 집단으로 나뉘었다.

그리고 마침내 다중위험요인 개입실험Multiple Risk Factor Intervention Trial이 시작되었다. 이 연구가 복잡하고 또 비용이 많이 드는 이유는 사람들의 삶을 변화시켜야 하는 필요 때문이었다.

이 실험에서는 그들에게 원래의 생활방식을 버리고 다른 방식으로 살 것을 권해야 했다. 혈압이 높은 사람들에게 적절한 약으로 치료받게 하는 것은 어렵지 않았다. 금연은 언제나 그렇듯 더 어려웠다. 담배를 끊게 하기 위해 생각할 수 있는 모든 방법이 동원되었다. 금전적 보상, 최면술, 혐오 자극법까지 마다하지 않았다. 하지만 콜레스테롤 수준을 낮추기 위해 식단을 바꾸어야 하는 데 비한다면, 그런 일은 아무것도 아니었다.

엄청난 변화가 필요했기 때문에, 연구자들은 참여자들에게 영양정보에 대해 귀가 따갑도록 얘기했고, 식품점에서 무엇을 사야 하는지, 음식점에서 무엇을 주문해야 하는지, 좋아하는 식단을 어떻게 바꾸어야 하는지 가르치고 조언을 했다. 참여자들은 연구자들의 요구에 따라 자신이 먹는 모든 것을 기록해야 했고, 다양한 음식들을 먹지 않겠다고 맹세하고 계약서에 서명까지 했다. 그들은 오로지 저지방 치즈만 먹어야 했고, 계란은 한 주당 두 개로 제한되었다. 케이크, 푸딩, 페이스트리는 절대 먹어서는 안 되었다. 고기섭취는 소량으로 줄여야 했다. 이런 대단한 노력은 보상을 받았다. 식사에 포함된 포화지방의 평균량이 4분의 1 정도 떨어졌던 것이다. 하지만 실망스럽게도 이미 언급한 '내부환경' 때문에 그들의 콜레스테롤 수준은 겨우 5% 떨어지는 데 그쳤을 뿐이었다.

다중위험요인 개입실험에 관련된 사람들의 헌신과 정력은 정말 존경할 만하다. 하지만 그런 엄청난 노력이 현실세계에 쉽게 영향력을 발휘하리라는 생각은 정말로 비현실적이다. 이와 동일한 시기에 런던 위생학 및 열대의학 대학의 지오프리 로즈Geoffrey Rose 교수가 조직한 다른 연구가 시작되었다. 지오프리 로즈는 유럽에서 키즈의 이론을 지지하는 세력 가운데 주도적 인물이었다.

역학 교수로서 단 한 명 있는 그의 선임자는 브래드퍼드 힐이었다. 브래드퍼드 힐은 무척 뛰어난 방법으로 폐암에서 차지하는 담배의 역할에 대해 증명했다. 그의 후임자로서 지오프리 로즈의 도전은 다른 사회적 습관, 즉 식사 역시 치명적인 질환을 야기할 수 있다는 것을 증명하는 일이었다. 그의 프로젝트는 세계보건기구의 후원 아래 있었기 때문에 'WHO 실험'이라고 불렸다.

그 실험은 훨씬 더 광범위했다. 영국, 벨기에, 이탈리아, 폴란드의 66개 공장에서 거의 5만 명이 이 실험에 참여했다. '개입' 집단에 속한 공장의 노동자들은 건강교육의 집중적인 포화를 받았다. 그들은 저녁모임, 플로어 쇼floor show, 심장질환에 관한 대화, 요리실습을 통해 생활방식을 바꾸도록 권고받았다. 반면 '대조' 집단의 공장 노동자들은 아무런 규제도 받지 않고 무사 태평히 지냈다.

이 두 가지 실험은 사실 시작의 순간부터 실패하도록 운명지어져 있었다. 왜냐하면 만약 심장질환이 서유럽식 식사의 높은 포화지방으로 설명될 수 없다면 식사의 변화가 지방 소비를 감소시킨다 하더라도 심장질환의 예방에는 효과를 나타낼 수 없기 때문이었다. 몇몇 사람은 이런 중대한 결점을 이미 알고 있었다. 따라서 실험결과를 기술하기 전에 이들의 얘기를 먼저 들어보는 게 합당할 것이다. 이런 사람들은 두 부류가 있었다. 바로 심장병 전문의들과 '변절자'들이었다.

심장병 전문의들 가운데는 옥스퍼드 의과대학 흠정강좌 담당교수 조지 피커링 경과 전후 영국 의학의 건설자 존 맥마이클이 있었다. 그들은 매일같이 환자를 치료하는 동안 경험을 통해 식사문제는 거의 중요하지 않다는 것을 알고 있었다. 심장질환을 앓는 사람들도 지방질 섭취 면에서 분명히 남들과 다를 바 없었던 것이다.

이와는 대조적으로 변절자들은 1950년대와 1960년대 어느 때인가 한때는 키즈의 이론에 찬성했던 사람들이었지만, 그 뒤에 미몽에서 깨어났다. 어빈 페이지는 키즈와 스탬러가 소속되어 있던 위원회의 의장으로, 키즈의 이론을 지지하여 미국 심장협회의 원래 결론을 뒤집은 사람 가운데 한 명이었다. 조지 만은 원숭이를 대상으로 고지방 식단의 영향을 조사한 바 있었다. 에드워드 아렌스는 각종 지방이 혈중 콜레스테롤 수준에 미치는 영향을 최초로 조사한 사람들 가운데 한 명이었다. 이 사람들이 변절자 부류 가운데 포함되어 있었다.

　1970년대 말 이 반대파들이 여러 의학 저널에서 식사-심장 가설에 대해 게릴라전을 펼쳤다. 조지 만은 어떻게 안셀 키즈의 '깨지기 쉬운 가설'이 '도그마'로 변질되었는지를 말하며, '식사에 대해 잘못되고 헛된 집착에 사로잡혀 길을 잃어버린 세대들'을 애도했다. 존 맥마이클 경은 영국 심장재단이 주도한 선배 심장병 전문의들에 대한 조사에 주의를 기울였다. 이들 중 80%가 환자에게 식단을 바꾸라고 조언하지 않은 것으로 드러났다. 그들은 '효과가 있을지 확신할 수 없었기 때문이었다'라고 했다. 이에 따라 존 맥마이클 경은 '일부 의사들이 불확실하고 불충분한 증거를 확대 해석하여 그 같은 학설을 지지한다는 것은' 우려할 만한 일이라고 주장했다.

　이런 비판자들의 견해는 그들의 유명세에도 불구하고 쉽게 무시될 수 있었다. 왜냐하면 그들이 그보다 낫거나 적절한 다른 설명을 제시할 수 없었기 때문이다. 어쨌든 과학자와 의사들 수천 명의 평판, 그리고 답을 제공하는 의학의 능력을 신뢰할 수 있는지 여부도 키즈 이론의 유효성에 달려 있었다.

　다중위험요인 개입실험은 수많은 사람들을 꼬드겨 생활을 변화시키도록 유도했고, 고기, 계란, 케이크, 페이스트리, 그 밖에 다른 많은 음식의 즐거움을 포기하도록 그들을 종용했다. 그러나 이런 엄청난 노력에도 불구하

고, 그들은 원래의 생활을 영위했던 '대조' 집단의 사람들보다 심장질환에
덜 걸리거나 하지는 않았다. 7개월 뒤 WHO 실험도 정확히 똑같은 결과를
낳았다.

실험의 주도자들은 '옳은' 결과를 끌어내지 못한 데 대해 무척 당황한 것
처럼 보였다. 그들은 지체 없이 변명에 나섰다. 하지만 당시의 정통한 한
논평가가 말했듯이, '유익한 효과를 발견하는 데 실패한 이유는 그것이 효
과가 없었기 때문이다. 더 이상의 설명이 어디 있겠는가. 어떤 변명과 왜곡
도 개입 집단 1천 명당 41명이 사망하고 대조 집단 1천 명당 40명이 사망했
다는 사실을 바꿔놓을 수는 없다. 이런 통계수치가 개입 프로그램의 효과
에 관한 척도, 유일한 척도이다.'

또 실험의 부정적인 결과가 키즈 이론의 유일한 문제였던 것도 아니다.
실험을 할 수 있는 방법은 단 두 가지가 있었다. 첫 번째는, 위의 실험에서
볼 수 있듯이 사람들에게 식사의 변화를 장려하고, 심장질환에 대한 효과
를 보는 것이다. 이 실험은 물론 살펴보았듯이 효과가 없었다. 두 번째는
이것을 거꾸로 하는 방법으로, 지난 수십 년간 심장질환 발병 수의 증가가
사람들의 음식에 생긴 주요한 변화와 일치하는지 보는 것이다.

여기서 키즈 이론의 중요한 약점이 드러난다. 1940년대와 1950년대를 통
해 심장질환이 20배 증가한 사실은 식사에서 지방의 양의 증가에 의해 설
명되지 않는 것이다. 1980년대 초에 이르면, 추세가 역전되어 심장질환의
발병 수가 가파르게 하락했다는 사실을 분명히 알 수 있다. 이 하락은 보편
적이었다. 모든 연령, 계층, 인종을 막론하고, 미국, 캐나다, 뉴질랜드, 오스
트레일리아에서 세계적으로 동시에 일어났다. 따라서 심장질환에 관한 '생
활방식' 이론이 옳다면, 적어도 10년 전에 사람들의 식사에 상당한 변화가
일어났어야 했다. 미국뿐만 아니라 다른 모든 나라에서도 마찬가지다.

하지만 다음의 그래프에서 보듯이 분명히 그렇지 않았다. 심장질환의 급

격한 증가와 감소는 여러 나라에서 일치하지만, 식사에서 차지하는 지방의 비율은 거의 변하지 않았다. 실제로 1980년대 초반에는 심장질환의 감소가 좀더 뚜렷해지는데, 이를 위해 필요한 변화는 정말로 기념비적인 것으로, 다중위험요인 개입실험의 '개입' 집단에게 부과된 변화보다 훨씬 더 큰 것이어야 했다.

이 '증감' 패턴은 사실 감염성 질환의 증감 패턴과 유사하다. '사회적인'

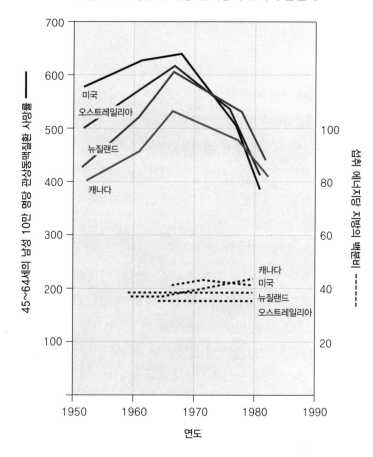

심장질환의 증감과 지방 섭취량의 변화의 불일치

패턴이 아니라 '생물학적인' 패턴으로, 이 그래프는 알려지지 않은 어떤 생물학적 요인이 범인이라는 것을 시사하고 있다. 이 범인은 관상동맥의 죽종을 심화시킨다든가 심장질환을 일으키는 응혈을 형성한다든가 아니면 그 둘 모두를 일으키는 게 틀림없었다. 이에 따라 키즈의 이론은 중요한 테스트 결과에서 그 유효성을 입증하는 데 실패했던 것이다.

 이쯤에서 잠깐 쉬어가는 게 좋을 것 같다. 놀라운 일일 테지만, 지금까지의 사건이 이야기의 반에 불과하기 때문이다. 1982년 다중위험요인 개입실험의 부정적인 결과가 보고되었을 무렵, 사회이론은 야심 찬 프로그램을 계획해놓고 있었다. 사회이론의 지지자들은 이런 프로그램을 통해 풍요의 질병을 예방한다는 목표 아래 의학을 재편하고자 했던 것이다. 이런 전략의 중추를 이루고 있는 부분은 심장질환이라는 유행병이 서구식 식사와 관련되어 있다는 가정이었다. 하지만 이제 전혀 예상치 못한 일로 이런 가정의 토대가 허물어지는 상황에 맞닥뜨리게 되었다.
 특별히 이런 패배를 인정할 수 없었던 두 부류의 강력한 당사자들이 있었다. 첫 번째 부류는 키즈, 스탬러, 로즈 그리고 또 다른 연구자들처럼 그 이론을 증명하기 위해 평생을 바치고 수억 파운드의 연구기금을 쓴 사람들이었다. 두 번째는 제약회사였다. 그들은 콜레스테롤 저하제를 개발하기 위해 상당한 자본을 투자했다. 당연한 일이지만, 그들은 시장이 필요했다. 그런데 이제 콜레스테롤은 어느 정도 혐의를 벗은 상태였다. 심장질환의 증가와 감소를 설명하는 '생물학적' 요인이 정확히 무엇인지 알 수 없었지만, 분명히 그것이 평균 콜레스테롤 수준보다 훨씬 더 사실과 잘 들어맞는 것 같았다. 이에 따라 생물학적 요인이 관상동맥의 죽종보다도 더 심각한 병인처럼 보였다.
 결국 제약회사와 식사-심장 관련 이론의 지지자들은 키즈의 이론을 구해야 한다는 공통의 이해관계를 갖게 되었다. 제약회사에 의해 강력한 콜레스테롤 저하제가 '높은 위험'의 환자에게 심장마비의 위험성을 줄여줄 수 있다는 것이 증명된다면, 심장질환을 예방할 수 있다는 증거가 마련될 것이다. 그러면 스탬러나 키즈 같은 식사-심장 이론의 지지자들도 구원을 받을 것이다. 반면 식사-심장 이론의 지지자들이 대중에게 너무 많은 지방 때문에 심장질환이 일어날 수 있으며 따라서 모든 사람들이 콜레스테롤 수준을 낮추어야 한다는 인식을 심어준다면, 콜레스테롤 저하제의 시장은 '높은 위험'의 소수를 넘어 크게 확대될 게 분명했다. 정확히 그런 일이 일어났다.

우선 식사-심장 이론의 지지자들에 대해 알아보자. 그들은 교묘한 토대 작업(아니면 더 정확히 위원회 작업)을 통해 대단한 성공을 거두었다. 그리하여 '고지방'이 심장질환의 원인이라는 믿음은, 다중위험요인 개입실험이 실패하고 나서 15년 뒤에도 대중의 머릿속에서는 흡연이 폐암의 원인이라는 사실만큼 확실한 것으로 여겨지고 있었다.

이 이론은 과학적 영역에서 벗어나야 했다. 과학적 영역 안에서는 베이컨과 계란(아니면 그와 비슷한 것)이 실제로 심장질환을 일으키는지 논란이 있을 수 있었다. '사실 조작fact management'을 위한 최상의 방법은 지지자들로 이루어진 '전문가 위원회'의 보고서를 이용하는 것이었다. 그 책략은 키즈가 1961년 미국 심장협회로부터 자신의 이론에 대한 공식적인 지지를 얻기 위해 쓴 방법이기도 했다.

1980년대 초 이후 이 전문가 위원회들은 토끼 떼처럼 많아졌고, 저마다 과학적 증거를 조사해 서구식 식사가 심장질환(그리고 중풍, 당뇨병, 유방암 등등)을 일으킨다는 정확히 똑같은 결론을 내놓았다. 그들의 보고서는 예상할 수 있는 똑같은 패턴을 따랐다. 저마다 한결같이 '정황적' 증거에 대한 고찰로 시작되었다. 서로 다른 국가에서 심장질환 발병률을 비교하고, 일본 이주민들의 심장질환 패턴 변화를 조사했다. 식사로 콜레스테롤 수준을 낮추기가 얼마나 어려운지, 그것이 실제로 가능한지는 무시되었고, 미국 심장질환의 발병률 하락은 오히려 심장질환이 '예방 가능한' 병이라는 증거로서 인용되었다. 그들은 과학적 권고사항인 양, 식사에서 포화지방의 양을 '칼로리 섭취의 30%'로 줄여야 한다고 결론지었다. 이것은 참으로 아무런 의미도 없는 조언이었다. 영양분의 함량이 정해진 음식을 먹지 않는 한 누구도 이 기준치에서 얼마나 벗어나 있는지 알지 못할 것이기 때문이다.

사실 사람들이 이 보고서를 읽든 말든 상관없는 일이었다. 이 보고서의 역할은 이 문제에 관해 합의가 이루어져 있고 과학자들 모두가 같은 결론에 도달했다는 인상을 낳는 것으로 충분했다. 이에 따라 꾸준히 떨어지는 물방울이 돌을 쪼개듯이 이런 메시지는 대중의 의식 속에 침투할 수밖에 없었다.

이것은 위대한 대중설득Great Public Persuasion의 시작에 불과했다. 이런 보고서의 메시지는 공감을 표시하는 기자들에 의해 선별되어, 더 폭넓은 대중들에게 전달되었다. 그리하여 1985년 「더 타임스」지의 독자들은 다음과 같은 기사를 읽을 수 있었다.

서구식 음식은 서구에서 질환을 일으키는 단 하나의 중요한 원인이다. 의료계의 지도적 인물들은 묵시적인 언어로써 이를 홀로코스트로 묘사했다. 의학은 이를 막을 수단이 없다.

이것은 분명히 매우 심각한 상황이었다. 자연히 '왜 아무것도 하고 있지 않는가'라는 중요한 물음이 제기되었다. 모든 빼어난 이야기에는 악한이 등장한다. 이 이야기에서는 전문가들의 노력이 강력한 반대세력에 의해 좌절되고 있었다. 이 악한들은 식품업계와 농민들 그리고 그들의 변호세력,

즉 일부의 부패한 '과학자들'이었다.

"영향력 있는 위치에 있는 어떤 사람들은 오늘날 영국에서 소비되는 다량의 지방과 소금이 건강에 아무런 해가 없다고 단언하고 있다. 내가 아는 한, 그들은 모두 식품회사에 고용되어 돈을 받거나 어떤 식으로든 관련되어 있다."

이런 과학적 회의론자들이 식품회사들이 치명적인 먹을거리를 대중들에게 팔 수 있도록 눈감아주고 있다는 것이었다. 이들의 역할은 '150년 전 관료들이 콜레라가 개방되어 있는 하수도에 의해 일어난다는 사실을 무시한 이후 가장 큰 스캔들'이 되었다.

이 화려한 음모론은 TV에 더할 나위 없이 잘 들어맞는 것임이 밝혀졌다. TV에서는 '건강한 식단'의 미덕을 칭송하는 많은 프로그램을 내보냈는데, 여기에는 또한 음식과 죽음의 이미지가 가득했다. 물론 과학적인 반론은 아무것도 다루어지지 않았다. 밤의 어둠을 뚫고 사이렌을 울리며 달려가는 구급차 장면이나 훨씬 더 섬뜩하게 병리학자가 부검을 위해 도구를 준비하는 장면에서 시작하여, 내레이터의 목소리가 매년 얼마나 많은 사람들이 특정한 질환 때문에 죽는지 끔찍한 통계수치를 댄다.

그러고 나서 지오프리 로즈 같은 전문가가 등장해 이런 질환을 음식과 관련시킨다. "현대 영국의 식사는 심장마비로 수천 명의 사람들을 죽이고 있습니다." 아니면 "현대 서구의 음식은 현대의 유행병인 심장질환의 주된 원인입니다."

그렇다면 그걸 어떻게 알게 되었는가? "그건 어렵지 않게 밝혀졌습니다. 주요한 전국적 보고서 아니면 세계적 보고서를 들여다보면 간단히 알 수 있는 일이죠. 이 보고서들은 모두 동일한 메시지를 전하고 있습니다."

반론은 없는가? "비판적인 사람들은 대부분 이 문제에 관해 아무것도 모르고 있는 사람들입니다.……대다수가 자기 분야밖에 모르는 사람들이

죠."(안셀 키즈)

이런 TV 프로그램들은 전문가들에 의해 제시되는 식사의 변화 규모에서 살짝 벗어나 음식에 초점을 맞추었다. 암을 유발하는 칩, 심장마비를 일으키는 햄버거 등의 시각적 이미지가 메시지를 강력하게 뒷받침했다. 클라이맥스에 이르면, 지오프리 로즈가 묘지를 배경으로 등장해서는 이렇게 경고한다.

"이런 각각의 통계수치 뒤에는 개인적 비극이 자리하고 있습니다. 가정은 집안의 기둥을 잃는 것입니다. 아내는 남편을 떠나보내고, 자식들은 부모를 떠나보냅니다. 우리는 이 비극의 원인에 대해 잘 알고 있습니다. 그것은 우리가 먹는 것과 관련되어 있습니다. 우리가 과학적 사실을 대중들에게 납득시킬 수 있다면, 많은 비극을 피할 수 있을 것입니다."

식사-심장 이론의 두 번째 관련 당사자는 제약회사다. 그들은 약의 판촉을 원했다. 다중위험요인 개입실험이 있은 지 2년 뒤인 1984년, 관련된 모든 사람들이 기뻐할 만한 일이 일어났다. 콜레스티라민cholestyramine으로 콜레스테롤을 떨어뜨려, 높은 위험의 환자들이 심장마비로 죽을 수 있는 확률을 25% 낮추었다는 사실이 보고되었기 때문이다.

이 결과는, 실험을 주도한 한 연구자에 따르면, 심장질환을 예방할 수 있다는 '결정적인 증거'였다. 참여자들은 의심의 여지 없이 모두 '매우 높은 위험' 상태에 있었다. 하지만 실험결과는 모든 연령 집단에 적용될 수는 없었다. 콜레스테롤 수준이 그다지 높지 않은 사람들에 대해서도 마찬가지였다.

그 다음 주의 「타임」지 표지에는 베이컨과 계란들이 그럴듯하게 배열되어 우울한 사람의 얼굴 모양을 하고 있었다. 거기에 '콜레스테롤, 그리고 나쁜 소식……'이라는 표제가 붙었다. 본문의 기사는 '안됐군요. 그것은 사실입니다. 콜레스테롤은 정말로 살인범이었던 것입니다'라는 말로 시작되었다. 「뉴스위크」지도 똑같은 식이었다. 거기에는 '획기적인 사건이다. 모든 미국인이 여기에 관련되어 있다'라는 전문가의 견해가 인용되었다.

그렇다면 이 '획기적인' 연구의 참여자들은 어떻게 되었는가? 콜레스티라민은 음식에 직접 뿌려졌다. 따라서 맛은 정말 끔찍했다. 참여자의 3분의 2가 보통에서 심각한 정도로 변비, 가스, 속쓰림, 복부팽만의 부작용을 보고했다.

이 치료법이 시작되고 나서 7년 뒤 콜레스티라민을 복용한 1천9백 명 중 30명이 심장질환으로 사망했다. 그와 비슷한 수의 대조집단은 38명이 사망했다. 비교해보면, 결과는 정말로 '심장질환으로 죽을 수 있는 확률이 25% 줄어들었다'고 해석될 수도 있었다(8을 38로 나눈 뒤 100을 곱하면 거의 25이다). 하지만 다른 식으로 보면, 거의 2천 명의 사람들이 7년간 콜레스티라민을 복용했지만, 심장마비에 걸리지 않을 확률은 겨우 0.5% 증가에도 미치지 못했던 것이다(8을 2,000으로 나누고 100을 곱한다). 어쨌든 이 결과는 그럭저럭 괜찮아 보인다.

그러나 한 가지 사실을 알아두어야 한다. 전체적으로 보면, 콜레스티라민은 아무런 효과도 없었다는 것이다. '개입' 집단과 '대조' 집단의 사망 숫자는 정확히 똑같았다. 콜레스티라민을 복용해 다소간 떨어진 심장질환 사망률은 '다른 원인으로' 인한 사망자 증가에 의해 정확히 상쇄되었던 것이다.

분명한 이유로 이런 중요한 문제는 관심에서 밀려났다. 약을 판매하기 위해서는 심장질환의 위험을 25% 줄인다는 근거에 의존해야 했다. 7년간 음식에 콜레스티라민을 뿌려 음식을 끔찍한 맛으로 둔갑시키고 심장질환의 위험을 0.5% 감소시켰다는 것, 게다가 창자의 만성장애 증상이 나타났으며, 다른 원인에 의한 사망 위험이 증가했다는 것을 지적한다면, 누가 약을 사겠는가.

'만인을 위한 콜레스테롤 저하제'라는 금광은 그런 고찰에 주의를 돌리기에는 너무나 유혹적이었다. 결국 2천 명을 대상으로 콜레스티라민을 7년간 실험하는 데는 9백만 파운드가 들었다. 8명을 치명적인 심장마비로부터 구하는 데 각각 1백만 파운드가 넘게 든 것이다(전체적인 사망률에는 차이가 없었지만). 모든 사람을 구하기 위해서는 무한한 돈이 들어야 할 것이다.

이제 '사기'를 칠 시간이다. 하나의 제약회사가 어떤 약 X의 효능을 선전할 때 한번쯤 의심을 해보는 것은 자연스런 일이다. 하지만 '교육' 프로그램에 소속된 '독립적인' 전문가들이 그런 약을 권장하는 것은 완전히 다른 문제다. 사실이 그랬다. 1984년 12월 콜레스티라민 실험(그리고 「타임」지의 기사)이 있은 지 겨우 몇 개월 뒤 미국 국립보건원은 국민 콜레스테롤 교육프로그램에 착수했다.

이 프로그램은 두 가지 메시지를 내포하고 있었다. 메시지는 이런 식이다. '미국인들 대부분의 혈중 콜레스테롤 수준이 너무 높은데,' 이를 떨어뜨려야 한다. 그래야 심장마비의 위험을 줄일 수 있다는 사실이 '합리적인 의심을 넘어' 명확히 입증되기 때문이다.

이 교육프로그램은 다음과 같은 형태로 이행되었다. 우선, 심장-음식이론의 기본적인 메시지가 천명되었다. (2세 미만의 어린이를 제외한) 모든 미국인들은 소비하는 고기, 우유, 유제품의 상당량을 줄여야 한다. 지방 섭취량의 4분의 1을 줄여야 한다. 다음으로, 모든 미국인들은 자신의 '수치', 즉 콜레스테롤 수치를 알 필요가 있다. 이를 위해서는 의사에게 가서 검사를 받아야 한다. 이로 인해 매년 의사를 찾아가는 횟수가 크게 늘어날 것이다. '수치'가 너무 높은 수백만 명의 사람들은 식사에 관한 충고를 듣는다. 하지만 엄격하게 지키지 않으면, 이 방법은 효과가 없다. 그럴 때는 콜레스테롤 저하제를 처방하는 수밖에 없다.

교육프로그램은 따라서 제약회사에 매우 유용했다. 제약회사가 이 프로그램의 관계자들과 이루고 있는 공생관계는, 머크 사가 강력한 콜레스테롤 저하제 로바스타틴lovastatin을 출시했을 때 명백히 드러났다. 기자들을 위한 보도자료에는 이 약의 효능에 대한 문의가 필요할 경우에 대비해 의사들의 이름과 전화번호를 적어놓았다.

달라스를 담당하는 의사는 스콧 M. 그런디였다. 그는 교육프로그램의 권고사항 초안을 작성한 위원회의 의장이었다. 샌디에이고는 다니엘 스타인버그가 맡았다. 그는 교육프로그램의 세부사항을 작성했다. 휴스턴의 기자들은 안토니오 고토에게 연락하게 되어 있었다. 고토는 미국 심장협회의 회장이었고, 여기서는 독자적으로 반反 콜레스테롤 운동을 전개하고 있었다(머크 사에서 재정을 지원하고 있었다).

전략은 찬란한 빛을 발했다. 관상동맥혈전증으로 때 이른 죽음을 당할 수 있다는 두려움은 건강에 대한 자각을 일깨우기에 충분했다. 사람들은 '자신들의 수치'를 알기 위해 의사를 찾았다. 그들 가운데 4분의 1이 약물치료를 받기 시작했다. 금전적으로 모든 사람이 혜택을 받았다(불행한 환자들은 빼고). 제약회사, 콜레스테롤 실험에 관여한 사람들, 미국 같은 민간 보건의료 시스템의 경우, 콜레스테롤 수준 검사를 위해 환자를 진찰한 의사들이 그들이다.

제약회사들에 의해 일어난 '콜레스테롤 강박관념'의 총비용은 굉장하다. 1990년대 중반에 이르면, 다른 식으로 본다면 건강하다고 할 수 있는 사람들이 세계적으로 매년 30억 파운드 이상을 들여 콜레스테롤 저하제를 복용하고 있었다.

제약회사들과 사회이론가들이 함께 승리를 거두었다. 다중위험요인 개입 실험의 결과로 패배의 문턱까지 갔지만, 거기서 빠져나와 그들은 승리를 거머쥔 것이었다. 수십 개에 이르는 전문가 위원회의 보고서는 대부분의 사람들에게 '현대 서구의 음식은 현대의 유행병인 심장질환의 주된 원인이다'라는 것을 주지시켰다. 이 주장은 일종의 트로이의 목마로서, 이를 근거로 해서 수백만 명의 사람들이 콜레스테롤 저하제를 처방받았던 것이다.

심장질환에 관한 '생활방식' 가설이 어떻게 약속했던 것과 정반대의 결과를 낳았는지 알아보는 것도 흥미로울 것이다. 이 가설의 호소력은 사람들을 의사에 대한 의존에서 벗어나게 한다는 약속에 있었다. 단순히 식단을 바꿈으로써 심장질환의 위험을 줄이고, 따라서 약과 수술의 필요성을 줄일 수 있기 때문이었다.

하지만 사실 '생활방식' 가설은 의학의 영향력을 엄청나게 확대시켰다. 의사들이 이제는 사람들이 뭘 먹을지 말지조차 결정하기 때문이었다. 게다가 의사들이 그렇게 하지 않았으면 건강했을 사람들에게 약을 먹으라고 설득할 수 있는 상황이 만들어진 것이다. 따지고 보면, 키즈의 이론은 되돌아가 1957년의 상황보다 조금도 더 '진실'에 가까워진 것은 아니었다. 그때 미국 심장협회의 최초의 위원회는 그의 이론이 심장질환의 뚜렷한 증가나 관상동맥의 혈전을 설명하지 못한다고 얘기하지 않았는가.

두 가지 최종적인 사건이 마침내 키즈의 이론을 뒷받침하고 있는, 반쯤만 진실인 토대를 허물었다. 심장에서 실제로 어떤 일들이 일어나는 건지 좀 더 만족스런 설명이 제시되었다. 첫 번째는, 혈중 콜레스테롤 수준이 아니라 혈전이 심장질환을 일으키는 주요한 원인이라는 사실이 '재발견'되었다. 두 번째는 클라미디아chlamydia균의 발견이었다. 관상동맥의 벽에 존재하는 이 박테리아는 왜 심장질환의 증감 패턴이 사회적 요인으로 발병하는 질환보다 감염성 질환을 닮았는지를 설명해주었다.

혈전은 1960년대 중반 중요한 역할에서 밀려났다. 혈전용해제가 효과가 있긴 하지만, 불행히도 뇌출혈을 일으킨다는 사실이 밝혀졌을 때였다. 하지만 이런 사실이 혈전이 중요하지 않다는 것을 의미하지는 않는다. 그보다는 혈전을 용해하는 더 나은 방법을 찾고, 그리하여 혈액이 심장근육으로 다시 흘러들어갈 수 있게 해야 했다. 이상적으로는 두 가지 혈전용해제가 필요했다. 우선 혈소판이 엉겨 붙어 혈전을 형성하는 것을 막는 간단한 화합물이 필요했다. 하지만 또 한편 심장발작 후 투여할 수 있는 좀더 강력한 약물도 필요했다.

이 두 종류의 약은 사실 이미 오래 전부터 우리 주변에서 찾아볼 수 있었다. 첫 번째 약은 2백 년 동안 알려져 있던 아스피린이다. 아스피린은 버드나무 껍질의 추출물이다. 아스피린의 진통효과와 해열작용은 1763년 치핑노턴의 목사 에드먼드 스톤이 왕립학회에 보내는 편지를 통해 보고한 바 있다.

아스피린의 또 다른 치유효능은 피의 응고를 막는 작용이다. 이 작용은 1950년 클리블랜드의 한 가정의로 로렌스 크레이븐Lawrence Craven에 의해 최초로 알려졌다. 당시는 아이들의 편도선 절제가 크게 유행하고 있었다. 이에 따라 당연히 인후염(통)이 많이 발생했다. 이런 때면 보통 아스피린을 주었다.

"나는 편도선을 절제하고 나서 고통을 덜어주기 위해 아스피린을 투약하는 경우 출혈이 눈에 띄게 자주 일어난다는 것을 몇 년간 관찰했다." 크레이븐은 그렇게 말했다. 그는 이어 만약 아스피린이 편도선 절제 후 출혈의 위험을 증가시킨다면 '관상동맥혈전증'이라는 새로운 유행병에서 혈액응고를 막지 않을까 예측했다. 크레이븐 박사는 6년 뒤 죽을 때까지 일련의 논문에서 이 중요한 관찰사실을 공들여 설명해놓았다.

그러나 아무도 그의 관찰사실에 대단한 주의를 기울이지 않았다. 그의 논문들이 「서양 의학과 수술 연대기」라는 잘 알려지지 않은 의학 저널에 발표되었으며, 결국 그는 한 명의 가정의에 지나지 않았기 때문이다. 크레이븐의 관찰사실이 얼마나 중요한가 그리고 그의 존재를 미처 인식하지 못한 것이 얼마나 부당한가 하는 점은 크레이븐 다음으로 아스피린의 응혈용해 작용에 관심을 기울인 영국의 생화학자 존 베인John Vane이 노벨상을 탔다는 것을 보면 알 수 있다.

아스피린은 해열과 통증 완화, 혈액응고 방지 등 다양한 치료효능을 보여준다. 그렇기 때문에 자연스럽게 이 아스피린이 방해하는 어떤 중요한 공통의 생리적 기능이 존재할 것이라고 추측해볼 수 있었다.

사실 정말 그랬다. 프로스타글란딘prostaglandin이라는 일군의 화학물질들은 상처가 났을 때 많은 다양한 조직에서 미량으로 급히 생산되곤 한다. 이 가운데 하나인 트롬복산thromboxane은 혈소판을 엉겨 붙게 해서 출혈하는 동맥이나 정맥을 막는 작용을 한다. 1971년 베인은 아스피린이 이 화학물질의 작용을 억제한다는 것을 밝혀냈다. 이로써 크레이븐의 원래 주장, 즉 아스피린이 혈소판의 기능을 억제해 응혈이 일어나는 것을 막고 편도선 절제술을 받은 아이들의 출혈 위험을 크게 한다는 주장이 증명되었다.

더 이상 뭘 바랄 수 있겠는가? 지난 2백 년간 우리 주위에 존재해온 값싼 약이 있다. 그 약은 소량으로도 혈소판의 응혈작용을 막을 수 있다. 따라서 응혈과 관련된 두 가지 무시무시한 병, 즉 심장질환과 중풍을 예방할 수 있을 것이다.

아스피린은 다는 아니더라도 일부 심장마비를 막을 수 있었다. 하지만 이미 심장발작을 일으킨 사람에게는 다른 접근법이 필요했다. 이미 형성된 응혈을 용해시킬 수 있는 어떤 수단이 요구되었다. 과거로 되돌아가보면, 1933년에 연쇄상구균(출산 후 산욕열 같은 끔찍한 질병을 일으킨다)이 스트렙토키나제streptokinase라는 효소를 분비하는 것으로 확인되었다. 이 효소는 인체의 방어시스템이 감염증을 막는 데 사용하는 섬유질을 녹인다. 따라서 스트렙토키나제는 이론적으로는 심장마비시 응혈을 용해시켜야 한다. 이 사실은 1958년에 처음으로 증명되었다. 과다출혈이나 다른 부작용 같은 많은 문제를 일으키기는 했지만, 이것은 '유망한' 결과였다.

관상동맥조영술이라는 새로운 X선 기술이 도입되고 나서는, 스트렙토키나제의 잠재적 가능성이 완전히 실현된 것처럼 보였다. 관상동맥조영술은 관상동맥에 염료를 주입하여 협착의 정도를 살피는 기술이었다. 1980년 워싱턴 대학교의 마커스 드우드 박사가 용감하게(아니면 당시 생각대로 무모하게) 심장발작이 일어난 환자에 대해 곧바로 관상동맥조영像을 촬영하도록 했다. X선 염료를 주입하기 위해서는 우선 막힌 관상동맥에 직접 얇은 카테터를 삽입해야 했다. 이것은 매우 위험한 과정이었다. 전에 아무도 이런 일을 한 적이 없는 것도 바로 그 때문이었다.

하지만 이 일은 예상했던 것보다 훨씬 덜 위험하다는 것이 밝혀졌고, 드우드 박사는 연구대상 환자 126명 중 110명이 이런저런 관상동맥에 심각한 폐색이 있었다는 것을 보고했다. X선 영상에서 막힌 동맥을 보자 당연히 이것을 '뚫어야' 한다는 생각이 들었다. 심장발작이 일어난 뒤 곧바로 스트렙토키나제를 투약하는 방법이 '심장근육을 보호하기 위한 대담하고 흥미로운 신기술'의 위치에서 통상적인 치료법으로 확립되어 갔다.

아스피린과 스트렙토키나제를 복합투약하자 심장발작의 결과에 놀랄 만한 효과가 있었다. 이 방법으로 최초의 4주 동안 죽어가는 사람의 반 이상을 살려냈던 것이다. 이제 우리는 서로 경쟁하는 두 이론을 실제에 적용했을 때 어떤 차이가 있는지 알 수 있게 되었다. 키즈가 주장한 식사-심장 이론의 실제적 적용은 다중위험요인 개입실험의 형태를 하고 있었다. 이 실험은 수천 명의 사람에게 7년간 엄격한 저지방 식단을 요구했지만, 아무런 효과도 없었다.

이와 반대로 혈전을 용해시키는 방법은 복합투약이 가능한 적절한 약물이 발견되자 매년 수만 명의 생명을 구할 수 있게 되었다. 이런 대비가 더욱 두드러지게 드러나는 예를 하나 살펴보자. 마침내 어떤 콜레스테롤 저하제가 도입되어 심장발작 후 생존율에 커다란 효과를 나타냈다. 그러자 이 효능이 콜레스테롤 저하보다는 다른 어떤 작용에서 비롯된 것이 아닌가

하는 의심이 퍼졌다. 그 의심은 옳았다. 이 약 또한 혈액응고를 막는 방식으로 효과를 나타낸다는 것이 밝혀졌던 것이다.

혈전은 콜레스테롤 강박관념의 영향력에 밀려 상당히 소홀히 다루어져 왔었지만 결국 매우 중요한 요인임이 드러났다. 그러나 키즈의 이론에 부과된 또 다른 한계는 여전히 설명되지 않은 채 남아 있었다. 그것은 지난 50년간 일어난 심장질환 증감의 유행병적 패턴이었다. 이 패턴은 이미 지적했듯이 감염증 같은 생물학적 요인을 강력하게 시사하고 있었다.

1986년 아주 뜻밖에 새로운 종류의 클라미디아균이 심장질환을 일으키는 유망한 용의자로 떠올랐다. 당시 이 균은 앵무새병의 원인으로 더 잘 알려져 있었다. 앵무새병은 앵무새나 오리로부터 옮기는 전염성 폐렴이었다. 워싱턴 대학교의 토머스 그레이스톤Thomas Grayston이 클라미디아균의 이 새로운 변종을 발견한 지 얼마 안 되어 핀란드의 의사들이 이 새로운 클라미디아균의 항체를 거의 3분의 2에 해당하는 심장마비 환자에게서 발견했다고 보고했다.

다음으로, 그레이스톤 박사의 한 동료가 특별한 착색방법을 이용하여 최근에 죽은 남아프리카공화국 광부들의 관상동맥 벽에서 클라미디아 자체를 찾아보려고 했다. 그는 이 미생물의 존재가 죽종에 의해 협착된 모든 관상동맥에서 발견되며, 그렇지 않은 경우에는 찾아볼 수 없다는 것을 알아냈다.

그러고 나서 결정적인 테스트가 실시되었다. 클라미디아가 관상동맥에 능동적으로 관여하여 죽종을 유발하는 것이라면, 클라미디아를 죽이는 항생제는 심장발작의 위험을 줄일 수 있을 것이었다. 이런 추측은 옳은 것으로 밝혀졌다. 독자들은 여기서 소화궤양에서 헬리코박터의 역할을 발견했을 때와 비슷한 상황을 목격했을 것이다. 심장질환에서 클라미디아가 병인임을 지시하는 증거가 명확한 어떤 것이라고 말하는 것은 잘못된 얘기일 테지만 말이다.

하지만 되돌아보면, 세균 같은 어떤 생물학적 설명이 있어야 한다는 것은 너무도 분명해 보인다. 모리스 카시디 경이 1946년 지적했듯이, 건강해 보이는 중년의 남자들이 갑자기 쓰러져 죽는 것에 대해 설명이 필요했기 때문이다. 그렇다면 어떻게 키즈와 스탬러 그리고 많은 또 다른 사람들이 스스로와 대중을 기만할 수 있었던 것일까? 그들은 오랫동안 오로지 잘못된 음식을 먹은 희생자들 스스로에게 책임이 있다고 믿지 않았던가?

사실 그들에게는 다음과 같은 일련의 행운이 따랐다. 동맥을 막는 지방과 혈액순환에 부담을 주는 소금의 이미지는 무척 호소력이 강했다. 또 그들의 그럴 듯한 이야기는 1980년대의 건강한 삶에 대한 열광과 시기적으로 맞물려 있었다. 이로써 저지방의 '건강한' 식단은 규칙적인 운동, 금연과 함께 건강한 삶이라는 '패키지'의 일부로 인식되었다.

1960년대 말 심장질환의 갑작스런 감소는 쉽게 심장질환을 예방할 수 있다는 증거로 제시될 수 있었고, 이로 인해 대중들은 식사에 대한 권고사항을 기꺼이 따르게 되었다. 마지막으로, 사람들이 '첨단기술 의료'에 염증을 느끼고 있을 무렵 때마침 식사-심장 이론이 나왔다. 이에 따라 한 세기 전의 토목공학처럼 사회공학이 비싸고 때로 아무 쓸모도 없는 의학적 개입 대신 국민의 건강에 더 많은 기여를 할 수 있다는 유혹적인 메시지가 파급될 수 있었다.

이 가운데 어떤 것도 그들이 틀렸다는 사실을 바꾸어놓지 못한다. 따라서 그들은 오도된 설명을 제시할 수밖에 없었다. 그들은 핀란드나 일본 같은 나라간의 비교를 강조했다. 하지만 흡연과 폐암의 경우처럼 인과적 관계를 증명하려 했던 '비교문화적' 연구의 실패로 그들이 제시하는 설명의 유효성이 약화되었다는 사실은 밝히지 않았다. 그들은 식사에 함유된 지방의 양이 어떤 나라에서든 콜레스테롤 수준이나 심장질환의 위험을 예시豫示하지는 않는다는 사실을 빠뜨렸다. 그들은 식단을 극도로 엄격히 관리하지 않는 한 혈중 콜레스테롤 수준을 낮추기 어렵다는 사실을 감추었다.

또한 그들은 심장질환 발병 수의 증가가 음식 소비의 변화패턴과 상응하지 않는다는 것을 알리지 않았고, 대신 심장질환 발생 수의 감소를 자신들의 공으로 돌렸다. 그들은 마음에 들지 않는 실험결과를 합리화했고, 그런 실험은 신경 쓸 것 없다는 식으로 자신들의 주장을 계속 이어나갔다. 마침내 1961년에 처음으로, 또 나중에도 여러 번 '전문가 위원회'라는 기구를 활용했다. 과학적으로 증명하지 못한 것을 권위로써 주장하기 위해서였다.

그러나 자연계는 엄격하다. 과학자들이 원하는 대로 움직여주지는 않는 것이다. 결국 결점 많은 이론의 모순은 명백히 드러나기 마련이다. 1990년대 중반이 되면 식사-심장 이론에 반하는 축적된 증거는 그야말로 엄청났다. 1997년, 12만 5천 명 이상의 사람이 참여한 다중위험요인 개입실험류의 9가지 연구를 분석한 결과, 운동과 금연이 얼마나 바람직하고 또 어떤 이로움을 줄지 모르지만, '건강한 생활방식'이 사람들을 심장질환으로부터 구하는 데 아무런 효과가 없다는 사실이 확인되었다.

안셀 키즈와 제리마이어 스탬러는 지금 은퇴하여, 대부분의 시간을 남부 이탈리아의 서로 인접한 집에서 보내고 있다. 그들의 집이 있는 곳은, 거의 50년 전 나폴리 노동자들의 콜레스테롤 수준을 측정하는 일과 함께 그들의 거대한 모험이 시작되었던 곳에서 무척 가깝다. 그들은 불행히도 그들의 이론이 거의, 그렇지만 충분하지 않을 정도로 옳을 뿐이며, 자신들이 평생 그런 이론을 지지했던 것이라는 사실을 인정하지 않을지 모른다.

안셀 키즈는 확실히 방어적이다. 그는 자신을 비판하는 사람들을 '자만심의 희생자들, 사실에 대해 잘 모를 뿐 아니라, 엄격한 논리에 익숙지 않으며, 통계이론에 무지하거나 상업적 이득에 눈이 먼 사람들'로 묘사했다. 이어 '불행히도 이런 잘못된 정보를 퍼뜨리는 사람들은 저명한 내과의나 생

물학자들이다. 따라서 그들은 쉽게 연단에 서거나 발표할 지면을 얻는다'
라고 말했다.

하지만 이런 '자만심의 희생자들' 가운데는 전후시대 가장 유명한 임상과
학자들뿐만 아니라 심장병 전문의들처럼 키즈의 이론의 모순을 실제적으
로 경험한 이들도 있다는 것을 알아두어야 한다.

이 거대한 콜레스테롤 사기의 규모가 위에서 살펴본 것만큼 대단하다는
데 의아해할 사람도 있을 것이다. 하지만 그것은 틀린 이론에 공식적인 지지
를 보냄으로써 이루어진 불가피한 결과였다. 이로써 일정한 지점을 넘어서
자, 상황은 그 이론을 지지한 사람들의 직업적인 평판에 커다란 피해가 가지
않고는 되돌이킬 수 없는 일이 되어버렸다. 게다가 이 사건들의 연대기에 주
의를 기울일 필요가 있다. 식사–심장 이론에 반하는 실험적 증거는 1980년
대 초에 등장했는데, 그때는 의학의 새로운 패러다임을 제시하는 사회이론
의 주장들이 세력을 얻고 있던 때였다. 따라서 사회이론의 지지자들은 위와
같은 식으로 그 이론의 유효성을 주장하는 방법밖에 없었던 것이다.

사회이론의 다른 측면을 조사하기 전에, 음식과 심장질환의 관계 그리고
그 밖의 관계들이 거의 전 세계적으로 옳다고 받아들여지고 있던 때를 상
상해보기 바란다. 그때는 지오프리 로즈 같은 저명한 교수들이 정기적으로
TV에 등장해 "현대 영국의 식사는 심장마비로 수천 명의 사람들을 죽이고
있습니다"라고 주장하곤 했다. 모든 흔한 질병의 원인은 오로지 사람들의
생활방식과 습관, 일상의 환경에 있다는 의견이, 명백해 보이는 키즈 이론
의 타당성을 통해 지지받고 있었다. 흡연으로 유발되는 암 말고는 사실상
모든 암이 서구식 식사로부터 비롯되고, 공기와 물에 들어 있는 미량의 화
학물질이 놀랄 만큼 다양한 질병을 일으키며, 가난이 영국에서 한 해에 7만
5천 명의 사망을 낳는다는 것이었다.

사회이론의 서로 다른 측면을 똑같이 상세하게 다룰 필요는 없을 것이다. 키즈의 이론이 십자가형을 당했을 때 이 이론을 달고 있던 십자가에 관심을 기울이는 것으로 충분할 것 같다. 이 십자가는 바로 생물학의 십자가다. 먹는 것 등 단순히 '외부'를 변화시켜 콜레스테롤이나 혈압 같은 '내부환경'의 생리적 기능에 영향을 주기는 어렵다. 그것은 생물학적 사실로, 간단히 말해 결코 그렇게 될 수 없는 것이다. 핀란드와 일본과 비교되는 심장질환 사망률의 통계치가 아무리 우아하고 그럴 듯하더라도 통계수치가 생물학의 법칙을 바꾸어놓을 수는 없다.

　이제 우리는 사회이론의 또 다른 세 가지 사례를 뒷받침하는 통계자료가 어떻게 생물학이라는 십자가에 달리게 되는지 알아볼 것이다. 먼저 암의 '원인'으로 시작한다.

3. 담배를 넘어: 리처드 돌 경과 암의 '원인'

암은 괴로운 병이다. 암에 걸린 사람들뿐만 아니라 그들의 친구와 가족들에게도 불행을 가져다준다. 말할 필요도 없이 암의 원인을 알 수 있다면 매우 좋을 것이다. 그러면 중요한 소수의 예외적 경우(담배와 폐암, 석면과 중피종*)를 빼고 암의 예방이 가능하게 될 것이다. 하지만 이 일은 쉽지 않은 것으로 드러났다. 대부분의 암은 단일한 원인에 의해 일어나지 않는다는 주요한 이유 때문이다.

오히려 암은 나이와 매우 큰 관련이 있다. 10년마다 암을 일으키는 요인이 열 가지씩 늘어난다. 노화과정 자체가 암 발생의 본질적 이유라고 말하는 게 옳을 것이다. 여기에는 몇 가지 이유가 있다. DNA의 복제와 수선 메커니즘은 노화와 함께 손상을 입는다. 그러면 개별 세포들이 악성으로 변할 위험이 커진다. 이와 비슷하게 면역체계는 잠재적 암세포를 확인하고 파괴하는 능력을 잃고, 대신 이런 세포가 '빠져나가' 증식하도록 놔두게 된다. 정확한 기전이 어떻게 되든, 암과 노화의 관계는 매우 밀접해 노화 자체를 막아야만 암을 막을 수 있다고 추론하는 게 옳을 것 같다. 따라서 그것은 거의 불가능한 것처럼 보인다.

이런 냉혹한 현실에 직면하면, 암이 단순히 우리가 먹는 음식 따위 때문에 유발된다는 생각은 엉터리처럼 보인다. 하지만 1980년부터 거의 20년간 사회이론가들은 끈질기게 그리고 단도직입적으로 담배로 인한 암을 제외하면 사실상 모든 암이 서구식 식사에 의해 비롯된다고 주장했다. 어떻게 그럴 수 있었는가?

---

*mesothelioma, 주로 흉막·복막·심막 등의 표면을 덮고 있는 중피中皮에서 많이 발생하는 종양으로 주원인은 석면분진으로 알려져 있다.―편집자

1980년에 이르면, 맥케온의 주장과 유사하게 사회적인 요인이 암의 주된 원인이고, 따라서 '생활방식을 바꿔' 예방하는 것이 끔찍한 항암제로 대개 성공적이지 못한 치료를 받는 것보다 훨씬 낫다는 주장이 많아진다. 그로부터 10년 전쯤인 1971년, 세인트 주드 병원의 도널드 핀켈 박사는 새로운 소식으로 세계를 놀라게 했다. 그가 전한 소식에 따르면, 2년 동안 독성이 강한 4개의 항암제와 방사선요법을 병용하여 소아백혈병의 치유율을 0.07%에서 50% 이상으로 끌어올렸다고 했다.

그러나 소아와 청소년의 백혈병 또는 다른 치료 가능한 암은 수많은 암 가운데 단지 소수에 불과했다. 따라서 리처드 닉슨의 십억 달러짜리 암과의 전쟁으로 추진력을 얻어, 전문가들이 도전에 나섰다. 그들은 똑같은 치료원리를 노화와 관련된 엄청난 수의 암에 적용했다. 노화와 관련된 암은 유방이나 뇌, 장 등에 생기는 암으로, 60대 이상의 노인에게서 압도적으로 발병률이 높았다.

오늘날 우리가 알고 있듯이 이런 접근법은 효과가 없었다. 소수를 제외하면, 이런 '노화와 관련된' 암은 항암제에 반응을 보이지 않거나 신속하게 내성을 얻었다. 그 결과는 환자들이 비참한 부작용으로 더 괴로워하면서 생애 최후의 몇 달을 보내야 했다는 것뿐이었다. 1970년대 말에 이르면, 매년 미국에서 암 화학요법에 수억 달러를 쏟아 붓고 있음에도, 치유되는 소아와 성인의 수(매년 5천 명)는 그렇지 못한 노화 관련 암 환자의 수(매년 70만 명)로 인해 왜소해질 수밖에 없었다.

이 같은 엄청난 과다치료의 무익성은 너무도 분명해 보였고, '더 좋은 방법이 있을 것'이라고 주장하는 사람들에게 호기를 제공했다. "서유럽 국가의 암 가운데 80~90%가 환경적 요인에 의해 일어난다." 존 베일러 3세는 「국립암연구소 저널」에서 그렇게 말했다. 그는 이어 이 환경적 요인이 무엇인지에 관심을 돌릴 때가 되었다고 주장했다. 다음 몇 년간 이와 비슷한 주장이 수없이 되풀이되었다.

　암과의 전쟁은 실패했다. 엄청난 돈이 낭비되었지만, 환자들의 삶은 특별한 효과가 없는 화학요법으로 더욱 비참한 상태에 처했다. 이런 암들을 예방하는 게 훨씬 더 좋은 방법 아닌가! 그런 주장은 충분히 그럴 듯해 보였지만, 한 가지 문제가 있었다. 담배 말고는, 아무도 무엇이 암의 원인이 될 수 있을지 몰랐던 것이다.

　그런데 1980년 옥스퍼드 의과대학의 명예교수 리처드 돌 경이 답을 찾았다. 그는 1950년대에는 오스틴 브래드퍼드 힐 경의 동료였지만, 1980년 무렵에는 암에 관한 한 세계적으로 가장 유명한 역학자 가운데 한 명이 되어 있었다. 그는 관련된 모든 증거를 남김없이 검토한 뒤, 담배를 제외하면 음식이 주범이라고 결론지었다. 그의 결론에 따르면, 이제 사람들에게 '건강한 식단'으로 바꾸게 하면 암을 피할 수 있었다.

　모든 일이 놀랍기만 했다. 오랜 세월 동안 의사와 과학자들은 암의 원인을 알아내기 위해 사력을 다해왔다. 그런데 지금까지 그들은 매일 식탁에 앉을 때마다 그 원인을 정면으로 보고 있었던 것 아닌가. 리처드 경이 이 멋진 발견을 이루는 데 얼마나 오랜 시간이 걸렸는지 알아보는 것도 흥미롭다. 14년 전인 1967년 그는 어떤 유명한 강연에서 담배나 공장의 특정한 화학물질을 꽤 분명한 암의 원인으로 거론했다. 하지만 음식에 대해서는 전혀 언급하지 않았다.

　그 후 그는 국제적인 비교연구의 증거로부터 확신을 얻은 것 같다. 이 비교연구는 유방암이나 결장암 같은 서구에서 흔한 암이 일본에서는 드물고, 역으로 일본에서 흔한 위암이 서구에서는 상대적으로 드물다는 것을 보여주고 있었다. 그것은 안셀 키즈가 서구식 식사를 심장질환의 원인으로 지목했을 때 활용한 것과 비슷한 종류의 증거였다. 따라서 비슷한 결점이 있었다. 음식 소비의 패턴이 정말로 암의 원인이라고 하면, 일본식 식사로 바꾸는 것도 도움이 되지 못했다. 그것은 서구에서 흔한 종류의 암이 아니라 일본에서 흔한 종류의 암에 걸릴 위험이 높아진다는 것을 의미할 뿐이었기 때문이다.

그렇지만 폐암뿐만 아니라 대부분의 암이 '예방 가능'하다는 생각은 강력한 호소력이 있었다. 특히 증가하는 보건비용에 우려를 나타내고 있던 정책 입안자나 입법자들에게는 더욱 그랬다. 1970년대 말 그들은 리처드 돌 경에게 접근하여 좀더 상세한 연구를 해달라고 부탁했다. 그 연구결과는 1981년 『암의 원인*The Causes of Cancer*』이라는 책으로 발표되었다. 여기서 그는 담배를 제외하면 모든 암의 70%가 음식 때문에 일어난다고 주장했다.

『암의 원인』은 인상적인 책이었다. 그래프와 통계자료가 넘쳐났고, 수백 개의 인용문과 5개의 보유補遺가 있었다. 핵심적인 논의는 코네티컷 주의 암 자료에 기록된 특정한 암의 발병률과 지구상의 다른 곳에서 기록된 동일한 암의 가장 낮은 발병률을 비교하는 것에 집중되어 있었다. 코네티컷에는 췌장암의 발병률이 1백만 명당 60.2명이었다. 인도는 1백만 명당 21명이었다. 이 차이에는 '무엇인가' 원인이 있어야 했다. 코네티컷의 주민들이 인도 아대륙의 주민들과는 다른 종류의 음식을 먹는다는 사실 외에 어떤 원인이 있을 수 있겠는가? 놀랍게도 이것이 얘기의 전부였다.

『암의 원인』은 매우 인상적으로 보이지만, 겉보기는 믿을 수 없는 경우가 많다. 음식과 암처럼 환경적 요인과 질환 간에 가정된 관계의 긴밀성을 평가하기 위해서는, 리처드 돌의 스승 오스틴 브래드퍼드 힐 경이 요구했던 지적 엄격함이 필요하며, 그것은 그 부재로 두드러지는 법이다. 코네티컷 주의 음식 같은 서구식 식사에서 인도 같은 다른 나라의 식사와 비교할 때 두드러진 특징은 상대적으로 높은 고기와 유제품의 소비다. 따라서 유방암, 결장암, 췌장암 같은 서구에서 흔한 암은 '고지방'의 식사를 원인으로 돌릴 수 있다는 것이다. 이것은 옳은가 틀린가?

모르몬교도와 안식일재림교도들은 사실상 모든 면에서 똑같다. 그들은 온화한 삶을 영위하고, 담배를 피우거나 술을 마시지 않으며, 일요일이면 교회에 간다. 유일한 차이는 모르몬교도가 고기를 먹는 반면, 안식일재림교도는 전반적으로 채식주의자들이라는 것이다. 암과 관련하여 '고지방' 원인설이 옳다면, 고기를 먹는 모르몬교도는 당연히 안식일재림교도보다 암 발병률이 높아야 한다. 하지만 사실은 결코 그렇지 않다. 이런 중요한 관찰 사실은 음식을 암의 원인이라고 주장하는 보고에서 당연히 심각하게 다루어야 할 문제다. 그러나 『암의 원인』에서는 이런 관찰사실을 하나도 찾아볼 수 없다.

하지만 리처드 돌 경이 암과 노화의 관계를 다룬 방식에 비하면, 이런 누락은 사소한 것에 지나지 않는다. 이미 지적했듯이 암은 노화와 큰 관련이 있다. 흡연자는 비흡연자보다 폐암 발병 확률이 20배 높다. 하지만 80세의 노인은 그가 청소년이었을 때 비해 암의 발병 확률이 1천 배나 높다.

따라서 노화는 '암의 원인'의 목록에서 제일 윗자리를 차지하는 게 옳다. 하지만 리처드 돌 경은 다음과 같은 식으로 노화를 제외했다. "암이 젊은 사람보다 늙은 사람에게 10배 또는 100배 정도 일어날 확률이 높다는 주장이 있다〔정확한 비율은 방금 말했듯이 이보다 훨씬 높다〕. 이에 따라 노화 자체가 암의 중요한 결정인자로 생각되기도 한다. 그러나 우리는 이런 견해가 과학적인 성과를 낳을 수 있을지 의심하지 않을 수 없다." 그의 생각과는 반대로 이런 견해는 커다란 과학적 성과를 보여주었다. 다른 원인이 뭐가 있을까 생각하며 잘못된 개념을 낳는 함정에 빠지지 않기 위해서는 노화를 암의 가장 강력한 결정인자로 인식하는 것이 필수적이다.

리처드 돌 경은 그 후에 『암의 원인』의 약점을 인정했다. 하지만 공개적으로 그의 결론을 철회하지는 않았다. 따라서 그가 '암의 3분의 1 이상이 음식에서 비롯된다는 것을 증명했다'는 주장이 거듭하여 인용되었다. 이를 인용한 사람들은 영양학자, 건강이론가, 음식애호가 등으로 모두 서구식의 식사를 죽음과 질환의 주요한 원인으로 돌리는 데 관심을 기울이고 있었다.

1998년 영국의 의료부문 총책임자는 아이러니하다는 느낌조차 없이 암을 피하고자 하는 사람들의 '안전한' 고기 소비수준은 하루에 양고기 2인분(또는 이에 상당하는 다른 고기)에서 3인분으로 상향 조정되어야 한다고 말했다. 이제 의학적 조언은 돌팔이 의사들의 얘기와 거의 구분할 수 없는 것처럼 보인다.

4. 환경의 공포

하루에 먹는 양고기의 양이 암이나 심장질환의 위험에 영향을 준다는 것을 믿지 못하는 사람들은 다른 곳에서 '원인'을 찾아야 했다. 다른 용의자는 '환경', 즉 공기나 물에 있는 미량의 화학물질이었다. 1980년대 초, 이 두 가지 경쟁이론은 싸움을 벌였다. 리처드 돌 경 같은 음식론 지지자들은 다소 강력하게 환경론자들에 대해 '편견과 과장, 균형감각의 부족'을 얘기했다. 환경론자 가운데서는 일리노이즈 대학교의 새뮤얼 엡스타인이 나서서 반론을 펼쳤다. "음식이론에 부족한 과학적 증거는 이미 발표된 상당한 증거와 대비된다." 마침내 이 두 가지 설명이 양립할 수 있을 만큼 충분한 영역이 있는 것으로 드러났다. 그리하여 다음 15년간 대중들은 건강에 대한 이중의 두려움에 노출될 수밖에 없었다.

리처드 돌 경의 진영은 아침에 먹는 베이컨과 계란을 심장마비, 중풍, 암의 주범으로 경고했고, 엡스타인 교수 진영은 화학물질과 방사능이 다른 모든 것의 원인이라고 주장했다. 전선 철탑은 백혈병과 관련되어 있고, 호르몬물질은 정자 수를 감소시키거나 고환암을 유발하고, 살충제, 이동전화기 그리고 재봉틀까지도 많은 종류의 질환과 연관되어 있다는 것이었다.

환경오염이 건강에 위협이 될 수 있다는 우려는 1962년 레이첼 카슨 Rachel Carson의 『침묵의 봄 Silent Spring』이 출판되면서 시작되었다. 카슨의 주장에 따르면, 미래의 아이들은 봄에 새들의 노랫소리를 듣지 못할 것이었다. 왜냐하면 살충제가 새알의 껍질을 얇게 만들어 그 숫자가 급격히 감소될 것이기 때문이다. 카슨의 주장은 적어도 부분적으로는 사실로 입증되었다. 살충제 사용에 대한 규제에 따라, '침묵의 봄'의 위협은 막을 수 있게 되었다.

그러나 이 일화는 인공 화학물질이 얼마나 위험할 수 있는지 강력한 예시가 되었고, 필연적으로 인공 화학물질이 인간의 건강에 미칠 수 있는 해로움에 대한 물음들이 제기되었다. 살충제가 만족할 만한 설명이 제시되지 않은 몇 가지 질환의 원인일지도 모른다는 생각은 충분히 설득력이 있었다. 여기에는 정자 수의 감소도 해당되었는데, 만약 그게 틀리지 않다면, 새뿐만 아니라 인간 종도 곧 멸종에 직면해야 한다는 뜻이었다.

물론 환경에 존재하는 화학물질의 양을 가능한 한 최소로 줄여야 한다는 생각은 충분히 이해가 된다. 하지만 여기서 다룰 문제는 꽤 한정적인 것이다. 환경오염은 19세기의 보건에 심각한 위협이 되었다. 그때는 누구나 거대한 산업도시의 환경오염을 금방 깨달을 수 있었다. 수로에서는 썩는 냄새가 나고, 집에는 병균을 옮기는 쥐가 들끓었다. 사람들의 평균 수명은 겨우 40년 남짓이었다.

오늘날 석면업계의 노동자들이 감수해야 했던 고통이나 2천 명의 사망자를 낸 인도 보팔의 대재앙*에서 보듯, 확실히 고농도의 화학물질에 노출되는 상황은 문제가 될 수 있다. 하지만 문제는 일반 대중들이 그 농도가 겨우 10억 분의 1 단위ppb로 측정되는 이런 화학물질에 노출되는 때에도 건강에 해가 되는가 하는 것이다.

영국과 미국의 지도적 학자들을 포함하여 많은 사람들은 그렇다고 믿고 있다. 수질오염의 영향에 관한 논의에서 하버드 대학교의 하워드 후Howard Hu 박사는 '건강과 관련하여 수질오염에서 비롯되는 위험은 크다'라고 말했다. 그는 이어 사례를 들었다. 미량의 비소가 '상당한 수의' 암을 유발하며, 비료의 질소 잔류물은 유방암과 관련이 있고, 할로겐화 용제는 소아백혈병과 관련이 있다고 했다. 분명히 두려움을 줄 만한 얘기다. 그리고 이것

---

* 1984년 유니언카바이드 사의 공장에서 유독 화학물질이 유출되어 일어난 사건─옮긴이

은 오로지 수질오염에만 국한된 것이다. 대기오염과 음식오염, 방사능에도 이와 똑같은 위험들이 숨어 있을 것이다.

하지만 이런 주장들은 어느 것 하나 과학적으로 증명된 적이 없다. 우선 많은 사람들을 오랫동안 공기나 물에 미량으로 존재하는 오염물질에 노출시켜 그것이 정말로 해로운지 아닌지 알아보는 실험은 할 수가 없기 때문이다. 뿐만 아니라, 이런 주장들은 오로지 추론으로서 설치류를 대상으로 한 고수준의 노출실험 또는 독물실험 결과에 전적으로 의존하고 있다. 확실히 이런 화학물질이 다량이라면, 쥐에 유해작용을 일으킬 수 있다. 그렇다면 이런 양의 백만 분의 1이라도 이론적으로는 백만 명 가운데 한 명에게 유해 작용을 일으킬 수 있다는 것이 그들의 주장이다.

여기서 핵심적인 가정은, 환경문제에서는 무척 중요한데, 노출의 역閾이 존재하지 않는다는 것이다. 이에 따르면, 거의 측정할 수도 없는 공기와 물의 오염물질이 건강에 해를 끼칠 수 있다. 노출의 역이 존재하지 않는다는 개념은 비유를 통해 잘 이해될 수 있을 것이다. 만약 노출의 역이 존재하지 않는다면, 하루에 1병의 위스키를 5년간 마신 사람뿐만 아니라 30년간 1년에 한 번씩 알코올이 가미된 크리스마스 케이크를 먹은 사람도 간에 손상을 입을 것이다. 이것은 이치에 맞지 않는 것 같고, 또 19세기 프랑스의 위대한 과학자 클로드 베르나르가 표현한 근본적인 화학적 원리에도 반대된다. 그는 '모든 게 독이지만, 그 무엇도 독이 아니다. 모든 문제는 양이다'라고 말했다.

사람들이 주장하는 모든 환경적 위협을 개별적으로 평가하는 것은 불가능하다. 지구온난화나 클로로플루오로카본CFC으로 인한 오존층 파괴는, 예상되었던 해로운 영향이 아직 일어나지 않았다는 점에서 이론적일 뿐이다. 어떤 식으로든 이런 예측에 대해 결정적인 판단이 내려질 수 없다는 것은 분명하다. 따라서 여기서는 이런 문제를 더 이상 다루지 않을 것이다.

논의의 초점은 하워드 후 박사 같은 사람들의 주장에 맞추어질 것이다. 그들은 오염물질이 오늘날 서구사회에 일어나는 건강문제의 원인이라고 주장한다. 이에 관해서라면, 우리는 바나나 덕분에 어떤 결론에 다다를 수 있을 것이다.

살충제 같은 화학물질은 안전성을 시험하는 게 통상적이다. 먼저 (설치류 같은) 실험동물들을 최대허용량Maximum Tolerated Dose에 노출시킨다. 만약 상당한 수에서 암이 발생하면, 인간에게 암을 유발할 수 있는 것으로 판단한다. (바나나 같은) 과일이나 야채는 스스로 '자연적인' 살충제를 만들어, 곤충이나 벌레 또는 다른 조그만 생물들을 쫓아낸다. 1980년대 중반 캘리포니아 대학교의 저명한 독물학자 브루스 에임스Bruce Ames는 이런 '자연적인' 살충제를 조사하기 시작했다. 합성 살충제의 경우처럼 최대허용량을 설치류에 투여하는 방식을 썼다. 놀랍게도 그는 자연적으로 생성되는 이런 '살충제'에도 동일하게 발암성분이 있다는 것을 발견했다.

설치류에게 암을 일으키는 27가지의 자연적 살충제가 다음과 같은 먹을거리에 들어 있었다. 아니스anise, 사과, 살구, 바나나, 나륵풀, 브로콜리, 싹양배추, 양배추, 캔틸루프멜론, 캐러웨이 열매, 당근, 꽃양배추, 셀러리, 체리, 계피, 클로버, 코코아, 커피, 콜라드잎, 나래지치잎 차, 건포도, 딜dill, 가지, 꽃상추, 회향, 그레이프프루트즙, 포도, 구아바, 꿀, 감로멜론, 양고추냉이, 케일kale, 렌즈콩, 상추, 망고, 버섯, 겨자, 육두구肉豆蔲, 오렌지즙, 파슬리, 설탕당근, 배, 복숭아, 검은 후추, 파인애플, 자두, 감자, 무, 나무딸기, 로즈메리, 참깨 씨, 타라곤tarragon, 찻잎, 토마토, 순무 등이다. 따라서 슈퍼마켓에 있는 거의 모든 과일과 야채에 설치류에게 암을 일으키는 자연산 식물 살충제가 들어 있다고 할 수 있을 것이다.[7]

그리고 나서 에임스 박사는 하루 세 끼의 식사에 들어 있는 '발암성분'의 자연산 살충제 양을 평균 1,500mg으로 추정했다. 합성 살충제의 경우는 하루에 0.09mg밖에 되지 않는다고 했다. 따라서 우리가 노출되어 있는 '발암성분의 살충제'의 99.9%는 아니스, 사과, 살구, 바나나 등으로부터 나온다고 할 수 있다. 과일이나 야채는 건강하고 균형 잡힌 식사의 필수적인 부분이므로 0.01%의 인공 살충제가 우리에게 대단한 해가 되지는 않을 것 같다.

에임스 박사의 추정은 환경론자들의 주장에 존재하는 중요한 약점을 드러내고 있다. 우리가 먹는 음식에는 인공 화학물질보다 양적으로 몇 승乘이나 더 많은 수천 가지의 '자연산' 화학물질이 들어 있다. 따라서 인공 화학물질이 잠재적으로 해가 된다고 평가한다면, 비슷한 생물학적 영향을 낳는 엄청난 양의 '자연산' 화학물질에 대한 배경지식에 반하게 된다.

논점은 인간 종이 정자 수의 감소로 멸종에 직면해 있다는 주장에서 잘 살펴볼 수 있다. 1995년 (다른 곳에서는 분명하지 않지만) 서유럽에서 정자 수가 감소하고 있다는 주장이 제기되었을 때 환경론자들은 그 범인이 상수도에 존재하는 PCB의 화학적 잔류물이라고 주장했다(PCB는 플라스틱 제조에 쓰인다). 그들은 PCB 잔류물이 여성호르몬 에스트로겐과 생물학적 특성이 비슷하다는 근거를 댔다. 이에 따라 PCB 잔류물이 그와 비슷하게 정자의 성장을 저해할 것이라는 주장이었다.

하지만 소량의 '자연산' 에스트로겐 물질을 함유한 야채와 과일은 약 40종이 있다. 마늘, 파인애플, 양배추, 커피, 당근, 회향, 올리브 기름, 쌀, 감자, 옥수수 등이다. '자연산' 에스트로겐 화학물질의 일일 평균소비량은 식수에 존재하는 PCB 잔류물의 양보다 엄청나게 많다. 사실 PCB 잔류물은 음식에 존재하는 에스트로겐 물질의 0.00000025%에 불과하다. 따라서 이것이 "정자 수 감소처럼 남성의 생식문제에 영향을 미친다는 주장은 타당하지 않다." '여성화' 화학물질이 인간 종의 생존을 위협하고 있다는 일부 사람들의 선정주의적인 주장은 사실이 아니다. 인간의 정자 수 감소는, 정말 정자 수가 감소하고 있다면, 다른 설명을 찾아야 할 것이다.

하버드 대학교의 하워드 후 박사는 '건강과 관련하여 수질오염에서 비롯되는 위험은 크다'라고 말했지만, 그의 주장의 근거가 되는 모든 유해한 화학물질에 대해서도 정확하게 위와 동일한 얘기를 할 수 있다. 비소, 질소 잔류물, 살충제를 살펴보면, 과일이나 야채에서 자연적으로 생성되는 화학물질의 양이 인공 화학물질의 양보다 헤아릴 수 없을 정도로 엄청나게 많다. 확실히 모든 것은 독이 될 수 있다. 하지만 이런 것들은 고수준의 노출에 의해서만 생물학적 유해작용을 일으킨다. "모든 문제는 양이다." 일반인들이 노출되어 있는 이런 화학물질들의 농도는 인간에게 해를 일으킬 수 있는 수준에 한참이나 못 미친다.

우리는 방사선의 위험에 대해서도 비슷한 주장을 할 수 있을 것이다. 1980년대 초에 웨스트 컴브리아에서 생겨난 일군의 백혈병 환자들과 셀라필드에 있는 인근 핵재처리 공장 사이에 어떤 관련이 있다는 주장이 제기되었다. 하지만 공장으로부터 나오는 방사선의 수준은 '자연' 상태의 방사선(예컨대 화강암에서)에 비하면 지극히 미량에 지나지 않는다. 백혈병 발병에 요구되는 방사선 노출 수준에 비한다면, 더더욱 미량에 불과하다.

정말로 셀라필드의 공장이 원인이 되어 인근 지역에서 아이들에게 백혈병이 발병한 것이라면, 거기서 나오는 방사선 방출량은 국립방사선보호위원회에서 기록한 측정치보다 4백 배는 많아야 했다. 확실히 셀라필드는 백혈병의 원인이 될 수 없고, 다른 이유가 있을 수밖에 없다(이에 관해서는 다음 장에서 다룰 것이다).

이와 비슷한 얘기지만, 고압선 철탑에 의해 만들어지는 전자기장이 백혈병을 유발할 수 있다는 주장도 무시할 수 있다. 고압선 철탑에 의해 생성되는 전자기장의 세기는 사람들이 늘 노출되어 있는 지구의 자기장보다 수백

배 약하기 때문이다.

마지막으로, 지난 30년간 천식 환자의 발생 수가 3배로 증가했다. 대기오염이 그 원인이라는 주장이 있는데, 이는 거의 확실히 틀렸다(물론 배기가스나 연기가 이 질환을 악화시킬 수 있는 것은 사실이지만). 천식은 영국의 경우 오히려 오염이 덜 된 지역에서 더 흔한 병이다. 특히 스카이 섬이 유명하다. 또 오염이 심각한 구舊 동독의 라이프치히보다 공기가 맑은 뮌헨에서 천식이 훨씬 더 흔하게 발병한다. 천식 환자 수의 증가는 습진, 건초열 같은 (분명히 대기오염과는 상관이 없는) 다른 알레르기성 소아질환의 증가와 함께 일어났다. 이는 어쩌면 소아 감염성 질환의 발생 수 감소와도 관련이 있는 어떤 공통적 원인을 시사하고 있다.

지난 20년간 건강과 관련하여 제기된 수많은 환경적 위협 가운데 어떤 것도 확실히 증명된 적이 없다는 것은 놀랄 만하다. 그 이유는 모든 주장들이 단 하나의 생물학적 사실을 극복하지 못하기 때문이다. 단 하나의 생물학적 사실이란 노출의 정도가 인간에게 물리적 영향을 줄 만한 역에 훨씬 못 미친다는 것이다.

마지막 말은 애런 윌더프스키Aaron Wildavsky에게 들어보자. 그는 이 주제에 관한 분석으로서 가장 철저하고 균형 잡힌 책을 출판한 바 있다. 그 책은 『하지만 사실인가? But is it True?』이다. 그렇다면 사실인가? "내가 사회과학자로서 지난 30년간 연구한 모든 주제 가운데, '사실'이 드물다는 점에서 환경문제만큼 예외적인 것은 찾아보기 힘들다."

5. 가난과 건강—대량학살의 환상

1980년대 초반, 각광을 받은 질병에 관한 사회이론 가운데 가난과 건강의 상관성만큼 맥케온식 철학을 철저히 실현하고 있는 것은 달리 없다. 맥케온의 주장에 따른다면, 체계화된 의료, 즉 의사들이 수술실과 병원에서 하는 일은 건강이라는 측면에서 오로지 사소한 역할만을 할 뿐이었다. 주거와 음식이 훨씬 더 중요했다. 따라서 국가의 보건은 의료에 돈을 지출하는 것이 아니라 가난한 사람과 혜택받지 못하는 사람들을 위해 복지부문에 국가 지출을 늘림으로써 더욱 증진될 수 있다는 것이었다.

역사가 시작된 이래 가난은 질환의 주원인이었다. 오늘날 제3세계의 빈곤한 국가에서는 그런 상황이 여전히 계속되고 있다. 하지만 20세기 말의 영국에서도 가난이 질환의 주원인이라는 것은 다소 확실치가 않다. 정부는 생계수준 이상의 소득을 보장해주고 있다. 이제 98%의 가정에 욕실이 있고, 91%는 컬러 TV를 소유하고 있다.

다른 식으로 얘기해보자. 1890년 셰필드에서 기록된 1천 명당 2백 명의 유아 사망률은 가난이 야기하는 물리적 해악으로 설명될 수 있다. "그곳에 있는 집의 지하실들은 오수로 가득 찼다. 물이 빠져나가자 오물들만 남았다." 하지만 그로부터 1백 년 뒤 거의 20배나 낮아진 1천 명당 12명의 유아 사망률이 똑같은 식으로 셰필드의 노동계급 주택단지에서 영위되는 생활 때문이라고 생각하기는 힘들다는 것이다.

영국에서는 1980년 『보건의 불평등 *Inequalities in Health*』이 출판되면서 질환의 주원인으로 가난을 재발견하는 일이 시작되었다(『보건의 불평등』은 『블랙 보고서』라는 다른 이름으로 알려졌다. 이는 왕립내과의사협회 회장 더글러스 블랙 경의 이름을 딴 것이다). 더글러스 블랙 경이 실시한 사회계급에 따른 보건

통계자료의 분석은 가난한 자와 부자의 영속적인 불평등을 보여주고 있다.

"사망률의 계급 차이는 출생부터 초년, 유년기, 청년기, 성인기까지 인간의 전 생존기간에서 변함없는 특징이었다. 비숙련노동자는 모든 연령에서 숙련노동자보다 높은 사망률을 기록했다." 그의 얘기에 따르면, 비숙련노동자의 아이들은 전문직종 종사자의 가정에서 태어난 아이들보다 1세가 되기 전에 사망할 확률이 두 배나 높았다.

이런 영속적이고 보편적인 보건의 불평등은 사회계급간의 경제적 불평등을 반영하고 있었다. 따라서 가난을 원인으로 돌리는 것이 유일하게 논리적인 추론이었다. 더글러스 블랙 경은 이렇게 말했다. "〔보건의 불평등〕을 나타내는 증거는 다른 어떤 것보다 물질적인 관점에서 명확히 설명된다."

그의 추정에 따르면, 가난은 매년 7만 5천 명의 목숨을 앗아간다. 그건 부의 재분배로 사회계급간의 경제적 불평등을 해소하면 예방할 수 있는 문제였다. "상속재산의 총액을 제한해야 하며, 전국적으로 최소 그리고 최대 소득을 정해야 한다. 또 완전고용에 대한 권리를 인정하고, 아동수당과 가족수당을 크게 올려야 한다."

이와 비슷한 급진적인 평등주의적 견해는 전에도 충분히 자주 표현되어 왔지만, 블랙의 주장은 적절한 시점에서 나와 다음 20년간 좌파와 우파간의 정치적 논쟁에서 중심적인 역할을 하게 된다. 더글러스 블랙 경의 보고서가 출판되기 한 해 전 마거릿 대처가 권력을 잡았다. 부의 재분배에 관한 그녀의 정치적 입장은 급진적 견해에 대한 반감으로 특징지어져 있었다.

보건부 장관은 『블랙 보고서』(1977년 노동당 정부의 의뢰로 행해진 연구조사 결과—옮긴이)의 출판을 막을 수는 없었지만, 그 다음으로 할 수 있는 일을 했다. 그것을 8월 30일의 국경일에 240부의 복사본 형태로 출간했던 것이다. 보건부 장관의 간략한 서문은 더글러스 블랙 경의 권고를 단호히 무시하고 있었다. "현재 또는 예측할 수 있는 미래의 상황에서 추가적인 지출은 생각할 수 없다. 확인된 문제에 대처하기 위해 그런 지출이 필요하다고 판단되는 경우에도 마찬가지다."

이런 책략은 그가 바라던 것과는 반대로 역효과를 낳았다. 이런 '탄압'으로 더글러스 블랙 경의 보고서는 하룻밤 새에 유명해졌다. 사람들의 주장에 따르면, 마거릿 대처는 의도적으로 경제적 불평등을 조장하고 있었다. 그녀가 국가 경쟁력의 강화를 위해 부자들에 대해서는 세금을 감면하고, 가난한 자들에 대해서는 수당을 삭감한다는 것이었다. 가난한 사람들이 이런 정책으로 인해 목숨을 잃고 있다는 명망 있는 학자들의 주장과 관련하여, 그녀의 정부가 취한 반응은 그런 주장을 억누르는 것이었다.

하지만 여기에는 함정이 있다. 더글러스 블랙 경이 관심을 보인 보건의 불평등은 절대적이 아니라 상대적이다. 원인을 제공하는 경제적 불평등도 상대적이며 결코 절대적이 아니다. 이 말은 무슨 뜻인가?

먼저 450쪽의 그래프를 보자. 이 그래프는 전문직종의 사회계급 I부터 비숙련노동계층의 사회계급 V까지 '표준화 사망률'을 나타내고 있다.* 막대는 오른쪽으로 가면서 꾸준히 높아진다. 이런 그래프는 사소한 가감을 논외로 하면 1980년뿐만 아니라 1931년, 1911년, 그리고 참으로 이런 통계자료가 최초로 수집된 19세기 중반까지 거슬러 올라가 똑같은 패턴을 보여준다. 이건 약간 당혹스럽게 느껴질 수 있을 것이다. 이를 위해서는 먼저 표준화 사망률을 이해해야 한다.

예컨대 1880년에 1세가 되기 전에 사망한 아이의 수(1천 명당 150명)를 1980년의 경우(1천 명당 8명)와 비교해보자. 1880년에 사회계급 I의 수치는 대략 1천 명당 120명이었다(평균 150명에서 20% 낮다). 사회계급 V의 수

---

* 영국의 직업분류에 따르면, I은 전문직, II는 중간층, III-M은 숙련육체노동, III-NM은 숙련 비육체노동, IV는 반숙련노동, V는 비숙련노동이다.—옮긴이

치는 1천 명당 2백 명이었다(평균보다 33% 높다). 1980년 사회계급 Ⅰ의 수치
는 1천 명당 6명이고(평균 8명보다 25% 낮다), 사회계급 Ⅴ의 수치는 1천 명당
12명이다(평균보다 50% 높다). 따라서 표준화 사망률의 상대적인 관점에서
보자면, 1880년과 1980년은 사회계급 Ⅴ와 사회계급 Ⅰ 간에 존재하는 유아
사망률의 차이에서 매우 비슷하다. 물론 절대적인 관점에서 보면, 차이는
1880년의 1천 명당 80명(200-120명)에서 1980년의 1천 명당 6명(12-6명)으
로 생각할 수 있지만.

　표준화 사망률은 유용한 수단으로서 우리에게 사회계급간의 상대적인 보
건실태에 대한 정보를 제공한다. 이에 따르면, 방금 지적했듯이 지난 1백
년간 상황은 많이 바뀌지 않은 것처럼 보인다. 하지만 표준화 사망률은 '가

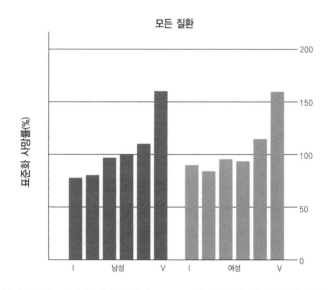

직업계층별 사망률

상대적 사망률(%)은 모든 남성과 여성의 사망률을 100으로 하여 직업계층의 사망률을 나타낸 것이다. 이에 따라
사회계급 Ⅰ 남성의 표준화 사망률은 평균(100)보다 25% 낮다. 사회계급 Ⅴ 여성의 표준화 사망률은 60% 높다.

(인용: Peter Townsend and Nick Davidson [eds], *Inequalities in Health*, Penguin, 1982)

난한 자'와 '부자' 사이에 존재하는 보건상의 실제적 격차를 보여주지는 않는다. 예상할 수 있는 일이지만, 이 격차는 극적으로 변화해왔다.

1880년으로 돌아가보면, 가난한 사람의 자식들이 부자의 자식들에 훨씬 못 미치는 생활을 했다는 것을 어렵지 않게 알 수 있다. 하지만 오늘날 유아사망은 매우 드물기 때문에, 가정의가 한 해가 시작되고 다음 해가 될 때까지 그런 불행한 일에 직면해야 하는 상황은 거의 일어나지 않을 것이다. 급사나 소아암으로 아이가 죽음을 맞는다고 해도 그런 일은 가난한 사람만큼 부자에게도 일어날 것이다.

논점은 이해하기가 그다지 어렵지 않은데, 『블랙 보고서』의 표준화 사망률이 내포하는 추상적 상대주의는 질환 패턴의 중대한 변화를 반영하지 못한다는 것이다. 질환 패턴은 지난 1백 년간 모든 사회계급에서 크게 변화해왔던 것이다.

그게 전부가 아니다. 두 번째로 그만큼 중요한 상대주의의 형태가 사회계급간의 경제적 조건에 일어난 변화를 은폐하고 있다. 보건 불평등의 증거는 '부자'와 '가난한 자'의 비교에 근거하고 있다. 하지만 이것이, 1880년에 그랬던 것처럼 1980년에도 가난이 비숙련노동계층에서 높은 유아 사망률을 일으키는 원인이 된다는 뜻은 아니다.

여기서 설명이 필요한 것은 상대적 빈곤과 절대적 빈곤의 차이다. 이를 위해서는 1965년으로 되돌아가야 한다. 더글러스 블랙 경의 공동 저자 피터 타운센드Peter Townsend는 당시 에식스 대학교에 재직하고 있던 37세의 급진적인 사회학자로 다소 지루한 소책자 「복지국가의 노인들 *The Aged in the Welfare State*」을 출판했다.

이 직설적인 사회학적 연구서에서 그는 거의 5천 명의 노인과 면담을 했다. 주당 평균 수입을 알아보기 위해서였다. 당시 이 노인들의 주당 평균 수입은 7파운드 10페니였다. 그들은 괜찮게 살아가고 있었다. 하지만 단지

그 정도였다. 그 돈이면, 음식과 난방연료, 신문, TV, 버스요금 등에 지출할
정도로만 충분했던 것이다.

피터 타운센드는 이렇게 말했다. "이런 기본적인 품목들을 사고 나면 옷
이나 가재도구에 지출할 돈은 거의 남지 않는다는 게 분명하다." 따라서 사
회의 다른 부류와 비교하면, 이들은 '상대적인 빈곤'에 놓여 있는 것이었다.
'상대적인 빈곤'이라는 개념은 사회적 사고에 혁명적인 변화를 낳았다.

사회개혁은 세기의 전환점에서 이루어진 가난에 관한 두 가지 중요한 연
구에 의해 추진력을 얻었다. 하나는 윌리엄 부스William Booth의 『암흑 속의
영국In the Darkest England』이고, 다른 하나는 요크의 빈민층을 대상으로 한
시봄 라운트리Seebohm Rowntree의 연구였다. 이 두 연구 이후 사회개혁은
널리 퍼져 있는 절대적인 빈곤(생계수준 이하의 생활)을 내세워 정당을 자극
했고, 이를 개선하기 위해 그들이 무엇인가를 하도록 만들었다.

반 세기 뒤, 1940년대의 복지국가 건설자인 윌리엄 비버리지William
Beveridge는 이 같은 빈곤을 없애는 것이 합당한 정치적 목표라고 주장했다.
조지 오웰의 글 『스페인 전쟁을 돌아보며Looking Back on the Spanish War』에
도 빈곤이 해결해야 할 과제라는 이런 생각이 반영되어 있었다.

노동자들이 바라는 모든 것은 정치가, 성직자, 문필가 등이 생각하기에는 사람
이 살아가는 데 없어서는 안 될 최소한의 것들이다. 충분한 먹을거리, 자식들이
공정한 기회를 얻으리라는 확신, 하루 한 번의 목욕, 깨끗한 내의, 물이 새지 않
는 지붕, 하루가 끝나고 나서 기운을 회복하기 위해 필요한 노동시간의 단축이
그것들이다.

10년 뒤 1955년 윌리엄 비버리지의 목표가 마침내 실현되는 것처럼 보였
다. 런던 경제대학의 교수이자 피터 타운센드의 스승인 리처드 티트머스

Richard Titmuss는 '영국은 사회개혁이라는 길의 끝에 접근해 있다'라고 말했다. 사실상 전 국민이 '최소한의 생활수준 이상으로 살고 있으며, 자유롭게 원하는 서비스를 구매할 수 있는 상황이 되었다.'

하지만 다시 10년 뒤, 1965년 타운센드가 가난을 '절대적'이 아닌 '상대적'으로 새롭게 정의함에 따라 가난한 사람들은 다시 수백만 명으로 늘어났다. 다른 사람들보다 상대적으로 가난한 사람들은 늘 있는 법 아닌가. 가난과 관련된 타운센드의 폭넓은 정의에 대해서는 할 수 있는 말들이 많았다.

서구의 경제는 더욱 풍요로워졌고, 따라서 서구 사회가 빈곤층에게 생계 수준 이상을 제공할 수 있다는 주장은 합당한 것처럼 보였다. 게다가 품위 있는 삶에 대한 사람들의 인식도 진화하여, 가난한 자나 부유한 자나 수천 년간 집에 욕실이 없었지만, 1970년대 중반에 이르면 집에 욕실이 없는 경우 가난하다고 여겨지게 되었다(그렇지 않다면, 적어도 비정상적으로 보였다).

가난이 절대적으로 정의되어야 하는지 혹은 상대적으로 정의되어야 하는지에 대한 논쟁은 정치적 파벌에 따라 거의 화해의 여지가 없는 입장들로 나누어져 있다고 말하는 게 옳을 것이다. 보수파는 사회정책의 토대로 절대적인 빈곤이라는 좀더 견고한 개념을 선호했다. 반면 좌파는 스스로를 좀더 진보적이며 평등주의적이라고 생각하며 타운센드의 견해 쪽으로 기울었다.

대부분의 사람들은 양쪽의 해석에 각각 합당한 점이 있다고 생각하며 이 문제에 관한 한 불가지론의 입장에 서 있었다. 가난에 관한 폭넓은 해석이야말로 정말로 상대적이라는 것을 깨닫는 한 이런 태도는 꽤 합리적으로 보인다.

하지만 더글러스 블랙 경이 피터 타운센드와 함께 의자에 앉아 보건상에 존재하는 사회계급적 차이의 원인을 찾고자 했을 때, '가난'(혹은 빈곤)이라는 용어는 적합하지 않은 것으로 드러났다. 1980년 국가가 지급하는 수당은 매우 후하지는 않다고 하더라도(실제로 그런 적은 한 번도 없었다), 생계수준을 상회했다. 그 정도면 품위 있는 사회적 삶의 요구로서 휴가를 가거나 축구경기 입장권을 살 만큼은 안 되었지만, 인간이라는 유기체의 생리적 필요를 충족시키는 데는 부족함이 없었다.

『블랙 보고서』는 이런 사실을 인정하지 않았다. 이 보고서는 그래서 다음과 같은 동어반복만을 열거하게 되었다. "표준화 사망률은 사회계급간에 존재하는 상대적인 보건의 불평등을 드러낸다. 이 보건의 불평등은 비숙련노동자가 숙련노동자보다 더 못한 삶을 살고 있다는 것을 보여준다. 비숙련노동자들은 상대적으로 가난하다. 따라서 그들의 건강이 나빠지는 것은 '가난' 때문이다."

이런 식의 논의를 전개하기 위해서는 현실이 끼어들지 못하게 하는 것이 중요하다. 더글러스 블랙 경의 보고서는 그래프와 데이터로 가득하다. 과학적이고 객관적으로 보이지만, '절대적인' 통계수치보다는 '상대적인' 표준화 사망률과 '상대적인' 가난을 다룸으로써 뜬구름을 잡는 격이 되었다. 거기에는 정확히 무슨 일이 일어나고 있는지 해명해줄 견고한 사실이 없다. 1980년부터 가난과 보건의 관계에 대해 '절대적인' 통계수치를 조사하는 것으로 무게중심이 옮겨가는 동시에 좀더 분별 있고 현실적인 인식이 이루어지기 시작했다.

절대적인 통계수치의 가장 분명한 형태는 사회계급간의 특정한 사망원인 수치에서 찾아볼 수 있다. 이것은 블랙 경의 보고서에는 빠져 있다. 너무도 분명한 사실을 드러내고 있기 때문이다. 먼저 역사적인 비교를 위해 전쟁이 끝나고 난 바로 다음의 시기를 살펴보자.

1948년 저명한 소아과 의사 제임스 스펜스James Spence 경은 뉴캐슬어폰타인의 노동자 가족 1천 명을 조사했다. "가옥의 15%는 사람의 거처로 적당하지 않았다." 10채의 가옥 중 4채에 욕실이 없었으며, 네 집 가운데 한 집은 화장실이 없어 2~7가족이 옥외에 있는 하나의 공동화장실을 함께 쓰고 있었다. 3가족 중 1가족은 과밀상태에서 살고 있었다. 정상출산 1천 명당 44명의 유아 사망률은 마땅히 가난을 그 원인으로 돌릴 수 있었다. 대부분의 사망은 열악한 주거환경과 과밀조건에 주로 관련된 감염증의 결과이거나 아니면 현대의 산과적 가료의 부족으로 생기는 '분만손상'의 결과였다.

이와는 대조적으로, 30년 뒤에는 제임스 스펜스 경에 의해 묘사된 끔찍한 주거환경이 거의 사라지고 유아 사망률은 4분의 1로 떨어졌다. 감염증은 더 이상 중요한 사망원인이 아니었다. 그보다는 아래의 표에서 보듯 중요한 사망원인은 세 가지 주요 범주로 나뉠 수 있었다. 이 세 가지는 각각 선천성이상(출생결함), 미숙(아기가 너무 어리고 폐가 제대로 자라지 않았을 때), 쉽게 '유아급사'라고 하는 영아급사증후군Sudden Infant Death Syndrome, SIDS이다.

합법적인 정상출산 1천 명당 유아 사망률, 1990년

사회계급	I	V
합계	5.6	11.2
선천성 이상	0.9	2.2
미숙	1.9	3.6
SIDS(유아 급사)	0.7	2.7

(인용: OPCS, *Mortality Statistics: Prenatal and Knfant*, HMSO, 1991)

이 세 가지 범주 가운데서 어느 것도 상대적이든 절대적이든 '가난'을 원인으로 돌릴 수 없다. 여기서 단 하나, 유아 급사는 잠을 자는 자세와 관련되어 있고, 따라서 예방할 수 있는 것으로 생각할 수 있다. 1990년에 유아 급사는 전문직종(사회계급 I과 II)의 가정에 비해 노동계급(사회계급 IV와 V)의 가정에서 정확히 네 가지 사례가 더 있었을 뿐이다.

『블랙 보고서』라는 방대한 저작은 복지국가의 실현으로부터 50년이 지난 뒤에도 부유한 가정의 아이들에 비하면 가난한 가정의 아이들이 첫 번째 생일을 맞기 전에 죽을 확률이 두 배 높다는 관찰사실에 근거하고 있다. 이렇게 따지고 보면, 『블랙 보고서』의 초점은 하나의 예방 가능한 조건, 즉 유아 급사의 네 가지 사례에 한정될 수밖에 없다. 그러나 유아 급사는 가난보다는 잠을 자는 자세와 관련되어 있는 것이다.

다음의 연령집단으로, 1~4세의 아이들의 경우는 정말로 사망이 '가난'과 관련되어 있다. 가장 중요한 사망원인은 다른 무엇보다 사고다. 여기에는 교통사고, 추락사고, 화재, 익사 등이 있다. 실제 수치상으로 따지면, 한 해에 노동계급의 아이들이 25명 더 많이 죽는다. 이것은 놀 수 있는 안전지대가 부족한 탓으로 생각될 수 있다. 녹음이 짙은 교외 대신 도로변의 음산한 가옥에서 아이들을 길렀을 때 이런 수치가 높아지리라는 것은 누구나 예상할 수 있을 것이다. 하지만 이런 유해한 물리적 환경은, 가난한 아이들의 사고위험이 높아지게 하는 유일한 원인이 아니다. 한 보고서는 이렇게 지적했다. "정신의학상의 장애를 겪고 있는 어머니들이 사고에서 볼 수 있는 계급적 차이의 상당 부분을 설명하고 있다."

마지막으로 성인에 대해 알아보자. 여기서는 사망률의 사회계급적 차이와 관련하여 두 가지 원인을 쉽게 확인할 수 있다. 우선 젊은 남성 가운데는 실업이 자살의 중요한 원인이다. 두 번째로 흡연은 비숙련노동자들 사이에서 훨씬 더 널리 퍼져 있는 습관이다. 이 사실은 폐암 같은 흡연 관련 질환에서 비롯되는 높은 사망률을 설명해준다.

그렇다면 결론은 무엇인가? 실제로 보건과 관련하여 사회계급의 차이는 영속적으로 또 보편적으로 존재했다. 하지만 우리는 더글러스 블랙 경의 '가난' 원인론을 적용할 수 있는 경우는 단 두 가지만을 확인할 수 있었을 뿐이다. 바로 아동의 사고와 젊은 남성의 자살이다. 하지만 유전적 기질이나 문화적 습관(예컨대 담배)처럼 더글러스 블랙 경이 무시한 다른 가능성이 더 중요하지 않나 싶다.

그렇더라도 상이한 사회계급이 영위하는 삶의 질에는 수천 가지의 미묘한 차이가 존재한다. 이것은 무수한 방식으로 교묘하게 인간의 수명에 영향을 미칠 수 있다. 따라서 더글러스 블랙 경이 제시한 대규모적인 부의 재분배가 경제적 격차를 줄여 가난한 자와 부자간에 존재하는 보건상의 격차를 줄일 수도 있을 것이다.

하지만 재분배 경제정책에도 고유한 대가가 따르기 마련이다. 대처 정부는 실업률의 증가를 낳았고, 이것은 자살하는 젊은이들의 수적 증가로 이어졌다. 그러나 1980년대에 더글러스 블랙 경이 제안한 부의 재분배가 경제정책으로 채택되었다고 하더라도, 그것이 오히려 국가 경제에 악영향을 낳고, 실업률의 증가로 똑같은 결과를 야기할 수도 있었을 것이다.

서로 다른 경제정책의 영향에 대해 곰곰이 생각해보면, 『보건의 불평등』이라는 보고서의 핵심에 도달하게 된다. 일단 '가난'이 실제로는 보건의 사회적 차이에 대한 만족할 만한 설명이 될 수 없다는 사실을 인정하면, 우리는 그 보고서의 목적을 더욱 뚜렷하게 알 수 있다. 과학적이고 객관적인 연구라는 외관을 하고 있지만, 그것은 분명 정치적 문서다. 그리고 그 문서의 목적은 보건이라는 주제하에서 사회의 계급적 구분을 기술함으로써 급진적 개혁에 대한 주장을 강화하려는 것이다.

통계수치를 논외로 하더라도, 더글러스 블랙 경의 보고서의 실수는 질환에 관한 다른 모든 사회이론의 경우와 다르지 않다. 바로 생물학적 사실을 무시했다는 것이다. 절대적 빈곤은 적절하지 못한 음식, 과밀주거 조건, 열악한 위생상태, 악천후로부터의 보호가 불가능한 환경의 형태로 나타나고, 이런 식으로 인간에게 해를 주고 질환을 일으킬 수 있다. 하지만 상대적 빈곤은 그렇게 할 수 없는 것이다.

6. 결론

그리하여 우리는 이제 사회이론을 끝까지 검토했다. 다시 우리에게 많은 것이 약속되어 있던 1980년대 초반으로 돌아가자. 그때는 과학적 의학에서 낙관주의 시대가 끝나고, 신약의 부족 현상이 일어나고, 임상과학자들이 위기에 처한 종이 되었지만, 갑자기 신 유전학과 사회이론이 등장하여, 우리에게 완전히 새로운 방향을 제시했다. 여기서 질환의 원인은 외부세계—사람의 사회적 습관과 환경—와 유전자간의 상호 작용으로 설명될 수 있었다. 이로써 전혀 새로운 기회의 장이 열려, 사회공학은 사망의 원인을 제거하고, 유전자 조작은 다른 모든 것을 고치리라 예상되었다.

1980년 신 유전학의 전망은 아직 미래에 속했다. 하지만 질환의 사회적 원인에 대해서는 이미 많은 것을 알고 있었고, 행동을 취하기에 부족함이 없었다. 그리고 그것은 무척 쉬운 일로 드러났다. 오스틴 브래드퍼드 힐이 폐암의 원인이 담배임을 입증한 지 30년이 지나고 나서, 이제 다른 곳에 메스가 가해졌다.

리처드 돌 경은 『암의 원인』에서 서구식 식사가 암을 일으키는 점에 있어 담배만큼 중요하다는 것을 밝혔다. 새뮤얼 엡스타인 교수는 모든 암의 5분의 1 이상이 공기나 물의 화학적 오염물질 때문에 일어난다는 것을 알아냈다. 더글러스 블랙 경은 영국에서 여전히 가난이 질병의 중요한 원인임을 재발견했다. 이 때문에 1년에 7만 5천 명, 즉 하루에 200명이 죽었다. 우유와 유제품이 심장마비로 1년에 수천 명을 죽이고, 소금의 과다섭취는 이와 비슷하게 뇌졸중과 관련되어 있다는 것이 '합리적인 의심을 넘어' 사실로 입증되었다.

새로운 연대는 대단하게 시작되었다. 일상생활과 질환의 연관성에 대한 과학적 이해를 넓히기 위해 대규모적인 프로그램의 형태로 여러 조치들이 취해졌다. 이런 조치들은 또한 어떤 일인가를 하기 위해서이기도 했다. 예컨대 사람들이 그들의 삶을 바꾸게 만들고, 업계에 압력을 가해 오염물질의 방출을 중단하게 만들고, 정부가 빈곤에 대한 대책을 세우게 만들기 위해서였다. 시간이 가면서 일상생활과 질환의 관련성은 더욱더 뚜렷해졌다.

계속된 조사로 이전에는 생각해보지도 못했던 위험들이 더 많이 발견되었다. 알코올은 유방암과, 커피는 췌장암과, 질 세척은 자궁경부암과, 핏기가 있는 고기는 결장암과 관련되어 있었고, 알코올이 든 치약을 상용하면 구강암에 걸릴 수 있었다. 전선 철탑이나 이동전화, 재봉틀처럼 전혀 무해할 것 같은 물건들도 위험한 것으로 드러났다.

이에 따라 1990년대 중반에 이르면, 담배, 알코올, 섹스, 음식 같은 모든 인간적 기쁨에 대해 추방선고가 내려졌고, 공기와 물은 발암물질이 가득한 것으로 드러났으며, 가난한 사람들은 그 어느 때보다도 가난하고 병들어 있을 수밖에 없었다.

그러나 이 가운데 어느 것 하나 진실이 있는가? 이런 일상생활의 위험들은 조금 과장되어 있을지 모르지만, 아니 땐 굴뚝에는 연기가 나지 않는 법. 따라서 사람들은 여기에 어느 정도 진실이 들어 있다고 생각한다. 게다가 그렇게 많은 저명한 과학자들이 그렇게 오랫동안 잘못된 주장을 해왔거나 그들의 전문가 위원회가 대중들을 오도하기 위해 음모를 꾸몄다고 하는 것은 상상하기조차 힘들다.

그럼에도 받아들이기 어려울 테지만 여기서 논의한 대로 사회이론은 완전히 틀렸다. 아무런 조건을 달지 않고 그렇게 말할 수 있다. 왜냐하면 사회이론의 네 가지 요소는 모두 불가피한 생물학의 법칙을 무시하고 있거나 이것과 모순되어 있기 때문이다.

심장질환과 중풍에 관련된 음식이론은 '내부환경'을 유지하기 위한 생물학적 불가피성에 의해 효력을 잃는다. 이를 통해 콜레스테롤 수준과 혈압 같은 중요한 생리적 작용은 '항상적인 상태'가 되기 때문이다. 암과 관련된 음식이론은 생물학적으로 불가피한 노화의 중대성으로 인해 효력을 잃는다. 환경론자들의 이론은 인간이라는 유기체가 공기나 물에 있는 미량의 오염물질들에 그리 쉽게 영향받지 않는다는 생물학적 필연성 때문에 옳지 않다. 질환에 관련된 빈곤이론은 인간이 상대적인 빈곤(절대적인 빈곤이 아니라)에 의해 해를 입지는 않는다는 생물학적 당위 때문에 옳지 않다.

하지만 사회이론이 세계 앞에 드러내는 당당한 외관은 매우 인상적이다. 따라서 사회이론과 생물학의 법칙이 양립할 수 없다는 사실을 인정하기 전에 사회이론을 떠받치고 있는 한 분야의 과학에 대해 좀더 상세히 알아볼 필요가 있다. 이 과학분야는 바로 역학이다. 브래드퍼드 힐 경은 1940년대 역학이 의학의 지적 청소기 역할을 하여 그릇된 이론과 치료법을 모두 없애기를 바랐다.

먼저 이미 언급했던 관찰사실에서부터 시작하자. 전후시대 의학이 이룬 성과는 본질적으로 경험적이며 기술적이었다. 따라서 1970년 말이 되자 치료 가능성은 변화되었지만, 의학은 40년 전에 비해 다발성경화증, 당뇨병, 심장질환 같은 흔한 질병의 원인에 대해 더 많이 안다고 말할 수가 없었다. 병인을 알 수 없기 때문에 또 다른 현상, 즉 병이 왜 시간에 따라 증감하는지, 왜 일부 지역에서는 흔하고 다른 지역에서는 드문지 또한 알 수 없었다.

가장 큰 관심을 두고 이런 현상을 설명하려는 의학분야가 역학이다. 하지만 역학은 병인의 탐색에서 제약을 받을 수밖에 없다. 사람들의 생활에서 조사 가능한 것만을 조사할 수 있기 때문이다. 역학은 원칙적으로 당시까지 알려지지 않은 현상을 발견할 수 없다. 예컨대 소화궤양의 패턴이 이 질환에 감염성 병인이 관련되어 있다는 것을 강력히 시사한다고 하더라도 소화궤양과 관련된 신종의 박테리아로 헬리코박터를 찾아낼 수는 없다는 뜻이다.

다른 식으로 얘기하자면, 역학자들은 일상생활에서 병인을 발견할 수밖에 없다. 만약 병인이 박테리아처럼 일상생활의 요소가 아니라면, 그들의 설명은 옳지 못한 것이 된다. 한마디 더 하자면, 대부분의 흔한 질병은 노화 또는 알려지지 않은 생물학적 요인에 의해 결정된다. 따라서 역학자들이 제시하는 설명은 옳지 못한 것이 되기 쉽다.

그럼에도 어쨌든 역학적 연구는 하기가 쉽다. 어떤 질환에 걸린 사람들의 집단을 택해, 그런 질환이 없는 사람들의 집단과 생활을 비교한다. 어떤 차이가 있다면, 그것은 충분히 '병인'으로 삼을 수 있고, 그러면 무지의 공백 상태는 신속하게 메워지는 것이다. 바로 여기에 핵심적인 문제가 있다. 그 문제란, 인간은 매우 적응력이 강하기 때문에 '일상생활'이 적절한 원인일 것 같지 않다는 것이다. 오히려 이런 연구로부터 등장한 질환 관련성들은 매우 허술하고 모순적이며, 대중들에게 상당한 혼란만을 야기할 뿐이다.

「임상역학 저널Journal of Clinical Epidemiology」의 논설위원 앨빈 파인스타인Alvin Feinstein은 그토록 상반된 결과들(커피는 방광암 또는 출생결함 또는 심장질환을 야기할 수도 있으며 그렇지 않을 수도 있고, 알코올은 유방암을 일으키거나 일으키지 않을 수 있으며, 애완동물을 키우는 것이 다발성경화증과 관련되어 있을 수도 있고 그렇지 않을 수도 있다 등등)을 낳는 과학분야는 조금도 '과학적'이라고 할 수 없다고 주장했다. 조사방법을 신뢰할 수 없기 때문이라는 것이었다.

"다른 과학분야에서라면 상반된 결과들로 인해 상당한 고충이 따랐을 것이다.……권위자들은 〔방법론적〕 오류를 확인하고 적절한 개선을 마련하기 위해 특별한 회의나 워크숍의 개최를 요구했을 것이다. 하지만 그런 회의나 워크숍은 열린 적조차 없었다."

파인스타인 교수의 내부관찰은 매우 중요하여 설명을 덧붙일 필요가 있다. 유전학처럼 진지한 과학의 한 분야에 있는 과학자는, 만약 비만 유전자를 찾았다는 그의 주장에 대해 그의 동료들이 그 주장을 뒷받침해주거나 같은 결과를 보여주지 않으면, 심각한 곤란에 빠지게 된다. 그는 '신뢰할 수 없다'는 평판을 얻을 것이고, 대학은 그를 채용하기를 꺼릴 것이다. 이를 피하기 위해서는 엄격한 방법론과 관련된 자발적인 집요함이 요구된다.

당시의 역학자들에게는 이것이 부족했다. 실제로 무엇보다 두드러진 특징은 역학자들이 자신들의 발견사실을 발표할 때 보여준 상관없다는 식의 태도다. 그들은 마치 다른 사람들이 그들의 발견을 심각하게 생각하지 않으리라고 예상하는 것 같았다. 하지만 알코올이 유방암을 실제로 일으킨다면 그것은 매우 심각한 문제가 될 것이다.

이런 내적 감시의 부재는 브래드퍼드 힐의 주장을 견지하지 못한 데서 비롯된다. 브래드퍼드 힐은 역학적 증거는 내적으로 수미일관해야 한다고 주장했다. 어쨌든 이것 말고도 외적 감시가 있었다. 즉, 그들의 설명에 존재하는 모순에 의문을 나타내는 사람들이 있을 수 있었다. 이 때문에 역학자들은 (고의든 아니든) 자신들의 주장을 뒷받침하기 위해 선별된 증거만을 제시했다. 그러고는 위원회 회의실의 닫힌 문 뒤에 숨었다. 그들은 이 회의실에서 과학적 증거를 조사한다는 구실 아래 보고서를 만들어낼 수 있었지만, 보고서에는 많은 중요한 사실들이 빠져 있었다.

그것은 1960년대 초반까지 거슬러 올라간다. 그때 스탬러와 키즈는 미국 심장협회를 설득하여 심장질환에 관한 그들의 음식이론을 지지하게 만들었다. 이런 일들은 계속 일어났다. 리처드 돌 경의 『암의 원인』과 『블랙 보고서』는 증거들을 엄격하게 조사한 것처럼 보이지만, 사실은 그렇지 않다.

그들의 동기는 무척 단순하다. 그들에게는 다른 대안이 없었던 것이다. 1970년대에 이르면, 오스틴 브래드퍼드 힐 경에 의해 개발된 엄격한 역학적 기법은 질환의 원인으로 담배 말고는 겨우 몇 가지밖에는 발견하지 못한 상태였다. 소수의 희귀한 직업병과 관련된 석면 그리고 임신에 미치는 풍진의 영향 등이 그것이었다.

하지만 이들로는 사회적 요인이 질환을 일으킨다는 이론을 떠받치기에는 너무나도 불충분했다. 따라서 다른 것을 찾아야 했던 것이다. 사회이론의 지지자들은 마땅한 증거를 수집하기 위해 평생을 바쳤다. 그 때문에 그들은 돌이킬 수도 없었고, 자신들이 틀렸다는 것을 인정하지도 못했다. 여기에는 자기기만이 필요했다. 역시 다른 대안을 찾을 수 없는 상황이었다.

1980년대의 사회이론은 영향력이 매우 컸다. 사회이론의 지지자들은 권위 있는 사람들로 엄청난 금액의 정부기금과 자선기금을 쏟아 부어 자신들의 이론을 증명하고자 애썼다. 만약 자신들의 실수를 인정한다면, 그들은 수치와 함께 명성에 커다란 타격을 입을 것이 뻔했다. 그들은 실수가 있을지도 모른다는 것조차 인정하지 않았다. 대신 그들은 사회이론의 진실성을 맹목적으로 믿어 심장질환 실험의 부정적 결과 같은 사소한 결점은 무시해도 되는 것처럼 여겼다.

이런 집단적 자기기만은 흔히 일어나는 게 아니다. 사회이론의 지지자들은 학문의 외관을 구성해가는 동안 의학의 주류에서 벗어났다. 그들은 이상적 유토피아주의라고 부를 수 있는 이데올로기적인 신념에 따라 움직이고 있었는데, 수술실에서 환자를 치료하며 시간을 보내는 보통의 의사들보다 더욱 웅대하고 더욱 고귀한 비전을 가지고 있었다. 그들은 광범위한 수준에서 질환을 예방하기를 열망했다. 세상을 더 나은 곳으로 만들려는 바람에는 잘못된 게 없다. 하지만 유토피아주의는 그에 따르는 고유한 위험이 있다. 그것은 현재의 의학지식보다 더 방대한 지식 기반을 전제로 하고, 불확실성의—알지 못하는 어떤 것이 있을 수 있다는—가능성을 무시한다.

'거대한' 사상에 사로잡혀 있는 유토피아주의자들은 방해가 되는 소소한 사항 따위는 무시하는 경향이 있다. 그들은 사람들이 어떻게 그들의 식습관을 바꿀지 아니면 부를 어떻게 재분배해야 하는지에 관해서 끊임없이 계획하고 목표를 세운다. 하지만 그들에게는 인간 행동의 모델이 없고, 사람들이 어떻게 변화하는지에 대한 이해도 없다. 이런 일천한 지식 기반과 세계 구원의 실제적 어려움이 맞물려 그들의 유토피아적 계획은 실패로 끝이 나고 말았다. 그것은 불가피한 결과였다. 하지만 그들은 언제나 쉽게 그 원인을 찾을 수 있었다. 사람들의 생활을 변화시키는 데 필요한 자금의 지원이 부족했거나 아니면 그들의 대담한 노력들이 이윤을 추구하는 업계의 강력한 반발로 좌절된 것이었다.

사회이론가들의 근본적인 특징은 통찰력이 부족하다는 것이었다. 그들은 두 눈을 오로지 먼 지평선에 두고 그들의 목표가 옳다는 것을 절대적으로 확신했지만(원대한 목표를 추구한다는 점에서 그들은 저마다 도덕적 정당성을 느끼고, 이로써 그들의 목표의식은 강화되었다), 그들이 실패한 정확한 이유에 대해서는 깨닫지 못했다. 그것은 바로 그들의 이론이 틀렸기 때문이었다. 그들은 질환을 컴퓨터스크린에 나타난 통계수치로 이해했을 뿐이다. 그것은 실제적이라기보다는 이론적이었다. 따라서 현실을 통해 그들의 이론을 실험하는 냉정한 작업이 이루어지지 않았던 것이다.

심장질환 환자들이 식습관에서 다른 사람들과 거의 차이가 없다는 것은 실제로 몇몇 심장질환 환자들과 얘기를 나누어보면 금방 알 수 있는 일이었다. 가정의라면 사람들에게 담배를 끊게 하는 일이 얼마나 어려운지 금방 알 수 있다. 따라서 사람들이 먹는 것에 상당한 변화를 가하도록 의사들에게 요구하는 '공중보건 전략'은, 그것이 정말로 효과가 있는 것으로 입증되었다고 하더라도 그에 따르는 고유한 비현실성으로 인해 실패를 예정하고 있었던 것이다.

이런 유토피아적 비현실성은 런던 위생학 및 열대의학 대학의 지오프리 로즈 교수에 의해 잘 드러난다. 그는 1980년대 영국에서 가장 유명한 역학자였고, 세계보건기구의 후원 아래 유럽 전역의 수만 명이 참여한 대규모 실험의 조직자로 활동했다. 이 실험에서 그는 사람들을 독려해 '건강한 생활방식'으로 바꾸게 했지만, 결국 심장질환의 위험에는 아무런 차이가 없었다.

이것은 큰 실패가 되어야 했지만, 로즈 교수는 곰곰이 숙고해본 뒤 오류는 이론에 있지 않고 심장질환 예방을 위한 '전략'에 있다고 결론지었다. 그의 주장에 따르면, 콜레스테롤 수치가 무척 높은 사람들에게서 지방 소비의 양을 줄이려고 애쓰는 것보다는 모든 사람들에게 지방 소비를 조금 줄이라고 설득하는 것이 더 좋은 전략이었다.

이것은 '인구전략'이라고 불렸다. 이 전략이 야심만만하게 인구 전체를 대상으로 하고 있기 때문이었다. 이 개념은 이해하기 어려울지 모르지만, 인구전략에 잘 들어맞는 또 다른 문제와 관련해서라면 이해하기가 좀더 쉬울 것이다. 그것은 과음의 해로운 영향을 막는 것이다. 어떤 사회든 알코올 소비의 분포에는 전형적인 패턴이 있다. 결코 술을 안 마시는 소수의 사람들에서부터 적당한 양을 즐기는 대다수의 사람들이 있고, 다른 쪽 극단에는 소수의 폭음가들이 있다.

로즈 교수의 전략에 따르면, 적당히 음주를 즐기는 사람들은 알코올 소비를 다소간 줄여야 한다. 예컨대 하루에 한 잔의 포도주 정도다. 이론적으로 따지면, 이것은 알코올 소비패턴의 분포를 전체적으로 하향시키고, 따라서 상위의 폭음가들은 상당히 적어질 것이다. 이에 따라 알코올과 관련된 질환도 줄어들 것이다. 이게 로즈 교수의 생각이었다. 이것은 정말로 허황된 생각이었고, 이를 심장질환의 예방에 적용하자 그 허황됨은 더욱 극명하게 드러났다. 모든 사람들에게 음식과 관련된 다소간의 변화를 요구했지만, 콜레스테롤 수준에는 결코 아무런 영향도 없었던 것이다.

하지만 놀랍게도 지오프리 로즈의 '거대한 사상'은 현재 공식적인 보건

교육정책의 근간을 이루고 있다('거대한 사상'이라는 말이 역학의 문제점을 정확히 함축하고 있음에도 불구하고 이 단어는 사람들에 의해 아무런 반어적 의미도 없이 쓰였다). 이 정책을 통해 정당한 방식으로 모든 사람들에게 상세한 부분까지 생활을 바꾸라는 조언이 이루어지고 있다. 역학자들이 지오프리 로즈의 인구전략을 옹호하는 것에서 우리는 그들이 현실세계와 얼마나 동떨어져 있는지 알 수 있다. 그들은 아무것도 믿지 못하는 것이다. 심지어 그들 자신의 이론조차도.

유토피아적 이상주의의 부조리함이 사회이론이 널리 퍼지는 것을 막지는 않았다. 사회이론은 동시대의 시대정신에 잘 들어맞았으며, 자유시장 경제의 재등장과 짝을 이룬 자기계발의 에토스에 잘 어울렸다. 자기계발은 자신의 건강을 관리하는 일로 생각될 수 있었다. 조깅과 마라톤의 인기가 치솟았고, 사람들은 날씬한 몸을 만들고 담배를 끊고 '건강한' 식사를 하는 데 열의를 보였다. 사회이론은 이런 추세에 편승했다. 저지방 식단으로 질환을 예방한다는 사회이론의 약속은 틀렸지만, 칼로리가 낮은 그런 식단은 몸무게를 줄이고 날씬해지고 싶어하는 '자기계발자'들에게는 효과가 있었다.

게다가 사회이론은 매우 설득력이 있었다. 사회이론은 지방이 동맥을 막거나 소금이 혈액순환에 부담을 준다는 생각에서 드러나듯 질병의 강력한 이미지를 활용했다. 또한 풍요의 질병이라는 개념을 통해, 모든 사람들이 대체적으로 더 잘 살고 생활수준이 계속 올라가고 있지만 사람들은 여전히 죽고 있다는 역설을 설명했다. 사람들이 너무 많이 먹을 뿐만 아니라 걷는 대신 차를 타고 다니는 등 생활이 너무 편해졌다는 사실은 자명해 보였다. 그에 따라 그들은 당연히 대가를 치러야 한다는 것이었다.

이 모든 것이 놀라운 이유는 이 모두가 너무도 단순명료하다는 것이었다. 너무도 단순명료해 TV 프로그램에서 몇 마디 말로 요약될 수 있다는 것이었다. 확실히 지오프리 로즈 교수가 TV에 나와 '현대 영국의 식사는 심장마비로 수천 명의 사람들을 죽이고 있습니다'라고 말하는 일은 음식을 바꿔 혈중 콜레스테롤 수준을 낮추기가 얼마나 어려운지 설명하는 일보다 훨씬 더 쉬웠다. 더군다나 그런 노력을 한다고 하더라도 중요한 실험결과에 따르면, 심장질환을 예방하는 데 아무런 효과가 없었으니 말이다.

마지막으로, 다른 사람들에게는 사회이론의 주장이 맞는지 틀리는지 쉽게 시험해볼 방법이 없었다. 어떤 의사가 새로운 수술법을 도입했는데, 다른 사람들이 그것이 효과가 없다고 생각한다면, 그 수술법은 악평을 들을 것이다. 하지만 사회공학이 정말로 질환을 예방할 수 있는지 없는지는 어떻게 알 수 있는가? 알려지지 않은 이유로 심장질환 발병률이 떨어지기 시작하자 사회이론가들은 무척 기뻐하며 그 공로를 취했다. 그러나 암의 경우처럼 변화가 없으면, 그들은 보건증진에 충분한 돈을 쓰지 않았거나 아니면 변화를 이루기 위한 그들의 노력이 방해받았기 때문이라고 주장할 수 있었다.

생물학의 법칙은 과학자들의 틀린 이론을 수용하기 위해 바뀌지는 않는다. 1990년대 중반이 되자 사회이론의 모순들이 좀더 일반적으로 인정되기 시작했다. 1994년 「뉴잉글랜드 의학 저널」의 저명한 한 논설위원은 이렇게 말했다. "대중들은 무엇을 믿어야 하는가? 그들은 마가린으로 버터를 대신했지만, 마가린이 동맥에 더 나쁠 수 있다는 사실을 알게 되었다. 그들은 콜레스테롤을 떨어뜨리기 위해 귀리기울을 먹으라는 얘기를 들었지만, 결국 소용없다는 또 다른 얘기를 듣게 되었다. 그들은 사카린으로 설탕을 대신했지만, 설탕과 달리 사카린은 방광암을 유발할 수 있다는 어떤 연구결과를 알게 되었다."

1년 뒤 「사이언스」 지는 '역학은 한계에 직면했다'라는 기사에서 이렇게 얘기했다. "식사, 생활방식, 환경과 질환의 미묘한 연관성을 찾으려는 연구는 끊임없는 불안을 낳았다. 하지만 확실한 연관성은 거의 발견되지 않았다." 대중들은 '헤어드라이어에서부터 커피까지 머리가 어지러울 만큼 수많은 잠재적인 발암인자들'에 노출되어 왔고, '왔다 갔다 하는 추錘가 불안이라는 유행병을 낳았다.'

1990년대 중반에 이르면, 이런 회의적인 시각에 대응하여 사회이론의 주장은 미묘한 변화를 겪었다. 우유, 고기, 유제품이 혈관에 쌓인다는 경고는 점차 약해졌다. 대신 반론의 여지가 덜한 권장사항으로 대중들은 하루에 다섯 접시의 과일이나 야채를 먹어야 한다는 얘기가 그 자리를 차지했다. 똑같은 식이요법이 암을 예방하는 만병통치약이 되었고, 서구식 식사에 관한 리처드 돌 경의 주장은 푸른 야채가 암을 예방할 수 있다는 주장으로 바뀌었다. 그것은 전과 똑같이 증명되지는 않았지만 좀더 긍정적인 개념이었다.

환경론자들의 관심은 공기나 물에 미량의 오염물질의 형태로 숨어 있는 위험에서 지구온난화나 오존층의 파괴 같은 훨씬 더 큰 문제로 옮겨갔다. 그동안에도 절대적인 빈곤이 그런 것처럼, 상대적인 빈곤—가난한 자와 부자 간에 존재하는 부의 불평등—그 자체가 질병을 낳는다는 주장은 계속되었다. 이에 대해 증명이 시도되기도 했지만, 말할 필요도 없이 그다지 설득력 있는 결과를 보여주지 못했다.

그 모든 것이 틀린 것은 아니라는 견해도 있다. 이런 식이다. 베이컨과 계란은 심장마비나 암을 일으키지 않을지 모르지만, '건강한 생활방식'에 대한 예찬은 좋은 것이다. 사람들을 밖에 나가게 하고 그들을 건강하게 만들기 때문이다. 환경에 대한 보건적 관심은 과장되었을지 모르지만, 좀더 엄격한 규제가 가해졌고, 이것은 좋은 것으로 여겨져야 마땅하다. 마지막으로, 정치적 논란을 빼면, 가난과 보건에 관련된 논쟁은 '상대적으로' 가장 못사는 사람들의 의학적 문제에 관심을 돌림으로써 할 일을 했다는 것이다.

하지만 이런 이득은 차변에 엄청난 숫자를 기입하고서 얻어진 것이다. 사회이론은 희생자 비난victim-blaming 이론과 다름없다. 사회이론의 논리에 따라 환자들은 건강하지 못한 습관을 지속하고 이로운 조언에 귀를 기울이지 않는다는 이유로 스스로를 비난해야 했다. 또 사람들은 그들의 건강과 그들의 생활 속에 도사린 무한한 위험 때문에 지나친 걱정을 해야 했다. 대부분의 사람들이 천수를 누린 뒤 나이가 들어 노화로 인한 복합적인 질병으로 숨을 거둔다는 현실의 인식은 어디서나 질병이 도사리고 있다는 환상으로 바뀌었다. 질병의 원인은 그들이 영위하는 생활의 방식에 있고, 따라서 질병은 예방할 수 있다는 것이었다.

사회이론은 사람들의 생활에서 질병의 역할을 지나치게 강조하는 동시에 질병을 대단치 않은 것으로 만들었다. 사회이론에 의해 의료행위는 무용하다는 신화가 창조되었다. 보건상의 중요한 요인은 의료행위의 범위를 벗어나 있기 때문이었다. 일상생활에 존재하는 끝도 없는 상반된 위험들이 신뢰할 만한 지식의 출처로서 의학이 누렸던 권위의 지반을 무너뜨렸다.

구운 콩이 암을 예방하고, 발암물질 때문에 아이들에게 플라스틱으로 된 장난감 오리를 빨지 못하게 해야 한다는 따위의 주장들이 난무하게 되었다. 무용한 연구와 건강-교육 프로그램에 수억 파운드가 낭비되었고, 한편으로는 공기와 물에 미량으로 존재하는 오염물질의 수준을 더욱더 줄이기 위해 비용이 많이 드는 규제가 시행되었다.

하지만 이 모든 것을 떠나, 사회이론은 효과가 없었다. 질환을 예방하여 한 해에 수천 명의 사람을 살릴 수 있다는 약속은 아직 실현되지 않았다. 금연 운동을 빼면, 정말로 사회이론은 지난 20년간 국가의 보건에 거의 아무런 기여도 하지 않았다고 해도 과언이 아닐 것이다.

3 풀리지 않는 문제

지난 20년간 이루어진 두 가지 위대한 프로젝트로서 신 유전학과 사회이론의 실패는 현대의학의 쇠퇴를 보여주고 있다. 그들의 과학적 토대라고 할 수 있는 분자생물학과 역학은 한참이나 동떨어져 있지만, 이 둘은 동일한 야망을 품고 있었다. 그것은 신약의 우연적 발견과 기술적 혁신의 경험주의를 새로운 '세 번째' 방법으로 대신하는 것이었다. 이 세 번째 방법은 질환의 원인을 규명하여 합리적인 치료법들을 만들어내거나 질환의 예방을 가능하게 할 것이었다.

신 유전학의 매력은 환원주의에 있었다. 이를 통해 질환이라는 현상을 유전자와 유전자 산물의 가장 근본적인 수준에서 설명하고자 했다. 사회이론의 매력은 그 단순성에 있었다. 질환에 관한 사회이론의 설명은 금방 알아들을 수 있었다. 따라서 질환을 간단하게 예방할 수 있으리라는 전망이 제시되었다. 하지만 그 모든 전망은 빗나갔다.

대체적으로 유전자는 질환에서 중요한 역할을 하지 않았다. 낭포성섬유증 같은 단일유전자장애의 경우라도 유전체는 너무 복잡하고 이해하기 어렵기 때문에 우리가 할 수 있는 일은 별로 없었다. 사회이론에 관해 말하자면, 인간은 외부환경의 사소한 변화에 영향을 받지 않는다는 생물학적 사실 때문에 유효하지 않았다.

이 두 가지 사업이 실패한 주된 이유는 일반적인 질환의 원인이 유전적이거나 사회적이지 않고, 노화에 의해 정해져 있거나 생물학적이거나 아니면 대부분 알 수 없는 종류의 것이기 때문이었다.

과거의 실패에서 눈을 돌려 수정구슬을 들여다볼 시간이 되었다. 우리는 여기서 의학이 이런 미지의 결정적인 생물학적 병인을 알아내는 목표에서 얼마나 멀리 혹은 가까이 있는지 알게 될 것이다. 우리는 풀리지 않는 현대의학의 이 거대한 문제를 살펴볼 것이다. 먼저 이 문제의 본질에 관해 얘기해보자.

전후 의학이 거둔 성과는 신약의 우연한 발견과 기술적 진보에 근거하고 있다. 이런 인상적인 성취가 질환의 본질이나 인과관계에 대한 이해 없이 이루어졌다는 사실은 그동안 숨겨져왔다. 이제 현대의학은 50년 이상 지속되고 있지만, 여전히 교과서에 나오는 얼마 안 되는 질환의 원인만을 알고 있을 뿐이다.

교과서에는 보통 박테리아나 바이러스로 인한 감염증, 낭포성섬유증 같은 단일유전자 결함으로 인한 질환, 담배와 폐암의 관계, 소수의 직업병, 그리고 주로 노화로 인한 질병으로 관절염, 백내장, 다수의 암, 순환계장애 등이 소개되어 있다. 하지만 다른 모든 질환, 즉 다발성경화증 같은 모든 신경성 질환, 류머티즘관절염 같은 모든 류머티즘성 질환, 건선 같은 피부질환, 크론병 같은 모든 소화관장애 등등은 간단히 말해 원인을 모른다.

현대의학은 따라서 19세기 중반의 상황과 정확히 똑같다. 그때도 원인을 모른 채 확인된 질병들이 많았다. 탄저병, 임질, 장티푸스, 화농, 콜레라, 디프테리아, 파상풍, 폐렴, 수막염, 식중독, 가스괴저, 페스트, 보툴리누스 중독, 이질, 파라티푸스, 매독, 백일해 등. 그 뒤 20년도 안 되어 로베르트 코흐와 그의 동료들이 오로지 현미경과 염색방법을 이용해 각각의 질환을 일으키는 박테리아들을 정확히 찾아냈다.

이와 비슷하게 미래에 아직 알려지지 않은 어떤 종류의 생물학적 인자들이 발견되어 우리에게 다발성경화증이나 류머티즘관절염 아니면 정신분열증을 설명해주리라 생각해볼 수 있을 것이다. 그런데 그것들은 대체 어떤 것들일까?

이 미지의 생물학적 인자들은 어떤 형태의 감염성 미생물일 가능성이 꽤 크다. 두 가지 서로 다른 질병, 다발성경화증과 소아백혈병의 인과관계를 살펴보면, 그것을 알 수 있다. 다발성경화증은 간헐적인 질환으로, 신경을 싸고 있는 지질의 피막에 염증이 생겨 자주 무력증과 협동운동장애를 일으키지만 부분적인(어떤 때는 완전한) 회복이 따른다. 이 질환은 다른 어떤 인종집단보다 북유럽인들에게 흔하다. 영국에서는 20~40세 사이에 1천 명당 1명씩 이 병에 걸린다.

왜 그럴까? 언제나 그렇듯 유전적 요인이 있다. 다발성경화증의 위험은 이 병에 걸린 형제나 자매가 있는 경우 50명당 1명으로 증가한다. 일란성 쌍둥이가 이 병에 걸린 경우는 2명당 1명으로 발병률이 증가한다. 하지만 다발성경화증은 90% 이상의 경우에서 '돌연히' 발병한다. 따라서 유전적 요인은 추정상 다발성경화증을 일으키는 어떤 원인에 대한 감수성을 증가시킬 뿐이며, 결정인자가 될 수는 없다.

사회이론의 지지자들은 말할 것도 없이 병인이 서구식 음식에 있다고 생각한다. 서유럽 국가에서 발생 수가 높으며, 다발성경화증이 다른 많은 질환처럼 제2차 세계대전 동안 점령기의 네덜란드와 덴마크에서 상대적으로 드물게 나타났기 때문이다.

지금으로서는 이런 생각에 반론을 제기할 필요조차 없을 것이다(물론 다발성경화증 환자나 보통 사람이나 음식섭취에서는 전혀 차이가 없었다고 말하더라도 전혀 놀랍지 않을 것이다). 따라서 더 이상 지체하지 말고 곧바로 다발성경화증이 생물학적 원인에서 비롯된다는 증거를 살펴보기로 하자.

지난 50년간 다발성경화증의 패턴은 감염성 질환의 패턴을 똑같이 따랐다. 지난 50년간 영국에서 발생 수는 10배 증가했지만, 동시에 감염증의 경우와 마찬가지로 시간이 지나면서 위험성은 줄어들었다. 다발성경화증은 과거에는 훨씬 더 공격적이고 신속하게 진행되었다. 발병부터 마비가 일어나고 사망하기까지 걸리는 기간은 평균 8년이었다. 오늘날은 다발성경화증에 걸리고도 거의 정상적인 수명을 다 누릴 수 있고, 대부분이 적어도 25년이상 생존한다.

하지만 생물학적 원인에 관한 가장 설득력 있는 증거는 이 질환의 몇 가지 '유행병적 특징'에서 나온다. 이런 특징을 가장 잘 보여주는 예는 덴마크의 파뢰 제도에서 일어났던 일로, 제2차 세계대전 동안 7천 명의 영국군이 이곳을 점령한 적이 있었다. 1943년 전까지 파뢰 제도에는 단 한 명의 다발성경화증 환자도 보고된 적이 없었다. 그 뒤 1943년과 1949년 사이에 3만 명도 안 되는 인구 가운데 16명의 다발성경화증 환자가 생겨났다. 그리고 다음의 20년간 또 다른 16명의 환자가 생겨났다. 32명의 환자 가운데 22명은 그 제도를 떠나본 적도 없었다.

1986년 워싱턴에 있는 조지타운 대학교 의과대학의 존 F. 커츠크John F. Kurtzke는 이렇게 말했다. "영국군이 점령기간 동안 다발성경화증을 파뢰 제도에 들여왔다는 것은 의심의 여지가 없다. 우리는 또한 먼저 다발성경화증에 걸린 파뢰 제도 사람들이 다른 섬사람들에게 병을 [옮겼다고] 결론지었다. 전염성 인자가 다발성경화증의 병인이라는 것이 확실한 것처럼 보인다. 우리는 그것이 널리 퍼지는 단일하고 특정한 계통적 감염증으로, 이 질환에 걸린 이들 가운데 오로지 일부만 중추신경계까지 영향을 받는 것으로 생각하고 있다."

이제 두 번째 예를 보자. 소아급성백혈병은 백혈구가 악성으로 증식해 뇌와 골수, 다른 장기까지 침투하는 병으로 1971년 이전까지는 불치병이었다. 백혈병의 병인으로 잘 알려진 한 가지는 방사선이다. 히로시마와 나가사키의 생존자 가운데는 백혈병 환자들이 많았다. 1980년대 초에 웨스트 컴브리아의 셀라필드에 있는 핵재처리 공장 근처의 시스케일에서 일군의 소아백혈병 환자들이 확인되자, 사람들은 당연하다는 듯 셀라필드에서 나오는 방사능을 그 원인으로 생각했다. 이런 추정은 이미 얘기했듯이 옳지 못한 것으로 드러났다. 백혈병이 발병하기 위해서는 방사선 수준이 그보다 적어도 4백 배는 높아야 했다. 따라서 다른 설명이 필요했다.

시스케일에서 볼 수 있는 '무리를 이룬' 백혈병 발병의 사례는 잘 알려져 있는 현상으로, 1963년 처음으로 철저한 조사를 거쳐 보고되었다. 일리노이즈 주 나일즈라는 도시의 교외 지역에서 8명의 소아백혈병 환자가 생겨났다.

"8명의 아이 가운데 7명은 가톨릭 가정 출신이고, 모두 해당 교구에 있는 종교계 학교에 다니거나 아니면 그런 곳에 다니는 형제들이 있었다. 8명의 소아 환자는 전형적인 시기에 발병했고, 종교계 학교에 다니는 아이들은 '류머티즘 같은' 질환을 동반했다."

이처럼 무리를 이루는 발병 패턴은 다름 아니라 감염성 인자를 시사하고 있었다(아니면 정말로 우연히 그럴 수도 있을 것이다). 그 뒤 옥스퍼드 대학교의 레오 킨른 박사Dr. Leo Kinlen가 광범위한 일련의 조사를 실시했다. 그는 시스케일에 일군의 소아백혈병 환자들이 생겨난 이유를 다음과 같이 지적했다. 파뢰 제도에 다발성경화증이 퍼진 경우와 마찬가지로, 이전에는 고립되어 있던 작은 마을이 많은 외부인의 유입에 노출되었기 때문이라고.

이 외부인들은 셀라필드의 공장을 짓기 위해 그곳에 몰려온 많은 건설인부들이었다. 소아백혈병이 다발성경화증처럼, 일단의 주민들이 상대적으로 고립되어 자연적 면역력을 갖추고 있지 않은 상태에서 '외부의' 어떤 감염성 인자에 노출된 뒤 발병하는 것이라면, 킨른 박사가 생각했듯이, 오지의 다른 주요한 건설 현장에도 비슷하게 무리를 지어 소아백혈병 환자들이 생겨나야 했다. 그 외에도 이렇게 인구가 대규모로 '혼합'되는 곳으로 군대의 야영지나 시골의 신도시 건설지도 마찬가지일 터였다.

킨른 박사의 생각은 옳은 것으로 밝혀졌다. 환자 수가 대단하지는 않았지만, 킨른 박사가 조사한 곳은 확실히 발병률이 높았다.

"인구혼합 연구에서 확인된 소아백혈병 환자의 증가는 그 규모나 일관성에서 사실상 우연의 작용을 배제한다. 전반적인 발견사실들은 미확인된 전염원을 강력하게 시사하고 있다. 그것은 바이러스성 감염원일 가능성이 크다. 셀라필드 환자들에 대해서도 이런 식으로 설명하는 것이 가장 타당할 것이다."

다발성경화증이나 백혈병을 '감염성' 질환으로 생각하는 것은 통상적이지 않다. 하지만 언뜻 보기와는 달리 이런 질병의 발병 패턴은 한 사람에게서 다른 사람에게로 옮겨 다니는 전염성 생물학적 인자를 강력히 시사하고 있다. 이런 전염성 병인이 신경의 피막에 손상을 입히거나 백혈구를 과도하게 증식하도록 만드는 것이다.

생각해보면, 류머티즘관절염, 크론병, 정신분열증, 당뇨병처럼 노화로 인하지 않고 '돌연히' 일어나는 다른 모든 수백 가지의 질환도 마찬가지일 수 있다. 단지 우리는 다발성경화증이나 백혈병처럼 그 원인이 되는 생물학적 인자를 모르고 있는 것일 뿐이다.

이런 생물학적 병인이 알려지는 경우 질환의 치료법과 예방이 얼마나 달라질까 생각해보면, 지난 20년간의 의학연구는 이 콘크리트 벽에다 거듭하여 머리를 부딪고 있었다는 것을 알게 된다.

물론 이런 질환의 생물학적 설명이 어디에서 비롯될지 그리고 그것이 어떤 수단을 통해 이루어질지(아니면 정말로 이런 생물학적 설명이 가능할지)는 예측하기가 불가능하다. 다만 세 가지 가능성을 생각해볼 수는 있겠다.

우선, 병원은 지금까지 간과되거나 확인하기 어려웠던 박테리아나 바이러스일 수 있다. 배리 마셜 박사가 1984년 소화궤양의 원인으로 헬리코박터를 발견한 것은 이에 해당하는 고전적 사례라고 할 수 있다. 헬리코박터는 이후 위암이나 소장의 종양 같은 다른 소화관장애와도 관련이 있는 것으로 드러났다.

2년 뒤 토머스 그레이스톤 박사는 클라미디아균의 새로운 종을 발견했다. 이것도 똑같은 범주의 사례다. 이 박테리아가 관상동맥질환에서 차지하고 있는 역할에 대해서는 아직 완벽히 해명되지 않았지만 말이다.

비듬(현재는 피티로스포룸 오발레라는 곰팡이가 원인인 것으로 밝혀졌다)에서부터 진드기가 옮기는 라임병(매독을 일으키는 미생물이 병인이다)까지 다른 사례들도 많다. 일부 류머티즘 학자는 류머티즘관절염도 프로테우스균에 의해 발병하는 것으로 믿고 있다.

두 번째로, 미지의 생물학적 병인을 알아낼 수 있는 매우 유용한 수단이 있다. 바로 중합효소연쇄반응법(Polymerase Chain Reaction, PCR법)으로 알려진 기술이다. PCR법을 이용하면, 바이러스에 감염된 세포에서 그 바이러스의 유전자를 찾아낼 수 있다. PCR법은 분자생물학자 캐리 멀리스Kari Mullis가 발견했다.

그는, 매우 간단히 말하자면, 하나의 DNA 분자로 반나절 동안 수백만 개의 DNA를 만들어낼 수 있는 방법을 알아냈다. 열광적인 반응을 보인 「사이언티픽 아메리칸Scientific American」지에 따르면, 그 사건은 '세기의 가장 위대한 과학적 혁신' 가운데 하나다. 캐리 멀리스는 그 뒤 노벨화학상을 받았다.

이제 바이러스로부터 단 하나의 DNA 분자만 취할 수 있다면, 이런 식으로 바이러스를 증식시켜, 그것이 무엇인지 쉽게 알 수 있게 되었다. 벨마비 Bell's palsy로 인한 안면경직은 오랫동안 안면신경의 바이러스 감염 때문이라고 생각되어 왔다. 하지만 어떤 바이러스인가?

1996년 일본의 바이러스 학자 신고 무라카미 박사는 PCR을 이용하여 벨마비 환자의 안면신경을 에워싼 체액에서 헤르페스 바이러스(구순口脣헤르페스를 일으키는 병원)의 유전자 흔적을 발견했다. 다른 안면마비 환자의 체액에서는 이것이 발견되지 않았다. 따라서 벨마비는 헤르페스 바이러스가 원인인 게 틀림없었다.

이와 유사하게 PCR법에 의해 헤르페스 바이러스의 또 다른 변종이 치명적인 암인 카포시육종Kaposi's sarcoma의 병인으로 밝혀지기도 했다. 카포시육종은 특히 AIDS 환자에게 발병하기 쉽다. PCR법은 자궁경부암의 병인이 인간사마귀 바이러스인 것도 밝혀주었다.

또한 소아기의 급성당뇨병 발병은 췌장의 인슐린 분비 세포를 공격하는 바이러스의 급성감염 때문인 것으로 의심되었지만, PCR법이 태어나기 전까지는 병원이 정확히 어떤 바이러스인지 몰랐다. 그 바이러스는 콕사키 B Coxsackie B였다.

마지막으로, 아직 상상조차 하지 못했던 생물학적 인자가 일부 질환의 이해와 관련된 열쇠를 쥐고 있다고 생각할 수밖에 없다. 햄릿은 호레이쇼에게 이렇게 말했다. "하늘과 땅에는 네가 머릿속으로 상상할 수 있는 것보다 훨씬 더 많은 것이 있지."

더 이상 강조할 필요가 없을 테지만, 생물계는 미스터리로 가득하다. 우리는 지금까지 많은 미스터리와 마주쳤다. 왜 박테리아는 항생물질을 생산할까? 왜 식물은 의학적 공장으로 기능하는 것일까? 우리는 이런 질문에 대답하지 못한다. 그럴 수 없기 때문이다. 아인슈타인이 얘기했듯이 자연은 '참으로 불가사의하기' 때문이다.

어쩌면 이 '참으로 불가사의'한 곳 어딘가에서 질환의 원인과 관련하여 해답을 찾게 될 것이다. 두 가지 예를 드는 것으로 충분할 것이다. 아메바부터 사람에 이르기까지 모든 생물은 한 가지 특성을 공유하고 있다. DNA의 유전자가 mRNA를 만들고, mRNA는 세포를 구성하는 단백질의 구성정보를 담고 있다는 것이다. 적어도 1971년까지는 그것이 법칙이었다.

바로 그해에 이 법칙에 반하는 유일한 예외로, 레트로바이러스가 발견되었다. 레트로바이러스는 RNA로 DNA를 합성하는 특성이 있었다. 이 완전히 독특한 미생물의 발견은 두 가지 점에서 엄청나게 중요했다. 레트로바이러스에 의해 생산되는 효소, 즉 역전사효소로 신 유전학은 헤모글로빈 유전자와 인슐린 유전자를 찾아낼 수 있었다.

그 뒤 1984년 국립암연구소의 로버트 갤로Robert Gallo는 인간면역결핍 바이러스라는 레트로바이러스의 한 종이 AIDS의 발병원인임을 발견했다. AIDS는 지난 1백 년간 서구 세계에 출현한 감염증 가운데 가장 치명적인 것으로, 유일무이하게 감염된 사람의 면역체계를 파괴하여 재앙을 초래한다.

나머지 하나의 예를 들면, 최근까지는 무생물인 단백질이 전염성 질환을 일으킬 수 있다고 상상조차 할 수 없었다. 스탠리 프루지너Stanley Prusiner가 프리온prion이라는 특별한 형태의 단백질을 발견했다. 프리온은 나중에 드러났지만, 양의 뇌에서 소의 뇌로 전염되어 광우병을 일으키고, 사람의 뇌로 옮겨지면 크로이츠펠트-야콥병Creutzfeldt-Jakob disease이라는 치명적인 병을 일으킨다. 「스타 트렉Star Trek」에 나오는 맥코이 박사의 말로 하자면, 프리온은 '살아 있지만, 우리가 아는 방식으로는 아니다.' 프루지너는 당연히 1997년 노벨의학상을 받았다. '선구적인 노력으로 질병을 일으키는 완전히 새로운 유형을 발견'했기 때문이었다.

전체 생물학 분야에서 그 이전까지는 레트로바이러스나 프리온이 발견된 적이 없었다. 하지만 그렇다고 해서 레트로바이러스나 프리온이 인간의 질병에 영향을 미치고 있지 않았던 것은 아니다. 의학이 맞닥뜨린 커다란 지적 난제—질병의 원인—는 자연계의 이 신비로운 장소에서 답을 구해야 할 것이다. 그러지 않으면 영원히 답을 찾지 못할 것이다.

제5부
번영과 쇠퇴—원인과 결과

1 과거로부터 배운 지식

　이제 서론에서 밝힌 현대의학의 번영과 쇠퇴라는 양상은 매우 명확하게 드러난 상태다. 1940년대 중반부터 30년간, 임상과학, 신약의 우연한 발견, 혁신적 기술이 인간의 상상력과 끈기, 노고와 어울려 의학을 발전시켰다. 1970년대 말이 되면, 이 동력은 소진되고, 지적 공백상태가 만들어진다. 사회이론과 신 유전학이 이런 상황에서 등장하지만, 급진적인 이 두 가지 접근법은 결국 실패로 끝나고 만다. 서론에 제시되어 있듯이 이 번영과 쇠퇴의 양상은 우리가 관심을 가지고 있는 역설을 설명하고 있다.

　이 역설은 의학의 놀랄 만한 성과에도 불구하고, 의사들은 점차 불만을 품고, 대중들은 그들의 건강에 대해 좀더 신경증적으로 변해가고 있다는 것이다. 의사들의 불만은 의학이 과거만큼 흥미진진하지 못하다는 사실과 관련되어 있다고 생각하는 것이 옳으리라. 또한 대중의 신경증은 사회이론가들이 떠드는 불안한 얘기들과 관련이 있을 것이다. 하지만 이보다 좀더 깊이 살펴보는 일이 필요하다.

　우선, 현대의학의 번영과 쇠퇴라는 양상이 정말로 옳은지 마지막으로 알아보아야 한다. 1975년 이전까지 주요한 발견이 집중되어 있다는 사실, 신약의 부족화 현상, 치료혁명의 정기보고서였던 『의학연감』의 폐간이 요즘 일어났다는 사실은 매우 분명하다.

이런 사건해석은 받아들이기 힘들 수도 있다. 의학적 진보의 무한한 가능성에 대한 믿음이 널리 퍼져 있기 때문이다. 하지만 역사를 관찰해보면 알 수 있듯이 그런 일들은 흔히 일어나는 법이다. 모든 인간의 학문분야에는 그에 고유한 황금시대가 있지만, 여기에는 창조성과 새로운 아이디어의 저하가 따르기 마련이다.

지질학의 '좋은 시간'은 19세기 중반이었다. 지구의 나이가 수십억 년이라는 놀라운 사실이 그때 밝혀졌다. 그 다음 차례는 박물학이었다. 다윈의 진화론이 등장했다. 이론물리학의 영광스런 날들은 양차 세계대전의 중간에 있는 기간이었다. 양자물리학과 아인슈타인의 상대성이론이 이때 나왔다. 1960년대는 우주탐사의 전성기였다. 어쨌든 이런 식이다.

의학의 황금시대는 그 어떤 학문분야보다 오랫동안 지속되었고, 더없이 커다란 영향을 미쳤다. 하지만 의학이라고 이런 규칙에서 예외가 될 리 없었다. 19세기 유럽의 탐험가들이 아프리카에 더 이상 탐사할 만한 곳이 없다는 것을 발견했던 것처럼, 심장을 이식하고 소아암을 치유하고 난 뒤에는 이 각각의 의학분야에서 더 이상 발전을 이룰 가능성이 제한될 수밖에 없었다.

의학은 노력을 요구하는 다른 어떤 분야와 마찬가지로 관심의 범위에 따라 제한되어 있다(의학이 관심을 두는 것은 질환의 치료다). 따라서 성공은 더 이상의 진보에 대해서는 제약이 된다. 미국의 역사가 헨리 애덤스Henry Adams가 제시한 '가속화의 법칙'에 따르면, 과학적인 학문은 가장 커다란 성공을 이룬 바로 그 순간 그 극치apotheosis에 근접하게 된다. 의학은 1960년대와 1970년대 초반에 그 순간에 도달한 것이다.

의학이 이런 번영과 쇠퇴의 양상을 따르게 된 데는 특정한 이유들이 있다. 우선, 의학은 무엇을 할 수 있느냐에 제약을 받는다. 1970년대에 이르면, 의학은 할 수 있는 일을 대부분 다 했다. 질병의 고통은 상당 부분 사라지고, 삶은 최대한으로 연장되었다. 유아 사망률은 줄어들 수 있는 최소한으로 줄어들어 있었고, 사람들은 대개 천수를 누리다가 노화로 인한 질병에 걸려 숨을 거두었다.

두 번째 이유에 대해 말하자면, 서구의 의학이 무엇보다 관심을 두고 있는 노화에 따른 질병은 두 종류가 있다. 고관절염이나 동맥경화증 같은 일부 질병은 약제나 수술로 크게 개선할 수 있고, 암이나 순환계장애 같은 다른 질병의 경우 무한히 계속될 수는 없지만 증상을 경감시킬 수 있다. 이제 이 양쪽 모두에서 더 이상 의학적 진보가 이루어질 여지는 크지 않다.

세 번째 이유는 매우 중요한데, 의학의 많은 중요한 진보가 우연과 행운에 의존했던 것이기 때문에 불가피하게 진보의 속도가 떨어질 수밖에 없다. 너그러운 자연은 전혀 기대하지 않았던 매우 강력한 항생물질과 코르티손을 우리에게 선사했지만, 그런 일이 다시 일어날 것 같지는 않다. 화학자들은 지금까지 화학물질을 합성하고 합성한 화학물질들을 치료효과에 맞게 선별해왔지만, 머지않아 화학물질들이 들어 있던 통은 바닥을 드러낼 것이다.

마지막으로 의학연구는, 피터 메더워가 인상적인 말로 적절히 지적했듯이 '해결할 수 있는 문제를 다루는 기술'일 뿐이다. 현재로서는 우리에게 남겨진 마지막 도전—다발성경화증이나 백혈병 같은 질환의 원인을 발견하는 일—이 정말로 '해결할 수 있는 문제'인지 아닌지 전혀 알 수 없다.

과학이 '한계에 다다랐다'는 주장은 과거에도 수없이 제기되었지만, 거듭하여 다시 폐기되었다. 켈빈 경은 19세기 말엽, 물리학의 미래는 '소수 여섯째 자리'에서 찾아야 할 것이라고 말했다(당시 학문이 쓸데없이 미세화되고 있다는 말이었다). 하지만 몇 년 뒤 아인슈타인이 상대성이론을 세상에 발표했고, 켈빈 경의 호언은 틀린 것이 되고 말았다. 의학이 '한계에 다다랐다'는 예측도 이와 비슷하게 다가올 미래에 폐기될지 모른다.

하지만 의학의 계속된 진보를 막고 있는 장벽은 4개의 층으로 이루어져 있다. 의학은 쉽게 할 수 있는 일을 이미 모두 다 했고, 노화로 인한 만성적 질환은 이미 충분히 개선된 상태였으며, 운으로 신약을 발견할 수 있는 통은 거의 바닥을 드러냈다. 그리고 중년에 걸리는 흔한 질환은 여전히 미스터리로 남아 있는 것이다.

의학의 번영과 쇠퇴를 이루는 각 사건들은 연대기적으로 이어져 있지는 않지만, 서로 역동적인 관련을 맺고 있다. 1970년대 말부터 계속된 쇠퇴는 일련의 잘못된 전략으로 인한 것이었다. 의학의 진보라는 급행열차는 번영기의 성과로부터 추진력을 얻고 있었고, 다양한 방법으로 진보를 막고 있는 네 층의 장벽을 극복하고자 했다. 그것은 거세게 두들기거나, 뛰어넘거나, 우회하거나, 벽 밑을 허무는 방법이었다.

'거세게 두들기는' 방법은 본질적으로 같은 행위를 하지만 좀더 강하게 하는 것이다. 우리는 '기술의 오류'라는 장에서 이에 관해 살펴본 적이 있다. 뻔한 의학적 문제에도 새로운 검사기술이 남용되었다. 위통이 있는 모든 사람에게 내시경 검사를 실시하고, 두통이 있는 모든 사람에게 CT촬영을 시키고, 전립선 비대 증상이 있는 모든 남성을 대상으로 복잡한 소변 검사를 실시했다. 이런 진단기술을 적용할 수 있는 가능성은 사실상 무한하다. 특히 검사연령을 80~90대까지 확대한다면 말이다.

대단치 않은 치료효과를 얻기 위해서 '거세게 두들길 수 있는' 여지도 상당하다. 예컨대 노화로 인한 암의 진행을 늦추기 위해 또는 무용한 시도로 삶을 연장하기 위해 암 화학요법이 과용되곤 한다. 프랑코 장군의 말년에 관한 이야기에서 이를 확인할 수 있다. 미국에서는 현재 보건비용의 4분의 1이 사람들의 생애의 마지막 6개월에 쓰이고 있다.

제약회사들 또한 신약의 부재에 다른 대안이 있을 수 없었다. 그들은 계속 두들겨댔다. 이는 몇 가지 형태를 띠었는데, 그 가운데 가장 두드러진 것은 '더 좋은 쥐덫' 전략이었다. 즉, 이미 이용되고 있는 약보다 비싼 새로운 변형품을 내놓는 것이었다. 이런 새로운 약은 투약하기가 더 간편하고 부작용이 적다는 점에서는 '더 좋았지만' 치료효과 면에서는 조금도 더 뛰어나지 않았다.

또 어떤 질병에 효과적인 치료제가 없는 경우에는 '쓸모없는 쥐덫' 전략을 택했다. 환자와 가족들은 '어떤 것이라도' 하기를 바란다는 근거에서였다. 이에 따라 알츠하이머병이나 다발성경화증을 위한 신약은 효능을 거의 찾아볼 수 없는데도 더욱더 널리 처방되었다.

장벽을 극복하는 두 번째 방법은 효과적인 치료의 부재를 복잡하고 값비싼 전략으로 뛰어넘는 것이었다. 뇌성마비의 예방을 바라며 1970년대에 도입된 태아감시 장치는 이 범주에 속한다. 유방암과 자궁경부암의 조기발견을 위한 국가적 선별 프로그램도 마찬가지다.

선별작업은 확실히 효과가 있다. 모든 신생아를 선별하여 갑상선기능저하증으로 인한 정신박약의 위험이 있는 태아를 알아내는 것은 가장 간단하면서도 가장 효과적인 의학적 개입이다. 발뒤꿈치에서 채취한 미량의 혈액만 있으면, 사실상 아무런 비용도 들이지 않고 자동적인 처리과정을 거쳐 진단이 내려지며, 티록신대치술이라는 치료법은 100% 효과를 보여준다. 암의 선별은 이와 동일한 원리를 바탕으로 하고 있다. 치유가 가능하도록 초기단계에 질환을 발견하려는 것이다.

하지만 거기까지만 동일하다. 암의 선별을 위한 시설을 갖추는 데는 어려움이 따른다. 자궁경부암 검사나 유방조영술 같은 진단기술은 상당한 테크닉을 요한다. 정상인과 병자의 구분이 확연하지도 않다. 마지막으로, 암 선별과정이 간호사, 방사선과 의사, 병리학자, 부인과 전문의, 외과의의 헌신적인 노력과 함께 이루어진다고 하더라도, 그 영향은 미미할 수밖에 없다. 조기에 발견해야 하는 한층 더 공격적인 암들은 매우 신속하게 진행하기 때문이다.

우회하는 세 번째 방법은 질환을 예방하여 새로운 치료법의 부족을 건너뛰는 것이었다. 이것이 바로 사회이론이다. 지나치게 비판하는 자세를 거두면, 사회이론의 접근법은 확실히 타당해 보였다. 그것은 의학의 진화에서 새로운 장을 제시하는 것으로 널리 인식되었다. 예방은 암이나 심장질환 같은 질병의 문제에서 상대적으로 효과가 없는 의학적 치료보다 좀더 세련된 방법일 수 있었다. 이런 목적을 위해 엄청난 금액의 돈이 '보건증진'에 쓰였다. 하지만 사회이론의 결점은 간단히 말해 효과가 없다는 것이다.

사회이론은 또 다른 중요한 역할을 했다. 의학의 영향력을 환자들의 진료라는 전통적 범위를 넘어 건강한 사람들에게까지 확대시켰다. 사회이론은 대중들에게 그들이 어떻게 살아야 하는지 권위 있는 조언을 했고, 그들이 무엇을 먹어야 하는지 혹은 먹지 말아야 하는지 가르쳤으며, 한편으로는 그전까지 몰랐던 일상생활 내에서의 위험들을 경고했다.

마지막으로, 신 유전학은 인간이라는 생물을 가장 근본적인 수준에서 규명하여 진보를 막는 장벽의 토대를 허물고자 했다. 신 유전학은 미래의 어느 순간 그 장벽이 무너지면 만인의 건강과 행복으로 향한 곧은길이 나 있을 것이라고 약속했다.

장벽을 두들기고 뛰어넘고 우회하고 토대를 허무는 시도들이 모두 실패로 끝났지만, 의학은 서구 사회에서 줄곧 자신의 지위를 유지했고, 더욱이 그것을 강화할 수 있었다. 오히려 의학은 더없이 막강해졌다. 하지만 의학의 성공은 또 다른 '4의 법칙', 즉 서론에서 언급한 4중의 역설을 받아들여야 했다.

첫 번째로, 의사들은 이제 활력을 잃었다. 의학에 몸담기로 했지만 자신의 결정을 '후회하는' 의사들의 비율은 1966년의 15%에서 1986년의 58%로 치솟았다. 두 번째로 건강에 관한 대중들의 관심도 정확히 동일한 양상을 보여주고 있다. 전후시대 의학의 커다란 진보에도 불구하고 '건강에 대해 염려하는' 사람들의 비율은 같은 기간 동안 15%에서 거의 50%로 증가했다. 세 번째는 현대의학이 꽤 잘 듣는다고 하지만, 놀랄 정도로 많은 수의 성인들이 의학의 방식이라든가 권고사항에 불만을 나타내고 대신 대체의학에 돈을 지불한다는 것이다. 마지막으로, 비용은 폭발적으로 증가하는데 보여줄 만한 대단한 결과가 없다는 역설이 존재한다(영국에서는 10년간 공공의료서비스 지출이 두 배 증가했다).

이런 네 가지 역설의 원인은 의료관행의 권위적이고 사무적인 태도에서 증가하는 환자들의 소송까지 다양하고 복잡하다. 그럼에도 서론에서 제시했듯이 역사적 조망은 그것이 의학의 번영과 쇠퇴라는 단일한 현상의 다양한 측면이라는 사실을 보여준다.

역설 1. 환상에서 깨어난 의사들

슬프게도 의학은 이제 과거만큼 만족스럽지 못하다. 의사의 임상적 통찰력을 시험하는 많은 흥미로운 질병들은 사라졌다. 이제 가정의들은 운이 좋아야 심각한 의학적 문제를 지닌 환자를 한 주에 한 명 정도 볼 수 있다. 이런 직업적 만족의 결핍은 전문화로 인해 가중되었다.

펌프가 등장했던 초기에 심장외과의는 각기 다른 수많은 복잡한 심장의 해부학적 결함들을 손봐야 했다. 하지만 이제 심장외과의는 종일 심장동맥우회술을 시술하며 시간을 보내고 있다. 게다가 치료혁명의 빈곤화는 의사들이 20년 전과 똑같은 일을 하고 있다는 것을 의미한다. 이식술이나 CT촬영처럼 1960년대나 1970년대에 매우 흥미로웠던 기술들도 이제 일상적인 것이 되었다. 간단히 말하자면, 의학은 지루해졌다.

이것은 20~30년 전의 의학 저널이 보여준 관심과 활력을 오늘날의 의학 저널과 비교해보면 쉽게 알 수 있다. 오늘날의 의학 저널은 이해하기 힘든 유전학과 믿기지 않는 역학이 지면을 다투지만 어느 것도 낫다고 말할 수 없는 실정이다. 게다가 오늘날의 의사들은 평균적으로 예전에 비해 훨씬 똑똑하다. 의과대학에 들어가기가 훨씬 더 어려워졌기 때문이다. 따라서 그들은 의료행위의 따분함을 끈기 있게 참고 있기가 더 힘들 것이다.

역설 2. 건강을 염려하는 건강한 사람들

의학이 더 큰 성공을 거둘수록 '건강을 염려하는' 대중이 더 늘어난다는 것은 무척 기묘하다. 이것은 사람들이 '그들이 풍요로운 때를 살고 있다'는 것을 알지 못하기 때문일 수도 있다. 대공황과 전쟁의 빈곤기를 살았던 부모세대에 비하면 확실히 그렇기는 하다. 하지만 이와 동등하게 그들이 사회이론의 허풍에 더욱더 신경증적이 되었다는 사실도 중요하다.

만약 사회이론의 주장이 옳다면, 아침으로 베이컨과 계란을 먹는 순수한 즐거움은 심장마비로 인한 때 이른 죽음을 가져올 수 있고, 또한 지난 10년 간 확인된 일상생활의 수많은 위험들에 대해 의심할 이유가 없을 것이다. 사실 그 같은 결과로 대중들 사이에서 건강에 대한 염려가 일어나지 않는다면 그것이 이상한 일일 것이다.

이 때문에 역설 1에서 드러나는 의사들의 직업적 불만족이 심화되었다. 건강에 대한 지나친 염려로 인해 사람들이 너무나 자주 불필요하게 의사들을 찾아가기 때문이었다. 의사들은 '건강을 염려하는 건강한 사람들'을 다루느라 많은 시간을 보내며 좌절감을 느끼게 되었다.

역설 3. 폭발적인 인기를 누리는 대체의학

대체의학은 동종요법, 자연요법, 침술 등의 다양한 이름으로 불리며 큰 인기를 누리고 있다. 한 해에 성인의 3분의 1이 대체의학을 경험하고 있다. 따라서 1980년대 이전까지는 대체의학이 소수의 관심만을 끌었을 뿐이며 대부분의 사람들은 그것을 엉터리로 생각하고 있었다는 사실이 믿기지 않을 정도다.

대체의학의 치솟는 인기는 치료사가 제공하는 전적인 관심과 신체적인 촉진觸診 등을 통해 설명될 수 있을지 모르겠다. 많은 사람들에게는 이것이 병원의 침대에서 비싼 돈을 주고 과도하게 조사를 받고 과도하게 치료를 받는 것보다 훨씬 더 나아 보일 수 있을 것이다.

하지만 이런 대체요법은 단지 '기분 좋은 치료법'에 그치는 게 아니다. 1960년대와 1970년대에 제약회사에서 쏟아져 나온 현대약제들의 효과는 사람들로 하여금 좀더 간단하고 좀더 전통적인 치료법을 무시하게 만드는 결과를 낳았고, 질환의 본질에 관한 '과학적' 사고에 맞지 않는 모든 것을 폐기하게 만들었다.

코르티손과 다른 항염물질의 발견에 따라 류머티즘 전문의들은 다양한 독성약물을 교묘하게 조합하여 새로운 치료법들을 개발했다. 그들은 때때로 일어나는 끔찍한 부작용을 상쇄할 뛰어난 효과를 얻기를 바랐던 것이다. 그동안 류머티즘장애를 위한 다른 치료법, 예컨대 마사지, 촉진, 식이법은 사실상 전부 폐기되었다가, 1980년대 대체의학의 치료사들에 의해 되살아난 것이다.

역설 4. 보건의료 비용의 악순환적 증가

의학이 더 많은 일을 할 수 있게 되자, 요구는 더 커졌고 따라서 비용도 더욱더 증가했다. 하지만 건강관리에 대한 요구가 잠재적으로 무한하다는 주장은 옳지 않다. 이와 반대로 건강에 돈을 쏟아 붓는 일은 너무 쉬운 것이다. 예컨대 긴장성 두통에 따르는 얼마 안 되는 진찰비용은 뛰어난 검사

수단으로 뇌검사가 실시되면서 비싸진다. 이런 사례는 우리 주위에서 수없이 찾아볼 수 있다.

게다가 번영과 쇠퇴의 패턴은 미래에는 의학의 주된 목표가 고관절치환술이나 백내장수술 같은 노화로 인한 만성퇴행성 질환의 개선이 되리라는 것을 보여준다. 이런 수술을 필요로 하는 사람들이 많아지면, 비용 또한 증가할 것이다. 하지만 이런 비용은 한계가 있으며 추정이 가능하다. 그보다 의료비용의 증가라는 역설은 보건에 할당된 기금 규모의 증가에 있다. 영국에서 이런 기금은 지난 10년간 230억 파운드에서 450억 파운드로 증가했다.

그러나 이런 증가를 정당화할 만한 객관적인 발전은 이루어진 게 없다. 이미 살펴보았듯이 이것은 의학적 진보를 가로막고 있는 장벽을 두들기거나 뛰어넘거나 우회하기 위한 과정으로 설명할 수 있다. 이처럼 점증하는 비용은 우려를 낳는 커다란 원인이다. 국가는 사실 보건 이외에, 아니 그보다도 교육이나 예술 같은 다른 많은 부문에서 책임을 져야 하기 때문이다.

위의 요약에서 현대의학의 성공에 관한 이 네 가지 역설은 모두 의학의 번영과 쇠퇴를 이루는 각기 다른 측면으로 이해될 수 있다. 이제 의학적 진보는 속도가 늦추어졌다기보다 쇠퇴한 것이 맞다는 주장이 분명해졌을 것이다. 지난 20년간 의학은 도덕적 고결함과 지적 성실성마저 잃어버렸다. 예컨대 이식술 또는 소아암 치료라는 중대한 문제에 바친 오랫동안의 헌신은 사회이론 그리고 신 유전학의 몽상적인 약속과 커다란 차이가 있다. 저명한 사회역사가 로이 포터Roy Porter는 1996년 6월 3일자 「데일리 텔레그래프」에서 그 결과에 대해 이렇게 말했다.

아이러니는 서구사회가 건강해질수록 의학을 더욱더 원한다는 것이다.……의사들에 의해, 미디어에 의해, 제약회사들의 강도 높은 광고에 의해 엄청난 압력이 생겨났다. 그것은 치료 가능한 질환의 진단을 확대하고자 하는 압력이었다. 불안이 야기되었고, 사람들은 종종 반신반의하면서 테스트를 받았다. 진단기술의 굼뜬 혹은 비약적인 발전 덕분에 더 많은 장애들이 밝혀졌고, 그러면 사람들에게 광범위하고 값비싼 치료법들이 권고되었다.……〔이것은〕 시스템에 고유한 일종의 풍토병이다. 이 시스템에서는 팽창한 의료제도가 사람들이 전에 비해 더 건강하다는 사실에 직면하여 대단치 않은 것을 의료문제화한다. 또 단순한 위험을 질환으로 탈바꿈시키고, 사소한 병을 최상의 수술로 치료하는 것이다.……당연히 여기에도 수확체감의 법칙이 적용된다. 생명연장이 가능해졌지만, 삶은 늘어난 그만큼 모욕적인 무관심 속에 놓여질 수 있다. 미래의 의학이 지루한 삶을 늘리는 수단으로 변해버린다면, 그것은 얼마나 비참한 운명이 될 것인가!

일상적인 의료행위는 이런 우울한 얘기를 뒤로 감출 수 있다. 왜냐하면 그 모든 것에도 불구하고 의학은 치료혁명 덕분에 50년 전보다 훨씬 많은 것을 할 수 있기 때문이다. 이에 따라, 의사들은 그들의 일에 만족하고 환자들은 호전될 것이다. 대중은 어쩌면 조사에서 드러나는 것보다 일상생활의 위험에 대해 관심이 적을지도 모른다. 그리고 대중은 스스로가 위태롭다고 생각되면, 대부분 대체의학보다는 정통의학에 의존할 것이다. 하지만 과거에 관한 이런 분석은 확실히 현재의 여러 불만을 설명해주고 있다. 이런 불만에 맞서 이것을 바로잡는다면, 의학은 미래에도 틀림없이 성공을 이어나갈 수 있을 것이다.

2 미래에 관한 전망

인간의 시야가 닿는 한까지, 미래로 침잠해 세계의 상을, 거기 있는 모든 경이를 보았다.

— 알프레드 테니슨 경 *Alfred, Lord Tennyson*

현대의학의 역사가 시작된 뒤 몇 년 지나지 않아 20세기의 중간지점에서 토미 호더 경은 한 모임에서 '의학은 어디로 가는가?'라는 주제로 강연을 했다. 코르티손의 기적적인 효과가 막 발표되었던 때였다. 소아백혈병 환자가 항암제에 반응을 나타내는 희망적인 징후가 발견되었고, 곧 결핵의 치유가 가능해지고, 담배와 폐암의 관련성도 밝혀질 것이었다.

이런 기념비적인 순간의 한가운데서 호더 경은 화성인이라면 자기가 한 연설의 주제를 당혹스럽게 여겼을 것이라고 말했다. "'의학은 어디로 가는가?'라고 물으면, 화성인은 이렇게 대답할 것입니다. '무슨 소리요? 앞으로 곧장 가는 수밖에 없잖소? 질환을 정복할 수 있는 무기를 더 많이 만드는 것 말이오.'" 우리가 보았듯이, 화성인의 얘기는 절대적으로 옳았다.

하지만 이 책에서 드러난 전후 의학의 고민은 그 같은 순수하고 자유로운 낙관주의가 더 이상 가능하지 못하다는 것이다. 경주는 끝났고, 황금시대는 막을 내렸다. 따라서 오늘날에서라면 화성인은 미래에 관한 가장 적당한 시나리오는 기껏해야 현재의 상황을 지속시키는 것 정도로 생각할 것이다. 그럼에도 의학은 계속하여 강력하고 엄청나게 성공적인 부문으로 남아 있을 것이다. 노화와 관련된 만성질환을 개선하고, 가능한 경우라면 급성질환에 걸린 사람의 목숨을 구할 것이다.

그렇더라도 이와 똑같이 의학의 불만은 계속될 가능성이 크다. 그러면 미래의 조사에서는 더 많은 의사들이 후회를 하고 있고, 더 많은 대중이 자신의 건강에 대해 신경증적인 염려를 나타내고 있다는 것을 알려줄 것이다. 그러나 예기치 못했던 일상생활의 위험들은 더 많이 발견되고 의료비용은 계속하여 악순환적으로 증가할 것이다. 이게 미래의 모습이다.

하지만 현재의 상황에 관심을 기울일 경우 미래가 어떤 모습으로 바뀔 수 있을지 생각해보는 게 마땅할 것이다. 기본적이고 필수적인 첫 단계는 오류를 깨닫고 그것을 폐기하는 것이다. 이는 영국의 생리학자 윌리엄 하비 William Harvey가 피의 순환을 기술하기 전에 "결코 옳지 않기 때문에 지금까지 씌어진 모든 것"을 폐기해야 할 필요를 느낀 것과 마찬가지다.

현대의학에서라면, 사회이론의 지적 허풍과 신 유전학의 지적 과장을 폐기해야 할 것이다. 사회이론으로 인해, 이제 신뢰할 만한 지식의 원천으로서의 의학의 권위가 위협받는 처지에 놓였다. 따라서 긴급한 개선조치가 이루어져야 한다. 이런 조치는 왕립학회의 후원하에 이루어지는 독립적인 연구의 형태를 취할 수 있을 것이다. 그러면 이 연구는 어떻게 '전문가' 위원회의 통계학적 궤변과 기만이 지난 20년간 대중과 의사들을 잘못된 길로 이끌었는지 조사할 수 있을 것이다. 오늘날 행해지는 대부분의 의학적 조언들이 순전히 엉터리라는 것을 인정하기는 쉽지 않을 것이다. 하지만 그렇게 되어야 한다. 그동안 더욱 간단한 조치로 대학교의 역학과科 대다수를 없애버려야 한다. 이곳은 끊임없는 불안을 만들어내는 근원지다. 여유가 생기는 기금은 좀더 진지한 연구에 수여되어야 할 것이다. 신 유전학의 지적 과장이 제기하는 문제는 이와는 좀 다르다. 신 유전학은 적어도 유전에 관한 과학이 될 만한 가치가 있다. 이런 이유로 수십 년간 분자생물학자들은 무한히 복잡한 유전자와 단백질 정보를 규명하기 위해 노력해왔다. 유전학은 이런 종류의 일에 관심이 있는 사람들에게는 충분히 흥미로운 것이다. 물론 다른 모든 사람들에게는 그저 따분하게 느껴지겠지만.

현재 널리 알려져 있듯이, 신 유전학은 의학연구를 환원주의라는 막다른 골목으로 몰고 간다. 이것은 위험한 일이다. 거기서는 모든 생물학적 문제들이 유전자의 가장 근본적인 수준으로 환원된다. 하지만 '생물학의 미스터리'를 조사해 질환의 원인을 찾기 위해서는 위쪽, 바깥쪽, 때로는 옆쪽에서 보아야 할 때도 있는 것이다. 반얀나무(인도 보리수) 아래에서는 아무것도 자라지 않는다. 유전학과 역학의 반얀나무는 오늘날 긴 그림자를 드리우고 있어 의학연구의 파란 새싹이 말라가고 있다. 거짓된 몽상과 천년왕국의 약속이라는 이 연막을 걷어내면 그 이득으로 의학은 좀더 적합한 일에 매진할 수 있을 것이다. 그런 일은 윌리엄 블레이크William Blake의 인상적인 표현대로 '특정하고 세부적인 일에서 선행을 하는 것'이다.

죽여야 할 용은 또 있다. 그 이름은 놀랍게도 진보, 아니면 그보다는 진보의 이데올로기다. 가장 진보적인 두 가지 이데올로기로 과학과 자본주의는 전후시대의 놀라운 발전을 이끌었다. 따라서 얼핏 보기에 진보는 죽여야 할 용으로는 가장 적당하지 않을 것 같다. 게다가 지식의 경계를 넓히는 새로운 사고의 낙관적인 탐색과정이 없다면, 인생은 따분한 것이 될 것이다. 이 모든 것은 명백하다.

그러나 숙고해보면 적어도 의학은 과학적 진보와 동의어가 아니거나 아니어야 한다는 것 또한 명백하다(하지만 그래 왔다). 의학의 지식기반은 지

난 50년 동안과 마찬가지로 증대될 수 있을 것이다. 하지만 의학의 관심사
—의사들이 하는 일—는 오늘날이나 고대 그리스 시대나 변하지 않은 채
로 남아 있어야 한다. 뛰어난 내과의사 윌리엄 오슬러는 이렇게 말했다.

　"의사들 말고는 다른 어떤 직업도 중단되지 않고 똑같이 이어져온 이상
의 연속성에 자부심을 느낄 수 없을 것이다. 의사들의 이상은 히포크라테
스 학파에 의해 확립된 중요한 인식에까지 닿아 있다. 우리는 정말로 마땅
히 우리의 사도적 전통에 긍지를 가질 수 있을 것이다. 모든 단계에서 생명
의 현상을 주의 깊게 관찰하고, 거짓과 진실을 판별하기 위해 이성적인 능
력을 기르는 것, '이것이 우리의 수단이다.' 질병을 예방하고, 고통을 경감
시켜주고, 아픈 사람을 치료하는 것, '이것이 우리의 일이다.'"

　전통이 진보와 대립한다는 생각은 옳지 않다. 의학의 '수단과 일'이 역사
적으로 변하지 않고 이어져왔다는 오슬러의 통찰력 있는 견해를 통해, 우
리는 의학이 '혁신에 대한 강조와 함께 새로움의 충격에 전적인 존경을 바
치고' 있는 오늘날의 현실을 제대로 파악할 수 있을 것이다. 과학의 진보 이
데올로기부터 살펴보자. 간단히 말하자면, 이 '새로움에 대한 집착'은 과거
의 지혜를 무시한다. 이 이데올로기는 번영기에 꽃을 피웠다. 그때는 새로
운 것은 진정으로 새로웠고 또 중요했다. 하지만 상황이 달라지자, 진보에
대한 몰두는 다른 모습을 띠고, 대중과 의사들로부터 의학의 현상황을 감
추는 구실이 되었다. 사람들이 과거를 돌아보지 못하게 하기 위해 의학이
가져올 미래의 가능성에만 초점이 맞추어졌다.

　만약 사람들이 뒤를 돌아본다면, 과거에 이루어졌던 진보의 규모에 놀라
는 한편 당연히 최근에는 왜 진정한 의미의 발전이 거의 이루어지지 않았
는지 궁금해할 게 뻔했다. 과거의 무시와 미래에 대한 공상적인 낙관론 사
이에서 의학은 현실감을 잃고 무엇을 해야 하는지 모르는 상태가 되었다.

　이렇게 현실감을 잃고 허우적대는 상황은 과학적 진보주의의 두 번째 특

징 때문에 악화되었다. 이 두 번째 특징이란 모르는 것을 인정하지 않는 지적 교만이었다. 이 지적 교만은 사람들을 잘못된 설명으로 이끌었다. 이 때문에 사회이론에서 드러나듯 사람들은 자신들의 질병에 대해 스스로를 꾸짖었고, 일상생활이 위험으로 가득하다고 믿게 되었다.

이게 끝이 아니다. 의학은 이제 지식의 근원으로서 통계자료에 의해 '증명된' 것만을 인정한다. 하지만 이 통계자료는 유력한 오류의 근원이기도 하다. 앎의 방식은 수없이 많다. 그 가운데 가장 유용한 것은 경험을 통한 암묵적 지식으로, '식견'이라고 하는 것이다. 오스틴 브래드퍼드 힐 경의 유산은, 그의 의도는 아니라고 하더라도 이 암묵적 지식의 중요성을 떨어뜨려놓았다. 따라서 경험에서 나온 지식은 통계적 기법과 임상시험을 통해 객관적으로 분명히 증명될 수 있는 지식의 형태에 비해 신뢰할 수 없고 열등한 것으로 간주되는 상황에 놓이게 되었다.

이미 거듭하여 말했듯이 사실은 그 반대다. 통계자료를 통해 얻은 지식이야말로 줄곧 신뢰할 수 없는 것으로 드러났으며, 증명된 사실로 받아들이기에는 불합리한 경우가 많았다. 게다가 임상시험은 의료행위에서 종종 불거져 나오는 복잡한 문제들에 답을 줄 수가 없다. 많은 통계자료들이 모이는 경우, '복잡한 컴퓨터 프로그램으로 불완전한 데이터들을 돌리면 믿기 어려울 만큼 정확한 결과가 나온다.' 엄중한 조사를 통해 드러난 사실에 따르면, 이런 형태의 지식으로 인해 32%의 환자에게 효과가 없는 치료법이 적용되었으며 33%의 환자에게 효과적인 치료법이 배제되었다고 한다. 나머지 3분의 1의 경우 '올바른' 답이 제시되었다는 사실은 겨우 위안거리에 지나지 않는다고 하겠다. 그리하여 기대에 어긋나게 과학적 진보주의로 인해 의학은 가장 위대한 자산을 잃어버렸다. 그것은 실제적 경험에 바탕을 둔 지식과, 거짓과 진실을 판별할 수 있는 '이성적 능력'이다.

이제 전후시대 진보의 두 번째 동력을 살펴보자. '새로운 것에 집착하는'

제약회사들은 현대의학에 대해 매우 다르지만 똑같이 유해한 영향을 미쳤다. 이처럼 '새로운 것에 집착하는' 이유는 매우 분명하다. 신약들과 엄청난 이윤에 대한 기대는 산업을 이끄는 생명의 피이기 때문이다. 신약이 풍요롭게 생산되던 시기에는 모든 게 좋았다. 그러나 우연한 발견이 이룬 신약들의 풍요로운 물줄기가 마르기 시작하자, 제약회사들은 수익성을 유지하기 위해서는 다른 수단에 의지해야 했다. 이미 보았듯이, 이런 수단은 '더 좋은(하지만 더 비싼) 쥐덫' 또는 '쓸모없는 쥐덫'의 형태를 취했으며, 쥐덫이 아예 없는 것보다 낫다는 이유로 장려되었다.

물론 이런 신약을 처방할지 말지는 의사들에게 달려 있지만 그 점에서도 문제는 있다. 제약회사들은 부유했지만, 동시에 절박해질 수밖에 없었다. 이제 상품을 팔기 위해서는 많은 비용을 쏟아 부어야 했기 때문이다. 이와는 반대로, 학구적인 의사들은 가난했다. 아니면 적어도 상대적으로 언제나 연구기금의 부족을 겪었다. 이런 기금을 얻는 방법 가운데 하나는 최근의 경이적인 신약이 정말로 대단한지 아닌지 조사하고 일종의 사례금을 받는 것이었다. 따라서 그들은 의도적이든 아니든 제약회사를 위한 품위 있는 최전방부대 역할을 하는 한편, 콜레스테롤 저하제의 사례에서 보듯 이런 약들을 보편적으로 처방하는 데 필요한 근거를 제공했다.

이런 상황에서 환자들은 과도한 약들을 처방받고, 국가의 약값은 계속하여 커질 수밖에 없었다. 의과대학 부속병원의 교수진들이 제약회사의 요청으로 한 해에 두 달씩 미국이나 유럽, 극동을 여행하는 상황에서 이런 신약들의 효능이 그들의 주장대로라는 것을 어떻게 믿을 수 있겠는가? 「랜싯」지의 논설위원 말대로 의과대학 교수들의 '상업적 참여가 이 정도의 수준에 이르는' 때에 '연구와 평가의 독립성은 퍽 위험한 상태에 놓이게 되었다.'

이런 불건전한 상황은 역동적이고 진보지향적인 제약회사들의 본성이 낳는 부작용이다. 제약회사들은 자본주의 기업으로서 혁신의 요구를 피할 수 없기 때문에 스스로에게 제약을 부과할 수 없다. 따라서 약을 만들 수 있는 가능한 모든 방법을 찾아야 한다. 의사들의 직업적 도덕성을 훼손하더라도 어쩔 수 없는 것이다.

의학과 진보에 관한 이러한 고찰로부터 매우 명확한 구분이 가능해졌을 것이다. 낙관적이고 앞을 내다보는 진정한 진보는 언제나 환영받아 마땅할 테지만, 이데올로기적 필요에 의해서라면 진보는 무지와 몽매, 거짓, 부패를 낳을 뿐이다. 거짓된 진보를 물리치고 진정한 진보의 가능성을 최대화하는 방법은 지금까지 제시한 역사적 설명을 액면 그대로 받아들이는 것이다. 이에 따르면, 지난 50년은 과거 2천5백 년까지 거슬러 올라가는 역사적 전통에 있어 한 시기일 뿐이다(매우 영광스런 시기는 아니라고 하더라도 큰 성과가 있던 시기였다).

이제 윌리엄 오슬러가 일깨워준 대로 의학을 전통 안에 되돌려놓을 때가 되었다. 그렇게 된다면, 시대를 뛰어넘는 식견과 양식의 미덕이 의사와 환자의 개인적 관계를 회복시켜 현재의 불만족스런 상황을 극복하게 될 것이다.

의사는 환자의 얘기를 주의 깊게 듣고, 진단에 필요한 최소한의 검사를 실시한다. 그 의사는 주어진 문제에만 관심을 기울이며, 정확하지 않거나 불필요한 조언을 삼간다. 그는 인간 이해의 지적 한계와 의학적 진보의 실제적 한계를 순순히 인정한다. 이렇게 의료행위의 핵심적인 교의를 재확립한다면, 미래에는 의사들이 자신의 직업에 대해 후회하는 경향이 줄어들거나 아니면 그렇지 않을 수도 있지만, 대중들은 확실히 자신의 건강에 대해 염려할 이유가 줄어들고 의학적 문제로 다른 곳에서 도움을 구할 필요도 적어질 것이다. 이런 한편, 의학의 진보에 한계가 있다는 사실이 인식되고, 이에 따라 의료비용이 악순환적으로 증가하는 일이 사라져야 할 것이다. 이런 모든 일이 이루어진다면, 의학에 대한 현재의 불만은 해결되고, 의학의 성공적인 미래 또한 보장될 것이다.

부록

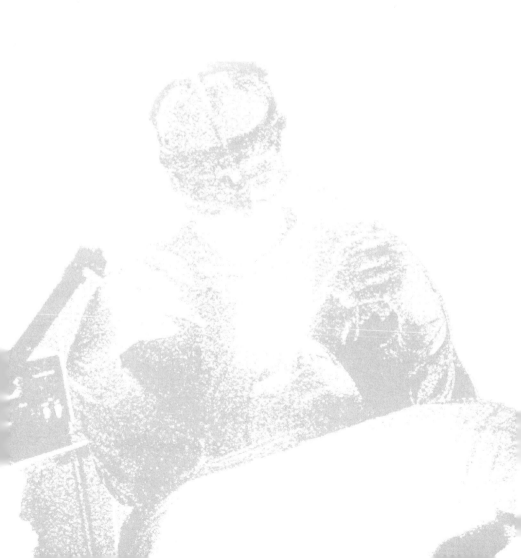

부록 1

류머티즘학

류머티즘학

1930년대에 관절염 환자들의 운명은 '끔찍한' 것으로 묘사되었다. "류머 티즘에 걸린 노파들은 무릎이 턱 밑까지 닿아 절름거렸고, 손톱을 길게 기 르고 있었다.……척추염 환자들은 등이 너무 굽어 땅바닥밖에 보지 못했 다. 어떤 때는 앞을 보며 걷는 것보다 두 다리 사이로 뒤를 보면서 가는 게 낫지 않을까 싶을 정도였다."

1948년은 류머티즘학에 있어서는 기적 같은 해였다. 그해 류머티즘관절 염의 치료제로 코르티손 또는 화합물 E의 효능이 발견되면서 모든 게 바뀌 었다. 류머티즘 전문의들은 코르티손의 발견으로 그들의 전문분야를 완전 히 변화시켜놓았다(그들은 한 가지 중요한 사실로 코르티손이 심각한 부작용을 일으키기 때문에 오로지 전문가들만이 그것을 투약해야 한다고 주장했다).

그전까지 그들의 주된 업무는 물리적 재활의 영역에 국한되어 있었다. 그 들은 주로 물리치료사들을 감독하며 환자들에게 물리치료를 실시했고, 그 들의 전문분야는 '시대에 뒤떨어질 정도로 비과학적'이라고 묘사되고 있었 다. 하지만 이제 그들은 그들만의 치료제를 얻었다. 효과가 매우 뛰어난 이 치료제로 그들은 일반의학의 주류와 강력한 연관을 맺게 되었다. 코르티손이 더 넓은 범위의 질환에 효과를 나타내자, 이런 연관은 더욱 강화되었다.

하지만 1948년은 코르티손으로 그치지 않았다. 같은 해 류머티즘관절염 환자의 혈액에서 류머티즘 인자가 발견되었고, 전신성홍반성루푸스 환자에게서 홍반성낭창 세포 현상이 확인되었다. 이 두 가지 사실로 인해 류머티즘질환의 단일한 특징으로 자가면역의 개념에 대한 연구가 요구되었다. 류머티즘질환은 결합조직질환으로 불리기도 했고, 여기에는 류머티즘관절염, 전신성홍반성루푸스, 결절성다발성동맥염 등이 있었다.

이제 상황은 크게 바뀌어, 면역학은 1백여 년간 주요 관심사였던 감염성 질환(항생물질의 발견으로 이미 '해결'되어 있었다)에서 류머티즘질환으로 무게중심을 옮겨갔다. 따라서 류머티즘학은 '시대에 뒤떨어지고 비과학적인 것'에서 벗어나 가장 과학적인 의학의 한 분야가 되었다.

그럼에도 전후시대 관절염과 류머티즘의 치료에 영향을 줄 신약들은 면역학으로부터 나오지 않았다. 그것은 우연히 또는 어쩌다가 발견되었다. 우연한 사건이 코르티손의 발견을 낳았지만, 다른 중요한 진보가 더 있다.

항생물질

항생물질은 류머티즘질환의 전문분야에 변화를 가져왔다. 가장 잘 알려진 예로, 항생물질은 용혈성 연쇄상구균 A군 베타group A beta hemolytic strep로 인해 일어나는 류머티즘열을 없애준다. 이 박테리아는 특히 소아관절염의 원인으로 작용했다. 1947년 류머티즘질환을 위한 소아전문 병원이 설립되었을 때 100개의 침상 가운데 96개가 이미 류머티즘열로 괴로워하는 아이들을 위해 예약되어 있었다.

하지만 다음 10년 동안 류머티즘열은 거의 사라졌다. 주로 일반의들이 인후통의 치료를 위해 '무책임하게 항생물질을 남용'했기 때문이었다. 따라서 대단치 않은 가정의들이 전혀 의식하지 못한 채 '효과적으로 쇠약과 사망의 중요한 원인을 일소해버렸던' 것이다. 그게 전부가 아니었다. 항생물질은 또한 큰 고통과 장애를 낳는 중요한 관절질환을 사라지게 했다. 급성과 만성의 관절·척추 감염증이 그것이다. 이런 질환은 특히 결핵 때문에 야기되곤 했다.

금

로베르트 코흐는 베를린에서 열린 국제학회에서 금과 시안화물을 병용투약하면 결핵과 관련하여 다른 어떤 살균물질보다 뛰어난 효과를 볼 수 있다고 보고했다. 하지만 결핵에 감염된 실험용 동물이 치유되지는 않았다고 했다. 1930년대가 되기 전까지는 더 이상 금의 치료용도에 대해 들을 수 있는 말이 거의 없었다. 그때는 관절염이 만성적 감염증 때문에 일어난다는 게 지배적인 견해였다. 이에 영향받은 파리의 의사 J. 포레스티에가 금을 주사하여 류머티즘 환자를 치료했다. 결과는 무척 좋았지만, 심각한 부작용이 따랐다. 효과적인 개선책 없이 이 방법이 널리 퍼졌다. 류머티즘관절염의 원인을 감염증에서 찾는 이론이 쇠퇴하자, 금의 역할도 재평가가 필요했다. 1950년대 에든버러 의과대학의 교수 말 스탠리 데이비슨이 다기관 시험multi-center trial에 착수했다. "놀랍게도 참여자의 4분의 3이 금 치료에 직접적인 효과를 나타냈다."[1]

비스테로이드계 항염제

스테로이드계 약제와 관련된 심각한 부작용 때문에 제약회사들은 좀더 안전한 화합물을 찾게 되었다. 그 결과 비非스테로이드계 항염제가 발견되었다. 페닐부타존phenylbutazone, 인도메타신indomethacin, 이부프로펜 ibuprofen이 여기에 속한다.

페닐부타존: 아미도피린amidopyrine은 널리 사용되던 강력한 진통제였지만, 치명적인 부작용을 일으킬 수 있다는 사실이 밝혀졌다. 백혈구의 수를 크게 감소시켜, 환자를 심각한 감염증의 위험에 노출시킨다는 것이었다. 가이기Geigy라는 제약회사는 부작용을 줄일 방법을 찾았다. 소량을 사용하면 좀더 안전할 것이라는 판단 아래 이 약제를 주사할 수 있는 형태로 만들고자 했다. 아미도피린은 불용성이었기 때문에, 용제가 필요했다. 가장 강력한 용제는 산성 유사체 페닐부타존이었다. 나중에 이 용제의 혈중 수준이 아미도피린의 혈중 수준보다 훨씬 더 높다는 것이 밝혀지자, 명민한 화학자 한 명이 용제 자체가 효과적인 항염제가 되는 게 아닐까 생각했다. 그리하여 조사가 이루어졌고, 그 뒤 가이기 사는 부타졸리딘이라는 상표로 이 용제를 판매하기 시작했다.

인도메타신과 이부프로펜: 이 두 가지 약은 비스테로이드계 항염제들의 조상과 같은 약제로, 항염제를 찾기 위한 '무작위적인' 선별 프로그램 덕분에 발견되었다. 작업은 염증반응과 관련이 있다고 생각되었던 두 가지 화학물질 세로토닌serotonin과 카르복시 산carboxylic acid에서 시작되었다. 이후 수백 개의 유사체가 만들어졌다. 매번 토끼의 발에 자극물질을 주입하여 부기를 얼마만큼 가라앉힐 수 있는지를 살피는 시험이 실시되었다. 인도메타신은 350가지 인돌 화합물 가운데 가장 강력했다. 이 약제는 1963년에 도입되었다. 이부프로펜은 600가지 화합물의 선별과정을 거친 뒤 1년 뒤에 도입되었다.

하이드록시클로로퀸hydroxychloroqine

프랜시스 페이지 박사는 국민병역 의무를 수행하고 있는 동안 열대지방에 있었다. 그는 거기서 원반형홍반성낭창 환자들이 항말라리아제 메파크린mepacrine을 투약받은 뒤부터 피부가 좋아지는 것을 관찰했다. 영국에 돌아온 뒤 그는 이 약으로 18명의 환자를 치료했는데, 그 가운데 두 명은 또한 류머티즘관절염 환자이기도 했다. 이 두 명의 환자에게서 류머티즘관절염의 증상이 뚜렷하게 호전되었다. 마땅히 류머티즘 치료에 어떤 효과를 보이는지 여러 항말라리아제에 대해 실험이 이루어졌다. 이 가운데 가장 효과가 뛰어난 약제가 하이드록시클로로퀸이었다.

페니실라민 penicillamine

D-페니실라민은 페니실린과 관련된 물질로 윌슨병 환자의 간 조직에서 구리를 제거하는 데 쓰였다(윌슨병은 간 중독 때문에 일어난다). 1963년 미국의 한 과학자가 D-페니실라민이 류머티즘 인자의 성분을 분해한다는 사실을 발견했다. 당시는 (옳지 않지만) 류머티즘 인자가 질환 과정과 직접적으로 관련되어 있다고 생각하고 있었다.* 따라서 페니실라민에 대한 실험이 이루어졌다. 금의 경우가 그렇듯 페니실라민 치료는 옳지 않을 수 있었지만, 류머티즘의 완화에 효과가 있는 것으로 드러났다.

메토트렉사트

메토트렉사트는 원래 항암제로 쓰였다. 이 약제가 엽산과 구조적으로 비슷하고, 따라서 엽산의 억제제로 작용하기 때문이다. 엽산은 세포대사에서 필수적인 역할을 한다. 어쨌든 이에 따라 메토트렉사트는 암뿐만 아니라 건선에도 이용되었다. 여기서 건선에 동반되기도 하는 관절염에도 눈에 띄는 효과가 있었다. 생각해보면, 메토트렉사트가 류머티즘과 관련된 관절의 고통을 경감시킬 수도 있는 일이었다. 이 사실은 1962년에 확인되었다.

---

* 류머티즘 인자는 질환 과정 자체와는 관련이 없고 항체로서 형성된다.—옮긴이

알로푸리놀 allopurinol

알로푸리놀은 원래 항암제 6-메르캅토푸린의 효능을 증진시키기 위해 쓰였다. 알로푸리놀은 크산틴을 요산尿酸으로 바꾸는 효소의 작용을 억제해, 6-메르캅토푸린이 무용한 대사산물로 분해되는 것을 막는다. 이런 작용은 이 약을 통풍 치료제로도 이용할 수 있다는 뜻이었다. 통풍 환자들의 경우에 특징적으로 관절이 붓고 아픈 것은 요산 결정체가 침적되었기 때문이다. 알로푸리놀은 혈중 요산의 수준을 감소시키기 때문에 원칙적으로 통풍의 고통을 막을 수 있다. 이것은 사실로 드러났다.

요약하자면, 면역학과 유전학을 아우르는 방대한 영역의 과학은 류머티즘질환에 관한 우리의 지식을 떠받치고 있지만, 이로부터 단 하나의 유용한 약제도 생산되지 못했다. 약제들은 모두 우연이나 실수 또는 '무작위적' 선별과정에서 발견되었다.

부록 2

정신의학의 약리학적 혁명

정신의학의 역사에서 전환점은 1952년이었다. 그해 파리에서 프랑스의 정신과 의사 장 들레와 피에르 드니케르가 정신분열증에 걸린 57세의 노동자 조반니 A.가 클로르프로마진에 반응을 보인다고 보고했다. 그는 불과 3주 뒤에 퇴원할 정도로 괜찮아졌다. 같은 해 영국에서 독일의 젊은 심리학자 한스 아이젱크Hans Eysenck가 『정신요법의 효과: 평가The Effects of Psychotherapy: An Evaluation』를 출판했다. 그 책에서 그는 프로이트식의 정신분석이 아무런 치료효과를 보이지 않는다는 증거를 제시했다. 역사가 에드워드 쇼터는 이렇게 말했다.

세기말에서 단 하나의 중요한 지적 현실을 꼽으라면, 그것은 정신의학의 생물학적 접근방식이 뛰어난 성과를 거두었다는 것이다. 생물학적 접근방식은 정신질환을 유전적인 영향으로 생긴 뇌의 화학작용의 장애로 간주하고 그에 따라 환자를 치료하는 방법이다. 19세기 전반에 정신의학을 지배했던 프로이트식 사고는 이제 겨울의 마지막 눈처럼 사라져가고 있다.[2]

클로르프로마진에 뒤이어 발견된 다른 약들도 전후 정신의학의 '뛰어난 성과'에 이바지했다. 이 시기는 또한 인지치료에 의한 정신분석의 쇠퇴를 볼 수 있던 때이기도 했다. 인지치료는 정말로 효과가 있는 대화요법이었다.

전후시대 정신질환의 치료는 네 가지 약제군에 의해 큰 진보를 이루었다. 정신분열증에 쓰이는 클로르프로마진(91~105쪽 참조), 조울병에 쓰이는 리튬, 우울증에 쓰이는 항우울제, 불안증에 쓰이는 발륨valium 같은 벤조디아제핀benzodiazepine이 그것이다. 이 각각의 약들은 놀랍게도 모두 우연히 발견되었고, 정신질환의 근본적인 기전에 대한 이해 없이 이루어졌다.

리튬

존 케이드는 1949년 9월 「오스트레일리아 의학 저널」에서 최초로 조울병에 효과를 나타내는 리튬의 가치에 대해 기술했다. 그의 첫 번째 환자는 W. B. 씨였다. 그는 '51세의 남성으로, 5년간 만성적인 조증상태에 있었다.⋯⋯안정을 찾지 못했으며, 무례한데다, 사람들에게 해를 끼치거나 말썽을 부렸다. 그는 병동에서 가장 골치 아픈 환자로 통했다. 1948년 3월 치료가 시작되고 나서⋯⋯그는 안정을 찾아, 3개월 뒤 병원을 떠났다. 하루에 두 번씩 약을 복용해야 한다는 지시를 받고 완전히 퇴원한 것이었다. 그는 기뻐하며 곧 자기의 일로 돌아갔다.' 그는 그 뒤 약을 복용하는 일을 게을리 했고, 계속하여 예민하고 변덕스러운 성격으로 변해갔다. 그는 다시 병원에 입원해야 했다. 거기서 리튬 치료를 다시 시작한 뒤 2주도 안 되어 '안정을 찾았다.'

케이드가 리튬의 효과를 발견한 것은 그로부터 3년 반 전이었다. 그는 그때 일본에서 전쟁포로로 생활하고 있었다. 거기서 그는 정신적으로 문제가 있는 다른 전쟁포로가 '의학적인 의미에서 환자처럼 보인다'는 것을 알았다. 조울병은 어떤 화학물질에 의해 높은 수준으로 뇌가 중독되었기 때문에 일어나는 것이 아닐까? 그렇다면 그 화학물질은 무엇일까?

전쟁이 끝나자 그는 오스트레일리아로 돌아와 멜버른 외곽의 분두라에 있는 송환 병원의 의료감독이 되었다. 거기에는 그의 실험실이 있었다. "여전히 비어 있는 한 병실에 딸린 방으로……장의자와 싱크대, 화학물질이 담긴 몇 개의 단지, 그리고 애완동물처럼 기르는 기니피그가 있었다." 케이드는 거기서 정신분열증 환자와 조증 환자의 소변을 기니피그의 복부에 주사했다. 그는 정신적으로 심각한 문제가 있는 사람의 소변에서 이상을 발견할 수 있으리라 기대했다. 만약 그렇다면 그 소변이 기니피그에게도 영향을 미칠 게 분명했다. 안타깝게도 기니피그는 모두 죽었다.

그는 자신의 원시적인 연구 프로그램에 어떤 문제가 있다고 생각했다. 케이드는 요소, 요산, 크레아틴 등 소변의 다양한 성분을 조사했다. 원인이 무엇인지 알아보기 위해서였다. 이 가운데 요산은 상대적으로 불용성이었고, 주사에 적합하지 않았다. 케이드는 수용성 염인 요산염lithium urate으로 이를 대신했다. 그리고 어느 때인가 리튬만 기니피그에 주사하기로 결정했다. 다음과 같은 결과가 나왔다.

두 시간 정도 지난 뒤 기니피그는 조금도 정신을 잃지 않은 상태에서 자극에 무감각하게 되었다.……기니피그로 실험을 해본 사람들은 '놀라운' 반응 가운데 어느 정도가 이 동물이 꾸민 짓인지 잘 알고 있을 것이다. 실험자[케이드 박사]는 무척 놀랐다. 리튬용액을 주사한 뒤 기니피그가 등을 대고 눕기도 한다는 사실을 알았기 때문이다. 평상시라면 이리저리 미친 듯이 돌아다닐 텐데 기니피그는 가만히 누워서 평온한 눈빛으로 그를 쳐다보고 있었다.

잠재적 독성을 조사하기 위해 2주간 자가투약을 해본 뒤 존 케이드는 이 약물을 19명의 환자에게 투약했다. 10명은 조병 환자였고, 6명은 정신분열증, 3명은 울병 환자였다. 울증에는 효과가 없었지만, 정신분열증에는 다소간 진정효과가 나타났다. 광증의 경우에는 W. B. 씨의 경우에서 보았듯이 효과가 매우 좋았다.[3]

리튬은 정신질환에서 최초의 '기적적인' 약이었다. 그 약은 오늘날에도 여전히 기적으로 남아 있다. 케이드가 그 약을 최초로 발견한 이후 50년이 지났지만, 그 작용방식에 대해서는 조금도 더 알려진 게 없기 때문이다. 몇 가지 이유 때문에 이 약이 정신과 치료에 도입되기까지는 21년이 걸렸다. 우선, 케이드의 실험결과가 발표된「오스트레일리아 의학 저널」이 널리 읽혀지는 잡지가 아니었기 때문이다. 영국의 정신과 의사 데이비드 라이스가 어떻게 최초로 케이드의 실험결과를 알게 되었는지 살펴보자.

대략 1952~53년경이었다. 그때 나는 치체스터에 있는 그레이링웰 병원에 있었다. 거기서는 특히 두 명의 환자가 오랫동안 앓아온 조병으로 다루기 힘들었고 과민한 반응을 보였다. 당시 쓸 수 있는 약품은 지극히 적었다.……나는 이 두 사람에게 전기충격요법을 쓰고 싶었지만, 가족들이 허락하지 않았다. 우리가 무엇을 해야 할지 고민에 빠져 있을 때 오스트레일리아의 한 의사가 오스트레일리아 의학협회의 잡지로부터 뒤죽박죽인 인쇄물을 하나 만들어냈다. 케이드의 기사가 그 안에 있었다. 나는 잃을 게 없다는 기분이었고, 케이드의 방법을 한번 시도해보기로 마음먹었다.[4]

두 번째로 리튬은 독성이 매우 강하다는 사실이 알려져 있었다. 미국에서는 7년간이나 혈압이 높은 환자들을 치료하기 위해 식염 대용물로 리튬을 널리 사용해왔다. 그러다가 1949년「미국 의학협회 저널」이 심각하고도 정말로 치명적인 부작용을 지적했다. 존 케이드는 다행히 이런 사실을 몰랐다. 만약 알았다면 그는 조증 환자에게 리튬을 투여하지는 않았을 것이다. 확실히 리튬은 위험하다는 생각 때문에 일반적으로 쓰이지 않고 있었다.

1952년 이후 젊은 덴마크 정신과 의사 모겐스 쇼우가 리튬의 효과를 지지했다. 그 또한 정신질환에 개인적으로 커다란 관심을 갖고 있는 사람이었다. 그는 나중에 이렇게 회상했다. "대부분의 과학자와 달리, 나는 내 노고의 결실을 수확하는 특권을 부여받았다. 많은 사람들이 리튬으로 치료를 받고 주목할 만한 효과를 보여주었다[쇼우 자신도 그 가운데 한 명이었다]. 그들은 리튬 치료법이 나오지 않았다면 병원에 입원해 있거나 사망했을 것이다." 리튬은 1970년 마침내 미국에서 사용허가가 내려졌다. 케이드가 W. B. 씨의 치료에 대해 기술한 지 21년이 지난 때였다.

항우울제: 삼환계 항우울제tricyclic

선택적 세로토닌 재흡수 억제제SSRI

모노아민 산화효소 억제제MAOI

최초의 항우울제 이미프라민은 클로르프로마진의 발견을 낳은 연구 프로그램에서 나왔다. 롤란트 쿤Roland Kuhn은 38세의 정신과 의사(과거의 환상에서 깨어난 정신분석학자)로 스위스의 문스터링겐 병원에 근무하고 있었다. 그는 가이기 사에 이미프라민을 달라고 요청했다. 그도 그 약이 클로르프로마진의 발견을 낳은 연구 프로그램으로부터 합성된 약 가운데 하나란 것을 알고 있었다. 쿤은 정신분열증 환자에게 이 약이 클로르프로마진만큼 혹은 그보다 더 효과가 있을지 알고 싶었던 것이다. 아쉽게도 그 약은 환자들을 더 악화시키는 것처럼 보였다. "조용한 만성적 환자들이 동요를 일으키고 사납게 변했다."

1955년의 어느 때인가 이 약을 울병 환자들에게 투여하기로 결정이 내려졌다. 활력을 낳는 이 약의 특성이 그들을 조금이나마 쾌활하게 만들지 않을까 싶어서였다. 결과는 극적이었다. 쿤의 말을 들어보자. "환자들은 일반적으로 훨씬 더 생기에 넘쳤고, 낮고 침울했던 목소리도 훨씬 또렷해졌다. 그들은 사교적으로 변했다. 울증은 불만스럽거나 애처롭거나 짜증스런 기분으로 드러났는데, 환자들은 이제 상냥하고 호감가고 만족스런 모습을 하고 있었다." 면회시간에 환자의 가족들은 그 변화에 놀랐다. 오랫동안 그렇게 건강한 모습을 본 적이 없다는 것이었다.[5]

1958년 봄, 가이기 사는 이미프라민을 토프라닐Tofranil이라는 이름으로 출시했다. 토프라닐은 많은 삼환계 항우울제 가운데 첫 번째 약이었다(삼환계라는 이름은 이 약제의 화학구조가 세 개의 고리를 이루고 있기 때문에 붙여졌다. 클로르프로마진과는 단 두 개의 원자가 다를 뿐이다). 클로르프로마진은 도파민 수용체를 차단하는 방식으로 작용한다. 이 작용방식은 클로르프로마진이 채택된 뒤 10년 뒤에나 밝혀진다. 이와 비슷하게 신경전달물질 5HT의 수용체를 차단하는 이미프라민의 작용방식은 1960년이 되어서야 밝혀진다. 쿤이 그 약의 효능을 발견하고 나서 딱 5년이 지난 뒤였다.

1980년대 삼환계 항우울제의 인기는 선택적 세로토닌 재흡수 억제제selective serotonin reuptake inhibitor, SSRI 때문에 수그러들고 만다. 프로작(성분명: 플루옥세틴fluoxetine) 같은 SSRI는 부작용이 적었다. 이 약을 발견하게된 경위도 삼환계 항우울제의 경우와 정확히 똑같았다. 클로르프로마진을 낳은 항히스타민성 약물의 선별 프로그램을 통해 발견되었다.

삼환계 항우울제와 SSRI는 선별 프로그램의 우연한 산물이다. 이 선별 프로그램에서는 먼저 약들을 합성한 다음, 가능한 치료효과를 테스트한다. 이와는 대조적으로 모노아민 산화효소 억제제monoamine oxidase inhibitor, MAOI는 클로르프로마진의 경우처럼 임상적 관찰을 통해 우연히 발견되었다. 이처럼 임상적 관찰을 통해 종종 다른 질환(여기서는 결핵)의 치료에 쓰인 어떤 약이 부작용으로 특정 질환에 좋은 효과를 낳는다는 것이 발견되곤 한다.

1944년 독일인들은 새로운 종류의 연료 히드라진hydrazine을 V₂ 로켓의 추진제로 이용하여 영국의 남부를 폭격했다. 전쟁이 끝나갈 무렵에는 히드라진이 상대적으로 싸졌다. 그러자 제약회사들이 히드라진을 구입해 치료약으로 쓸 수 있는 가능성을 조사하기 시작했다. 히드라진은 간단히 다룰 만한 화합물이 아니었다. 인화성과 부식성이 있으며, 독성이 강하고 폭발하기 쉬웠다. 당시는 제약회사들이 결핵에 효과가 있는 약을 찾기 위해 매일같이 모든 화학물질을 실험하고 있던 때였다. 히드라진의 유도체 가운데 두 가지—이소니아지드isoniazid와 이프로니아지드iproniazid—가 결핵에 효과가 있는 것으로 드러났다.

마침내 이 두 가지 약이 결핵의 치료제로 출시되었을 때 이프로니아지드가 부작용으로 일부 환자에게 다행증euphoria을 유발한다는 것이 밝혀졌다. 당시의 말로 생생하게 표현하자면, 환자들은 투약 후 "폐 속에 구멍이 났는데도 춤을 추며 홀 안을 돌아다녔다." 29세의 어떤 여성은 "2주의 치료가 끝나갈 무렵, 이상한 활력을 느끼기 시작했고, 식욕도 뚜렷하게 좋아졌다. 이런 상태는 몇 주간 계속되었다. 이 기간 동안 이루어진 어떤 면담에서 그녀는 이렇게 말했다. '하고 싶은 모든 일을 다 하기에는 하루가 너무 짧아요.'"

처음에는 이 약이 울증 치료에 효과가 있을 수 있다고는 여겨지지 않았다. 나중에야 이 약이 뇌 속의 신경전달물질 가운데 하나인 모노아민 산화효소를 억제한다는 사실이 알려졌다. 미국의 정신과 의사 네이선 클라인이 결정적인 연구를 실시했다. 이 연구의 결과로 이프로니아지드는 마르실리드Marsilid라는 이름으로 시장에 나오게 되었다.

벤조디아제핀

전후 정신의학의 약리학적 혁명을 떠받치는 4개의 대들보 가운데 하나는 벤조디아제핀이다. 이 가운데 발륨(성분명: 디아제팜diazepam)이 가장 유명하다. 이 약은 '부차적인' 진정제로 불린다. 클로르프로마진 같은 '주요' 진정제들과 구분하기 위해서다. 주요 진정제들은 정신분열증과 관련된 정신적 흥분을 조절하는 데 뛰어난 효과를 보인다. 하지만 부차적인, 즉 사소한 불안의 증상은 의사를 찾는 흔한 이유다.

의사들은 1960년대와 70년대에 벤조디아제핀을 엄청난 양으로 과다처방했다. 벤조디아제핀이 이렇게 커다란 성공을 거둔 이유는, 이 약으로 인해 사라진 바르비투르산염과 달리 진정작용이 강하지 않고 매우 안전하기 때문이었다. 따라서 사람들을 진료소로 찾아오게 만드는 가볍지만 흔한 심리적 증상에 위험 부담 없이 처방할 수 있었다.

상업적으로 역사상 가장 큰 성공을 거둔 이 약은 그야말로 간신히 발견될 수 있었다. 호프만라로슈 사의 레오 슈테른바흐Leo Sternbach는 완전히 새로운 종류의 진정제를 만들기로 마음먹었다. 그가 우선 조사를 시작한 화합물은 20년 전 폴란드의 크라코프 대학교에서 박사후연구를 할 때 합성해 보았던 약품이었다. 그는 항히스타민 약제군과 구조적으로 비슷한 화합물을 합성했지만, 그 가운데 아무것도 특별한 진정효과를 나타내지 않았다. 1957년 어쩔 수 없이 연구 프로그램을 중단하기로 결정했다.

실험실 장의자 위는 결정표본이 든 접시들이 가득 쌓여 있었다.……작업을 할 만한 조금의 빈 공간도 없었다. 대청소가 예정되어 있었다. 내 동료 얼 리드가 그때까지 약리학적 테스트를 거치지 않은 화학물질 두 가지를 보여주었다. 둘 다 수백 밀리그램 정도 되었다. 우리는 그 두 가지 화학물질의 약리학적 평가를 실시하기로 했다. 예상한 대로 역시 부정적인 결과가 나오면 그것으로 작업은 종료될 것이었다.……우리는 그 일이 프로그램의 새로운 시작이 되어 다음 몇 년간 그 연구 프로그램 때문에 매우 바빠질 거라는 사실을 조금도 깨닫지 못하고 있었다.[6]

며칠 뒤 슈테른바흐에게 약리학자의 전화가 걸려왔다. 약리학자는 그에게 '그 화합물이 진정제 사전선별 테스트에서 매우 흥미로운 특성을 보였다'고 알렸다. 이 마지막 순간의 발견은 엄청난 흥분을 낳았다. 그리고 왜 이 약만 진정제로 작용할 수 있는가 하는 물음 또한 낳았다. 이 화합물의 구조는 다시 분석되었고, 화합물이 예상했던 것과는 다르다는 사실이 밝혀졌다. 이 화합물은 장의자에 놓여 있는 동안 전혀 다른 종류의 화학물질, 바로 벤조디아제핀으로 변형되었던 것이다. 이 화합물의 정확한 작용방식은 그 뒤 20년간 해명되지 않은 채로 남아 있었다. 1977년에 뇌에서 벤조디아제핀 수용체가 발견되었다. 이 사실을 통해, 생각건대 벤조디아제핀 수용체가 신경전달물질 GABA의 작용에 영향을 미치는 것을 알 수 있었다.

정신분석의 쇠퇴

존 케이드는 그의 환자 W. B. 씨에게 최초로 리튬을 투여했다. 당시 그 스스로는 거의 깨닫지 못했지만 이 사건은 정신분석의 처형허가서에 서명을 하는 것과 다름없는 일이었다. 자연산 염이 1~2주 만에 조병을 완치시킨다는 사실은 수년간의 치료로도 효과가 없는 프로이트식 정신분석을 가만 놔두지 않았다.

정신의학과 그토록 수많은 의사들이 어떻게 거의 50년간 프로이트주의라는 얼치기 이론에 매료될 수 있었을까 생각해보면, 그것은 정말로 20세기의 지적 역사상 가장 기묘한 사건 가운데 하나라고 결론내릴 수밖에 없다. 라파엘 오셔로프의 사례가 이 기묘한 사건이 가져온 당혹과 수치를 잘 보여주고 있다. 에드워드 쇼터의 말을 들어보자.

1979년, 42세가 된 알렉산드리아 출신의 내과의 오셔로프가 체스트넛 로지 병원에 입원했다. 울병 증상을 보였기 때문이다. 7개월의 입원기간 동안 그는 집중 정신요법을 한 주에 4회 받았다. 그의 요청이 있었지만 약물투여는 불허되었다. 임상의가, 그가 최초의 외상이 일어난 시점으로 퇴행하여 '거기서 다시 만들어지기'를 바랐기 때문이다.

오셔로프 박사는, 그와는 반대로 단지 상태가 좋아지기만을 바랐고, 결국 다른 사설 의료원으로 옮길 수 있었다. 그는 거기서 클로르프로마진과 다른 항우울제로 치료를 받았다. 그는 석 달 만에 퇴원해서 원래의 생활로 되돌아갔다. 집으로 돌아갔을 때 그는 자신의 세계가 산산조각 났다는 것을 알았다. 아내는 그를 떠났고, 그에게 체스트넛 로지 병원으로 가보라고 했던 그의 파트너는 협력관계에서 그를 배제했다.

1982년 오셔로프는 의료과오로 체스트넛 로지 병원을 고소했다. 7개월간 아무 일 없이 그를 방치해두지 말고 최신의 약제로 치료했어야 했다는 이유였다. 1987년 소송은 알려지지 않은 액수의 보상금으로 법정 밖에서 해결되었다. 그렇다면 정신분석이 '인정할 만한 치료수준'을 충족시켰을까? 제럴드 클레어맨은 권위 있는 정신과 의사로 오셔로프를 위해 증언했다. 그는 집중 정신분석의 효능이 입증된 적이 없다는 점을 지적했다. 이 소송건은 주요 정신질환을 정신분석만으로 치료하는 것은 의료과오가 된다는 영향력 있는 선례를 남겼다.[7]

프로이트주의의 몰락에 대해서는 이제 많은 설명을 찾아볼 수 있다. 프로이트주의의 가장 커다란 결함은 그것이 합리주의(정신분석을 '정신의 과학'이라고 하는)의 외관을 하고 있지만 실상은 대단히 비합리적이라는 점이다. 프로이트주의에서는 정신질환의 근원을 인간의 이성으로 접근할 수 없는 유아기의 갈등에서 찾기 때문이다. 하지만 그런 결함이 정신분석의 숨을 끊은 약은 아니다.

신경증의 원인을 설명할 수 있다는 프로이트주의의 주장은 1980년대와 1990년대 인지치료의 극적인 성공으로 인해 큰 타격을 받았다. 정신분석과는 반대로 인지치료는 단순하고 직접적이며 몇 년이 아니라 단 몇 주간 실시된다. 하지만 무엇보다 환자들은 인지치료를 통해 자신의 심리적 문제를 깨닫고 스스로 그것을 조절할 수 있게 된다. 또한 인지치료는 일반적인 불안장애, 강박장애, 공황장애, 광장공포증, 울병에 효과가 있었다.

전후의 정신의학은 정말로 '커다란 성공'을 거두었다. 하지만 그것은 또한 깊은 밑바닥에서부터 불가해한 모습을 하고 있다. 신경증의 이해—정신분석—에서 찾은 인간 이성의 '승리'는 가짜로 드러났다. 그리고 '실제로 효과를 보여준' 신약들의 우연한 발견은 정신질환에 대한 어떤 이해도 없이 이루어졌던 것이다.

참고문헌

* 이 책의 원서에는 무려 55쪽에 달하는 방대한 참고문헌 자료가 실려 있으나 번역본에서는 양을 대폭 줄여 실었음을 밝혀둔다.

제1부 열두 번의 결정적 계기들로 살펴본 현대의학사

1. Lewis Thomas, 'Biomedical Science and Human Health', *Yale Journal of Biology and Medicine,* 1978, Vol. 51, pp. 133-42.

2. Charles Fletcher, 'First Clinical Use of Penicillin', *British Medical Journal(BMJ),* 1984, Vol. 289, pp. 1721-3

3. G. Macfarlane, *Howard Florey: The Making of a Great Scientist.*

4. John C. Sheehan, *The Enchanted Ring.*

5. S. A. Waksman, 'The Soil as a Source of Micro-organisms Antagonistic to Disease-producing Bacteria', *Journal of Bacteriology,* 1940, Vol. 40, pp. 581-600.

6. Albert Maisel, *The Hormone Quest.*

7. 6과 동일. Edward Kendall, 'The Development of Cortisone as a Therapeutic Agent', *Noble Lectures: Physilogy or Medicine,* 1942-62 (New York: Elsevier, 1964).

8. J. H. H. Glyn, *Cortisone Therapy* (Heinnemann, 1957)

9. A. Bradford Hill, 'Memories of the British Streptomycin Trial', *Controlled Clinical Trials,* 1990, Vol. 11, pp. 77-9

10. Frank Ryan, Tuberculosis: *The Greatest Story Never Told* (Bath: Swift Books, 1992).

11. A. Bradford Hill, 'The Clinical Trial', *New England Journal of Medicine,* 1952, Vol. 247, pp. 113-19.

12. Bernard Crick, *George Orwell: A Life* (Secker & Warberg, 1980).

13. Conversation with Sir Richard Doll, *British Journal of Addiction,* 1991, Vol. 86, pp. 365-77. 다음 책도 참고하라. A. Bradford Hill, 'Mortality from a Malignant Disease', *The Practitioner,* 1945, Vol. 155, pp. 27-34.

14. Richard Doll and A. Bradford Hill, 'Smoking and Carcinoma of the Lung', *BMJ,* 1950. 9. 30, PP. 740-9.

15. Alvin R. Feinstein, 'Limitations of Randomised Trials', *Annals of Internal Medicine,* 1983, Vol. 99, pp. 544-50.
16. Brian Barraclough in conversation with David Clark, *Bulletin of the Royal College of Psychiatrists,* 1986, Vol. 10, pp. 42-9.
17. J. Elkes and C. Elkes, 'Effect of Chlorpromazine on the Behayior of Chronically Overactive Psychotic Patients', *BMJ,* 1954. 9. 4, pp. 560-5.
18. H. Rolin, 'Festina Lente: A Psychiatric Odyssey', The Memoire Club, *BMJ,* 1990.
19. 18과 동일.
20. Heinz Lehmann, 'The Introduction of Chlopromazine to North America', *Psychiatric Journal at the University of Ottawa,* 1989, Vol. 14, pp. 263-5.
21. F. W. Peabody, 'A Clinical Study of Acute Poliomyelitis', quoted in Tony Gould, *A Summer Plague.*
22. Christian Barnard, *One Life* (Harrap, 1970).
23. D. E. Harken, 'The Emergence of Cardiac Surgery' *Journal of Thoracic and Cardiovascular Surgery,* 1989, Vol. 98, pp. 805-13.
24. J. H. Gibbon, 'The Development of the Heart/Lung Apparatus', *American Journal of Surgery,* 1978, Vol. 135, pp. 608-19.
25. J. H. Gibbon, 'Medicine's Living History', *Medical World News,* 1972, Vol. 13, p. 47.
26. Quoted in Stephen L. Johnson, *The History of Cardiac Surgery,* 1896-1955.
27. John W. Kirklin, 'The Middle 1950s and C. Walter Lillehai', *Journal of Thoracic and Cardiovascular Surgery,* 1989, Vol. 98, pp. 822-4.
28. C. Walter Lillehi, 'A Personalised History of Extra Corporeal Circulation', *Transactions of the American Society for Artificial Organs,* 1982, Vol. 28, pp. 5-16.
29. Hugh MaLeave, The Risk Takers (Frederick Miller, 1962).
30. John W. Kirlin, 'The Middle 1950s and C. Walter Lillehai', *Journal of Thoracic and Cardiovascular Surgery,* 1989, Vol. 98, pp. 822-4.
31~32. William Waugh, *John Charnley,* p. 122.
33. Christopher Bulstrode, 'Keeping Up With Orthopaedic Epidemics', *BMJ,* 1987, Vol. 295, p. 514.
34. Joseph E. Murray, 'Reflection on the First Successful Kidney Transplantation', *World Journal of Surgery,* 1982, Vol. 6, pp. 372-6.
35. Tony Stark, *Knife to the Heart.*
36. Alavan Barach, 'Franklin Roosevelt's Illness: Effect on the Course of History', New *York State Journal of Medicine,* November 1977, pp. 2154-7.
37. Sidney Farber *et al.,* 'Advances in Chemotherapy of Cancer in Man', Advances *of Cancer Research,* ed. Jessie P. Greenstein (New York: Academic Post, 1956).
38. William S. Wilcox, 'The Last Surviving Cancer Cell: The Chances of Killing It',

Cancer Chemotherapy Reports, 1966, Vol. 50, pp. 541-2.

39. Robert Edward and Patrick Steptoe, *A Matter of Life*.

40. Margaret Marsh and Wanda Ronner, *The Empty Cradle: Infertility in America* (Baltimore, MD: Johns Hopkins University Press, 1996).

41~44. 39와 동일.

45. Barry J. Marshall et al., 'Attempt to Fulfil Koch's Postulates for Pylotic Campylobacter', *Medical Journal of Australia*, 1985, Vol. 142, pp. 436-9.

46. Lawrence K. Altman, *Who Goes First?* (Thorsons, 1988).

47. F. Goldberg, *Family Influences in Psychosomatic Illness* (Tavistock Press, 1958).

48. J. Robin Warren, 'Unidentified Curved Bacilli in Gastric Epithelium in Active Chronic Gastritis', *The Lancet*, 1983, Vol. 1, pp. 1273-5.

49. E. A. J. Rauws and G. N. J. Tytgat, 'Cure of Duodenal Ulcer Associated With Eradication of H. Pylori', *The Lancet*, 1990, Vol. 335, pp. 1233-5.

50. J. V. Joossen, 'Diet and the Environment in the Etiology of Gastric Cancers', *Frontiers of Gastrointestinal Cancer*, ed. R. H. Riddle (New york: Elsevier, 1984), pp. 167-283.

51. David Forman and Richard Doll, 'Nitrates and Nitrites in Gastric Cancer in Great Britain', *Nature*, 1985, Vol. 313, pp. 620-5.

제2부 번영

1. Paul White, *My Life in Medicine: An Autobiographical Memoir* (Boston, MA: Gambit, 1971), quoted in Arthur Hollman, *Sir Thomas Lewis* (Berlin: Springer-Verlag, 1996).

2. Arthur Hillman, 'Sir Thomas Lewis: Clinical Scientist and Cardiologist, 1881-1945', *Journal of Medical Biography*, 1994, Vol. 2, pp. 63-70.

3. Paul E. Beeson, 'Changes in Medical Therapy During the Past Half-century', *Medicine*, 1980, Vol. 59, pp. 79-99.

4. Leonard Eagel, *Medicine Makers of Kalamazoo*(New York: McGraw-hill, 1961).

5. Michael Denton, *Evolution: A Theory in Crisis* (Betheada, MD: Adler & Adler, 1986).

제3부 낙관주의 시대의 종말

1. Colin Dollery, *The End of an Age Optimism* (Nuffield Provincial Hospitals Trust, 1978).

2. Quoted in Roy Poter, *The Greatest Benefit to Mankind* (HarperCollins, 1997).

3. Robert and Peggy Stinson, 'On the Death of a Baby', *Journal of Medical Ethics*, 1981, Vol. pp. 5-18.

제4부 쇠퇴

1. Stephen S. Hall, *Invisible Frontiers*.

2. Walter Bodmer and Robin McKie, *The Book of Man.*

3. James Erlichman, *Guardian,* 1982. 9. 15.

4. R. C. Lewontin, 'The Dream of the Human Genome', *New York Review of Books,* 1992. 5. 28.

5. Simon Szreter, 'The Importance of Social Intervention in Britain's Mortality Decline', *Social History of Medicine,* 1988, Vol. 1, pp. 1-19.

6. Ancel Keys, 'From Naples to Seven Countries: A Sentimental Journey', *Progress in Biochemical Pharmacology,* 1983, Vol. p. 130.

7. Bruce N. Ames and Lois Gold, 'Chemical Carcinogenesis: Too Many Rodent Carcinogens', *Proceedings of the National Academy of Science,* 1990, Vol. 87, pp. 7772-6.

부록

1. ERC, 'Trial of Gold in Rheumatoid Arthritis', *Annals of The Rheumatic Diseases,* 1960, Vol. 9, p. 95. 다음 책도 참고하라. J. Forestier, 'Gold Treatment in Rheumatoid Arthritis', *Revue du Rhumatisme et des Maladies Osteo-Articulaires,* 1935, Vol. 2, p. 472.

2. Edward Shorter, *A History of Psychiatry* (Chichester: John Wiley & Sons, 1997).

3. John Cade, 'The Story of Lithium', *Discoveries in Biological Psychiatry,* ed. F. Ayd (Philadelphia, PA: Lippincott, 1970).

4. D. Rice, personal communication in F. Neil Johnson, *The History of Lithium Therapy* (Macmillan, 1984).

5. Roland Kuhn, *Schweizerisch Medizinisch Wochenschrift,* 1957, Vol. 87, pp. 1135-40.

6. L. H. Sternbach, 'The Benzodiazepine Story', *Progress in Drug Research,* 1978, Vol. 22, pp. 229-66.

7. 2와 동일.

찾아보기